全国医药高职高专规划教材

（供护理及相关医学专业用）

# 基础护理学

## 第②版

主 编 叶 玲 董翠红 刘美萍

中国医药科技出版社

# 内 容 提 要

本书是全国医药高职高专规划教材之一，依照教育部教育发展规划纲要等相关文件要求，结合卫生部相关执业考试特点，根据《基础护理学》教学大纲的基本要求和课程特点编写而成。

全书共分 16 章，突出护理学基本理论、基本知识和基本技能，体现了整体护理的理念，突出人文关怀的精神，为专科护理课程服务等特点。

本书本着"理论适度够用，技术应用能力突显"的原则，注重培养医药卫生类高职学生的综合职业能力，适合医药卫生高职教育及专科、函授及自学高考等相同层次不同办学形式教学使用，也可作为医药行业培训和自学用书。

## 图书在版编目（CIP）数据

基础护理学/叶玲，董翠红，刘美萍主编．—2 版．—北京：中国医药科技出版社，2012.9

全国医药高职高专规划教材．供护理及相关医学专业用

ISBN 978 - 7 - 5067 - 5549 - 8

Ⅰ．①基… Ⅱ．①叶…②董…③刘… Ⅲ．①护理学 – 高等职业教育 – 教材 Ⅳ．①R47

中国版本图书馆 CIP 数据核字（2012）第 197873 号

美术编辑　陈君杞
版式设计　郭小平

出版　中国医药科技出版社
地址　北京市海淀区文慧园北路甲 22 号
邮编　100082
电话　发行：010 - 62227427　邮购：010 - 62236938
网址　www.cmstp.com
规格　787×1092mm ¹⁄₁₆
印张　24 ¼
字数　492 千字
初版　2009 年 7 月第 1 版
版次　2012 年 9 月第 2 版
印次　2016 年 12 月第 2 版第 4 次印刷
印刷　三河国英印务有限公司
经销　全国各地新华书店
书号　ISBN 978 - 7 - 5067 - 5549 - 8
定价　49.00 元

本社图书如存在印装质量问题请与本社联系调换

# 第2版 编写说明

作为我国医药教育的一个重要组成部分，医药高职高专教育为我国医疗卫生战线输送了大批实用技能型人才。近年来，随着我国医药卫生体制改革的不断推进，医药高职高专所培养的实用技能型人才必将成为解决我国医药卫生事业问题，落实医药卫生体制改革措施的一支生力军。

《国家中长期教育改革和发展规划纲要（2010~2020 年）》提出当前我国职业教育应把提高质量作为重点，到 2020 年，我国职业教育要形成适应经济发展方式转变和产业结构调整要求、体现终身教育理念、中等和高等职业教育协调发展的现代职业教育体系。作为重要的教学工具，教材建设应符合纲要提出的要求，符合行业对于医药职业教育发展的要求、符合医药职业教育教学实际的要求。

2008 年，根据国发［2005］35 号《国务院关于大力发展职业教育的决定》文件和教育部［2006］16 号文件精神，在教育部和国家食品药品监督管理局的指导之下、在与有关人员的沟通协调下，中国医药科技出版社与全国十余所相关院校组建成立了全国医药高职高专规划教材建设委员会，办公室设在中国医药科技出版社，并于同年开展了首轮护理类 25 种教材的规划和出版工作。

这批教材的出版受到了全国各相关院校广大师生的欢迎和认可，为我国医药职业教育技能型人才培养做出了重大贡献。

2010 年，相关职业资格考试做出了修订调整，对医药职业教育提出了新的、更高的要求。本着对教育负责、对该套教材负责的态度，全国医药高职高专规划教材建设委员会经多方调研，于 2011 年底着手开展了本轮教材的再版修订工作。

在本轮教材修订再版工作中，我们共建设 24 个品种，涵盖了医药高职高专专业基础课程和护理专业的专业课程。

在修订过程中我们坚持以人才市场需求为导向，以技能培养为核心，以医药高素质实用技能型人才培养必需知识体系为要素，规范、科学并符合行业发展需要为该套教材的指导思想；坚持"技能素质需求→课程体系→课程内容→知识模块构建"的知识点模块化立体构建体系；坚持以行业需求为导向，以国家相关执业资格考试为参考的编写原则；坚持尊重学生认知特点、理论知识适度、技术应用能力强、知识面宽、综合素质较高的编写特点。

该套教材适合医药卫生职业教育及专科、函授、自学高考等相同层次不同办学形式教学使用，也可作为医药行业培训和自学用书。

全国医药高职高专规划教材建设委员会

2012 年 6 月

# 全国医药高职高专规划教材建设委员会

主 任 委 员　胡友权（益阳医学高等专科学校）

副主任委员　（以姓氏笔画为序）

马晓健（怀化医学高等专科学校）

王明琼（曲靖医学高等专科学校）

王晓明（楚雄医药高等专科学校）

吴元清（湘潭职业技术学院）

宋国华（漯河医学高等专科学校）

李世胜（永州职业技术学院）

李金成（邵阳医学高等专科学校）

邵兴明（重庆市医科学校）

范珍明（益阳医学高等专科学校）

金鲁明（山东中医药高等专科学校）

胡月琴（安徽省皖北卫生职业学院）

姜瑞涛（山东省青岛第二卫生学校）

饶学军（保山中医药高等专科学校）

符史干（海南省卫生学校）

喻友军（长沙卫生职业学院）

魏凤辉（白城医学高等专科学校）

秘 书 长　吴少祯（中国医药科技出版社）

副秘书长　（以姓氏笔画为序）

周浪舟（益阳医学高等专科学校）

盖一峰（山东中医药高等专科学校）

蒋乐龙（怀化医学高等专科学校）

赖　青（长沙卫生职业学院）

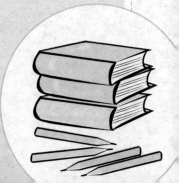

委　　员（以姓氏笔画为序）

王所荣（曲靖医学高等专科学校）

邓翠珍（邵阳医学高等专科学校）

文宇祥（重庆市医科学校）

许建新（曲靖医学高等专科学校）

邬贤斌（怀化医学高等专科学校）

朱荣林（江西中医药高等专科学校）

李久霞（白城医学高等专科学校）

陈月琴（漯河医学高等专科学校）

陈　军（海南省卫生学校）

姜新峰（安徽省皖北卫生职业学院）

胡小和（长沙卫生职业学院）

胡玉萍（保山中医药高等专科学校）

昝雪峰（楚雄医药高等专科学校）

赵修斌（湘潭职业技术学院）

黄学英（山东中医药高等专科学校）

蒋小剑（永州职业技术学院）

谢玉琳（永州职业技术学院）

办　公　室　高鹏来（中国医药科技出版社）

顾　　问　马祥志（湖南师范大学医学院）

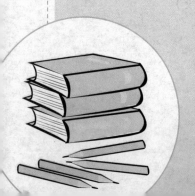

# 本书编委会

主　编　叶　玲　董翠红　刘美萍
副主编　张　艳　何　求
编　委（按姓氏笔画排序）

王红梅（益阳医学高等专科学校）

宁树华（曲靖医药高等专科学校）

叶　玲（益阳医学高等专科学校）

刘美萍（长沙卫生职业学院）

刘静馨（长沙卫生职业学院）

刘清南（益阳医学高等专科学校）

林晓燕（山东中医药高等专科学校）

何　求（益阳医学高等专科学校）

何秀萍（楚雄医药高等专科学校）

张　艳（楚雄医药高等专科学校）

董翠红（山东中医药高等专科学校）

蒲　雁（怀化医学高等专科学校）

秘　书　刘清南

为适应人民群众不断增长的健康需求和社会经济发展对护理事业发展的新要求，国家卫生部颁发了"十二五"时期卫生事业发展和深化医药卫生体制改革的总体规划、《医药卫生中长期人才发展规划（2011～2020年)》以及《中国护理事业发展规划纲要（2011～2015年)》，提出"十二五"期间将进一步加快护理教育的改革与发展，密切医疗卫生机构与护理教育机构的联系与合作，完善护理教育方式，坚持以岗位需求为导向，促进理论与实践相结合，大力培养临床实用型人才，注重护理实践能力的提高，突出护理专业特点，在课程设置中加大心理学、人文和社会科学知识的比重，增强人文关怀意识。根据上述指导思想，我们对2009年出版的《基础护理学》第一版，进行了修订。

基础护理学课程是护理专业的核心课程，是引导护理专业学生明确护理学理念、掌握护理学基本理论、基本知识和基本技能的基础专业课程。课程的目的是使护理专业学生系统地、全面地领悟专业特点、专业理念、护理相关理论和基本的解决问题的方法，掌握护理实践中所需要的基本技能。为了充分体现高职高专人才培养的特点，我们在编写中遵循"技能素质需求→课程体系→课程内容→知识模块→技能形成"的指导思想。

本教材共16章，在编写过程中注重教材继承性与创新性相结合，在引用《基础护理学》第一版的部分内容的基础上，对国内外本课程最新教材的新内容、新观点予以吸收并加以创造性的利用，使教材内容体现了以下特点：一是教材内容做到为专科护理课程服务；二是采取以护理技术为主线，以护理程序为框架的编写模式，把护理程序的科学思维方法贯穿整本教材，体现了整体护理的理念，突出了人文关怀的精神。三是突出基本理论、基本知识和基本技能，理论部分以"必须"、"够用"为度，详略得当。技能部分，构建了"教、学、做"一体化仿真护理实训模式，贴近患者、贴近临床；四是教学内容与国家护士执业资格考试、全国卫生专业技术资格考试和《临床护理实践指南（2011版)》相结合，便于学生取得相应执业或专业技术资格；五是以临床为依托，结合社会、行业对技能型护理人才的要求，在实用的基础上，介绍临床新技术的应用，使毕业学生能符合临床需求，满足社会需要；六是满足护理教师的教学需求，贴近学生的学习习惯，方便学生自学。本教材作为高职高专护理专业的教材，又可作为护理教育工作者从事教学的参考书及广大护理工作者进修提高的参考教材。

在教材编写过程中，参考了许多护理、医学教育专家学者的相关著作，得到了各编者所在单位相关领导和同事的大力支持，凝聚了所有编者的智慧和多年的教学经验，在此一并致以诚挚的谢意！

因为本教材编写时间较短，编者能力及水平有限，书中难免有疏漏之处，恳请使用本教材的广大师生和临床工作者加以指正。

编　者
2012 年 8 月

目 录

CONTENTS

# 第一章 | 医 院 环 境

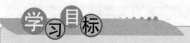

掌握：医院的类型与分级；门诊、急诊的护理工作；病区的物理环境；各种铺床法的目的、操作步骤。

熟悉：医院的性质与任务；门诊、急诊、病区的设置与布局；病区的心理社会环境；人体力学的运用原则。

了解：医院工作的特点；医院的组织结构；常用的力学原理；患者床单位设施。

## 第一节 医 院

医院是对群众或特定人群进行防病治病的场所，具备一定数量的病床设施、相应的医务人员和必要的设备，通过医务人员的集体协作，运用医学科学的理论和技术，达到对住院或门诊、急诊患者实施科学和正确的诊疗护理为主要目的的卫生事业机构。

### 一、医院的性质与任务

#### （一）医院的性质

卫生部颁发的《全国医院工作条例》指出："医院是防病治病、保障人民健康的社会主义卫生事业单位，必须贯彻党和国家的卫生工作方针政策，遵守政府法令，为社会主义现代化建设服务。"这是我国医院的基本性质。

#### （二）医院的任务

卫生部颁发的《全国医院工作条例》指出：医院的任务是以医疗工作为中心，在提高医疗质量的基础上，保证教学和科研任务的完成，并不断提高教学质量和科研水平。同时做好扩大预防、指导基层和计划生育的技术工作。

**1. 医疗** 医疗工作是医院的主要任务。医疗工作以诊疗和护理两大业务为主体，并与医技部门密切配合形成一个医疗整体为患者服务。

**2. 教学** 医学教育包括学校教育和临床实践两个阶段。医院要为各专业学生提供实践场所，毕业后的在职人员也需不断接受继续教育，包括新知识、新技术、新业务的学习和培训，才能不断提高医疗技术水平。医院是进行医学临床教育的重要场所。

3. 科学研究  医院是医疗实践的场所，许多临床上的问题都是科学研究的课题。通过科学研究可解决医疗护理中遇到的难以解决的问题，在临床中，进行科学研究能促进医学和护理的发展，同时，这些科研成果也将不断的充实教学内容，推动医疗教学的发展。医院为科学工作者提供科学研究和临床实践的场地。

4. 预防和社区卫生服务  各级医院都有预防保健和社区卫生服务的任务。如开展社区医疗和家庭服务；进行健康教育和普及卫生知识；指导基层做好计划生育工作、开展健康咨询和疾病普查工作，倡导健康生活方式和加强自我保健意识等。

## 二、医院工作的特点

### (一) 以患者为中心

医院所有的工作必须围绕患者进行。医院应保证患者的安全，满足其基本需要，强调医疗护理的质量和效果。同时，医院还必须注重职业道德和医务人员的医疗技术，强调各部门的团结协作，为患者提供全方位的医疗、护理服务。

### (二) 科学性和技术性

人是一个复杂的系统，应接受整体的医疗护理，因此，医护工作者应该具有丰富的医学基础知识、熟练的技术操作能力，以及人文学科、社会学科等方面的知识，此外，还应有团结协作精神和良好的职业行为和态度。同时，医院也应该重视人才培养和技术建设，注意设备的装备、更新和管理，以保证医疗工作的科学性和技术性。

### (三) 随机性和规范性

一方面，由于疾病种类多、病情千变万化、意外事故以及灾害的突发性和难预料性，因此，医护人员随机调动较多，使得医院工作的随机性大。另一方面，医疗服务关系到人们的生命安全，医院必须有严格的医疗规章制度、岗位责任制度，严格遵循相关的医疗、护理工作程序和技术操作要求规范，达到医疗质量标准的要求。

### (四) 时间性和连续性

时间就是生命，医疗救治必须争分夺秒，以挽救患者的生命。由于疾病是一个连续过程，医院工作是常年日夜不间断的，特别是在急救或紧急救治过程中，患者的病情随时都有可能发生变化，作为医护人员，必须连续不断的观察病情，做好急救准备。

### (五) 社会性和群众性

医院工作的核心是救治生命，服务社会。医院是开放的社会系统，医院工作必须满足社会广泛的医疗需要，一个人在其生命过程中不可避免的会接受医院提供的服务。医务工作者必须发扬救死扶伤的人道主义精神，然而医院工作又受到社会条件的限制，需要全社会的支持。

### (六) 医院工作是复合性劳动

医院工作是脑力和体力相结合的复合性劳动，也是一种复杂的创造性劳动，在工作中，不仅需要医护人员进行脑力劳动，还经常需要医护人员从事体力劳动。因此，医院要不断提高医护人员的综合能力，调动医护人员的积极性、主动性和创造性。

### 三、医院的类型与分级

（一）医院的类型

**1. 按收治患者范围分类** 可分为综合医院、专科医院、康复医院和职业病医院。

**2. 按特定任务分类** 可分为军队医院、企业医院和医学院校附属医院。

**3. 按所有制分类** 如全民所有制医院、集体所有制医院、个体所有制医院和中外合资医院。

**4. 按经营目的分类** 分为非营利性医疗机构和营利性医疗机构。

非营利性医疗机构：是指为社会公众利益而设立和运营的医疗机构，不以营利为目的，其收入用于弥补医疗服务成本，实际运营中的收支结余不能用于投资者的回报，只能用于自身的发展，如改善医疗条件、引进技术、开展新的医疗服务项目等。

营利性医疗机构：是指医疗服务所得收益可用于投资者经济回报的医疗机构。营利性医疗机构根据市场需求自主确定医疗服务项目，并报卫生行政部门核准，营利性医疗机构依法自主经营，医疗服务价格开放，实行市场调节价，根据实际服务成本和市场供求情况自主制定价格。

**5. 按分级管理分类** 分为一级医院、二级医院、三级医院。

（二）医院的分级

根据卫生部颁发的《医院分级管理标准》，医院实施标准化的分级管理。按照医院的任务和功能、设施条件、技术水平、管理水平的不同，将医院划分为三级（一、二、三级）十等（每级医院分甲、乙、丙等和三级医院增设特等）。

**1. 一级医院** 是直接为一定人口（≤10万）的社区提供医疗护理、预防保健和康复服务的基层医疗卫生机构（病床数≤100张）。如城市街道医院、农村的乡镇卫生院和某些企事业单位的职工医院。一级医院是承担社区初级卫生保健任务的主要机构。

**2. 二级医院** 是向多个社区（半径人口>10万）提供医疗、护理、预防保健和康复服务的基层医疗卫生机构（病床数在101~500张之间），能与医疗相结合开展教学科研工作及指导基层卫生机构开展工作，接受一级医院转诊，对一级医院进行业务指导，进行一定程度的教学和科研。如一般市、县医院和直辖市的区级医院以及相当规模的厂矿、企事业单位的职工医院。

**3. 三级医院** 是向几个地区或全国范围提供医疗服务的医院，是国家高层次的医疗卫生机构（病床数在500张以上）。是省（自治区、直辖市）或全国的医疗、预防、教学和科研相结合的技术中心，提供全面连续的医疗护理、预防保健、康复服务和高水平的专科服务，解决危重疑难病症，接受二级医院转诊，对下级医院进行指导和培训，并承担教学、科研任务。如省、市级大医院和医学院校的附属医院。

近年来，随着医药卫生体制的改革，各级各类医院打破原有服务对象和地区界限，扩大服务范围，使卫生资源得到充分的利用。

## 四、医院的组织结构

按照国家卫生部统一颁布的医院组织编制原则设置组织结构，根据医院各部门的功能和任务，医院大致由医疗部门、医疗辅助部门和行政后勤部门三大系统构成（图1-1）。

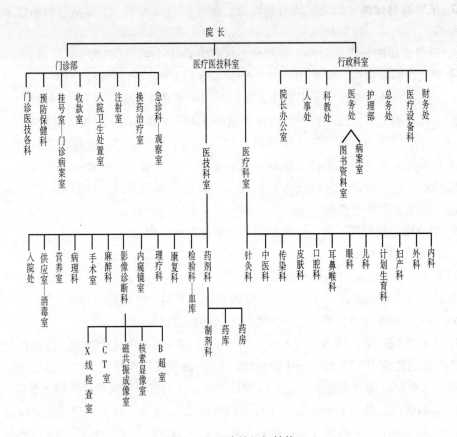

图 1-1　医院的组织结构

## 第二节　医院业务科室设置及护理工作

医院内为患者提供医疗服务的业务科室有门诊部、急诊科和病区，护理工作贯穿于医院各业务科室工作中，成为医院工作的重要组成部分。

### 一、门诊部

门诊部（outpatient department）是医院面向社会的窗口，是医院医疗工作的第一线。门诊是医院直接为公众提供诊断、治疗和预防保健服务的场所。门诊具有人员多、流动性大、病种复杂、季节性强、就诊时间短等特点，门诊部的医疗护理工作质量直接影响患者就医质量和医院的社会形象，护理人员应提供优质的服务，使患者能得到及时和满意的诊断和治疗。

**(一) 门诊部的设置和布局**

门诊的候诊、就诊环境以方便患者为目的。医院应创造良好的就诊环境，做到美化、绿化、安静、整洁、布局合理。门诊大厅应设立导诊处，配置多媒体查询屏及电子显示屏，使就诊者能及时获得医疗服务信息，各种医疗服务项目清晰、透明。备有醒目的标志和指示路牌，使就诊程序简便、快捷。各科候诊室应宽敞，候诊椅充足、舒适，布局装饰突出专科特色，备有电视、饮水设施、常见病预防和康复等宣传读物，体现医院对患者的人文关怀，从而对医院产生信任感，愿意配合医院工作。

门诊设有和医院各科室相应的诊室，并设有挂号室、收费室、化验室、药房、治疗室、候诊室等。诊室内配备诊察床，室内设有洗手池和诊断桌，桌上放置各种体检用具、化验检查申请单、处方等。治疗室内备有急救物品和设备，如氧气、吸引装置、急救药品等。

**(二) 门诊护理工作**

**1. 预检分诊** 来门诊就诊的患者应先预检分诊，后挂号诊疗。预检分诊需由临床经验丰富的护士担任，护士应热情、主动接待来院就诊的患者，简明扼要询问病史、观察病情，做出初步判断，给予合理的分诊指导。对传染病患者或疑似病例应分诊至隔离门诊就诊。

**2. 安排候诊与就诊** 患者挂号后，分别到各科候诊室等候就诊。为保证患者候诊、就诊的次序，护士应做好下列工作：

(1) 开诊前准备好诊疗过程中使用的各种器械和用物。维持良好的诊疗和候诊环境。

(2) 分理初诊和复诊病案，收集整理各种检查、化验报告。

(3) 根据患者病情测量体温、脉搏、呼吸、血压等，并记录在门诊病历上。

(4) 根据患者挂号的先后顺序就诊，必要时协助医生进行诊断和检查等工作。

(5) 观察候诊患者病情变化，遇高热、剧痛、呼吸困难、出血、休克等患者，应立即安排就诊或送急诊科处理。对病情较重或年老体弱患者，可适当调整就诊顺序提前就诊。

(6) 门诊结束后，整理、消毒环境。

**3. 健康教育** 利用候诊时间开展健康教育，内容应通俗易懂、针对性强，可采用口头、图片、墙报、电视录像或赠送有关健康教育方面的宣传小册子等多种不同方式。应耐心、热情的解答患者提出的问题。

**4. 治疗** 根据医嘱执行治疗，如注射、换药、导尿、灌肠、穿刺等，护士必须严格执行操作规程，确保治疗安全、有效。

**5. 消毒隔离** 门诊人群流量大，患者集中，易发生交叉感染，要认真做好消毒隔离工作。对门诊各诊室、治疗室、换药室、候诊室等密切接触患者的地方，应对其空气、地面、家具定期清洁、消毒；与患者接触的医疗器械应随时消毒；遇传染病或疑似传染病患者，做好疫情报告。

**6. 健康体检与预防接种**　经过培训的护士可直接参与各类保健门诊的咨询或诊疗工作，如健康体检、疾病普查、预防接种等，以满足人们日益增长的健康和卫生保健需求。

## 二、急诊科

急诊科（emergency department）是医院诊治急、危重患者的场所，是抢救患者生命的第一线。由于急诊患者具有发病急、病情重、变化快等特点，因此急诊科护士应有良好的素质，丰富的抢救知识和经验，技术熟练、动作敏捷。急诊的组织管理应保证抢救工作及时、准确、有效；技术管理应达到标准化、程序化、制度化。

### （一）急诊的设置和布局

急诊环境以方便患者就诊为目的，应做到宽敞、明亮、通风、安静和整洁。应设有专用电话、急救车、平车、轮椅等运送通讯工具，设有专用路线和宽敞的通道通往医院各临床科室，标志清晰，路标指向明确，夜间有明亮的灯光，以保证患者尽快得到救治。

急诊是医院相对独立的部分，设有预检处、诊室、抢救室、治疗室、监护室、观察室、清创室、药房、化验室、X射线室、心电图室、挂号室及收费室等，以保证急救工作的顺利完成。

### （二）急诊护理工作

**1. 预检分诊**　预检护士负责接待来就诊的患者，通过简要评估确定患者就诊的科室，并护送患者到相应的诊室或抢救室。护士必须掌握急诊就诊的标准，做到一问、二看、三检查、四分诊。遇有急、危重症患者，立即通知值班医生及抢救室护士进行抢救；遇到意外灾害事件，立即通知相关部门并救治伤员；遇有法律纠纷、刑事伤害、交通事故等事件，尽快通知医院保卫部门或直接与公安部门取得联系，并请家属或陪送者留下。

**2. 抢救工作**　包括抢救物品准备和配合抢救。

（1）物品准备：一切抢救物品要求做到"五定"，即定数量品种、定点安置、定人保管、定期消毒灭菌和定期检查维修。护士必须熟悉各种抢救物品的性能和使用方法，并能排除一般性故障，使所有抢救物品处于良好备用状态，急救物品完好率要求达到100%。

（2）配合抢救

①护士必须严格遵守操作规程，争分夺秒实施抢救。在医生到达之前，护士应根据患者病情做出初步判断，并实施紧急处理，如测量血压、给氧、吸痰、止血、配血、建立静脉输液通路，进行人工呼吸、胸外心脏按压等。医生到达后，立即汇报处理情况和效果，并积极配合医生进行抢救，包括正确执行医嘱、密切观察病情变化并及时报告医生。

②做好抢救记录和查对工作。应及时、准确、清晰地做好抢救记录，详细记录与抢救有关的事件并注明时间，如患者和医生到达时间、各项抢救措施执行及停止时间（如用药、吸氧、心肺复苏等），要详细记录执行医嘱的内容及患者病情的动态变化。

在抢救过程中，凡口头医嘱必须向医生复诵一遍，双方确认无误后再执行，抢救完毕后，请医生及时补写医嘱和处方。各种抢救药品的空药瓶、空安瓿、输血袋等应统一集中放置，需经两人查对确认与医嘱相符才可弃去。

**3. 病情观察**　通常急诊观察室设有一定数量的床位，以收治暂时未确诊的患者，或已确诊但因各种原因暂时不能住院的患者，或只需短时观察即可返家的患者。观察时间一般为 3~7 天。观察护士应做好下列工作：

（1）入室登记、建立病案，详细填写各项记录，书写观察室病情报告。

（2）主动巡视和观察患者，及时执行医嘱，做好各项基础护理工作，加强心理护理。

（3）做好出入室患者及其家属的管理工作。

## 三、病区

病区（wards）是住院患者接受诊断、治疗和护理的场所，也是医护人员开展医疗、预防、教学、科研活动的重要基地。病区环境的布置要以患者为中心，使患者感到舒适与方便，减轻患者痛苦，利于康复。

**（一）病区的设置和布局**

病区的布局应科学合理，病区设有病室、危重病室、抢救室、治疗室、护士办公室、医生办公室、配餐室、盥洗室、污物处置室、库房、医护值班室、示教室等。有条件病区可设置患者娱乐室、健身房、会客室等。护士办公室应设在病区的中心位置，与抢救室、危重病室及治疗室临近，以便观察病情、抢救患者和准备物品。

每个病区设 30~40 张病床，每间病室设 1~6 张病床，并配备相应数量的床旁桌和椅，以及医疗基础设施和生活设施，如中心吸引装置、中心供氧装置、呼叫系统、电视、电话、饮水设备、壁柜、卫生间等。病房有安全设施，地面要防滑，走廊、卫生间墙壁要安装扶手。

**（二）病区环境的管理**

病区环境包括物理环境和社会环境。医护人员应创造一个良好的住院环境，以满足患者生理、心理及治疗的需要。

**1. 物理环境**　是指病区的布局、装饰、基本设施等物理环境。病室内应温度、湿度、光线适宜，物体表面清洁，地面不湿滑，安全标识醒目，保持空气清新和安静。

（1）空间：每个人都需要一个适合其成长、发展和活动的空间，空间不宜太小，否则患者的隐私得不到保护，个人的活动受到限制，容易使患者产生"社交隔离感"，进而影响其休息和健康的恢复。病房可设置单人、双人及多人间，多人间单排一般不超过 3 张床，双排不超过 6 张床；每张病床占用面积 6~7m²，床间距 ≥1.0m；床沿距墙壁面 ≥0.6m；单排病床通道净宽 ≥1.1m，双排病床（床尾端）通道净宽 ≥1.5m。为方便治疗和护理，床与床之间应有围帘或移动屏风，必要时进行遮挡，保护患者隐私。有条件时可以提供患者活动的空间，如儿童的游戏室，成年人的会客室和活动室等。

（2）温度：适宜的温度使患者感到舒适、安宁，有利于患者休息、治疗和护理工作的进行。一般病室内适宜的温度是 18～22℃。新生儿室、老年病室等室温可以适当升高，保持在 22～24℃较为适宜。当室温过高时，神经系统受抑制，干扰呼吸和消化功能，不利于体热的散发，影响患者体力的恢复。而室温过低则因寒冷刺激，可以使患者畏缩，缺乏动力，肌肉紧张，护理和治疗时又易使其受凉。

病室应备有温度计，以便随时掌握病室的温度并加以调节。为满足患者舒适的需要，护士应根据不同的季节采取不同的护理措施。夏季酷热，一般采用开窗通风、电风扇、空调等降低室内温度，达到舒适的目的。冬天严寒，病室多用暖气、空调设备保持室温，农村和基层单位可以用火炉、火墙取暖。此外，还应注意根据季节变化适时增减患者的盖被和衣服。在进行护理操作时，应注意尽量避免不必要的暴露，防止患者受凉。

（3）湿度：病室湿度一般指相对湿度（relative humidity），即在一定温度条件下，单位体积的空气中所含水蒸汽的量与其达到饱和时含量的百分比。病室湿度以 50%～60% 为宜。人体对湿度的需要随温度不同而不同，温度越高，对湿度的需要越小，湿度过高或过低患者都会产生不舒适感。湿度过高人体蒸发作用减弱，抑制汗液排出，患者感到潮湿、气闷，尿液排出量增加，肾脏负担加重，对患有心、肾疾病患者尤为不利，同时湿度过高使细菌繁殖增加，导致医院内感染的发生率提高；湿度过低，空气干燥，人体蒸发大量水分，可以引起口干、咽痛、烦渴等表现，对呼吸道疾患或气管切开患者不利。

病室应配备湿度计，护士可以随时评估病室湿度的情况及时进行湿度调节。室内湿度大于室外，使用空调或抽湿器进行调节；也可以打开门窗使空气流通。室内湿度过低，可以在地面洒水，或使用加湿器，冬天可在暖气或火炉上放水壶等蒸发水汽。同时注意皮肤的护理，以促进患者的舒适。

（4）通风：通风使空气流通，可调节室内的温度和湿度，增加室内空气中的氧气含量、降低二氧化碳和微生物的密度。因此，通风是降低室内空气污染、减少呼吸道疾病传播的有效措施。空气流通还可以刺激皮肤的血液循环，利于汗液的蒸发和热量的散失，使患者心情愉快、精神振奋、增加舒适感。病室通风不良，可致病室内空气污浊，患者可出现烦躁、倦怠、头晕和食欲不振等表现。故病室每天应定时开窗通风换气，每次通风 30min 左右。冬天通风时应注意保暖，避免对流风直吹患者，谨防感冒。

（5）光线：病室采光分为自然光源和人工光源两种。日光是维持人类健康的要素之一。适量的日光照射可以使局部皮肤温度升高，血管扩张，改善皮肤的血液循环和组织的营养状况，促进机体内部合成维生素 D。也可增加患者食欲，使其精神愉快。人工光源常用于夜间照明和特殊检查及治疗护理的需要。光线不足会影响患者的活动，甚至导致意外情况的发生；长期在光线不足的环境中会出现眼睛疲劳、头痛、视力受损等症状；当光线过强或 24h 光源不断，也会影响患者的休息与睡眠。

护士应经常开启病室门窗，或协助患者到户外活动接受阳光照射，但应避免光线直接照射患者的眼睛，以免引起目眩。患者休息时，可以用窗帘遮挡光线或使用眼罩。破伤风、先兆子痫、惊厥或畏光的患者应采取避光措施。人工光源的设置可以依其作用进行调节，楼梯间、治疗室、抢救室、监护室内的光线要明亮，普通病室除有吊灯外，还应有床头灯、地灯装置，既能保证患者自用和夜间巡视时进行工作，又不影响其睡眠。另外还应备有一定数量的鹅颈灯，以适用于不同角度的照明，方便诊疗。

（6）噪声：凡是不悦耳、不想听的声音，或足以引起人们心理或生理上不愉快的声音，均为噪声。根据世界卫生组织（WHO）规定噪音的标准，白天医院较为理想的噪音强度应维持在 35～45dB。噪音对健康的危害程度由音量的大小、频率的高低、持续暴露时间和个人的耐受性而定。噪音的耐受性因人而异，与其过去的生活环境和经历有关。有些人对轻微的噪声即很敏感，甚至影响睡眠，而同样强度的噪声对其他人可能不造成影响。一般噪音强度在 50～60dB 时即能产生相当的干扰，患者感觉疲倦不安，休息、睡眠受到影响；长时间处于 90dB 以上环境中，会导致耳鸣、血压升高、肌肉紧张，以及烦躁、易怒、头痛、失眠等症状；突发性音量大、频率高、强度达 120dB 以上时，即可造成高频率的听力丧失，甚至永久性耳聋。但完全没有声音也会使人产生意识模糊或完全"寂寞"的感觉。

噪声会影响患者的休息、睡眠，甚至疾病的康复，护士应尽可能为患者创造一个安静的环境，工作人员应做到四轻，"说话轻、走路轻、操作轻、关门轻"。病室的门窗和桌、椅脚应钉上橡皮垫，推车的轮轴应定期检查并润滑，以减少噪音的产生。护士除应注意其自身行为外，还应做好患者及家属的宣传工作，共同保持病室安静，创造一个良好的治疗和休养环境。

（7）装饰：颜色、装饰会影响人的情绪，如白色使人产生冷漠、单调的感觉，同时易刺激眼睛产生疲劳；红色使人兴奋、烦躁；绿色使人安静、舒适；蓝色使人心胸开阔、情绪稳定；奶油色给人一种柔和、悦目、宁静感。病室颜色设计可根据其用途配置，如儿科病房的床单和护士服可用暖色，以减少儿童的恐惧感；手术室可选用绿色或蓝色，给患者宁静、舒适感；病室走廊可以适当摆放一些绿色植物以美化环境、净化空气、减轻眼睛疲劳和增添病室生机。在病室的周围栽种树木、草坪和修建花坛、桌凳等，供患者休息、散步和观赏。

**2. 社会环境** 医院是社会的一部分，也是一个特殊的社会环境。疾病本身会引起患者情绪和行为上的异常，住院后，加上对接触的人员、医院的陈设规则、声音和气味的陌生和不习惯，以致产生一些不良的心理反应。医务人员要创造和维持病区良好的社会环境，帮助患者建立和维持良好的人际关系，减轻和消除患者焦虑、抑郁等负性情绪的影响，使其尽快适应医院的社会环境。

（1）人际关系：人际关系（interpersonal relationship）是在人际交往过程中形成的、建立在个人情感基础上的彼此为寻求满足某种需要而建立起来的人与人之间的互相吸引或排斥的关系。良好的人际关系可以满足住院患者的心理和社会需要，影响住院患者的重要人际关系，主要有护患关系、病友关系和医患关系。本节主要介绍护患关系和病友关系。

①护患关系：护患关系是在护理工作中，护理人员与患者之间产生和发展的一种工作性、专业性和帮助性的人际关系。良好的护患关系可增加患者的遵医行为，充分

发挥护理措施的效果,有利于患者身心康复。因此,护士应尽早、主动建立良好的护患关系,护士应尊重患者,无论患者的年龄、性别、信仰、文化背景、经济状况等都应一视同仁,尊重其权利、人格,保护其隐私;正确运用语言和非语言行为进行有效沟通,沟通时态度要和谒可亲,多用解释性、安慰性、鼓励性、治疗性语言,让患者感到护士的诚恳、友善与关心。护士的仪表和神态应庄重大方、沉着机敏、和蔼热情;操作时要稳、准、轻、快,从行为举止消除患者的疑虑,赢得对方的信任;护士要善于调控自己的情绪,始终以乐观、开朗、饱满的情绪面对患者,以激发患者积极的心理反应;护士以严肃认真、一丝不苟的工作态度和良好的医德医风,使患者获得安全感、信赖感。通过护士的言行影响患者,使患者尊重护理人员的职业和劳动,积极配合治疗和护理,充分发挥护理措施的效果,争取早日康复。

②病友关系:病友们在共同的住院生活中相互影响,形成不同的病室群体气氛。在积极的病室群体气氛中,病友间相互交流一些疾病治疗、护理常识、生活习惯等,在进行治疗护理时相互鼓励与照顾,与医务人员关系融洽,积极配合治疗和护理。因此,护士应帮助患者营造一个愉快、乐观的群体氛围。护士应主动向新入院患者介绍同室病友,鼓励病友之间的沟通和交往,消除其陌生感和不安全感,引导患者之间互相关心、帮助、支持,建立良好的情感交流;同时护士要善于发现病友之间的不和谐因素,及时给予疏导、解释,使病友之间能相互理解,增进病友之间的友谊;引导患者共同遵守医院各项规章制度,积极配合治疗和护理。对于病情轻重不一的患者,尽量安置在不同的病室,避免不协调因素的影响。

(2) 医院规则:健全的医院规则既能保证医疗护理工作的正常进行,又能预防和控制医院感染的发生,为患者创造一个良好的休养环境,达到帮助患者恢复健康的目的。医院根据自己的具体情况制定医院规则,如:入院须知、探视制度、陪护制度等。医院规则既是对患者行为的指导,又是一种约束,会对患者生活产生一定的影响。为了使患者尽快适应医院环境,促进疾病的康复,护理人员应根据患者的情况和需求,协助患者熟悉医院规则,主动地给予帮助和指导。

①耐心解释,取得理解:向患者及家属解释每一项院规的内容和执行各项院规的必要性,得到他们的理解,以取得患者及家属的主动配合,自觉遵守各项规章制度。

②允许患者对周围环境有部分的自主权:患者入院后,凡事都要遵从医生护士的安排和院规的约束,容易产生压抑。因此在维护院规的前提下,尽可能让患者对个人环境拥有自主权,并对其居住空间表示尊重,如入室时先敲门,为患者服务时,先取得其同意等。

③满足患者需求,尊重探视人员:患者家属和亲朋好友的探视能给患者带来心理安慰和支持,并可帮助患者获得社交信息,减少患者的孤独感。医务人员应鼓励并尊重前来探视患者的家属和朋友,如果探视者不受患者的欢迎,或探视时间不适当,影响医疗护理工作,则要适当的劝阻和限制,并给予解释,以取得患者、家属及探视者的理解。

④提供有关信息与健康教育:实施任何治疗、护理或检查措施前,应向患者或家

属解释目的、配合方法，实施中提供心理支持，实施后要交待注意事项。应鼓励患者参与护理计划的决策，以增进自我价值感和控制能力，可以消除其困惑、恐惧等心理反应，使患者能够积极主动配合治疗护理。

⑤尊重患者的隐私权和保密权：为患者做检查、治疗和护理时，应适当遮挡患者，避免暴露患者隐私部位。医护人员有义务为患者的诊断、检查结果、治疗与记录等信息保密。

⑥鼓励患者自我照顾：对于生活能力受限、需依赖他人照顾的患者，护士应主动巡视，关心，给予及时帮助并鼓励患者参与自我照顾，帮助其恢复自信心和自我护理能力。

# 第三节　人体力学在护理工作中的应用

人体力学（human mechanics）是运用力学原理研究维持和掌握身体的平衡，以及人体从一种姿势变成另一种姿势时身体如何有效协调的一门科学。护士在执行各项护理技术操作的过程中，正确运用力学原理，可减轻自身肌肉紧张和疲劳，提高工作效率。同时，运用力学原理帮助患者采取正确的姿势和体位，有利于减少能量消耗、减轻身体疲劳和保证患者的安全。

## 一、常用的力学原理

### （一）杠杆原理

杠杆是利用直杆或曲杆在外力作用下，能绕杆上一固定点转动的一种简单机械。即在外力作用下使杠杆绕支点（$O$）转动。其中动力（$F_1$）使杠杆转动，阻力（$F_2$）阻碍杠杆转动，从支点到动力作用线的垂直距离称为动力臂（$L_1$），从支点到阻力作用线的垂直距离称为阻力臂（$L_2$）。当 $F_1 \times L_1 = F_2 \times L_2$ 时，杠杆处于平衡状态；当 $F_1 \times L_1 > F_2 \times L_2$ 时，杠杆可沿着动力的方向移动。当动力臂大于阻力臂时可以省力。人体活动是在神经的调节下由骨、关节和骨骼肌共同完成。骨骼起杠杆作用，关节起支点作用，骨骼肌收缩产生的力为动力。根据支点与动力点、阻力点的位置，杠杆分为以下三类。

1. 平衡杠杆　支点位于动力点与阻力点之间，动力臂与阻力臂可等长，也可不等长。例如，人的头部在寰枕关节上进行仰头和低头的动作。当人在仰头、低头时，寰椎是支点（$O$），支点前后各有一群肌肉收缩产生作用力（$F_1$、$F_2$），头颅的重量是阻力（$G$）。头部支点前肌群的收缩力和头部重力使头前低；当 $F_1 \times L_1 = F_2 \times L_2 + G \times L_G$，头部处于平衡状态（图1-2）。

2. 省力杠杆　阻力点在支点和动力点之间，因动力臂比阻力臂长，所以省力，用较小的力可使杠杆转动。例如，人们用脚尖踮起站立时，脚尖是支点，脚跟后肌肉收缩产生的力是动力（$F_1$），人体的重力是阻力（$F_2$），阻力点（体重）落在支点与力点之间。因为动力臂（$L_1$）长于阻力臂（$L_2$）（图1-3），所以用较小的力就可以支持体重。

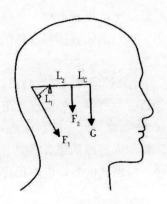

图 1-2 头部平衡杠杆

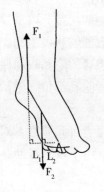

图 1-3 足部省力杠杆

**3. 速度杠杆** 力点位于阻力作用点与支点之间，是人体最常见的杠杆作用。这类杠杆因动力臂比阻力臂短，故费力。但运动时动力臂通过的距离较短，可获得较快的运动速度和较大的运动范围。例如，用手臂举起重物时的肘关节运动，肘关节是支点，手臂前肌群（肱二头肌）的力作用于支点和重量之间，由于力臂较短，就得用较大的力。手臂后肌群（肱三头肌）的力和手中的重物的力矩使手臂伸直，而肱二头肌的力矩使手臂向上弯曲，当二者相等时，手臂则处于平衡状态（图 1-4）。

（二）摩擦力

两个互相接触的物体，其中一个物体对另一

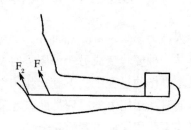

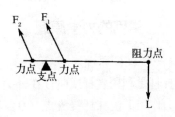

图 1-4 手和前臂速度杠杆作用

个物体有相对的滑动倾向时，就会受到另一物体阻碍其运动的力即摩擦力。摩擦力的方向与物体相对运动的方向相反。摩擦力的大小，取决于正压力的大小（即垂直于接触面的压力）和摩擦系数的大小。干燥、粗糙平面的摩擦系数，大于光滑面的摩擦系数。摩擦力有三种：

**1. 静摩擦力** 互相接触的两个物体，在外力作用下，有滑动的趋势但尚未滑动，所产生的阻碍物体开始运动的力称静摩擦力。如手杖下端加上橡胶垫可以增加摩擦力。

**2. 滑动摩擦力** 一个物体在另一物体上相对滑动时，所产生的阻碍滑动的摩擦力叫滑动摩擦力，其方向与物体相对运动的方向相反。在病室卫生间等潮湿的地面，需增加摩擦力，以防滑倒。

**3. 滚动摩擦力** 是滚动物体时受到的摩擦力称滚动摩擦力。滚动摩擦力系数最小，一般情况下，物体之间的滚动摩擦力远小于滑动摩擦力。比如推动有轮的床比没有轮的床需要的力要小得多。在病床、轮椅、推车的轮轴上定时滴注润滑油，可以减少摩擦力。

（三）平衡与稳定

人体或物体的平衡与稳定，是由人或物体的重量、支撑面的大小、重心的高低及重力线和支撑面边缘之间的距离而决定的。

**1. 物体的重量与稳定度成正比** 物体重量大，稳定度就大。要推倒一把轻椅子比推倒一把重椅子所需的力要小。在护理操作中，如要把患者移到轻椅子上就应注意有其他力量的支持，如将椅子靠墙。

**2. 支撑面的大小与稳定度成正比** 支撑面是人或物体与地面接触的支撑面积。支撑面积越大，人或物体越稳。如老年人站立或行走时，用手杖可扩大支撑面以增加稳定度；人体仰卧比侧卧稳定。支撑面小，则需付出较大的肌肉拉力，以保持平衡稳定，如用一只脚站立时，肌肉就必须用较大的拉力，才能维持人体平衡稳定（图1-5）。

**3. 物体的重心高度与稳定度成反比** 如物体的组成成分均匀，重心将位于它的几何中心。当物体的形状发生变化时，重心的位置也会随之变化。人体重心的位置随着躯干和四肢的姿势改变而改变。在直立垂臂时，重心位于骨盆的第二骶椎前约7cm处（图1-6），如把手臂举过头顶，重心随之升高，同样，如身体下蹲时，重心下降，甚至吸气时膈肌下降，重心也会下降。人或物体的重心越低，稳定度越大（图1-7）。

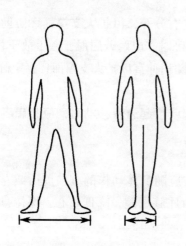
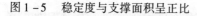

图1-5 稳定度与支撑面积呈正比

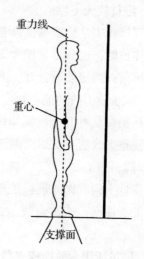

图1-6 人直立时重心在骨盆中部

**4. 重力线通过支撑面，保持人或物体的稳定** 重力线是重量的作用线，是通过重心垂直于地面的线。人体只有在重力线通过支撑面时，才能保持平衡。当人从座椅上站起来时，最好先将身体向前倾，一只脚向后移，使重力线落在扩大的支撑面内，这样可以平稳地站起来（图1-8）。如果重力线落在支撑面外，重量将会产生一个破坏力矩，使人体倾倒。

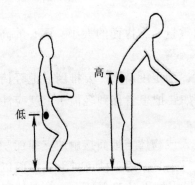

图1-7　稳定度与重心高度成反比

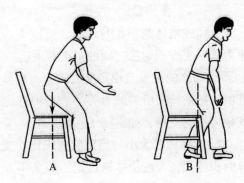

图1-8　从坐位立起时，重力线改变

## 二、人体力学的运用原则

### （一）利用杠杆作用

护士操作时应靠近操作物，两臂持物时，两肘紧靠身体两侧，上臂下垂，前臂和所持物体靠近身体。因阻力臂缩短，故省力。在必须提取重物时，最好把重物分成相等的两部分，分别由两手提拿。若重物由一只手臂提拿，另一只手臂则向外伸展，以保持平衡。

### （二）维持较大支撑面

护士在操作中，应根据实际需要两脚前后或左右分开，以扩大支撑面。协助或给患者摆放体位时，也应尽量扩大支撑面，如患者侧卧时，应两臂屈肘，一手放于枕旁，一手放于胸前，两腿前后分开，上腿弯曲在前，下腿稍伸直以扩大支撑面，稳定卧位。

### （三）减少重力线的偏移程度

护士在提物品时应尽量将物体靠近身体；抱起或抬起患者移动时，应将患者靠近自己，以使重力线落在支撑面内。

### （四）降低重心

护士在低平面取物或进行护理操作时，两下肢应随身体动作的方向前后或左右分开，以增加支撑面，使重力线落在支撑面内，同时屈膝屈髋，降低重心，保持身体的稳定性。

### （五）尽量使用大肌肉或多肌群

进行护理操作需拿起重物时，应使用手臂，避免只用手指进行操作。如端治疗盘时，应使五指分开，托住治疗盘并与手臂一起用力；尽量使用躯干部和下肢肌肉的力量，如从地面抬起重物时，应以下蹲代替弯腰，弯腰负重时，腰部各小肌肉群受力不匀，易损伤腰部，下蹲时可借助下肢大肌肉、多肌群的力量，易保持身体平衡，且不易疲劳。

### （六）用最小量的肌力做功

移动重物时应注意用力平衡，并计划好所要移动的位置和方向，以直线方向移动，尽可能用推或拉代替提拿。

## 第四节　患者床单位及设施

患者床单位是指在住院期间医疗机构提供给患者使用的家具和设备，它是患者住院期间休息、睡眠、饮食、排泄、活动与治疗的最基本的生活单位。

### 一、床单位设施

患者床单位的固定设备有床、床上用品、床旁桌、床旁椅及床上小桌、输液架、床帘、照明灯、呼叫对讲装置、中心供氧和负压吸引装置（图1-9）。

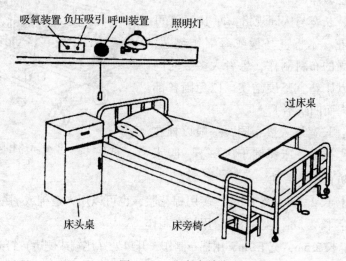

图1-9　患者床单位

**（一）病床**

病床应实用、耐用、舒适、安全。目前医院使用的多为不锈钢床，另外还有电动控制的多功能床，可以自由升降及变换患者的姿势，控制钮设在患者可触及的范围内，便于患者随时调节（图1-10）。此外，医院的病床还必须具备以下特点：

**1. 高度可以升降**　一般病床的长为2m、宽0.9m、高0.6m；能升降的病床一方面可以满足医护人员操作的需要，防止工作时身体过度伸展或弯曲，避免工作人员腰背部肌肉过度的疲劳，导致肌肉损伤的发生；另一方面病床降低又能方便患者上下床，避免发生跌床的危险。

**2. 床头和床尾的高度可以调整**　病床可以根据患者的需要分别摇起床头、床尾或膝下支架，满足患者休息、治疗和护理的需要（图1-11）。

**3. 装置脚轮**　病床的四脚设置脚轮，以方便需要时移动。

**4. 活动床档**　病床的两侧安有活动的护栏，可以预防老人、小孩、意识不清的患者从床上跌落，保证患者的安全（图1-12）。

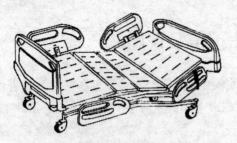

图 1-10　多功能电动床

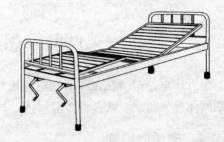

图 1-11　床头、床尾都能摇起的不锈钢床

## （二）床上用品

**1. 床上用品规格**

（1）床垫：长宽与床同规格，厚10cm。可以用棕丝、棉花、木棉、马鬃或海绵作垫芯，包布应选用牢固的布料制作，患者大多数时间卧于床上，所以床垫宜坚硬结实，以免因各部位承受重力不同而凹凸不平。

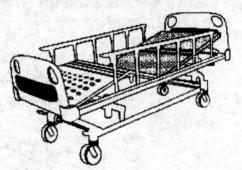

图 1-12　带有床挡和脚轮的病床

（2）床褥：长宽与床垫相同，一般以棉花作褥芯，棉布作褥面。床褥铺于床垫上，吸水性强，并可以防止床单滑动。

（3）棉胎：长2.3m，宽1.6m，多用棉花胎，也可以用人造棉或羽绒被。

（4）大单：长2.5m，宽1.8m，用棉布制作。

（5）被套：长2.5m，宽1.7m，用棉布制作，开口处（尾端或侧边）钉有布带或纽扣。

（6）枕套：长0.65m，宽0.45m，用棉布制作。

（7）中单：长1.7m，宽0.85m，用棉布制作。

（8）橡胶中单：长0.85m，宽0.65m，长的两端各加棉布0.4m。

**2. 各单折叠方法**　铺床前将各单按方便使用的顺序折叠，铺床时可节省时间和体力。

（1）大单：正面朝内（上），纵向对折2次后，边与中心线对齐，再横折2次

（2）橡胶中单：正面在上，两端分别向纵中线卷折1/2。

（3）布中单：正面在上，两端对齐横折2次，再纵向对折。

（4）被套：反面在内（S形套被），折叠法同大单。

（5）棉胎：纵向3折，横向S型3折。

（6）枕套：纵向对折。

## 二、铺床法（bed making）

铺床是为保持病室床单位整齐，满足患者休息的需要。铺好的病床应舒适、安全、实用、耐用。常用的铺床法有备用床（图1-13）、暂空床（图1-14）、麻醉床（图1-15）。

（一）备用床（closed bed）

【目的】保持病室整洁，准备接收新患者。

【评估】

**1. 设备和用物**　床头供氧、负压吸引管道是否通畅，呼叫器是否完好。床上用物是否符合季节需要，床上用品是否齐全、完好、是否符合要求

**2. 病室内环境**　病室温、湿度是否适宜，有无患者进行治疗或进餐。

【计划】

**1. 护士准备**　着装整洁，修剪指甲，洗手，戴口罩。熟悉铺备用床的方法。

**2. 用物准备**　床、床垫、床褥、棉胎或毛毯、枕芯、被套、大单、枕套、床刷及刷套。按便于操作的方法折叠好各单，并按使用先后顺序摆放于护理车上。

**3. 环境准备**　病室安静、清洁、通风良好，无患者进行治疗或进餐。

【实施】

**1. 操作方法**（表1-1）

表1-1　铺备用床法

| 操作流程 | 步骤说明 | 行为要求 |
| --- | --- | --- |
| 1. 放置用物 | 推用物至床尾，固定床脚，调整床的高度 | 动作轻稳 |
| 2. 移开桌椅 | 移开床头桌桌距床20cm，椅移至床尾一侧离床约15cm | |
| 3. 扫褥翻垫 | 从床头至床尾湿扫床褥，S形三折放于床旁椅上，翻转床垫，避免床垫局部经常受压而凹陷，上缘紧靠床头，将床褥齐床头平放于床垫上，下拉至床尾，铺平床褥 | |
| 4. 铺平大单 | （1）打开大单：护士站于床右侧，将大单横、纵中线对齐床横、纵线放于床褥上，依次打开 | 注意节力，两脚前后或左右分开 |
| | （2）铺床角：先床头，后床尾；先近侧，后对侧。右手托起床头床垫一角，左手伸过床头中线将大单拉入床垫下，在距床头约30cm处，右手向上提起大单边缘使其同床边沿垂直，呈一等腰三角形，以床沿为界，将三角形分为上下两半，先将下半部塞入床垫下，再将上半部三角翻下折于床垫下，将角铺成45°角（图1-16）。操作者至床尾更换左右手法，拉紧大单同法铺好床尾，再将床沿中段部分拉紧塞入床垫下。转至对侧，同法铺好对侧大单 | 手法规范 |
| 5. 套好被套 | ◆S形套被：被套正面在上，封口端（被头）齐床头，中线与大单中线对齐，依序打开平铺于床上，向上翻折被套尾端上层，将S形三折的棉胎置于被套开口处，对齐纵中线，拉棉胎上缘至被套头端，打开棉胎，分别将棉胎两上角与被套两上角套好，对齐上缘。护士至床尾，分别对齐被套和棉胎两边，分三层拉平被套下层、棉胎和被套上层，系好各带（图1-17） | 拉平被套被头充实 |
| | ◆卷筒式套被：被套内面在外，封口端（被头）齐床头，中线与大单中线对齐，平铺于床上，被套开口端朝向床尾，将棉胎或毛毯平铺在被套上，上缘与被套封口端平齐，将床头被套与棉胎两角一起向上折成直角，再由床头卷至床尾，自开口处翻转系带，再向床头翻卷拉平 | |

续表

| 操作流程 | 步骤说明 | 行为要求 |
|---|---|---|
| 6. 折成被筒 | 被头平床头，两侧被缘向内折叠与床缘平齐，床尾向内折叠与床尾平齐 | |
| 7. 套好枕套 | 操作者于床尾或护理车上将枕套套于枕芯上，使四角充实，将枕头开口端背门横置于床头盖被上 | 枕头充实 |
| 8. 移回桌椅 | 移回床旁桌、椅，整理用物 | |
| 9. 洗手 | 洗手，取下口罩 | |

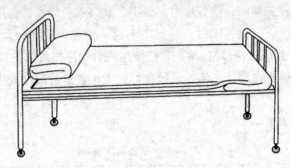

图 1-13　备用床

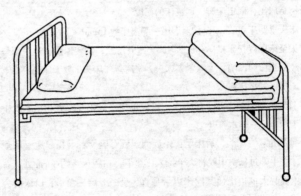

图 1-14　暂空床

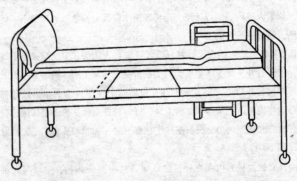

图 1-15　麻醉床

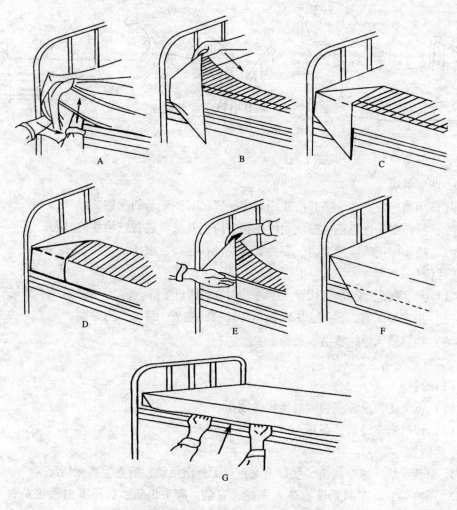

图 1 - 16（A - G） 铺床角方法

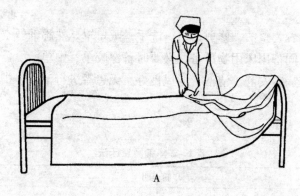

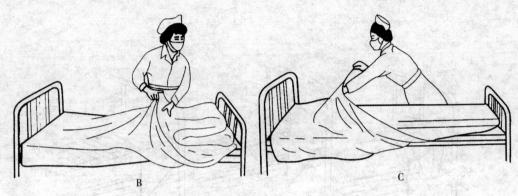

图 1-17（A-C） "S"型套被套法

**2. 注意事项**

（1）用物准备要齐全，并按使用顺序放置，减少走动的次数。

（2）操作中动作轻稳，避免尘埃飞扬，应避开患者进餐或治疗的时间。

（3）操作中正确应用节力、姿势正确，动作轻巧、敏捷。

**【评价】**

（1）床铺平紧、美观、耐用，各单中线对齐，四角平整、紧扎，被头充实，盖被平整。

（2）护士操作熟练，手法正确，动作轻稳、规范，符合节力原则。

（3）病室及床单位整洁、美观。

**（二）暂空床**（unoccupied bed）

**【目的】**

（1）供新住院患者或暂时离床患者使用。

（2）保持病室整洁、美观。

**【评估】**

**1. 患者评估** 患者病情、伤口情况；有无外出活动、检查等离床情况。

**2. 用物评估** 床单元设施是否完好、安全，床头供氧、负压吸引管道是否通畅，呼叫器是否完好，床上用物是否符合季节需要。

**【计划】**

**1. 护士准备** 着装整洁，修剪指甲，洗手，戴口罩。熟悉铺暂空床的方法。

**2. 用物准备** 同备用床用物准备，必要时备橡胶单、中单。

**3. 环境准备** 病室安静、清洁、通风良好，无患者进行治疗、护理或进餐。

**【实施】**

**1. 操作方法**（表1-2）

表1-2 铺暂空床法

| 操作流程 | 步骤说明 | 行为要求 |
| --- | --- | --- |
| 1. 铺备用床 | 按铺备用床的方法铺好备用床 | 操作流畅 |
| 2. 三折盖被 | 护士于右侧床头，将备用床的盖被扇形三折于床尾，并使之平齐，方便患者上下床活动 | 节省体力<br>折叠整齐 |

续表

| 操作流程 | 步骤说明 | 行为要求 |
|---|---|---|
| 3. 铺橡胶单、中单 | 根据病情需要，将橡胶单和中单铺在相应位置，中线和床中线对齐，铺在床中部时，橡胶单和中单上缘距床头约45～50cm，将床边缘下垂部分一起平整的塞入床垫下。 | 实用耐用中单应遮盖橡胶单 |
| 4. 放置枕头 | 将枕头横放床头，枕套开口端背门 | |
| 5. 整理用物 | 整理用物，洗手，取下口罩同备用床 | |

**2. 注意事项**

（1）同备用床。

（2）铺橡胶单和中单铺的位置，应根据患者病情、伤口位置定。

【评价】

（1）同备用床。

（2）患者满意、上下床方便。

**（三）麻醉床**（anesthetic bed）

【目的】

（1）接收和护理麻醉手术后的患者。

（2）使患者安全、舒适，预防并发症。

（3）避免床上用物被血液、呕吐物等污染，便于更换。

【评估】

**1. 患者评估**　患者的诊断、病情、手术名称、部位、手术时间和麻醉方式及有无特殊要求，是否需要准备引流装置及急救设备等。

**2. 用物评估**　床单元设施是否完好、安全，床头供氧、负压吸引管道是否通畅，呼叫器是否完好。床上用物是否符合季节需要。

【计划】

**1. 护士准备**　着装整洁，修剪指甲，洗手，戴口罩。熟悉铺麻醉床的方法。

**2. 用物准备**

（1）床上用物：同备用床，另备橡胶单和中单各2条。

（2）麻醉护理盘：①无菌包或容器内置：治疗碗、开口器、压舌板、舌钳、牙垫、通气导管、吸氧导管、吸痰管、平镊、纱布数块；②无菌包外置：手电筒、血压计、听诊器、治疗巾、弯盘、棉签、胶布、别针、护理记录单、笔等。

（3）其他用物：输液架，必要时备吸痰器、胃肠减压器、氧气筒、心电监护仪，按需准备热水袋及布套、毛毯等。

**3. 环境准备**　病室安静、清洁、通风良好，无患者进行治疗、护理或进餐。

【实施】

**1. 操作方法**　见表1-3

表 1-3　铺麻醉床法

| 操作流程 | 步骤说明 | 行为要求 |
|---|---|---|
| 1. 备齐用物 | 推入物至床尾，核对床号、姓名，固定床脚，调整床的高度 | 严格查对，动作轻稳 |
| 2. 移开桌椅 | 移开床旁桌约20cm，椅移至床尾一侧离床约15cm | |
| 3. 撤除污单 | 撤除污大单、被套、枕套，放入污物袋内 | |
| 4. 扫床翻垫 | 同备用床 | |
| 5. 铺平大单 | 同铺备用床法铺好近侧大单 | 根据患者的手术部 |
| 6. 铺中单和橡胶单 | 先铺床中部橡胶单和中单（同暂空床），再铺床头橡胶单和中单，床头橡胶单和中单的上缘应与床头平齐，下缘应压在中部橡胶单和中单上，床缘下垂部分塞入床垫下。护士转至对侧，同法逐层铺好大单、橡胶单和中单 | 位和麻醉方式铺橡胶单及中单 |
| 7. 套好被套 | 按照备用床的方法套被套 | 操作流畅，节省体力 |
| 8. 三折盖被 | 将盖被折成被筒，将盖被纵向三折于一侧床边（门对侧），套好枕芯开口背门，横立于床头 | |
| 9. 备麻醉盘 | 移回桌子，将麻醉护理盘放置于床旁桌上。椅子放于床尾盖被侧 | 便于抢救和护理 |
| 10. 整理洗手 | 整理、洗手，取下口罩 | |

**2. 注意事项**

（1） ~（3）同备用床。

（4）全麻患者未清醒应去枕平卧，头偏向一侧。

（5）中单要遮盖橡胶单，避免橡胶单与患者皮肤接触，而引起患者的不适。

【评价】

（1）同备用床。

（2）麻醉护理盘及其他用物能满足急救和护理的需要。

（张　艳）

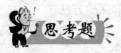
思考题

1. 简述医院的类型及分级。

2. 叙述门诊护士主要的护理工作。

3. 作为一名病区护士，你将如何为住院患者创造一个良好的住院环境？

4. 结合护理工作实际，简述力学原理在护理工作中的应用。

5. 掌握备用床、暂空床、麻醉床的目的和操作流程，列表比较其共同点和不同点。

6. 李某，男，48岁，因交通事故导致颅脑损伤，昏迷，被肇事司机送到医院急诊科，你作为一名急诊科护士，应该怎样配合抢救？

# 第二章 ┃ 入院与出院患者的护理

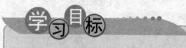

掌握：患者入病区后的初步护理；分级护理；平车运送技术。
熟悉：患者入院程序；患者出院护理；轮椅。
了解：担架运送技术。

患者经医生诊查，确定需要住院治疗时，需办理住院手续，护士应掌握入院的一般程序，按整体护理的要求，给予针对性的护理和健康教育，使患者尽快适应医院环境和患者角色，能主动配合医疗护理活动，促进康复。患者经治疗护理，病情好转，或因病情需要转院治疗，护士应协助其办理出院手续，做好出院指导，以促进健康，尽快适应社会角色。

## 第一节　入院患者的护理

入院护理（admission nursing）是指患者经门诊或急诊医生初步诊断确定需要住院进行进一步的检查或治疗，由医生签发住院证后，办理入院手续，收入病区，护理人员对患者所进行的一系列的护理活动。

### 一、入院护理程序

#### （一）收治入院
患者、家属或护送人员持医生签发的住院证到住院处办理住院手续，如填写登记表格、缴纳住院保险金等。住院处接收患者后，立即通知病区值班护士根据病情做好接纳新患者的准备，对急症手术患者，则先手术，后办理入院手续收入病区。

#### （二）住院处护理
**1. 卫生处置**　住院处应设卫生处置室，根据病情对患者进行卫生处置，如理发、沐浴、修剪指甲、更衣等。急、危、重患者、体质虚弱者及即将分娩酌情免浴。有头虱、体虱应先行灭虱处理，再做常规卫生处置。患者换下的衣物或不需要的用物由家属带回或存放于住院处。传染病患者或疑有传染病的患者应送隔离室处理，其衣物及所用过的物品均应按消毒隔离原则处理。

**2. 护送入病区**　完成卫生处置后，住院处护理人员携病历护送患者进入病区，根据病情选用步行、轮椅、平车或担架护送，护送时注意保暖，不中断输液或给氧等治疗措施。进入病区后与病区值班护士就患者病情、物品、治疗、护理措施等认真进行交接。

## 二、患者入病区后的初步处理

（一）一般患者入病区后的初步护理

**1. 准备床单位**　接到患者住院通知后，病区护士应根据病情安置患者床位，将备用床改为暂空床，根据病情在床上加铺橡胶单和中单。备好患者所需用物，如热水瓶、脸盆、痰杯、拖鞋等。

**2. 迎接新患者**　核对住院证及患者信息，进行入科登记。热情迎接患者至床单位，妥善安置。进行自我介绍，说明自己将为患者提供的服务及职责，并介绍同室病友，以消除患者紧张与不安情绪，使患者获得安全感和信任感。

**3. 介绍与指导**　向患者及家属介绍医院环境、入院须知及相关制度（如探视、陪护、作息制度）；病床单位设备及使用方法，指导常规标本的留取方法、时间及注意事项，使患者能尽快适应环境。

**4. 通知医生诊视患者**　必要时协助医生进行体格检查。

**5. 测量生命体征及体重**　需要时测量身高，记录并绘制于体温单上。

**6. 建立病历并填写有关表格**

（1）按住院病案的排列顺序建立患者住院病案（见第十六章）。

（2）用蓝（黑）笔填写病历眉栏项目及各种表格。

（3）在体温单40℃~42℃之间相应时间栏内用红笔顶格竖写入院时间。

（4）填写入院登记本、诊断卡（插入患者一览表）、床尾卡（插入病床床尾牌内）。

**7. 执行医嘱**　及时准确执行各项治疗措施。通知营养室准备膳食。作好病情观察及记录。

**8. 进行入院护理评估**　对患者进行健康评估，了解其身心状态和基本需要，进行疾病相关知识的宣教，填写入院护理评估单，一般患者在当班内完成，急、危、重症患者在24h内完成，并做出初步的护理计划。

（二）急、危、重症患者入院初步护理

急、危、重症多是从急诊室直接送入或由急诊室经手术后转入病区，护士接到住院处通知后应立即做好以下工作：

**1. 准备床单位**　危重患者安置在危重病室或抢救室，抢救床上加铺橡胶单和中单，急诊手术患者铺好麻醉床。

**2. 准备急救物品**　备好抢救器材及药品，包括呼吸机、心电监护仪、电除颤仪、洗胃机、吸氧、吸痰装置、抢救车、床头灯、多用插座等，另备木板、简易呼吸器等物品。通知有关医生做好抢救准备。

**3. 暂留陪护** 患者入病区后，病区护士应立即与护送人员交接，对不能正确叙述病情和要求，如语言或听力障碍者、意识不清者，婴幼儿等患者，暂留陪送人员，询问病史等有关情况。

**4. 配合抢救** 按急救程序进行急救及护理，密切观察病情变化，积极配合医生抢救，并作好护理记录。

**5. 其他护理措施** 同上 5~8。

## 三、分级护理

分级护理（the grades of nursing care）是根据对患者病情的轻、重、缓、急及患者自理能力的评估，给予不同级别的护理。可分为特级护理、一级护理、二级护理、三级护理（表2-1）。

表2-1 分级护理

| 护理级别 | 适应对象 | 护理内容 |
|---|---|---|
| 特级护理 | ①病情危重，随时可能发生病情变化需要进行抢救的患者；②重症监护患者；③各种复杂或大手术后的患者；④严重创伤或大面积烧伤的患者；⑤使用呼吸机辅助呼吸，并需要严密监护病情的患者；⑥实施连续性肾脏替代治疗（CRRT），并需要严密监护生命体征的患者；⑦其他有生命危险，需要严密监护生命体征的患者 | ①安排专人24h护理，严密观察患者病情变化，监测生命体征；②根据医嘱，正确实施治疗、给药措施，备好急救所需药品和用物；③根据医嘱，准确测量出入量；④根据患者病情，正确实施基础护理和专科护理，如口腔护理、压疮护理、呼吸道护理及管路护理等，实施安全措施；⑤保持患者的舒适和功能体位；⑥实施床旁交接班 |
| 一级护理 | ①病情趋向稳定的重症患者；②手术后或者治疗期间需要严格卧床的患者；③生活完全不能自理且病情不稳定的患者；④生活部分自理，病情随时可能发生变化的患者 | ①每小时巡视患者，观察患者病情变化；②根据患者病情，测量生命体征；③根据医嘱，正确实施治疗、给药措施；④根据患者病情，正确实施基础护理和专科护理，如口腔护理、压疮护理、呼吸道护理及管路护理等，实施安全措施；⑤提供护理相关的健康指导 |
| 二级护理 | ①病情稳定，仍需卧床的患者；②生活部分自理的患者；③行动不便的老年患者 | ①每2h巡视患者，观察患者病情变化；②根据患者病情，测量生命体征；③根据医嘱，正确实施治疗、给药措施；④根据患者病情，正确实施护理措施和安全措施；⑤提供护理相关的健康指导 |
| 三级护理 | ①生活完全自理且病情稳定的患者；②生活完全自理且处于康复期的患者 | ①每3h巡视患者，观察患者病情变化；②根据患者病情，测量生命体征；③根据医嘱，正确实施治疗、给药措施；④提供护理相关的健康指导 |

# 第二节　出院患者的护理

出院护理（discharge nursing）是指患者经过治疗与护理，病情好转、稳定、痊愈需出院或转院（科），或患者不愿接受医生的建议而自动离院时，护理人员对患者进行的一系列护理活动。包括对患者进行出院指导，满足其身心需要，协助其尽快适应社会生活；处理床单位，准备迎接新患者。

## 一、患者出院护理

### （一）通知患者和家属

护士根据医生开写的出院医嘱，将出院日期通知患者及家属，协助其做好出院准备。

### （二）办理出院手续

1. **填写出院通知单**　指导或协助患者、家属到住院处办理出院手续。结算住院费用。

2. **患者出院后需继续用药者**　凭医嘱处方到药房领取药物，交患者或家属带回，给予用药知识指导。

3. **填写患者出院护理评估单**　出院前护士应对患者全身情况进行评估，及时填写出院护理评估单。

4. **根据患者情况进行健康教育**　给予相应的饮食、休息、卫生、功能锻炼及复查指导。同时观察患者出院前的心理变化，给予相应的鼓励和支持，以减少患者出院的焦虑和恐惧。

5. **征求意见**　征求患者对医院医疗护理等各项工作的意见，以便改进工作，不断提高医疗护理服务质量。

6. **护送出院**　护士收到出院证后，协助患者整理用物，归还所存物品及衣服，开写物品带出证。使用轮椅、平车或步行等方式护送患者出院，礼貌道别。

## 二、有关文件的处理

1. **停止长期医嘱**　注销各种执行卡、诊断卡及床头（尾）卡。
2. **填写出院时间**　在体温单上40℃～42℃之间用红笔竖写出院时间。
3. **病案归档**　按出院病历排列顺序整理病案，交病案室保存（见第十六章）。
4. **填写出院患者登记本**

## 三、床单位的处理

患者出院后方可整理床单位，避免在患者未离开病床时撤去被服，给患者带来心理上的不舒适。

1. 撤下污被服放入污衣袋，根据疾病的种类决定清洗消毒方法。

2. 床垫、床褥、枕芯、棉胎或毛毯放于日光下曝晒 6h 或用紫外线照射消毒后按要求折叠。

3. 床及床旁桌椅用消毒液擦拭。非一次性使用的痰杯、脸盆、便盆，须用消毒液浸泡消毒。

4. 病室开窗通风。

5. 铺好备用床，准备迎接新患者。

6. 传染病患者的床单位及病室，按传染病终末消毒法处理。

# 第三节　运送患者技术

不能自行移动的患者在入院、接受检查或治疗、出院等情况下，需要护理人员根据病情选用不同的运送技术运送患者。常用的运送方法有轮椅运送、平车运送、担架运送。护理人员应掌握运送方法和技巧，将人体力学原理正确运用于操作中，以避免发生损伤，减轻护患双方的疲劳，保证患者安全与舒适，提高工作效率。

## 一、轮椅运送法

【目的】

（1）护送不能行走但能坐起的患者入院、出院、检查、治疗或室外活动。

（2）帮助患者下床活动，促进血液循环和体力恢复。

【评估】

1. 患者

（1）全身情况：患者年龄、目前病情、意识状态、活动耐受能力、治疗情况。

（2）局部情况：有无管道、伤口、骨折部位石膏固定。

（3）心理状态：有无紧张、焦虑等情绪，合作程度。

（4）健康知识：对轮椅运送方法的认知程度。

2. 轮椅　轮椅各部件的性能是否完好。

【计划】

1. 护士准备　掌握轮椅运送患者的方法和相关注意事项，着装整齐，洗手，剪指甲。

2. 用物准备　性能良好的轮椅，根据季节准备外衣或毛毯、别针，需要时备软枕。

3. 环境准备　环境整洁、宽敞、安全，地面平坦，无障碍物。

4. 患者准备　了解轮椅运送的目的、方法、注意事项及配合要点。

【实施】

1. 操作方法　见表 2-2

表2-2    轮椅运送技术

| 操作流程 | 步骤说明 | 行为要求 |
|---|---|---|
| 协助坐轮椅 | | |
| 1. 检查解释 | 仔细检查轮椅的车轮、脚踏板、刹车、椅背、椅坐等部件的性能,核对床号姓名,向患者及家属说明操作目的、配合事项 | 严格查对,尊重患者 |
| 2. 放稳轮椅 | 将椅背与床尾平齐,面向床头,翻起脚踏板,车闸制动。如无刹车,则需要护士站于轮椅背后,固定轮椅 | |
| 3. 铺好毛毯 | 天冷需用毛毯保暖时,将毛毯平铺于轮椅上,毛毯上端应高过患者颈部15cm | |
| 4. 扶助上椅 | (1) 扶患者坐起,并移至床缘,嘱患者以手掌撑在床面稳定坐姿,协助穿好衣服、鞋袜;嘱患者扶着轮椅的扶手,坐入轮椅中,抬头向后靠坐稳 | 操作规范,配合协调 |
| | (2) 不能自行下床的患者:扶患者坐起,移至床边,嘱患者双手置于搬运者肩上,搬运者双手环抱患者腰部,协助患者下床;嘱患者扶住轮椅外侧把手,转身坐入轮椅中;或由搬运者环抱患者,协助其坐入轮椅中(图2-1) | |
| | (3) 翻下脚踏板,让患者双脚置于其上,患者如有下肢浮肿、溃疡或关节疼痛,可在脚踏板上垫以软枕,抬高双脚 | |
| 5. 包好毛毯 | 将毛毯上端边缘向外翻折10cm围于患者颈部,并用毛毯围住双臂做成两个袖筒,分别用别针固定好,围好上身、下肢及双脚 | 整洁保暖,安全舒适 |
| 6. 整理床铺 | 整理床单元,铺成暂空床 | 沟通良好,配合协调 |
| 7. 观察推送 | 观察并询问患者,确定无不适,松闸,推车去目的地(图2-2) | |
| 协助下轮椅 | | |
| 1. 送回病床 | 将轮椅推至患者床尾,拉起刹车制动,放下脚踏板 | |
| 2. 协助上床 | 搬运者立于患者前,两腿前后分开,屈膝屈髋,两手置于患者腰部,患者双手放于搬运者肩上。协助患者站立,慢慢坐回床沿;协助脱去鞋子和外衣,移于床上取舒适卧位,盖好被子 | |
| 3. 整理记录 | 整理床单元,观察病情,将轮椅推回原处,需要时做好记录 | 致谢 |

2. 注意事项

(1) 使用前应检查轮椅性能是否完好,确保患者安全。

(2) 寒冷季节注意保暖,防止患者受凉。

(3) 患者坐不稳或轮椅下斜坡时,用束腰带保护患者;推送速度要适宜,下坡时应减速,并嘱患者抓紧扶手,尽量靠后坐。

(4) 运送过程中,注意观察患者面色、脉搏、呼吸等病情,如有不适及时处理。

(5) 如有下肢水肿、溃疡或关节疼痛,可将足踏板抬起,并垫软枕。

3. 健康教育    向患者介绍搬运方法、过程、注意事项以及配合要点。

【评价】

(1) 患者感觉安全、舒适,无疲劳,能主动配合。

(2) 护士动作轻稳、协调、节力。护患沟通良好。

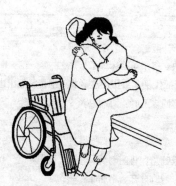

图2－1　扶助患者坐轮椅

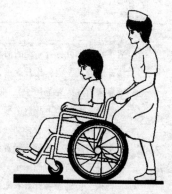

图2－2　轮椅推送患者上坡

## 二、平车运送技术

【目的】运送不能起床的患者入院、做各种特殊检查、治疗、手术等。

【评估】

**1. 患者评估**

（1）全身情况：患者年龄、目前病情、体重、意识状态、活动耐受能力、治疗情况。

（2）局部情况：有无管道、伤口、骨折部位石膏固定。

（3）心理状态：有无紧张、焦虑等情绪，合作程度。

（4）健康知识：对平车运送方法的认知程度。

**2. 平车**　平车性能是否良好。

【计划】

**1. 护士准备**　掌握搬运方法和相关注意事项。着装整齐，洗手，剪指甲。

**2. 用物准备**　性能良好的平车，带套毛毯或棉被。根据病情备木板、帆布或布中单。

**3. 环境准备**　环境整洁、宽敞、安全，地面平坦，无障碍物。

**4. 患者准备**　了解平车运送的目的、方法、注意事项及配合要点。

【实施】

**1. 操作方法**　见表2－3

表2－3　平车运送技术

| 操作流程 | 步骤说明 | 行为要求 |
|---|---|---|
| 1. 检查解释 | 检查平车性能，将平车推至患者床旁，核对床号姓名，向患者及家属说明操作目的、方法和配合事项 | 耐心解释，尊重患者 |
| 2. 安置导管 | 安置患者身上导管等，避免导管受压、脱落或液体倒流 | |
| 3. 搬运患者 | 护士根据患者病情和体重选择搬运方法 | |

续表

| 操作流程 | 步骤说明 | 行为要求 |
|---|---|---|
| （1）挪动法 | 适于病情许可、有一定的活动能力和合作的患者<br>移开床旁桌、椅，松开盖被，协助患者移至床边。将平车与床缘平行并紧靠床边（大轮靠床头），将车闸制动；操作者抵住平车，协助患者将上半身、臀部、下肢依次移至平车上。自平车移回床上时，协助患者按下肢、臀部、上半身移动（图2-3） | 平车紧靠床边，保证安全 |
| （2）一人搬运法 | 适于病情允许，体重较轻者或患儿<br>①移开床旁椅至对侧床尾，将平车头端与床尾成钝角，将闸制动。②松开盖被，协助患者穿好衣服，搬运者靠近床边，两脚分开，稍屈膝；一臂自患者腋下伸至对侧肩部外侧，一臂在同侧伸至患者大腿下至对侧，嘱患者双臂交叉于搬运者颈后。抱起患者轻放于平车中央（图2-4） | 操作规范，节力安全 |
| （3）二人或三人搬运法 | 适于病情较轻，体重较重且自己不能活动者<br>①同一人搬运法。②松开盖被，协助患者穿好衣服。搬运者依次立于床边，将患者双手交叉置于胸腹部，协助患者移向床边。③两人搬运时，甲一手臂托住患者头、颈、肩部，另一手臂托住腰部；乙一手臂托住患者臀部，另一手臂托住腘窝处（图2-5）；三人搬运时，甲托住患者头、颈、肩和背部，乙托住腰部和臀部，丙托住腘窝和小腿部。两人或三人同时抬起患者并使患者的身体向护士倾斜，同时移步将患者放置平车中央（图2-6）。 | 动作轻稳，协调一致 |
| （4）四人搬运法 | 适于颈、腰椎骨折患者或病情危重的患者<br>①移开床旁桌、椅至对侧床尾，平车上放木板，将平车纵向紧靠床边，大轮靠床头，将闸制动。②松开盖被，协助患者穿好衣服。在患者腰臀下铺帆布或布中单，固定骨折部位。甲站在床头托住患者头、颈、肩部，乙站在床尾托住患者双腿，丙和丁分别站在病床和平车的两侧，紧抓住帆布中单或中单的四角。四人同时抬起，将患者轻放于平车上，卧于平车中央（图2-7） | 保持颈、腰椎于一轴线。 |
| 4. 安置体位 | 根据需要安置好患者体位，盖好被子（先盖脚部，然后两侧，上层边缘向内折叠） | 良好沟通，谢谢合作 |
| 5. 整理用物 | 整理床单元，铺好暂空床 | |
| 6. 推送患者 | 松闸，推送患者到目的地 | |

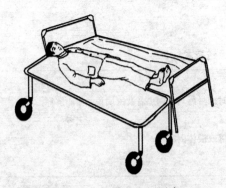

图2-3　挪动法上下平车

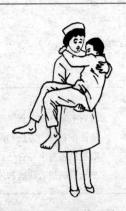

图2-4　一人搬运法

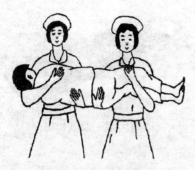

图2-5　二人搬运法

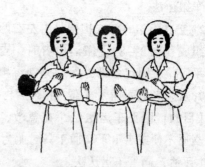

图2-6　三人搬运法

**2. 注意事项**

（1）使用平车前认真检查平车的各部件功能是否完好，保证安全。

（2）搬运时应尽量让身体靠近患者，同时两腿分开，以扩大支撑面、减轻身体重力线的偏移，达到省力的目的。多人搬运时动作轻稳、协调一致，以保证患者安全、舒适。

（3）推车时护士站于患者头侧，便于观察病情，应注意患者面色、呼吸及脉搏变化。

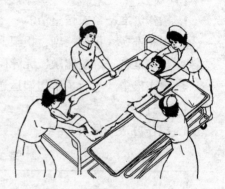

图2-7　四人搬运法

（4）上下坡时保持患者头在高处一端；如平车一端为大轮，一端为小轮，患者头部应卧于大轮端，以减少运送时的颠簸。搬运骨折患者，平车上需垫木板，并固定好骨折部位；保持输液、引流及给氧通畅；推车进出门时，应先将门打开，不可用车撞门。

（5）对颈椎损伤或怀疑颈椎损伤患者应保持其头部处于中立位；颅脑损伤、颌面部外伤及昏迷患者将头偏向一侧，以保持呼吸道通畅，防止舌后坠堵塞呼吸道或呕吐物、分泌物流入气管引起窒息；颅脑手术或损伤患者搬运时，避免剧烈翻动，以免发生脑疝。

（6）冬季注意保暖，以免患者受凉。

**3. 健康教育**　同轮椅搬运法。

【评价】

（1）搬运轻稳、准确，动作协调、节力。

（2）搬运过程中患者安全、舒适，无病情变化，无损伤等并发症；患者的持续性治疗不受影响。

（3）护患沟通有效，患者乐意配合。

## 三、担架运送技术

目前常用的担架有以下两种：

**1. 普通担架**　为目前救护车内装备的担架，担架自身重量较重且牢固。使用方法同平车搬运法。

2. **铲式担架**　铲式担架是由左右两片铝合金板组成（图2-8）。搬运患者时，先将患者置于平卧位，固定颈部，然后分别将担架的左右两片从患者侧面插入背部，扣合后再搬运。

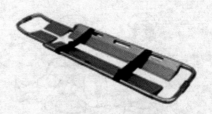
图2-8　铲式担架

【目的】同平车运送法，在急救、空间狭小、交通不便或者上下交通工具时尤为便利。

【评估】同平车运送法。

【计划】

1. **操作者准备**　衣帽整洁。

2. **用物准备**　担架一副，担架上需铺有软垫，其他用物同平车运送法。

3. **环境准备**　环境宽敞，无障碍物。

4. **患者准备**　患者了解担架运送的方法和目的，能够主动配合。

【实施】

1. **操作方法**　见表2-4

表2-4　担架运送技术

| 操作流程 | 步骤说明 | 行为要求 |
| --- | --- | --- |
| 1. 检查解释 | 检查担架性能，将担架放于患者床旁或身旁，核对床号姓名，向患者及家属说明操作目的、方法和配合事项 | 耐心解释，尊重患者 |
| 2. 安置导管 | 安置患者身上导管等，避免导管受压、脱落或液体倒流 | |
| 3. 搬运患者 | 护士根据患者病情和体重选择搬运方法 | |
| (1) 三人搬运法：同平车送送技术 | | |
| (2) 滚动搬运法：适于胸、腰椎损伤者 | ①将患者四肢伸直并拢，向床边移动，将担架与床平齐（胸、腰椎损伤者，使用硬板担架）；②搬运者位于患者同一侧，甲扶托患者头、颈及胸部，乙托起患者腰部及臀部，丙扶托患者双下肢，三人同时像卷地毯或滚圆木样使患者成一整体向担架滚动（图2-9），患者取仰卧位，受伤胸、腰椎下方垫一约10 cm厚的小枕或衣物 | 操作规范，节力安全 |
| (3) 平托法：适于颈椎损伤者 | 搬运者位于患者和担架同一侧，将担架放于患者床旁或身旁，由一人或二人托起患者头、颈部，另外两人分别托胸部、腰部、臀部及上下肢，搬运者将患者水平托起，头部处于中立位，并沿身体纵轴向上略加牵引颈部或由患者自己用双手托起头部，缓慢转移至担架上（图2-10），患者取仰卧位，颈椎下方垫相应高的小枕或衣物。保持头颈中立位，头颈两侧用衣物或沙袋加以固定，防止头、颈左右旋转。 | 动作轻稳，配合协调 |
| 4. 安置体位 | 根据需要安置好患者体位，盖好被子 | 良好沟通，谢谢合作 |
| 5. 抬送患者 | 抬送患者到目的地 | |

2. **注意事项**

(1) 搬运时动作轻稳、协调一致，尽量让患者身体靠近搬运者，保持平衡、省力。

（2）胸、腰椎损伤者，使用硬板担架。

（3）运送时护士站于患者头侧，便于观察，搬运时应注意患者面色、呼吸及脉搏变化；上下坡时头在高处。

（4）颅脑损伤、颌面部外伤及昏迷患者将头偏向一侧，以保持呼吸道通畅，防止舌后坠堵塞呼吸道或呕吐物、分泌物流入气管引起窒息；保持输液、引流及给氧通畅；冬季注意保暖。

**3. 健康教育**　同轮椅运送法。

【评价】

（1）搬运动作正确、轻稳、节力、协调。

（2）搬运过程中患者安全、平稳、舒适，无疲劳、无病情变化，无损伤等并发症；患者的持续性治疗未受到影响。

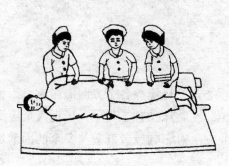

图 2-9　滚动搬运法

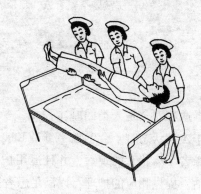

图 2-10　平托搬运法

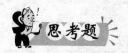

1. 简述患者入院的程序。

2. 接入院处通知，你病区有一新患者入院，作为值班护士，患者入病区后的初步护理工作有哪些？

3. 何谓分级护理？严重的颅脑损伤患者、早产儿的护理级别各是什么？护理内容有哪些？

4. 综合分析题

林某，36 岁，因意外不幸坠楼，导致颈椎骨折，你认为应采用什么搬运方法将患者搬运到担架上？为什么？搬运过程中有哪些注意事项？

# 第三章 | 舒适与安全护理

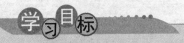

掌握：不舒适的护理原则；卧位的种类及应用；协助患者翻身侧卧及移向床头的方法。

熟悉：医院常见不安全性损伤及预防，保护具的应用；疼痛的护理评估及护理措施。

了解：舒适和卧位的概念；疼痛的概念。

舒适和安全是人类的基本需要，受到生理、心理、环境等各个方面的影响。当个体处于疾病状态时，会感觉不舒适和丧失安全感。在临床护理工作中，护理人员应重视对患者个体状态的观察，并且运用护理程序的方法对影响患者舒适与安全的因素进行评估，提供相应的护理，以满足患者的需要。

## 第一节 概 述

### 一、舒适的概念

舒适（comfort）是指个体身心处于没有焦虑、没有疼痛、轻松、满意、自在、健康、安宁状态中的一种自我感觉。因个人的生理、心理、社会、精神、文化程度等特点和个人不同的经历，有着不同的理解和体验。当个体精力充沛、心情舒畅，感到安全和完全放松，身心需要都能得到满足时，表明其处于最高水平的舒适。舒适是一种主观感觉，包括四个方面：

**1. 生理舒适** 指个体身体上的舒适感觉，如无疼痛、无饥饿等。

**2. 心理舒适** 指信念、自尊、生命价值等精神需求的满足。

**3. 环境舒适** 外在环境中适宜的光线、颜色、音响、温湿度等使个体产生舒适的感觉。

**4. 社会舒适** 包括人际关系和谐、家庭美满幸福、社会关系稳定。

舒适与不舒适没有截然的分界线，每个个体都处在舒适与不舒适之间连线的某一点上，呈动态变化。

## 二、不舒适

### （一）不舒适的概念

**1. 不舒适的概念** 不舒适（discomfort）是指个体身心不健全或有缺陷，周围有不良刺激、身体出现病理现象，身心负荷过重的感觉。当生理、心理、社会、环境等需求不能完全满足时，舒适的程度逐渐下降，直到被不舒适取代，表现为身体疼痛、无力、失眠、神经紧张、精神不振、烦躁不安、难以坚持日常的工作和生活。

### （二）不舒适的原因

**1. 身体因素**

（1）疾病原因：疾病可导致疼痛、恶心、呕吐、头晕、咳嗽、发热等，造成机体的不适。其中疼痛是不舒适中最常见也是最为严重的表现形式。

（2）姿势不当：如四肢缺乏适当的支撑，关节过度屈曲或伸展，不正确的移动骨折部位，身体局部长期受压等均可导致麻木、疼痛等不适。

（3）固定不当：使用石膏或夹板固定时固定过紧；使用约束带时约束过紧，均可影响血液循环可导致局部疼痛、肿胀等。

（4）身体不洁：长期卧床、身体虚弱、昏迷患者，因自理能力降低或丧失，卫生不良，常出现口臭、汗臭、皮肤污垢、瘙痒等情况，均可引起不适。

**2. 心理因素**

（1）焦虑、恐惧：担心疾病造成的身体危害，对需接受的检查、手术等治疗过程所带来的痛苦的担心；对疾病的康复缺乏信心；担心未来必须应付的事件，如手术、医疗费用；惧怕死亡等导致焦虑、恐惧等心理问题，引起个体不适。

（2）缺乏关心、尊重：被亲友冷落、忽视，医护人员的疏忽、照顾不周。如做某些治疗护理时医护人员解释过少、身体暴露过多或缺少遮挡，均可感觉不被尊重与重视，使自尊心受损。

**3. 社会因素**

（1）缺乏支持系统：与家人隔离或被亲朋好友忽视；缺乏经济支持。

（2）角色适应不良：担心孩子、家庭或工作等，出现角色行为紊乱。如角色适应不良、角色行为冲突等无法安心养病，影响康复。

（3）生活习惯改变：住院后饮食起居习惯的改变，适应不良。

**4. 环境因素** 对医院环境陌生或不适应，缺乏安全感。如病室光线、温度、湿度、颜色气味的不适应，同室病友的呻吟、治疗仪器的嘈杂声等易致患者感觉不舒适。

### （三）不舒适的护理原则

**1. 预防为主、促进舒适** 护理人员要积极促进患者舒适，避免不舒适的发生，做到预防在先。对患者要有良好的服务态度，尊重患者，多与患者沟通，洞察患者的心理需求，听取患者对治疗护理的意见，鼓励患者积极参与护理活动。加强生活护理，保持患者身体、床单位和病室环境整洁。

**2. 加强观察、发现诱因** 护理人员要认真倾听患者的主诉和家属提供的线索，通过细致的观察患者非语言行为，如患者的面色、表情、姿势、语言、活动能力、皮肤情况、饮食、睡眠、排泄等情况，做出科学的分析，及时发现导致患者不舒适的原因和不舒适的程度。

3. 采取措施、去除诱因　建立良好的护患关系，使患者对医护人员建立信任感。医护人员应重视患者的不适感，根据其产生的诱因，有针对性地采取相应的有效措施。如对发生尿潴留的患者，采取合适的方法诱导排尿或及时导尿，解除因膀胱高度膨胀引起的不适。

# 第二节　卧位与患者舒适

卧位（lying position）是指患者休息或适应医疗护理的需要而采取的卧床姿势。正确的卧位可以减少疲劳、增加舒适感、减轻症状、预防并发症及配合检查和治疗。护理人员需要根据患者的病情、检查、治疗、护理的要求，为患者安置舒适、安全的卧位。

## 一、卧位的性质

### （一）根据卧位的平衡性分类

1. 稳定卧位　支撑面大，重心低，平衡稳定，患者感到舒适，如平卧位。

2. 不稳定卧位　支撑面小，重心较高，难以平衡。患者为保持一定的卧位，极易造成肌肉紧张、疲劳和不舒适。

### （二）根据患者的活动能力分类

1. 主动卧位（active lying position）　指患者自己采取的最舒适的卧位。常见于轻症患者。通常患者可以根据自己的意愿和习惯采取舒适卧位，并能随意更换卧位。

2. 被动卧位（passive lying position）　是指患者无力变换卧位，而需由他人帮助安置的卧位。常见于极度衰弱、昏迷、瘫痪患者。

3. 被迫卧位（compelled lying position）　是指患者为了减轻疾病所致的痛苦或因治疗所需而被迫采取的卧位。此时患者意识清楚，也有变换卧位的能力，只是因为疾病的影响而被迫采取某种卧位，如哮喘急性发作的患者由于呼吸极度困难而被迫采取端坐位。

## 二、舒适卧位的基本要求

舒适卧位是指患者卧床时，身体各部位与周围环境处于合适的位置，感到轻松自在。为了协助或指导患者卧于正确而舒适的位置，护理人员可按照患者的实际需要使用合适的支持物或保护性设施，并使患者的卧位符合下列要求：

1. 卧床姿势应尽量符合人体力学的要求，体重平均分布于身体的各个部位，关节维持于正常的功能位置。

2. 经常变换体位，至少每2小时变换1次，防止局部组织受压过久，同时受压部位应加强皮肤护理，预防压疮。

3. 在无禁忌证的情况下，患者身体各部位每天均应适当活动，应进行全范围关节运动练习。

4. 当护理人员进行各项护理操作时，应注意保护患者隐私，并根据需要适当地遮盖患者身体，促进患者身心舒适。

### 三、常用的卧位

#### （一）仰卧位

**1. 去枕仰卧位**

【安置方法】去枕仰卧，头偏向一侧，两臂放于身体两侧，两腿自然放平，枕头横立于床头（图 3 – 1）。

【适用范围】

（1）昏迷或全身麻醉未清醒的患者。采用去枕仰卧位可避免呕吐物误吸入呼吸道而引起窒息或肺部并发症。

（2）椎管内麻醉或腰椎穿刺 6 ~ 8h 内的患者，采用去枕仰卧位可预防因颅内压减低而引起的头痛。穿刺后脑脊液可自穿刺点漏至脊膜腔外，颅内压减低，牵张脑膜、颅内静脉窦等组织，引起头痛。

**2. 中凹卧位**

【安置方法】抬高患者头胸 10° ~ 20°，抬高下肢约 20° ~ 30°（图 3 – 2）。

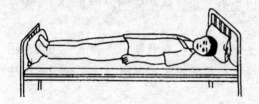

图 3 – 1 去枕仰卧位                  图 3 – 2 中凹卧位

【适用范围】休克患者。因为抬高头胸部，膈肌下降，胸腔扩大，有利于保持气道通畅，增加肺活量，改善缺氧症状；抬高下肢，促进静脉回流，增加回心血量和心排出量，而缓解休克症状。

**3. 屈膝仰卧位**

【安置方法】患者仰卧，头下垫枕，两臂放于身体两侧，两膝屈起，并稍向外分开（图 3 – 3）。

【适用范围】

（1）胸腹部检查时，可使腹肌放松，利于腹部检查。

（2）行导尿术及会阴冲洗时，便于暴露操作部位。

#### （二）侧卧位

【安置方法】患者侧卧，两臂屈肘，一手放于胸前，一手放于枕旁，两腿分开，下腿稍伸直，上腿弯曲。必要时在两膝间、后背和胸腹前放置软枕，以扩大支撑面，增加身体的稳定性，增进舒适和安全（图 3 – 4）。

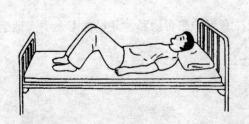

图 3 - 3　屈膝仰卧位

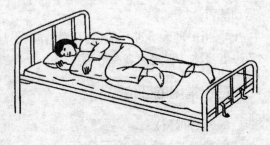

图 3 - 4　侧卧位

【适用范围】

（1）行灌肠、肛门检查及配合胃镜、肠镜检查等。

（2）臀部肌内注射（上腿伸直，下腿弯曲）。

（3）预防压疮：与仰卧位交替使用，避免局部皮肤长时间受压，便于擦洗、按摩背部及为卧床患者更换床单。

（4）对单侧肺部病变者，根据病情采取患侧卧位。

（三）半坐卧位

【安置方法】

（1）摇床法：患者仰卧，先摇起床头支架 30°～50°，再摇高床尾支架，以防止身体下滑。必要时床尾放一软枕，增进舒适，以免患者足底触及床挡（图 3 - 5）。放平时，先摇平膝下支架，再摇平床头支架。

（2）靠背架法：将患者上身抬高，在床头垫褥下放一靠背架，患者下肢屈膝，用中单包裹膝枕垫于膝下，中单两端固定于床缘处，可防止患者下滑。放平时同摇床法（图 3 - 6）。

【适用范围】

（1）腹腔、盆腔手术后或有炎症的患者：采用半坐卧位，可松弛腹肌，减轻腹部切口缝合处的张力，减轻疼痛，有利于切口愈合；可使腹腔内的渗出物流入盆腔，防止膈下脓肿，同时限制炎症扩散和毒素吸收，促使感染局限化和减轻中毒反应。

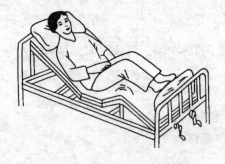

图 3 - 5　半坐卧位 - 摇床法

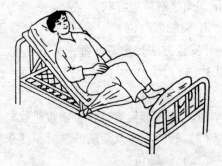

图 3 - 6　半坐卧位 - 靠背架法

（2）胸腔疾病、胸腔创伤或心肺疾病所引起呼吸困难的患者：采用半卧位，一方面可使膈肌下降，扩大胸腔容积，同时减轻腹内脏器对心肺的压力，增加肺活量；另一方面，使部分血液滞留在下肢和盆腔脏器内，减轻肺部瘀血和心脏负担，以利于气体交换，从而改善呼吸困难。

（3）恢复期体质虚弱的患者：采用半坐卧位，有利于向站立过渡。

（4）某些面部及颈部手术者：采用半坐卧位可减少局部出血。

**（四）端坐卧位**

【安置方法】协助患者坐起，用床头支架或背靠架将床头抬高70°～80°，膝下支架抬高15°～20°，患者身体稍向前倾，床上放一跨床小桌，桌上放一软枕，背后放一软枕，患者可伏桌休息（图3－7），必要时加床栏以保证患者安全。

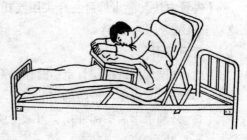

图3－7 端坐卧位

【适用范围】心力衰竭、心包积液及支气管哮喘发作的患者。由于极度呼吸困难，患者被迫端坐。

**（五）俯卧位**

【安置方法】患者俯卧，两臂屈肘放于头部两侧，两腿伸直，胸下、髋部及踝部各放一软枕，头偏向一侧（图3－8）。俯卧患者臀部肌内注射时，应双足足尖相对，足跟分开，利于肌肉放松。

【适用范围】

（1）腰、背部检查或配合胰、胆管造影检查。

（2）脊椎手术后或腰、背、臀部有伤口，不能平卧或侧卧的患者。

（3）缓解胃肠胀气所致的腹痛。

**（六）头低足高位**

【安置方法】患者仰卧，头偏向一侧，枕头横立于床头，以防碰伤头部。床尾用支托物垫高床脚15～30 cm（图3－9）。这种体位使患者感到不适，不可长时间使用。颅内高压者禁用。

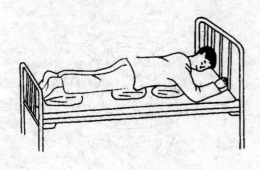

图3－8 俯卧位

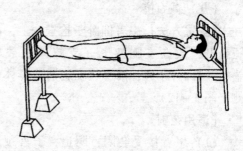

图3－9 头低足高位

【适用范围】

（1）肺部分泌物引流，使痰易于咳出。

（2）十二指肠引流术，有利于胆汁引流。

（3）下肢骨折牵引。利用人体重力作为反牵引力，防止下滑。

（4）妊娠时胎膜早破，可减轻腹压，降低羊水的冲力，可以防止脐带脱垂。

（七）头高足低位

【安置方法】患者仰卧，床头用支托物垫高 15～30cm 或根据病情而定，用一枕头横立于床尾（图 3-10）。

【适用范围】

（1）颈椎骨折进行颅骨牵引时作反牵引力。

（2）降低颅内压，预防脑水肿。

（3）开颅手术后头部外伤，可减少颅内出血。

（八）膝胸卧位

【安置方法】患者跪卧于床面，两小腿平放于床上，稍分开，大腿和床面垂直，胸贴床面，腹部悬空，臀部抬起，头转向一侧，两臂屈肘放于头的两侧（图 3-11）。

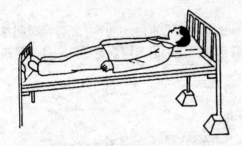

图 3-10　头高足低位

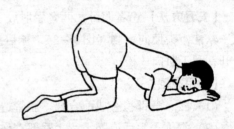

图 3-11　膝胸卧位

【适用范围】

（1）作肛门、直肠、乙状结肠镜检查及治疗。

（2）矫正子宫后倾或胎位不正。纠正胎位时，用此卧位时间不得超过 15 分钟/次，注意保暖。

（3）产后促进子宫复原。

（九）截石位

【安置方法】患者仰卧于检查台上，两腿分开，放在支腿架上（支腿架上放软垫），臀部齐床边，两手放在胸前或身体两侧（图 3-12）。

【适用范围】

（1）患者接受会阴、阴道、子宫颈及肛门部位的检查、治疗、手术。

（2）产妇分娩时。

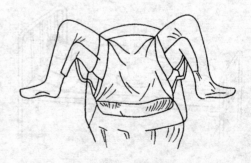

图 3-12　截石位

## 四、更换卧位的方法

患者若长期卧床，局部组织持续受压，血液循环障碍，易发生压疮；呼吸道分泌物不易咳出，易发生坠积性肺炎；因活动减少，肠蠕动减弱，易出现精神萎靡、消化不良、便秘、肌肉萎缩等并发症。因此，护理人员应定时协助患者更换体位，以预防并发症的发生。

### （一）协助患者翻身侧卧

【目的】

（1）协助不能起床的患者更换卧位，使患者感觉舒适安全。

（2）满足检查、治疗、护理的需要，如背部皮肤护理，更换床单或整理床单位。

（3）预防压疮、坠积性肺炎、肾结石等并发症的发生。

【评估】

（1）全身情况：患者的年龄、目前病情、躯体及四肢活动能力、需变换卧位的原因。

（2）局部情况：有无皮肤受压、骨折固定、牵引、伤口引流及输液管等。

（3）心理状态：有无紧张、焦虑、恐惧感，合作程度。

（4）健康教育：患者及其家属对变换卧位的作用和操作方法的了解程度、配合能力等。

【计划】

（1）护士准备：衣帽整洁，洗手，掌握变换卧位方法。视病情和体重决定护士人数。

（2）用物准备：枕头、床栏、翻身记录本和笔。

（3）环境准备：环境安静、整洁、明亮，温湿度适宜。

（4）患者准备：患者明确更换卧位的目的、方法、注意事项及配合要点。

【实施】

**1. 操作方法** 见表 3 - 1

表 3 - 1 协作患者翻身侧卧法

| 操作流程 | 步骤说明 | 行为要求 |
|---|---|---|
| 1. 核对解释 | 核对床号、姓名，解释操作目的、注意事项及操作配合要点 | 尊重患者，耐心解释 |
| 2. 固定装置 | 固定床脚轮，将各种导管及输液装置安置妥当，必要时将盖被折叠至床尾或床一侧 | 规范操作，保证安全 |
| 3. 患者平卧 | 患者仰卧位，两手放于腹部，两腿屈曲 | |
| 4. 翻身侧卧 | ◆一人协助患者翻身侧卧法：适用于体重较轻者<br>先将患者头肩部向护士侧移动，再将患者腰、臀移近护士；护士一手托肩，一手扶膝，轻轻将患者托起翻向对侧，使患者背向操作者（图 3 - 13） | 指导合作，注意节力 |
| | ◆两人协助患者翻身侧卧法：适用于体重较重或病情较重者<br>护士两人站于床的同侧，一人托住患者头、颈、肩部和腰部，另一人托住患者臀部和腘窝处，两人同时将患者抬起移至近侧；再轻轻将患者转向对侧，使患者背向护士（图 3 - 14） | 动作协调，保护患者 |

续表

| 操作流程 | 步骤说明 | 行为要求 |
|---|---|---|
| 5. 检查垫枕 | 检查并安置患者肢体各关节处于功能位置，在患者的背部、胸前及两膝间放置软枕，扩大支撑面，必要时使用床档，促进患者舒适、保证安全 | |
| 6. 观察记录 | 观察皮肤情况，记录翻身时间，做好交接班 | 健康教育，致谢 |

**2. 注意事项**

（1）协助患者更换卧位时，应注意节力原则。如翻身时，尽量让患者靠近护理人员，使重力线通过支撑面来保持平衡，缩短重力臂而省力。

（2）协助患者翻身时，应将患者身体稍抬起再行翻身，切忌拖、拉、推等动作，以免擦伤皮肤。两人协助翻身时，须注意动作协调、轻稳。

（3）注意更换卧位后患者的舒适；观察病情、生命体征的变化，记录体位维持时间。

（4）翻身时间根据患者病情与受压部位皮肤情况确定，一般每隔 2 小时翻身 1 次，必要时每隔 1 小时翻身 1 次。如果发现皮肤出现红肿、破损，应增加翻身次数。同时应床边交接班。

（5）保护管路，对有各种导管或输液装置者，应先将导管安置妥当，翻身后仔细检查，保持导管通畅。

（6）为特殊患者更换卧位时，还须注意：

①颈椎或颅骨牵引者，翻身时不可放松牵引，并使头、颈、躯干保持在同一水平位移动，翻身后注意牵引方向、位置以及牵引力是否正确。

②一般手术者，翻身前应先检查敷料是否干燥、有无脱落，如已脱落或分泌物浸湿敷料，应先更换敷料后再行翻身，翻身后注意不可使伤口受压；颅脑手术者，翻身时要注意头部不可剧烈翻动，以免引起脑疝，压迫脑干，应取健侧卧位或平卧位。

③伤口较大或石膏固定者，应注意翻身后患处位置及局部肢体的血运情况，防止受压。

④注意保暖及防止患者坠床。

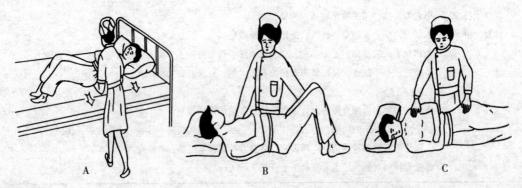

图 3-13（A~C）　一人协助翻身侧卧法

**3. 健康教育**

（1）向患者及家属说明协助翻身的目的，鼓励患者与家属积极、主动地参与。

（2）向患者及家属讲解适度的活动、正确的卧姿可避免并发症的发生，如协助活动受限患者更换卧位，可使局部皮肤受压情况得到改善，预防压疮发生。

（3）教会家属正确翻身的方法以及翻身时的注意事项，同时教会患者如何配合。

**【评价】**

（1）患者感觉舒适，无压疮、坠积性肺炎等并发症的发生。

（2）患者及家属了解预防卧床并发症的知识和技能，能积极配合翻身活动。

（3）护士动作轻稳、节力。

**（二）协助患者移向床头**

**【目的】**

（1）协助滑向床尾而不能自行移动的患者移向床头，使之恢复正常而舒适的体位。

（2）满足患者的身心需要。

**【评估】** 同协助患者翻身侧卧。

**【计划】** 同协助患者翻身侧卧。

**【实施】** 操作方法，见表 3 - 2。

表 3 - 2　协助患者移向床头法

| 操作流程 | 步骤说明 | 行为要求 |
|---|---|---|
| 1. 核对解释 | 核对床号、姓名，解释操作目的、注意事项及操作配合要点 | 尊重患者，耐心解释 |
| 2. 固定装置 | 固定床脚轮，放平床头支架，将各种导管及输液装置安置妥当，将盖被折叠至床尾或一侧，枕头横立于床头，患者仰卧屈膝，双手握住床头栏杆 | 规范操作，保证安全 |
| 3. 移动患者 | ◆一人协助患者移向床头法：适用于生活能部分自理的患者<br>护士一手托住患者肩背部，另一手托住膝部，同时嘱患者双脚蹬床面，挺身上移至床头（图 3 - 15） | 指导合作，注意节力 |
| | ◆两人协助患者移向床头法：适用于生活不能自理的患者<br>两名护士分别站在床的两侧，交叉托住患者颈肩部和臀部，同时用力将患者抬起，移向床头；或两人站在床的同侧，一人托住患者颈肩及腰部，另一人托住患者臀部及腘窝，同时抬起患者移向床头 | 动作协调，保护患者 |
| 4. 整理归位 | 放回枕头，视病情需要抬高床头，安置患者舒适卧位，整理床单位 | 谢谢合作，健康教育 |

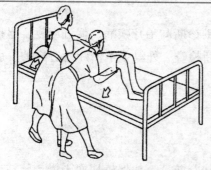

图 3 - 14　两人协助翻身侧卧法

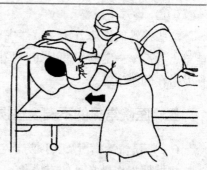

图 3 - 15　一人协助移向床头法

# 第三节　患者安全的护理

安全是人类生存的基本条件。马斯洛的人类基本需要层次论提到，安全需要是仅次于生理需要的基本需要。对于患者而言，疾病可以使人变得虚弱，发生意外伤害的可能性也会更多，如坠床、跌倒等。护理人员应当提供安全、无危险、无伤害的医疗环境，满足个体的安全需要。

## 一、患者安全的评估

### （一）患者的感觉功能

良好的感觉功能可以帮助人们了解周围环境，识别和判断自身行动的安全性。患者只要有感觉障碍，都会因无法辨清周围环境的事物而易受伤害。比如白内障的患者由于视力迷糊，可能发生撞伤、跌倒等意外伤害；脑出血后所致的一侧肢体感觉障碍的患者，因该侧肢体对过高的温度或长时间的压力感受不敏感而可能导致受伤。

### （二）患者的健康状态

患病使人的抵抗力、自我保护能力下降，容易受伤害。如患者的免疫功能下降，则易遭受感染；疾病致身体虚弱行动不便的情况下，易发生跌伤；疾病严重时可以影响人的意识，精神障碍患者容易发生自伤等。另外，焦虑、恐惧或其他情绪障碍时，由于注意力分散而无法警觉到环境中的危机，也易发生伤害。

### （三）患者对环境的熟悉程度

不熟悉的环境易使人产生陌生、恐惧、焦虑等心理反应，因而缺乏安全感。熟悉的环境下能够较好地与他人进行沟通和交流，从中获得信息和帮助，增加安全感。

### （四）年龄

年龄可以影响人们对周围环境的感知和理解，因而也影响个人所采取的自我保护行为。如老年人由于器官功能的逐渐老化及感觉功能的减退，易发生跌伤、烫伤等意外伤害；新生儿、婴幼儿对危险因素无识别能力，需依赖他人保护；儿童在成长期，由于好奇、喜欢探索新鲜事物，容易发生意外伤害。

### （五）诊疗手段

一些特殊的诊疗方法，虽然主要是用于帮助诊断与治疗疾病、促进康复，但也可能给患者带来一定的伤害，如一些侵入性的诊断检查、外科手术治疗所造成的皮肤损伤及潜在的感染等。

## 二、医院常见的不安全性损伤及预防

### （一）机械性损伤及其预防

机械性损伤最常见的有跌倒、撞伤等，应注意防范。如保持地面干燥、整洁，将不需要的器械和杂物移走，病室的走廊、浴室、厕所应设置扶手，可避免跌伤和撞伤等意外的发生。

对于意识不清、躁动不安及婴幼儿患者易发生坠床等意外，应使用床档或其他保护具；年老体弱、活动不便、长期卧床患者初次下床时应给予协助，可以用辅助器具或扶助行走，以保持患者身体的平衡稳定。将患者常用的物品放于容易获取处，避免因取放物品身体失去平衡而跌倒。

在精神科病房，应注意将剪刀、针头、碎玻璃等器械放置妥当，避免患者接触发生自伤或伤人的意外。护理人员需随时对环境中威胁患者安全的因素保持高度警惕，及时给予妥善处理。

### （二）温度性损伤及其预防

温度性损伤常见有热水袋、热水瓶所致的烫伤以及冰袋、制冷袋等所致的冻伤；各种电器如烤灯、高频电刀等所致的灼伤；乙醚、氧气等易燃易爆品所致的烧伤等。护理人员在应用冷、热疗法时，必须严格按操作规程进行，及时观察局部皮肤的变化。对于易燃易爆品应单独放置、加强管理。护理人员应熟练掌握各类灭火器的使用方法和防火措施。医院内的电路及各种电器设备应定期进行检查维修，确保用电安全。加强对患者及其家属的安全知识教育，如医院内禁止吸烟、进行安全用电的知识宣教等。

### （三）化学性损伤及其预防

化学性损伤通常是由于药物使用不当、错用引起。因此，护理人员应严格执行药物保管制度；进行药物治疗时，严格执行三查八对制度，熟悉药物的作用、副作用、药物的配伍禁忌，观察患者用药后的不良反应。同时还应向患者及家属讲解安全用药的有关知识。

### （四）生物性损伤及其预防

生物性损伤包括微生物及昆虫对人体的伤害。病原微生物侵入人体后会引起各种疾病，将直接威胁患者的安全。护理人员应严格执行消毒隔离制度，严格遵守无菌技术操作原则，加强和完善各项护理措施。昆虫叮咬不仅严重影响患者的休息，还可以导致过敏性损伤，甚至传播疾病，故病室应设置纱窗、纱门，定期进行灭蚊、灭蟑螂等病虫害措施。

### （五）医源性损伤及其预防

医源性损伤是指由于医务人员言谈或行为的不慎而造成患者心理或生理损伤。医务人员在与患者交谈过程中，对患者不够尊重，缺乏耐心，用语不当造成患者对疾病、治疗等误解而产生情绪波动或过激行为；在工作时责任心差、工作疏忽，导致医疗、护理差错事故的发生，给患者心理及生理上造成伤害，严重者甚至危及生命。因此，医院应加强医务人员的医德医风教育，加强责任心，严格遵守操作规程，全面提升医务人员的素质，制定相关的措施以杜绝医疗差错事故的发生，保障患者的安全。

### 三、保护具的应用

保护具（protective device）是用来限制患者身体或机体某部位的活动，维护患者安全和达到治疗效果的各种器具。

**【目的】**

（1）防止小儿、高热、瞻妄、昏迷、躁动及危重患者因虚弱、意识不清或其他原因而发生坠床、撞伤、抓伤等意外，保证患者安全。

（2）确保治疗、护理的顺利进行。

**【评估】**

（1）全身情况：患者的年龄、病情、意识状态、肢体活动等情况。

（2）局部情况：局部皮肤有无破损及血液循环障碍。

（3）心理状态：患者有无紧张、焦虑等心理反应及合作程度。

（4）健康知识：患者与家属对保护具的使用目的、方法及注意事项的了解程度。

**【计划】**

（1）护士准备：衣帽整洁，洗手，戴口罩。熟悉保护具的使用方法及注意事项。

（2）用物准备：根据需要准备床档、约束带、支被架、棉垫。

（3）患者准备：患者或家属了解使用保护具的重要性、安全性及配合要点。

（4）环境准备：环境安静、整洁、宽敞、温湿度适宜。

**【实施】**

**1. 操作方法**

（1）床档（bedside rail restraint）：用于预防患者坠床。

①多功能床档（图3-16）：使用时插入两侧床沿，不用时插于床尾。在胸外心脏按压时可将床档取下垫于患者背部。

②半自动床档（图3-17）：可以按需升降，平时折叠于床缘两侧。

③木杆床档（图3-18）：使用时将床档稳妥固定于两侧床边。床档中间为活动门，操作时门打开，操作毕，将门关闭。现在木杆床档已不多见。

（2）约束带（restraint）：用于约束其身体及肢体的活动，保护躁动患者或精神科患者，防止患者自伤或坠床。根据约束部位不同，约束带分为：肩部约束带、手肘约束带、肘部保护器、约束手套（图3-19）、约束衣（图3-20）、膝部约束带等。有条件的医院配有专门的约束带成品，如尼龙搭扣约束带。条件较差或在紧急情况下，可以利用床单、宽绷带制作约束带。

①宽绷带：常用于固定手腕和踝部。先用棉垫包裹手腕部或踝部，再用宽绷带打成双套结（图3-21）套于棉垫外稍拉紧，使肢体不易脱出，然后将带子系于床缘上（图3-22）。注意松紧度要适宜，以不影响血液循环为原则。

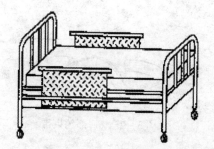 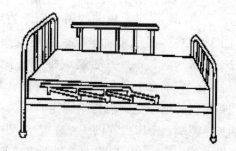

图 3－16　多功能床档　　　　　　　　　　　　图 3－17　半自动床档

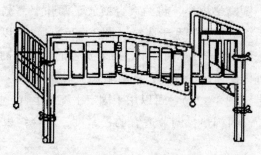

图 3－18　木杆床栏

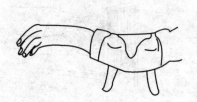

图 3－19　手肘约束带、约束手套

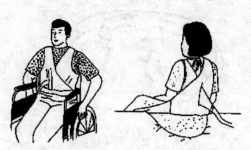

图 3－20　约束衣

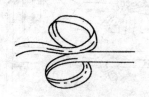 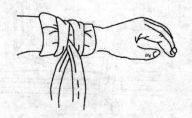

图 3－21　双套结　　　　　　　　　图 3－22　宽绷带约束法

②肩部约束带：肩部约束带用于约束肩部（图 3 - 23），限制患者坐起。是用宽布制成，长 120cm，宽 8cm，一端制成袖筒。操作时，患者两侧肩部套上袖筒，腋窝衬棉垫，然后将两袖筒上的细带在胸前打结固定，把两条较宽的长带尾端系于床头（图 3 - 24），必要时将枕头横立于床头。也可以将大单斜折成长条，作肩部约束。

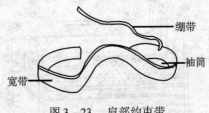

图 3 - 23　肩部约束带

③膝部约束带：用于固定膝关节，限制患者下肢活动。专用的膝部约束带（图3 - 25）在使用时，两膝、腘窝垫棉垫，将约束带横放于两膝上，宽带下的两头带系在腘窝或膝关节侧方，然后将宽带两端系于床缘（图 3 - 26）。也可以用大单进行固定，将大单折成30cm 宽的长条状，横放于两膝下，拉着宽带的两端向内侧压盖在膝上，并穿过膝下的横带，拉向外侧使之压住膝部，将两端系于床缘。

④尼龙搭扣约束带（图3 - 27）：可以用于固定手腕、上臂、膝部、踝部。使用时，将约束带置于约束部位，衬棉垫，调节适宜的松紧度，对合约束带上的尼龙搭扣，然后将带子系于床缘。

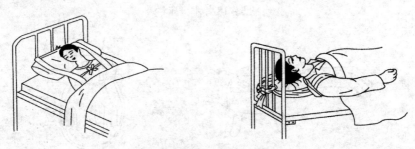

图 3 - 24　约束带肩部约束法

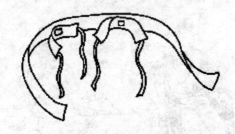

图 3 - 25　膝部约束带

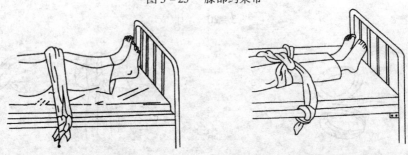

图 3 - 26　约束带膝部约束法

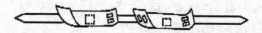

图 3 - 27 尼龙褡扣约束带

（3）支被架（overbed cradle）：主要用于肢体瘫痪或极度衰弱的患者，防止盖被压迫肢体而导致不舒适或其他并发症，如足下垂。也可以用于灼伤患者的暴露疗法而需要保暖时。使用时，将支被架罩于需要防止受压部位的上方，盖好盖被（图 3 - 28）。

**2. 注意事项**

（1）严格掌握应用保护具的指征，维护患者自尊。使用前应向患者及其家属说明保护具的使用目的、操作要点及注意事项，取得理解和配合。

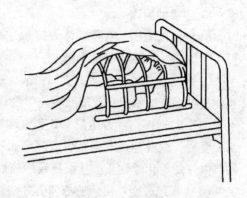

图 3 - 28 支被架

（2）保护具只能短期使用，并定时松解约束带，协助患者翻身活动和更换卧位，保证患者的安全和舒适。

（3）使用约束带时肢体和关节处于功能位置。约束带下必须垫衬垫，松紧适宜，以能伸入 1 ~ 2 指为宜。注意每 15 ~ 30 分钟观察一次受约束部位的血液循环，每 2 小时定时松解一次，必要时进行局部按摩，促进血液循环。

（4）记录使用保护具的原因、时间、每次观察的结果、相应的护理措施、解除约束的时间，并做好交接班。

**3. 健康教育** 向患者及家属介绍使用保护具的必要性，消除其心理障碍；介绍应用保护具的操作方法及注意事项。

# 第四节 疼痛患者的护理

疼痛是患者最常见、最严重的不舒适，也是临床上常见症状之一。疼痛与疾病的发生、发展、转归有着密切的联系，是临床上诊断、鉴别疾病的重要指征之一，也是评价治疗效果和护理效果的标准之一。护理人员应掌握疼痛的有关知识，正确的进行患者疼痛程度的评估，采取有效减轻疼痛的护理措施，减轻患者的不舒适。

## 一、概述

**（一）疼痛的概念**

疼痛（pain）是伴随着现存的或潜在的组织损伤而产生的一种令人不快的感觉和情绪上的感受，是机体对有害刺激的一种保护性的防御反应。疼痛具有以下 3 种共同的特征：

（1）疼痛提示个体的防御功能或人的整体性受到侵害。

（2）疼痛是个体身心受到侵害的危险警告，伴有生理、行为和情绪上的反应。

（3）疼痛是一种身心不舒适的感觉。

**（二）疼痛的原因及影响因素**

**1. 疼痛的原因**

（1）温度刺激：身体的体表接触过高或过低的温度，均会引起组织损伤，如高温可引起灼伤，低温可引起冻伤。

（2）化学刺激：化学物质如强酸、强碱等，不仅直接刺激神经末梢导致疼痛，而且能使被损伤的组织释放组胺等化学物质，作用于痛觉感受器，使疼痛加剧。

（3）物理损伤：刀切割、针刺、碰撞、身体组织牵拉、肌肉受压等，均可使局部组织受损，刺激神经末梢而引起疼痛。物理损伤可引起缺血、瘀血等促进组织释放组胺、白三烯等化学物质，从而导致疼痛加剧、疼痛时间延长。

（4）病理改变：疾病造成体内某些管腔堵塞，组织缺血缺氧，空腔脏器过度扩张、平滑肌痉挛、局部炎性浸润等均可引起疼痛。

（5）心理因素：心理状态不佳、情绪紧张或低落、愤怒、悲痛、恐惧等都能引起局部血管收缩或扩张而导致疼痛。如神经性疼痛常因心理因素引起。此外，疲劳、睡眠不足、用脑过度可导致功能性头痛。

**2. 疼痛的影响因素**

（1）年龄：年龄是影响疼痛的重要因素之一。个体对疼痛的敏感程度随年龄的不同而有所不同。婴幼儿不如成年人对疼痛敏感，随着年龄的增加，对疼痛的敏感性也随之增加，老年人对疼痛的敏感性又逐渐下降。

（2）注意力：个体对疼痛的注意程度会影响对疼痛的感觉程度。当注意力高度集中在其他事物时，疼痛会减轻或消失。如足球运动员在球场上即使受到严重伤害还是能全心投入比赛。如松弛疗法、音乐疗法等均可分散患者对疼痛的注意力，而减轻疼痛。

（3）个人经历：包括个体以往的疼痛经历、对疼痛原因的了解和对疼痛的态度。过去疼痛的经验可影响患者对现存疼痛的反应。如有些家长对儿童寻常的割伤或损伤大惊小怪，而有些家庭对儿童遭受严重损伤泰然处之，日积月累，这种对疼痛的态度将持续到成年阶段。经历过手术的患者对再次手术时产生的紧张情绪会增加对疼痛的敏感程度。

（4）情绪：情绪可改变人对疼痛的反应。积极的情绪可减轻疼痛，消极的情绪可使疼痛增加。如患者处于焦虑、恐惧状态时疼痛会加剧，而疼痛又会加剧焦虑情绪；反之，如患者处于愉快、兴奋状态时疼痛会减轻。

（5）个体差异：疼痛的程度和表达方式常因个体的性格和所处的特定环境不同而有所差异。自控力及自尊心较强的人常能忍受疼痛；善于表达情感的患者主诉疼痛的机会较多；一个人独处时常能忍受疼痛，如果周围有较多的人时，特别是家属和护理人员在身边时，对疼痛的反应会增强。

（6）疲乏：患者疲乏时对疼痛的感觉会加剧，忍耐性降低。当得到充足睡眠、休息后，疼痛感觉减轻，尤其是慢性病患者。

（7）患者的社会支持系统：家属的支持、帮助或保护，可以减轻患者的疼痛。如对病儿、分娩中的产妇来说，有父母或丈夫的陪伴尤为重要。

（8）社会文化背景：患者所处的社会环境和文化背景，影响患者对疼痛的忍受。若患者生活在鼓励忍耐和推崇勇敢的文化背景中，往往更能耐受疼痛。患者的文化教养也会影响对疼痛的反应和表达方式。

## 二、护理评估

### （一）评估内容

**1. 疼痛的部位**　了解身体的疼痛部位是否明确和固定，是局限性的疼痛，还是在不断扩大范围。

**2. 疼痛的时间**　疼痛是间歇性还是持续性的，持续的时间，有无规律性。我国规定 6 个月以内或短时间内可缓解的疼痛为急性疼痛；持续时间在 6 个月以上的疼痛为慢性疼痛，常表现为持续性、顽固性和反复发作性。

**3. 疼痛的性质**　疼痛可分为刺痛、触痛、钝痛、锐痛、隐痛、酸痛、压痛、胀痛、灼痛、剧痛和绞痛等。记录和报告疼痛的性质时应采用患者的主诉，才能真实反映患者疼痛的感觉。

**4. 疼痛的程度**　疼痛可分为无痛、轻度疼痛、中度疼痛和重度疼痛。对疼痛的忍受程度可采用疼痛评估工具来判断。

**5. 疼痛的表达方式**　个体差异决定了患者对疼痛的表达方式。如儿童常用哭泣、面部表情和身体动作表达，成人多用语言描述。护理人员应仔细观察患者的各种反应。

**6. 疼痛的影响因素**　了解哪些因素可引起、加重或减轻疼痛，如温度、运动、姿势等。

**7. 疼痛对患者的影响**　疼痛是否伴有头晕、呕吐、便秘、虚脱等症状，是否会出现焦虑、抑郁等情绪改变，是否影响睡眠、食欲、活动。

### （二）评估方法

**1. 询问病史**　护理人员要主动关心患者，认真听取患者主诉，并了解患者过去有无疼痛经历、疼痛的程度以及使用止痛药物的情况。在与患者的交流过程中，要注意患者的语言和非语言表达，从而获得较为客观的资料。

**2. 观察和体检**　注意患者疼痛时的生理、行为和情绪反应，检查疼痛部位。护理人员可以通过患者的面部表情、身体动作等观察到患者的疼痛感受以及部位。如有的患者疼痛时烦躁不安、呻吟、哭闹等，这些都是评估疼痛的客观指标。

**3. 使用疼痛评估工具**　根据年龄和认知水平选择相应的评估工具。

（1）数字式疼痛评定法（numerical rating scale, NRS）：将一条直线等分为 10 段，一端以 "0" 代表无痛，另一端以 "10" 代表极度疼痛（图 3 - 29）。让患者选择其中一个能代表自己疼痛感受的数字表示疼痛的程度，用数字代替文字表示疼痛的程度，适合疼痛治疗前后的效果对比。

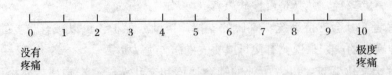

图 3 - 29    数字式疼痛评定法

（2）文字描述式评定法（verbal descriptors scale，VDS）：将一直线等分为5段，每个点均有相应的文字描述疼痛程度，0 = 无痛，1 = 微痛，2 = 中度疼痛，3 = 重度疼痛，4 = 剧痛，5 = 无法忍受的疼痛。请患者根据自己疼痛的程度选择合适的描述。

（3）视觉模拟评定法（visual analogue scale，VAS）：用一条直线，不作任何划分，仅在直线的两端分别注明"不痛"和"剧痛"，请患者根据自己对疼痛的实际感受在线上标记疼痛的程度。这种评分方法灵活、方便，患者有很大的选择自由，不需要选择特定的数字或文字。适应于任何年龄的疼痛患者，尤其适应急性疼痛患者、儿童、老年人及表达能力丧失者。

（4）面部表情测量图（face expressional scale，FES）：此方法适用于3岁以上的儿童。用6个面孔代表不同程度的疼痛。儿童可从中选择一个面孔来代表自己的疼痛感受（图3 - 30）。

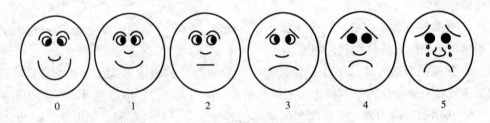

图 3 - 30    面部表情测量图

（5）WHO 的疼痛分级标准

0 级：无痛。

Ⅰ级：平卧时无痛，翻身咳嗽时有轻度疼痛，但可以忍受，睡眠不受影响。

Ⅱ级：静卧时感到疼痛，翻身咳嗽时加剧，不能忍受，睡眠受影响，要求使用镇痛药物。

Ⅲ级：静卧时剧烈疼痛，不能忍受，睡眠严重受到影响，需要使用镇痛药物。

## 三、护理措施

### （一）去除诱因

首先应设法减少或消除引起疼痛的原因，解除疼痛的刺激原。如外伤引起的疼痛，应酌情给予止血、包扎固定伤口、止痛等措施；胸、腹部手术后，患者会因咳嗽或呼吸引起伤口疼痛，术前应对患者进行健康教育，指导深呼吸和有效咳嗽的方法，术后可协助患者用枕头按住伤口后，再鼓励患者咳嗽和深呼吸；有引流管的患者翻身移动时，先妥善安放好引流管再翻身，这些都有助于减少患者的痛苦。

**（二）合理实施缓解或解除疼痛的措施**

**1. 药物止痛**　药物止痛是目前解除疼痛的重要措施之一。护理人员应掌握有关的药理知识，了解患者的身体状况和有关疼痛治疗的情况，正确使用镇痛药物。对于疼痛性质明显、原因清楚的患者，如外科手术后伤口疼痛、慢性疼痛的患者，应掌握疼痛发作的规律，采取预防用药、定时用药，因此时投药量小，镇痛效果好。同时还应将护理活动安排在药物起效的时间段内使患者容易接受。给药 20～30min 后应当评估和记录使用镇痛药物后的效果以及药物的副作用。当疼痛缓解应立即停药，以减少和防止不良反应和耐药性的产生，对那些可致成瘾性的药物更应及时停药。对于疼痛原因未明确的患者，禁止使用任何镇痛药物，以免掩盖病情延误治疗。

对癌症疼痛的药物治疗，目前临床普遍推行 WHO 所建议的三阶梯疗法。其目的是根据疼痛程度，合理使用不同级别的止痛药物，以达到缓解和减少药物不良反应的目的。其原则为：按药效由弱至强使用药物；使用口服药；按时、联合服药；用药剂量个体化。大多数患者接受这种疗法后能达到满意止痛。其方法为：①第一阶段：主要针对轻度疼痛的患者。选用解热镇痛、抗炎类等非阿片类药物，如阿司匹林、布洛芬、对乙酰氨基酚等；②第二阶段：主要应用于中度疼痛患者。若用非阿片类药物止痛无效，可用弱阿片类药物，如可待因、氨酚待因和曲马朵等。③第三阶段：主要用于重度和剧烈癌痛的患者。选用强阿片类药，如吗啡、哌替啶和二氢埃托啡。为了减少主药的用量和不良反应，常加用一些辅助药以联合用药。常用的辅助药有：非甾体类抗炎药、抗焦虑药和抗抑郁药，如阿司匹林、地西泮、氯丙嗪和阿米替林等。

为提高镇痛效果，目前临床应用患者自控镇痛法（patient control analgesia，PCA），即采用数字电子技术，通过编制一定的程序和输液泵来控制止痛剂的用量，它可由患者自行控制。缩短给药间隔，小剂量给药，减少了药物的不良反应，符合按需镇痛的原则，减少医护人员的操作，也减轻了患者的痛苦。硬膜外注射法是将吗啡或芬太尼等药物注入椎管内，提高脑脊液中止痛剂的浓度，以获得药物的持久作用。这种方法是剧痛的有效治疗方法，目前已广泛应用于临床。

**2. 物理止痛**

（1）运用冷、热疗法：可减少肌肉痉挛、提高痛阈，减轻局部疼痛。

（2）推拿、按摩方法：主要用于肌肉疼痛、背部及颈部疼痛。

（3）针灸止痛：根据疼痛的部位针刺相应的穴位，促进体内内啡肽及脑啡肽的释放，达到止痛的目的。

（4）其他止痛疗法：如经皮神经电刺激疗法等。

**3. 行为疗法**

（1）躯体放松疗法：气功、瑜伽以及催眠与暗示疗法都有助于机体的放松，肌肉张力减小，从而减轻疼痛。有规律的放松对于由慢性疼痛所引起的疲劳及肌肉紧张效果明显，并且可以促进睡眠，足够的睡眠有助于缓解焦虑，减轻疼痛。另外还能提高患者的痛觉阈或刺激内生吗啡的释放，增加对疼痛的耐受力。

（2）指导想象疗法：让患者先做规律性的深呼吸和渐进性的松弛，指导患者集中注意力想象—些以前经历过的、令人愉快的场面，并想象自己正身处其中，如温暖的沙滩、柔和的阳光、蔚蓝的大海、翠绿的青山、茂密的森林等。起到松弛和减轻疼痛的作用。

（3）参加活动分散注意力：组织患者参加有兴趣的活动，能有效地转移其对疼痛的注意力。如唱歌、做游戏、看电视、看报刊杂志、下棋、画画、听音乐、轻松愉快的交流等都能有效地将患者注意力分散，减轻疼痛。

（三）促进舒适

通过护理活动促进舒适是减轻或解除疼痛的重要护理措施。帮助患者采取正确的姿势，解除心理压力、满足患者的心理需求、提供舒适整洁的病室环境，是促进患者舒适的必要条件。如帮助患者适当活动、协助患者翻身，可减轻身体的疲劳；在各项治疗前，给予清楚、准确的解释，都能减轻患者的焦虑；保持病室整洁、安静、温湿度适宜、通风良好，使其感到身心舒适，从而减轻患者的疼痛。

## 四、评价

1. 疼痛患者在接受护理措施后，能否重新建立一种行为方式，轻松地参与日常活动，与人群正常交往。

2. 疼痛感觉是否减轻，身体状态和功能是否改善，自我感觉是否舒适，食欲是否增加。

3. 焦虑是否缓解，休息和睡眠的质量是否良好。

4. 疼痛的生理反应、行为反应是否减轻或消失。

5. 给予护理措施后，患者对疼痛的适应能力是否增强。

（刘静馨）

### 思考题

1. 怎样安置半坐卧位？其适用范围有哪些？其作用原理是什么？

2. 患者龚某，男性，58岁，因哮喘发作住院治疗，患者呼吸极度困难，不能平卧，表现出烦躁不安。你是值班护理人员，如何为患者安置合适的卧位以减轻患者的症状？该卧位有何临床意义？

3. 请描述病室防止跌倒的措施。

4. 患者张某，因车祸造成多发性损伤（颅骨骨折、股骨开放性骨折、损伤性血胸），进行骨折复位、固定、牵引，行胸腔闭式引流，鼻饲和吸氧、导尿等治疗，请问如何帮助患者更换卧位？应注意哪些事项？

5. 王某，56岁，患晚期肝癌，时常主诉疼痛难忍，如何评估其疼痛程度？可采取哪些护理措施缓解患者的疼痛？可向家属和患者本人进行哪些有关的健康教育？

# 第四章 | 休息与活动

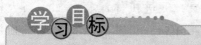

掌握：活动受限对机体的影响；促进休息与睡眠的护理措施。

熟悉：休息的概念；活动受限的原因；睡眠的影响因素及分期；患者活动能力的评估。

了解：休息、活动的意义；满足休息的条件。

休息与活动是人类最基本的生理需要，适当的休息与活动是维持人体健康的必要条件。患者在患病期间，通过适当的休息有利于精力和体力的恢复；长期卧床缺少活动的患者，通过适当的活动，可以促进血液循环，减少并发症的发生。因此，护理人员应为患者创造一个良好的休息环境，并根据患者的具体情况，协助和指导患者进行适当的休息和活动，促进其早日康复。

## 第一节 休 息

休息（rest）是指通过改变当前的活动方式，消除或减轻疲劳，使人身心放松，处于一种没有紧张和焦虑的松弛状态。它是个体处于一种宁静、安详、无焦虑、轻松自在的状态。

休息的方式很多，对于不同的人，获得休息的方式也不同，它可以是运动后的静止，工作中的片刻休息，或精神上的放松。例如，脑力劳动者的休息方式可以是散步、做广播体操、打球、游泳、做家务等。而从事体力劳动的人，则通过坐下来阅读、听音乐、看电视来放松和休息。睡眠是休息方式中最常见和最重要的一种，睡眠质量的好坏直接影响到休息的质量。

### 一、休息的意义

#### （一）休息与健康的关系

适当的休息是维护人体健康的必要条件。健康人通过休息，以恢复精力和体力，使其处于最佳的生理和心理状态。当一个人经历了较长时间的体力或脑力劳动之后就会感到疲乏、精神懒散、注意力不集中、反应迟钝、工作效率下降，有的还可表现为情绪不稳或容易被激惹等。如果持续时间过久，容易导致免疫力下降，引发疾病。因此，适当地休息可以减轻或消除机体的疲劳，减轻精神紧张；同时，休息可以维持机体生理调节的规律性，促进机体正常的生长发育，保持健康的体魄。

**（二）休息与康复的关系**

休息是疾病康复的必要措施。良好的休息有助于患者消除疲劳、减少消耗，促进蛋白质的合成及组织修复，提高治疗效果，促进机体康复。如：当人体处于卧位时，肝脏及肾脏的血流量较站立时增加 50%，可使其获得充足的血液供应，提供丰富的营养物质，利于组织器官的修复。另一方面由于休息时新陈代谢减慢，全身血液的需求量下降，心脏负荷减轻，因而对心脏疾病的恢复也是十分有利的。

## 二、休息的条件

**1. 身体上的舒适** 身体舒适是保证有效休息的前提。因此，在休息时必须将患者身体上的不舒适感消除或减低到最低程度。如解除或控制疼痛，安置舒适的体位，协助搞好个人卫生，减少噪音，消除异味和保持适宜的温湿度等。

**2. 心理上的放松** 只有有效地控制和减少紧张和焦虑，保持稳定的情绪，使心理放松，才能得到良好的休息。因此，护士要善于与患者沟通，了解患者的心理状态，分析患者紧张、焦虑的原因，有针对性的为患者提供护理服务，满足患者的心理需要，使患者身心放松。

**3. 充足的睡眠** 睡眠的数量和质量是影响休息的重要因素，充足的睡眠是获得休息的先决条件。虽然个体之间每天所需要的睡眠时间有较大的差异，但都有最低限度的睡眠时间。睡眠不足时常会出现烦躁易怒、精神紧张、注意力不集中、全身疲乏等，从而影响患者的休息和疾病的康复。

## 三、睡眠

**（一）睡眠的生理**

睡眠是一种周期发生的知觉的特殊状态，由不同时相组成，对周围的环境可相对的不作出反应。虽然睡眠时对周围环境的反应能力降低，但并未完全消失。人们在睡眠中对特殊刺激会产生选择性的知觉，甚至被惊醒。是否被惊醒则与刺激源的量、强度及刺激源对个人是否有特殊意义有关。如熟睡的母亲可能被其宝宝的哭声惊醒，但却昕不到电话铃声。

**1. 睡眠原理** 目前认为睡眠是由位于脑干尾端的睡眠中枢控制。睡眠中枢向上传导冲动作用于大脑皮质（上行抑制系统），与控制觉醒状态的脑干网状结构上行激动系统的作用相拮抗，从而调节睡眠和觉醒的相互转化。

**2. 睡眠时相** 根据睡眠发生过程中脑电波变化和机体活动状态的表现，将睡眠分为慢波睡眠（slow wave sleep SWS）和快波睡眠两个时相。慢波睡眠又称正相睡眠或非快速眼球运动睡眠（non rapit eye movement，NREM）；快波睡眠（fast wave sleep，FWS）又称异相睡眠或快速眼球运动睡眠（rarit eye movement，REM）。

（1）非快速眼球运动睡眠（NREM）：伴有慢眼球运动，肌电图显示其肌张力高于快波睡眠期，但比清醒时低。慢波睡眠可分为四期。

第Ⅰ期（入睡期）：为清醒和睡眠的过渡时期，是所有睡眠时相中睡得最浅的一期。大约维持几分钟，很容易被外界的说话声或响声惊醒。此期生理活动开始降低，呼吸均匀，脉搏减慢，脑电波为低电压 a 节律，频率为 8 ~ 12 次/秒。

第Ⅱ期（浅睡期）：此期大约持续 10 ~ 20min，生理活动继续变慢，肌肉逐渐放松，呼吸均匀，脉搏减慢，血压、体温下降，脑电波出现快速、宽大的梭状波。但仍易被唤醒。

第Ⅲ期（熟睡期）：中度睡眠，此期大约持续 15 ~ 30min，肌肉完全放松，心跳缓慢，呼吸均匀，血压、体温下降，难以唤醒。脑电波为梭状波与 δ 波交替出现。

第Ⅳ期（深睡期）大约持续 10min。全身松弛且无法移动，基础代谢率进一步下降，呼吸慢而均匀，脉搏、体温继续下降，体内分泌大量生长激素，促进合成作用，人体组织的愈合加速，极难唤醒。此期可能发生遗尿、梦游。

（2）快速眼球运动睡眠（REM）：此期特点是眼球快速转动，脑电波活跃，与清醒时极为相似。肌电图反映肌张力极低，在睡眠各期中是最低的肌张力，并伴有像瘫痪时大肌肉所具有的那种不活动的状态，是由于脑干中的特有神经元过度极化之故。因此，除眼肌外，全身肌肉松弛，体温、血压、脑的血流量及耗氧量均有升高，呼吸、心率加快，肾上腺素大量分泌。梦境往往在此期出现。脑电波呈不规则的低电压波形，与第Ⅰ期相似。快波睡眠与幼儿神经系统的成熟有关，且有利于精力的恢复，同时对保持精神和情绪上的平衡十分重要。这一时期的梦境都是生动的、充满感情色彩的，这些梦境可以帮助个体减轻和缓解精神压力，使人将忧虑的事情从记忆中消除。

2. **睡眠周期** 人的睡眠是周期性发生的，睡眠周期是慢波睡眠与快波睡眠交替进行。每一睡眠周期大约为 60 ~ 120min 的有顺序的睡眠时相组成，平均均为 90min，成人平均每晚出现 4 ~ 6 个睡眠周期。正常睡眠在入睡最初 20 ~ 30min，从慢波睡眠的入睡期顺序进入浅睡期、中度睡眠期和深度睡眠期，再由深度睡眠期返回至中度睡眠和浅睡眠期（第Ⅱ期），从第Ⅱ期进入快波睡眠，大约持续 10min，又进入第Ⅱ期（图4 - 1）。在睡眠时相周期的任何一阶段醒来而复睡时，都需要从头开始，依次经过各期。在睡眠周期中，每一时相所占的时间比例将随着睡眠的进行而有所改变。刚入睡时 NREM 期占睡眠周期的绝大部分时间，约占 90min，REM 期不超过 30min。进入深夜，REM 期会延长到 60min，而 NREM 期所占的时间则会相应地缩短。越接近睡眠后期，REM 期持续时间越长。因此，大部分 NREM 睡眠发生在上半夜，REM 睡眠则多发生在下半夜。

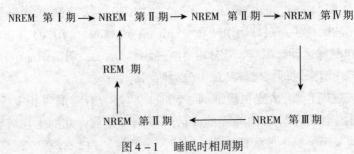

图 4 - 1    睡眠时相周期

## 四、促进休息和睡眠的护理措施

### (一) 影响睡眠的因素

**1. 生理因素**

(1) 年龄：年龄是影响睡眠需要量的重要因素，通常人类睡眠的需要量与其年龄成反比。年龄越小所需的睡眠量越多，随着年龄的增长，人的睡眠需要量逐渐减少。新生儿24h中大多处于睡眠中，婴儿为 14 ~ 15h；幼儿为 12 ~ 14h；学龄儿童为 10 ~ 12h；青少年为 8 ~ 9h；成人为 7 ~ 8h；50 岁以上平均7h。此外随着年龄增加，睡眠深度也逐渐降低。

(2) 内分泌变化：内分泌的变化会影响睡眠。妇女在月经前期和月经期常常会出现疲乏、嗜睡；更年期妇女由于情绪变化，精神紧张而影响睡眠。

(3) 昼夜节律：睡眠一般发生在昼夜节律的最低期，与人的生物钟保持一致。当生活的节律性发生改变时，如日夜班的交替，长途旅行生活，以及某些情况下的时差变换，都会使正常人的生物钟节律失调，造成睡眠紊乱。

**2. 病理因素**    许多疾病都会影响到睡眠。如各种原因引起的疼痛、呼吸困难、恶心呕吐、瘙痒等，都会引起患者入睡困难或睡眠质量改变；精神分裂症、强迫症等精神疾病的患者，常常处于过度的兴奋状态。

**3. 心理因素**    各种原因导致个体心情焦虑、情绪低落、神情沮丧、情绪压抑时，都可能引起睡眠障碍。住院患者由于对疾病的诊断、治疗感到焦虑不安和恐惧，也会影响其睡眠。

**4. 环境因素**    当环境发生改变时会影响到个体的睡眠状况。如患者入院后睡眠的环境发生了改变，加上各种医疗护理工作的频繁干扰等都会影响其睡眠。

**5. 其他**

(1) 饮食因素：一些食物的摄入会改变睡眠状况。如肉类、乳制品和豆类中含有较多 L - 色氨酸能促进入睡，缩短入睡时间。对于睡眠不佳者鼓励其睡前喝热牛奶有助于睡眠。如果睡前饮茶或喝咖啡，则会使人兴奋，干扰睡眠。

(2) 药物影响：应用利尿药导致夜尿增多而影响睡眠；安眠药能加速睡眠，但只能在短时间内增加睡眠量，长期服用安眠药，导致患者对药物产生依赖，停药后睡眠障碍将更加严重。某些抗高血压药、平喘药、镇痛药等对睡眠有一定的影响。

（3）睡前习惯：有些人在睡前有一些例行的习惯，如喜欢在睡前洗热水澡、喝牛奶或读书看报、听音乐等，有助于睡眠。

（4）疲劳：适度的疲劳有助于入睡，太过疲劳反而难以入睡。

（5）体育锻炼：睡前几个小时进行适度的体育锻炼，可使肌肉放松，有助于睡眠。但剧烈的运动导致过度疲劳反而干扰睡眠。

**2. 睡眠失调**

（1）失眠（insomnia）：失眠是最常见的一种睡眠失调。主要表现为难以入睡、多梦、易醒、早醒或通宵不眠。患者常主诉没有睡好，表现为醒后疲乏、白天清醒时感觉昏昏欲睡、经常打哈欠、情绪易激动、注意力不集中、健忘等。根据有无诱发因素，将失眠分为原发性失眠（primary insomnia）和继发性失眠。原发性失眠是一种慢性综合征，继发性失眠常因精神紧张或用脑过度、环境不适、身体障碍等引起。用脑电图描记发现在上半夜占优势的 NREM 第三、四期睡眠减少，即深睡眠减少。因此失眠不仅是睡眠时间的减少，且有质的变化。

（2）睡眠过度（hypersomnia）：表现为过多的睡眠，可持续几天，难以唤醒。其特点是夜间虽已获得睡眠，但白天仍然对睡眠的要求控制不住。睡眠过度可发生于多种脑部疾病，如头部外伤、脑血管病变和脑瘤患者，也可见于精神失调者，如忧郁的患者。研究表明，睡眠过度尽管延长了总的的睡眠时间，但睡眠时相的周期进展和每一时相所占的百分比均在正常范围内。

（3）发作性睡眠（narcolepsy）：这是一种特殊的睡眠失调，较为少见。患者表现为不能控制的、短暂的突发性睡眠。多发生在饭后或情绪变化时出现体肌肉张力突然消失，倒地便睡。为此发作性睡眠的人中约有 70% 人会出现猝倒现象，常导致严重的跌伤。约有 25% 的人在发作性睡眠时出现生动的、充满色彩的幻觉幻听。发作过后，患者感到精力得到恢复。

（4）睡眠性呼吸暂停（sleep apnea）：是以睡眠中呼吸反复停顿为特征的一组综合征，每次呼吸停顿≥10s，通常每小时停顿次数超过 20 次。表现为时醒时睡，并伴有动脉血氧饱和度降低、低氧血症及高血压和肺动脉高压。可分为中枢性和阻塞性睡眠呼吸暂停两种类型。中枢性睡眠呼吸暂停是由于中枢神经系统功能不良造成的，见于颅脑损伤、药物中毒等。阻塞性睡眠呼吸暂停则出现在严重的、频繁的、用力的打鼾或喘息之后，由上呼吸道阻塞病变引起。

（5）其他：梦游症通常发生于 NREM 的第三、四期。主要见于儿童，以男性多见，随着年龄的增长症状逐渐消失。梦游发生时，患者可下床走动，面无表情，动作笨拙，偶可见完成一些复杂的动作，每次发作数分钟后继续上床睡觉，醒后对梦游过程不能回忆。遗尿主要发生在深度睡眠时，多见于儿童，与大脑尚未发育完善有关，一般随着年龄增长逐渐消失。睡前饮水过多或过度兴奋也可诱发遗尿。

**（二）护理措施**

**1. 创建舒适的休息环境** 患者的休息环境应安静、整洁、安全、舒适。睡前根据患者的个人习惯调节好病室的光线、温度、湿度、音响及通风，及时清除患者排泄物，保持病室清洁，避免异味；保持卧具的清洁、干燥、棉被厚薄适宜，枕头高度合适，床铺安全舒适；进行各项操作和夜间巡视病房时，做到"四轻"，减少噪音，保持病室安静。

**2. 养成良好的睡眠习惯**　对患者已养成的睡眠习惯，护士应予以尊重，尽可能帮助患者保持原有的规律。如习惯在睡前沐浴或用热水泡脚、阅读书报或喝热饮料等，要尽量给予满足，以促进患者的睡眠。对习惯不良的患者，护士应指导患者按时入睡，睡前不宜吃得过饱、饮水过多、用脑过度、剧烈运动，不喝浓茶、咖啡等。此外，应遵循机体生物钟的规律，合理控制白天的睡眠量，以养成良好的睡眠习惯。

**3. 促进患者的舒适**　做好就寝前的准备工作，常规做好晚间护理。如协助患者洗漱、排便、更衣、整理床单位等；注意检查身体各部位引流管、牵引、敷料的情况，必要时更换敷料。帮助患者卧于舒适的体位；适当给予背部按摩，促进肌肉放松；对于身机体有疼痛或不适的患者，护士应采取有效措施减轻或消除患者的各种不适。

**4. 合理安排护理措施**　护理人员应合理安排治疗、护理措施，尽量减少对患者休息与睡眠的干扰。常规的护理治疗措施应安排在白天，特殊情况必须在晚间睡眠期间操作时，应尽量间隔90min，避免频繁干扰患者睡眠，因为90min是一个正常睡眠周期所需的时间。

**5. 合理使用药物**　护士应注意观察患者每日所服药物是否有引起睡眠障碍的副作用。如有影响睡眠的药物要与医生联系，根据情况予以更换。对失眠的患者，可适当使用安眠药物，但护士必须掌握使用安眠药的性能、使用方法及副作用，以保证安全、有效的使用药物。例如，大剂量长期服用地西洋可产生耐受性、依赖性。如久用突然停药，可发生戒断症状，出现失眠、兴奋、焦虑、震颤甚至惊厥。故使用安眠药时应格外谨慎。

**6. 加强心理护理**　患者住院时因环境陌生，离开亲人的孤独、寂寞，以及由于患病而产生的紧张、焦虑等，导致心理压力增大，严重影响睡眠。因此护理人员要关心、体贴患者，多与患者沟通，耐心倾听患者的主诉，了解其心理需要，有针对性地设法解决患者的烦恼、痛苦，增强患者的自信心，以提高休息和睡眠的质量。

**7. 睡眠失调的护理**　对失眠患者，通过护理评估，找出失眠的原因，采取行之有效的措施促进睡眠，如睡前喝少量牛奶、进行放松和深呼吸练习、背部按摩、自我催眠等，必要时给予镇静催眠的药物，避免长时间连续用药，防止药物依赖性和成瘾性，帮助患者建立良好的睡眠型态。对睡眠过度者，应指导患者控制饮食，减轻体重，增加有趣和有益的活动，并限制睡眠时间。对发作性睡眠者，应采取药物治疗并指导其学会自我保护，注意发作前兆，告知患者不要从事高空、水上作业及驾车等工作，防止意外发生。对睡眠性呼吸暂停者，指导患者采取正确的睡眠姿势，以保持呼吸道通畅，并在夜间加强观察，随时消除呼吸道梗阻症状。对梦游者，应注意加强防护，防止意外或损伤的发生，如移开卧室中的危险物品，锁上门窗等。对于遗尿患者，晚间应限制饮水，并在睡前督促患者排尿。

# 第二节 活 动

## 一、活动的意义

活动是人维持健康的基本需要之一，人们通过饮水、进食、排泄等活动来满足生理需要；通过思维活动维持个体意识和智力发展，防止大脑功能退化；通过适当身体活动来维持呼吸、循环、消化及骨骼肌肉的正常功能，增强体质，适应内、外环境的改变。因此，活动是个体维持身心健康的最基本条件。

人患病后，正常的活动会因疾病的影响而减少，特别是在病情较重时，活动受到限制或活动能力丧失，生理功能下降或丧失。导致患者自我形象紊乱、自卑、敏感，与社会隔离。不利于患者疾病的恢复。因此，护士要帮助患者获得良好地休息外，还应从患者的身心需要出发，指导或协助其进行适当活动，以预防并发症的发生和促进康复。

## 二、活动受限的原因

活动受限（immobility）是指身体的活动能力或任何一部位的活动由于某些原因而受到限制。导致活动受限的常见原因有：

### （一）生理因素

**1. 疼痛** 剧烈的疼痛往往限制患者相应部位的活动。如胸腹部手术后的患者，因伤口疼痛不愿咳嗽、深呼吸等活动，或因关节部位的疼痛而限制了相应关节的活动范围。

**2. 损伤** 肌肉、骨骼和关节的损伤，如扭伤、挫伤、骨折等，都会导致受伤肢体的活动受限。

**3. 运动、神经系统功能受损** 脊髓损伤、脑卒中或脑血栓所致的中枢性神经功能损伤，因运动神经元无法支配相应的肌肉而造成严重地甚至是永久性的运动障碍。另外重症肌无力、肌肉萎缩患者可出现明显的活动受限，甚至不能活动。

**4. 身体残疾** 肢体的先天性畸形或其他残障，如失明等，均可造成机体活动受限。

**5. 疾病严重** 心肺疾病引起的供氧不足，为减轻心肺负担，而减少活动，如大面积心肌梗死患者须绝对卧床休息。某些疾病所致的严重营养不良或极度肥胖所致的全身无力，也会导致活动受限。

**6. 医护措施的限制** 如意识不清的患者为防止其躁动出现坠床或抓伤等意外，需对其加以约束；骨折患者因石膏或牵引固定后，活动受到限制。

### （二）心理因素

当个体承受的压力超过其适应范围时，会发生情绪波动。如各种原因导致个体悲伤、沮丧、烦闷时，不愿接触人而活动减少，须经过一段时间的调适后，才能恢复正常的生活。极度忧郁患者、木僵患者等，正常活动明显减少。

### 三、活动受限对机体的影响

**（一）对皮肤的影响**

长期卧床或躯体移动障碍，患者身体局部受压时间过长，血液循环障碍，导致皮肤抵抗力下降，皮肤极易受损形成压疮（详见第六章压疮的预防和护理）。

**（二）对运动系统的影响**

人体的骨骼、肌肉、关节因长期不活动，会导致肌肉萎缩无力、腰背痛、骨质疏松、关节僵硬或孪缩变形，手足废用等，严重的会导致运动系统功能的丧失。

**（三）对心血管系统的影响**

**1. 体位性低血压** 长期卧床使全身肌肉张力和神经血管反射降低，肌肉收缩促进血液回流的功能障碍，血液滞留在下肢，当人体直立时，血管无法适应神经血管的反射，仍处于扩张状态，致使滞留在下肢的血液无法迅速回流心脏，而造成血压突然下降，引起脑部供血不足，患者出现虚弱、眩晕、眼花甚至昏厥等低血压症状。

**2. 深静脉血栓的形成** 活动受限的时间愈长，发生深静脉血栓的危险性愈高。特别是肥胖、脱水、贫血及休克的卧床患者发生的几率更高。深静脉血栓形成的原因是由于患者长期活动受限，可出现静脉血液循环不畅，如果循环不良的时间超过人体组织受损的代偿时间，会导致血管内膜损伤；长期不活动还可出现血容量相对不足，而血浆成分的减少比血细胞成分的减少更多，导致血液黏滞度增加和血流速度减慢；活动受限，腿部肌肉收缩不够，导致静脉内血流速度下降。当这三个因素同时存在就会形成血栓。血栓形成的主要危险是发生肺栓塞，如果血栓脱落栓塞于肺内较小的血管处，则肺部的损伤较小，若栓塞于较大的血管处，则可导致严重的肺部损伤甚至死亡。

**（四）对呼吸系统的影响**

长期卧床可导致坠积性肺炎和二氧化碳潴留的发生。患者由于虚弱，无足够的力量将粘液咳出，使呼吸道内分泌物排出困难，造成呼吸道内分泌物堆积，干扰了气道内纤毛排除异物的功能，易发生坠积性肺炎。患者长期卧床限制了胸部扩张，使有效通气减少，再加上分泌物的蓄积，导致二氧化碳排出受阻，出现二氧化碳潴留。

**（五）对消化系统的影响**

主要影响患者的食欲和排便。由于活动量的减少和疾病的影响，患者常常出现厌食，同时蛋白质等营养物质的大量消耗，导致负氮平衡，长期存在则会出现严重的营养不良。由于厌食，所摄入的纤维素和水分减少，因而无法产生足够的粪便容积刺激肠道产生排便反射，加之卧床后活动受限使胃肠道的蠕动减慢，水分的再吸收增加，粪便变硬，患者常出现便秘。有的患者因不习惯在床上排便、全身肌肉虚弱无力，均可加重便秘和食欲不振。

**（六）对泌尿系统的影响**

长期卧床活动受限可导致排尿困难、尿潴留、泌尿系结石和感染等。正常情况下，处于站姿或坐姿时，能使会阴部肌肉放松，有助于尿液的排出。卧床时排尿姿势的改变，会影响正常的排尿活动，出现排尿困难。若长期排尿困难，膀胱便会过度膨胀，逼尿肌过度伸展，机体对膀胱胀满的感受性减弱，而致尿液潴留。由于机体活动量减少，尿液中的钙磷浓度增加，因同时伴有尿液潴留，进而可形成泌尿道结石。另外，由于尿液潴留，尿液对泌尿道的冲洗作用减少，细菌易在尿道口聚集，引起细菌上行，导致泌尿系感染。若长期导尿或外阴部卫生状况差，更容易增加感染的机率。

（七）对心理方面的影响

长期卧床往往会给患者带来一些心理方面的问题。卧床患者脱离了正常工作和原有的生活状况，担心他们的家庭、工作和经济收入，而出现焦虑、恐惧、自尊改变、挫折感等。此外，有些制动患者容易出现情绪波动，产生愤怒情绪，甚至会在行为上出现敌对好斗的行为。另一些人变得胆怯畏缩，有的甚至出现定向力障碍，不能辨别时间和地点。

## 四、患者活动能力的评估

对患者活动能力进行全面、系统的评估是制定护理计划的需要，也为科学地指导患者活动提供依据。通过采集病史和对运动功能状况的检查，评估患者是否有能力活动，是否存在活动受限的因素，活动程度如何，以及识别是否有任何废用的结果存在等。

（一）影响活动因素的评估

**1. 年龄** 年龄是决定机体所需要活动量及能耐受活动程度的重要因素之一。不同年龄阶段，活动能力有不同的特点。如婴儿期的活动主要以学习爬、坐、走及练习双手握力为主；幼儿期以跑、跳跃等活动为主，并表现出动作的协调性；青少年精力旺盛，大多选择户外活动及剧烈的身体运动；成年期身体和心智的发育均已成熟，社会活动增加，身体活动常选择慢跑、快步走等活动；老年人因身体逐渐老化，其身体活动和社会活动逐渐减少，可选择打太极拳和散步等活动。

**2. 性别** 由于生长发育和体力上的差异，通常女性所选择运动不如男性激烈。

**3. 心理因素** 性格外向的人喜欢户外活动和善于社交。情绪良好时，乐意进行活动；心情焦虑、压抑时，则对活动缺乏热情，甚至产生恐惧，因而影响活动。

**4. 环境因素** 环境温度过高或过低，狭小的空间，易使人产生疲劳和不适感，而不愿活动。

（二）骨骼肌肉状态

肌力正常时，触摸肌肉有坚实感；当肌力减弱时，触摸肌肉松软，被动运动时阻力减退，关节运动的范围扩大。可通过机体收缩特定肌肉群的能力来判断肌力。肌力一般分6级：

0级 完全瘫痪、肌力完全丧失。

1级 可见肌肉轻微收缩但无肢体运动。

2级 肢体可移动位置但不能抬起。

3级 肢体能抬离床面但不能对抗阻力。

4级 能作对抗阻力的运动，但肌力减弱。

5 级　肌力正常。

#### （三）关节功能状况

通过患者关节的主动运动和被动运动，观察关节的活动范围有无受限和受限程度，是否有关节僵硬、变形，活动时关节有无声响或疼痛不适。主动运动是让患者自己活动每个关节，做关节的屈、伸、收、展等活动。被动运动是由护理人员协助患者活动每个关节。

#### （四）机体活动能力

通过对患者日常活动情况及自理能力的评估，判断其活动能力。如观察其行走、穿衣、洗漱等自理活动的完成情况进行综合评价。一般机体的活动能力可分为 5 度：

0 度　完全能独立，可自由活动。

1 度　需要使用设备或器械（如拐杖、轮椅）。

2 度　需要他人的帮助、监护和教育。

3 度　既需要有人帮助，也需要设备和器械。

4 度　完全不能独立，不能参加任何活动。

#### （五）目前的患病情况

评估患者目前疾病的性质和严重程度及对机体活动的影响，有助于合理安排患者的活动量。肺部有感染或其他疾患者，因活动会增加机体对氧的需求量，给呼吸系统带来压力，则不适应剧烈的活动；心脏疾病患者，因活动会加重心脏负担，不恰当的运动会加重原有的心脏疾病，甚至可导致心跳骤停；截瘫、昏迷、骨折、大手术后患者的活动几乎完全受限，应采取被动运动方式。此外，在评估活动情况时，应考虑患者的治疗需要，如骨折患者，要求患肢制动，医护人员在制订活动计划时应正确处理肢体活动与患肢制动的关系，制定合理的护理措施。

### 五、对患者活动的指导

根据患者的活动能力，可选择主动运动或被动运动。对于可离床活动的患者，可选用主动运动的方式，应鼓励其下床活动，采用徒手方式或利用简单的器械完成运动。对于躯体活动受限的患者，可采用被动运动的方式，应鼓励患者尽力配合，使关节和肌肉得到最大范围的锻炼。

#### （一）选择合适的卧位

根据患者的病情选择合适的卧位，患者卧位应舒适、稳定，全身尽可能放松，以减少肌肉和关节的紧张。

#### （二）保持脊柱的正常生理弯曲和各关节的功能位置

脊柱的正常生理弯曲对行走、跑、跳时产生的震动具有缓冲作用，并对脊髓和脑组织起着重要的保护作用。长期卧床患者，如果床板不平，褥垫太薄而又缺少活动，脊柱会因长期受压而损伤变形，失去弹性和正常的缓冲功能。因此，卧床患者应注意在颈部和腰部以软枕支托，如病情许可，还应经常变换体位，练习脊柱活动，以保持肌肉和关节的功能。各关节应尽量保持功能位，防止关节畸形和功能丧失。

## （三）维持关节活动范围

关节活动范围（range of motion，ROM）是指关节活动时可达到的最大弧度。关节活动范围练习（range of motion exercise），简称 ROM 练习，是指根据每一特定关节可活动的范围，通过应用主动或被动活动练习的方法，维持关节正常的活动度，防止关节挛缩和粘连，恢复和改善关节功能的有效锻炼方法。患者独立完成全关节范围的活动称为主动性 ROM 练习，躯体可移动的患者可采用主动性 ROM 练习；被动性 ROM 练习指患者完全依靠其他人员才能完成关节范围的活动。对于活动受限的患者应尽快开始 ROM 练习，开始可由医务人员完全协助或部分协助完成，并最终达到患者能独立完成的目的。被动性 ROM 操作要点：

1. 患者采取自然放松的姿势，面向操作者，操作者尽量靠近患者身体。

2. 依次对颈部、肩、肘、腕、手指、髋、膝、踝、趾关节作外展、内收、伸展、屈曲、内旋、外旋等关节活动范围练习（图 4-2），并比较两侧关节的活动情况。当患者出现疲劳、疼痛、痉挛或抵抗反应时，应停止操作。

3. 活动关节时，操作者的手应作成环状或支架托起活动关节的远端肢体（图 4-3）。

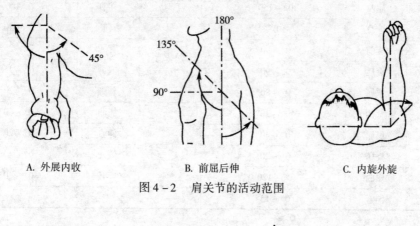

| A. 外展内收 | B. 前屈后伸 | C. 内旋外旋 |

图 4-2 肩关节的活动范围

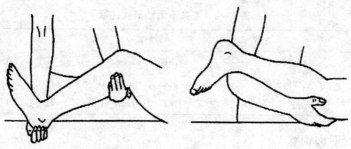

图 4-3 以手作成环状或支架来支托腿部

4. 每个关节每次可有节律地作 5～10 次完整的 ROM 练习。各关节的活动形式和范围参见表 4-1 和表 4-2。

5. 操作者在活动每个关节时，应观察患者反应。抬起患者的肢体时，操作者移动自己的重心，尽量使用腿部的力量，以减少疲劳。

6. 对于急性关节炎、骨折、肌腱断裂、关节脱位等患者进行 ROM 练习时，应与医生商量，避免加重损伤。若患者为心脏疾病，应观察其有无胸痛症状、心率和心律的变化，因剧烈的活动可诱发心脏病的发作。

7. 指导患者用健侧肢体帮助患侧肢体运动。

8. 运动结束后，测量生命体征，记录患者每日运动的时间、内容、次数、关节的活动情况及患者的反应。

**表 4 - 1　关节的活动范围正常值**

| 部位 | 关节运动 | 正常关节活动范围 | 部位 | 关节运动 | 正常关节活动范围 |
|---|---|---|---|---|---|
| | 前伸 | 0°~180° | | 内收 | 0°~45° |
| | 后伸 | 0°~50° | | 外展 | 0°~45° |
| 肩关节 | 外展 | 0°~180° | | 内旋 | 0°~45° |
| | 内旋 | 0°~80° | | 外旋 | 0°~45° |
| | 外旋 | 0°~90° | 膝关节 | 屈曲 | 160° |
| 肘关节 | 屈曲 | 0°~150° | | 伸直 | 5° |
| | 伸直 | 0° | | 屈 | 0°~40° |
| 前臂 | 旋前 | 0°~90° | 踝关节 | 背屈 | 0°~25° |
| | 旋后 | 0°~90° | | 内翻 | 0°~45° |
| | 掌屈 | 0°~80° | | 外翻 | 0°~20° |
| 腕关节 | 背伸 | 0°~70° | | 屈曲 | 0°~60° |
| | 尺屈 | 0°~40° | 脊柱 | 伸直 | 0°~20° |
| | 桡屈 | 0°~20° | | 侧屈 | 0°~40° |
| 髋关节 | 屈曲 | 0°~120° | | 旋转 | 0°~40° |
| | 伸直 | 0°~15° | | | |

**表 4 - 2　各关节活动形式注释**

| 动作 | 定义 | 动作 | 定义 |
|---|---|---|---|
| 外展（abduction） | 远离身体中心 | 伸展（extension） | 关节伸直或头向后弯 |
| 内收（adduction） | 移向身体中心 | 内旋（internal rotation） | 旋向中心 |
| 屈曲（flexion） | 关节弯曲或头向弯曲 | 外旋（external rotation） | 自中心向外旋转 |

### （四）进行肌肉训练

**1. 肌肉训练的方法**

（1）等长收缩（isometric exercise）：等长收缩指肌肉收缩时，肌纤维不缩短，即肌肉的长度不变，但张力增加，不伴有明显的关节运动，故又称静力练习。此运动可增加肌肉的力量，促进静脉回流，但不能改善关节的活动。例如，膝关节完全伸直定位后，做股四头肌收缩松弛运动，即为等长收缩。等长收缩的优点是不引起明显的关节运动，可在肢体被固定时早期应用，或在关节内损伤、积液、某些炎症存在的情况下应用，以预防肌肉萎缩。

（2）等张收缩（isotonic exercise）：等张收缩是指肌肉收缩时肌纤维缩短，即肌肉长度改变致肢体活动，故伴有大幅度关节运动，符合大多数日常活动的肌肉运动方式，最为常用。

**2. 进行肌肉锻炼的注意事项**

（1）掌握运动量和运动频度，每次练习达到肌肉适度疲劳，练习后有适当间歇，使肌肉充分复原。一般每日或隔日练习 1 次。

（2）肌肉练习效果与练习者的主观努力密切相关，向患者讲解活动的重要性，并使其掌握练习要领，主动配合。经常鼓励患者，及时显示练习效果，以增强其信心。

（3）肌肉练习不应引起明显的疼痛，疼痛不仅会增加患者不适，还可能引起患者的损伤。

（4）肌肉练习前后应做准备和放松运动。

（5）注意肌肉等长收缩引起的升压反应及增加心血管负荷的作用。有轻度高血压、冠心病或其他心血管病变时慎用肌肉收缩练习，有较严重心血管病变者忌做肌肉收缩练习。

（宁树华）

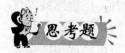

1. 影响睡眠的因素有哪些？
2. 如何促进患者的休息与睡眠？
3. 活动受限时对机体会产生哪些不良的影响？
4. 何谓全范围关节运动？简述其操作要点。

# 第五章 | 医院感染的预防与控制

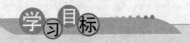

> 掌握：医院感染的概念、分类、形成；清洁、消毒、灭菌的概念；高压蒸汽消毒灭菌法和无菌技术概念及操作原则；隔离的概念、隔离区域的划分；无菌技术基本操作和穿脱隔离衣的方法。
>
> 熟悉：化学消毒灭菌的方法、紫外线消毒灭菌法、煮沸消毒灭菌法；隔离种类及措施；隔离区域的设置和隔离消毒原则、供应室的布局。
>
> 了解：医院感染的控制、低温蒸汽与微波消毒灭菌法、供应室护理工作。

医院是病原微生物集中的场所。病原微生物种类繁多，加之各种新医疗技术的开展，大量抗生素和免疫抑制剂的应用，使医院感染的发生率逐年增加。医院感染不仅增加患者的身心痛苦，延长住院时间，还给家庭、医院和社会造成严重的损失。因此，制定有关的管理制度和采取有效的综合性措施，预防和控制医院感染已经成为医学发展中的一个重要课题。WHO 提出有效控制医院感染的关键措施为：清洁、消毒、灭菌、无菌技术、隔离、合理使用抗生素等。护理人员应从思想上高度重视，严格管理，将各项预防措施落实到位，掌握医院感染的知识和技术，以避免医院感染的发生。

## 第一节 医院感染

### 一、医院感染的概念及分类

#### （一）概念

医院感染（nosocomial infections）又称医院获得性感染，是指患者、探视者和医院工作人员在医院内受到感染并出现症状。其内涵包括：①患者在住院期间发生的感染和在医院内获得而出院后发生的感染，但不包括入院前已开始或入院时已处于潜伏期的感染。②感染的对象包括一切在医院活动的人群，如医生，护士及患者家属，主要是住院患者。

#### （二）医院感染的分类

医院感染按获得病原体的来源不同，可分为外源性感染和内源性感染。

**1. 外源性感染（exogenous infections）** 又称交叉感染（cross infections），是指病

原体来自患者体外，通过直接或间接感染途径，病原体由一个人传播给另一个人而形成的感染。如患者与患者之间、患者与医务人员之间或医院职工之间的直接感染，以及通过水、空气、医疗器械等的间接感染。

**2. 内源性感染（endogenous infections）**　又称自身感染（autogenous infections），是指病原体来自患者自身体内的正常菌群，如皮肤、口咽、泌尿生殖道、肠道的正常菌群或外来的定植菌。在正常情况下，它们对人体无感染力，也不致病；但是当人体免疫功能下降，菌群失调或正常菌群发生移位，使它们成为条件致病菌时就可引起感染。

## 二、医院感染的形成

医院感染的形成必须具备传染源、传播途径和易感宿主三个基本条件，当三者同时存在并相互联系时就构成了感染链，导致感染。感染链的三个环节中缺少任何一个，医院感染都不可能发生。因此，医务人员可通过控制传染源、切断传播途径、保护易感人群等措施来达到预防感染发生的目的。

（一）感染源

感染源是指病原微生物生存、繁殖及排出的场所或宿主（人或动物）。在医院感染中，主要的感染源有：

**1. 已感染的患者**　是最重要感染源，病原微生物从患者感染部位的脓液、分泌物中不断排出，这些病原微生物往往具有耐药性，而且容易在另一易感宿主体内生长和繁殖。

**2. 病原携带者**　其体内的病原微生物不断生长繁殖并排出体外，但自身无明显症状与体征，是另一主要的感染源。可见于患者、患者家属、探视者和医院工作人员。

**3. 患者自身**　患者身体特定部位如皮肤、胃肠道、上呼吸道及口腔黏膜等处寄生的正常菌群，在一定条件下可引起患者自身感染或向外界传播。

**4. 医院环境**　医院的环境、病房中的设施、食物、垃圾以及用于患者的器械、用物等，容易受各种病原微生物的污染而成为感染源。

（二）传播途径

是指病原微生物从感染源传至易感宿主的途径和方式。主要的传播途径有：

**1. 接触传播**　是医院感染的主要传播途径。

（1）直接接触传播：已感染的患者与易感宿主直接接触，将病原微生物传递给易感宿主。如母婴间疱疹病毒、沙眼衣原体等的感染。

（2）间接接触传播：病原微生物通过传播媒介传递给易感宿主。最常见的传播媒介是医护人员的手，其次是医疗器械、水和食物等。

**2. 空气传播**　是指以空气为媒介，病原微生物悬浮在空气污染的微粒中，随气流流动而进行的传播。

**3. 饮水、饮食传播**　是指病原微生物通过污染水、食物而造成疾病的传播。可导致医院感染暴发流行。

**4. 注射、输液、输血传播**　是指通过使用污染的注射器、输液器、输血器、药液、血制品等造成疾病的传播，如输血导致的丙型肝炎等。

**5. 生物传播**　指动物或昆虫携带病原微生物作为人体传播的中间宿主。如蚊子传播疟疾。

### （三）易感宿主

是指对感染性疾病缺乏免疫力而易感染的人。将易感宿主作为一个总体，称为易感人群，医院是易感人群相对集中的地方，容易发生感染和感染的流行。

## 三、医院感染的管理与控制

发生医院感染的原因：①医务人员对医院感染认识不足；②控制医院感染的管理制度不健全；③感染链的存在；④医院布局不合理和隔离设施不全；⑤消毒灭菌不严格和无菌操作不当；⑥易感患者增加；⑦其他危险因素的存在，如侵袭性操作以及抗生素的广泛应用等。

医院感染已成为医院管理的首要问题，有关感染知识的培训，病房空气、护理用品、非医疗器械的消毒及监测制度的落实等，对预防医院感染、降低医院感染率、减少患者不必要的痛苦和经济负担具有很重要意义，其管理措施如下：

### （一）建立三级监控体系

在护理部质量管理委员会领导和医院感染管理部门的业务指导下，实行护理部医院感染控制小组→科室医院感染控制小组二级管理模式（一级管理——病区护士长任组长，兼职监控护士任组员；二级管理——护理部副主任任组长，部分科护士长，护士长任组员），形成自控→科控→院控三级质控网络，加强医院感染管理，做到预防为主、及时发现、及时汇报、及时处理。

### （二）健全、落实各项规章制度

**1. 管理制度**　如清洁卫生制度、消毒隔离制度、供应室物品消毒管理制度、感染管理报告制度等。

**2. 监测制度**　按照卫生部最新版《医院消毒供应中心清洗消毒及灭菌效果监测标准（WS310.3－2009）》要求。包括对灭菌效果、消毒污染、一次性医疗器材及门、急诊常用器械的监测；对感染高发科室，如手术室、监护室、烧伤科、分娩室、血透室等消毒卫生标准的监测。

**3. 消毒质量控制标准**　如医护人员手的消毒、空气消毒、物体表面的消毒、各种管道装置的消毒等，应符合国家卫生行政部门所规定的"医院消毒卫生标准"。

### （三）合理使用抗生素

根据药物敏感试验选择敏感抗生素，选择合适的剂量、合理的给药途径和疗程。严格掌握使用指征。一般不宜预防性使用抗生素。

### （四）人员控制

主要控制感染源和保护易感人群，特别是易感患者。医院工作人员均应定期进行健康检查和做好个人防护。对探视者和陪护者进行合理必要的限制。

（五）医院布局设施合理

医院建筑布局合理，设施应有利于消毒隔离。还应有污水处理设备，对医院内产生的污水进行无害化处理，保护环境。

（六）加强医院感染知识的教育

加强医院感染知识的教育，提高全体医务人员对医院感染的认识，增强预防和控制医院感染的自觉性，把好消毒隔离关。

# 第二节　清洁消毒灭菌

## 一、概念

**1. 清洁**（cleaning）　是指用清水、去污剂等清除物体表面的污迹、尘埃和有机物的过程。同时达到去除和减少病原微生物的目的。

**2. 消毒**（disinfection）　是指用物理或化学的方法清除或杀灭除芽孢以外的所有病原微生物，使其数量减少到无害程度。

**3. 灭菌**（sterilization）　是指用物理或化学的方法杀灭全部微生物，即致病的和非致病的微生物，包括细菌芽孢。

## 二、消毒灭菌方法

（一）物理消毒灭菌法

**1. 热力消毒灭菌法**　利用热力使微生物的蛋白质凝固变性、酶失活，直接损伤细胞壁和细胞膜，从而导致其死亡。分干热法和湿热法两种，前者由空气导热，传导较慢；后者由空气和水蒸汽导热，传导快，穿透力强。

（1）燃烧灭菌法：是一种简单、迅速、彻底的灭菌法。包括焚烧和烧灼两种。焚烧常用于无保留价值的污染物品，如污纸、特殊感染（如破伤风、气性坏疽、铜绿假单胞菌）的敷料处理。烧灼灭菌温度高，效果可靠，但对物品破坏性大，某些金属器械和搪瓷类物品，在急用时可采用。

方法：①焚烧法：无保留价值的物品可直接在焚烧炉内焚毁。②烧灼法：培养用的试管或烧瓶，当开启或关闭塞子时，将试管（瓶）口和塞子，在火焰上来回旋转3～5次，避免污染；金属器械可放在火焰上烧灼 20 s；搪瓷容器倒入少量95%～100%乙醇后慢慢转动，使乙醇分布均匀，然后点火燃烧至熄灭。

注意事项：①用此法灭菌，须远离易燃、易爆物品，如氧气、乙醚、汽油等。②在燃烧中途不得添加乙醇，以免火焰上窜而致烧伤或火灾。③贵重器械及锐利刀剪禁用此法灭菌，以免损坏器械或使刀刃变钝。

（2）干烤灭菌法：利用特制的烤箱，通电升温后进行灭菌，其热力传播与穿透主要靠空气对流与介质的传导，灭菌效果可靠。适用于高温下不损坏、不变质、不蒸发的物品，如玻璃、金属、搪瓷类物品、油脂及各种粉剂等的灭菌。灭菌所需的温度与时间，可根据不同的箱型和灭菌的物品来决定。一般使用干烤灭菌所需的温度和时间为：160℃需要2h，170℃需要1h，180℃需要30min。

注意事项：①器械应洗净擦干再干烤。②玻璃器皿干烤前应洗净并完全干燥，灭菌时勿与烤箱壁直接接触，灭菌结束后应等烤箱内部温度降至40℃以下再打开，以防玻璃器皿炸裂。③物品包不宜过大，物品摆放高度切勿超过烤箱内部高度的2/3，各物品之间应留有空隙；粉剂和油剂的包装也不宜太厚，以利热的穿透。④灭菌时不宜中途打开烤箱或中途添加新的灭菌物品。⑤合成纤维、棉织品、塑料制品、橡胶制品、导热性差的物品以及其他高温下容易损坏的物品，不可采用干烤方式灭菌。⑥灭菌维持的时间应从烤箱内温度达到要求时算起。

（3）微波消毒灭菌法：微波是一种频率高、波长短的电磁波。在电磁波的高频交流电场中，物品中的极性分子发生极化，并频繁改变方向，互相摩擦，使温度迅速升高，达到消毒灭菌作用。常用于食品及餐具的处理、医疗药品及耐热非金属材料器械的消毒灭菌。

（4）煮沸消毒法：是家庭和某些基层单位常用的一种消毒方法。适用于耐湿、耐高温物品的消毒，如金属、搪瓷、玻璃、橡胶类等。

方法：将物品刷洗干净，全部浸没在水中，然后加热煮沸，水沸后计时，持续5～10 min达到消毒效果。如中途加入物品，则在第二次水沸后重新计时。如在煮沸金属器皿时可加入碳酸氢钠，使之成1%～2%的浓度，使沸点提高达到105℃，能增强杀菌效果，又有去污防锈的作用。

注意事项：①煮沸消毒前，物品必须刷洗干净，完全浸没在水中。②保证物品各面与水接触，空腔导管须先在腔内灌水，器械的轴节及容器的盖要打开，大小相同的碗、盆不能重叠。③橡胶类物品用纱布包好，待水沸后放入，3～5 min取出。④玻璃类物品用纱布包裹，于冷水或温水时放入。⑤物品不宜放置过多，一般不超过消毒容器容量的3/4。⑥高山地区由于气压低，沸点也低，应延长消毒时间（海拔每增高300m，需延长煮沸时间2 min）。

（5）低温蒸汽消毒法：将蒸汽输入预先抽空的压力蒸汽灭菌锅内，并控制温度在73℃～80℃，持续10～15 min进行消毒。主要用于不耐高热的物品，如内镜、塑料制品和麻醉面罩等消毒，能杀灭细菌繁殖体，但不能杀死芽孢。

（6）压力蒸汽灭菌法：是热力消毒灭菌效果最好的一种方法，利用高压饱和蒸汽的高热所释放的潜热灭菌（潜热指1g 100℃水蒸气变成1g 100℃的水时，释放出2255J的热能）。主要用于耐高温、耐高压、耐潮湿物品，如各类器械、敷料、搪瓷、橡胶、耐高温玻璃用品及溶液等的灭菌。

压力蒸汽灭菌器可以分下排气式压力蒸汽灭菌器和预真空压力蒸汽灭菌器两大类。

①下排气式压力蒸汽灭菌器：下部有排气孔，灭菌时利用冷热空气的相对密度差异，借助容器上部的蒸汽压迫使冷空气自底部排气孔排出。灭菌所需的温度、压力和时间根据灭菌器的类型、物品性质、包装大小而有所差别。当压力在103～137 kPa时，温度可达121℃～126℃，15～30 min可达灭菌目的。下排气式压力蒸汽灭菌器包括卧

式压力蒸汽灭菌器（图5-1）和手提式压力蒸汽灭菌器（图5-2）。②预真空压力蒸汽灭菌器：配有真空泵，在通入蒸汽前先将内部抽成真空，形成2~2.6 kPa的负压，以利蒸汽穿透。在压力205 kPa时，温度达132 ℃，保持4~5 min即可灭菌。

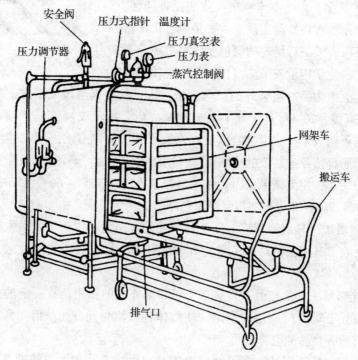

图5-1　卧式压力蒸汽灭菌器

注意事项：①灭菌包不宜过大过紧，体积不应大于30 cm×30 cm×25 cm，灭菌器内物品放置总量不应超过灭菌器柜室容积的80%，预真空灭菌器亦不得超过90%。各包之间留有空隙，以便于蒸汽流通、渗入包裹中央，排气时蒸汽能迅速排出，保持物品干燥。②盛装物品的容器应有孔，若无孔，应将容器盖打开，以利于蒸汽进入。密闭瓶装液体消毒，应防止压力过高，造成炸裂。③布类物品放在金属、搪瓷类物品之上，以免蒸汽遇冷凝成水珠，使包布受潮，影响灭菌效果。④被灭菌物品应待干燥后关闭容器口才能取出备用。⑤灭菌时随时观察压力及温度情况。⑥定期监测灭菌效果。

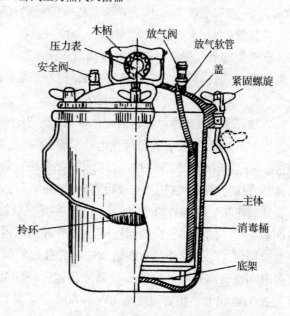

图5-2　手提式压力蒸汽灭菌器

压力蒸汽灭菌效果的监测：①物理监测法：用150℃或200℃的留点温度计。使用前将温度计汞柱甩至50℃以下，放入包裹内，灭菌后，检查其读数是否达到灭菌温度。②化学监测法：此法比较简便，是目前广泛使用的常规检测手段。主要是通过化学指示剂的化学反应，灭菌后呈现的颜色变化来辨别是否达到灭菌要求。化学指示胶带法（图5-3），使用时

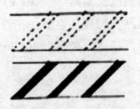

图5-3　化学指示胶带

将其粘贴在需灭菌物品的包装外面；化学指示卡，放在灭菌包或标准试验包的中央部位。在121℃高温，20 min后，或132℃，4 min后，指示胶带（卡）颜色变为标准黑色，表示达到灭菌效果。③生物监测法：为最可靠的监测方法。生物监测剂是利用非致病性嗜热脂肪杆菌芽孢制成的检测菌株，使用时将10片菌片分别放于灭菌器四角及中央，待灭菌完毕，用无菌镊取出，放入培养基内，在55℃～60℃温箱中培养48 h至1周，观察培养基颜色变化，如均保持原色泽不变，为灭菌合格。

**2. 光照消毒法（辐射消毒）**　　主要利用紫外线照射，使菌体蛋白发生光解、变性而导致细菌死亡。其杀菌力对杆菌强，对球菌较弱，对生长期细菌敏感，对芽孢敏感性差。

（1）日光曝晒法：日光由于其热、干燥和紫外线的作用，有一定的杀菌力。将物品放在直射日光下曝晒6h，定时翻动，使物体各面均受到日光照射。常用于床垫、毛毯、衣服、书籍等物品的消毒。

（2）紫外线灯管消毒法：紫外线属电磁波辐射，杀菌力最强的波长范围在250～270nm，一般以253.7nm作为杀菌紫外线波长的代表。紫外线灯管为人工制作的低压汞的石英灯管，有15 W、20W、30W、40W四种。通电后汞气化放出紫外线，5～7min后，空气中的氧气受紫外线照射电离产生臭氧，可增强杀菌效果。常用的紫外线灯管，可采用悬吊式、移动式灯架或放在紫外线消毒柜内照射。常用于物体表面和空气的消毒。

方法：①空气消毒：消毒前需作室内清洁卫生工作（紫外线易被灰尘微粒吸收，且穿透性差），关闭门窗，人员停止走动，每10 m³安装30 W紫外线灯管一支，有效距离不超过2 m，照射时间为30～60 min；②物品消毒：选用30 W紫外线灯管，消毒时应将物品摊开或挂起以减少遮挡，有效距离为25～60 cm，每面照射时间为20℃～30 min。

注意事项：①保持灯管清洁：灯管表面一般每周用无水乙醇擦拭一次，发现灯管表面有灰尘、油污时，应随时擦拭。②消毒物品时应定时翻动物品，使其各个表面受到直接照射。③因紫外线对眼睛及皮肤有强烈的刺激作用，可引起眼炎或皮炎。所以，照射时嘱患者离开照射房间或双眼戴墨镜，暴露的肢体用被单遮盖。④消毒时适宜温度为20℃～40℃，相对湿度为40%～60%。⑤从灯亮5～7 min后开始计时。照射后病室应通风换气。如需再次使用，应间歇3～4 min。⑥如灯管照射强度低于70 μW/cm²时或使用时间超过1000 h，需更换灯管。⑦定期进行空气培养，以监测灭菌效果。

（3）臭氧灭菌灯消毒法：灭菌灯内装有臭氧发生管，在电场作用下，将空气中氧

气转化成臭氧（达到 20 mg/m³ 浓度）。臭氧主要依靠其强大的氧化作用杀灭细菌繁殖体和芽孢、病毒、真菌等。使用臭氧灭菌灯时，应关闭门窗，人员须离开现场。消毒结束后 20~30 min 方可进入。臭氧稳定性极差，在常温下可自行分解为氧。

**3. 电离辐射灭菌（冷灭菌）** 应用核素 $^{60}C_0$ 发射的 γ 射线或电子加速器产生的高能电子束（阴极射线）穿透物品，进行辐射灭菌的方法。此法具有广谱灭菌作用，适用于不耐高温物品的灭菌，如金属、橡胶、塑料、高分子聚合物（如一次性注射器、输液器、输血器、聚乙烯心瓣膜等）、精密医疗器械、生物医学制品及节育用具等。

**4. 空气净化** 由于室内光照和通风较室外差，室内人群的呼吸道、皮肤不断地排出微生物，加之室内物品表面的浮游菌，使室内空气中细菌比室外多。利用通风或空气过滤器可使室内空气中的细菌、尘埃大大降低，达到净化目的。要求空气尽可能洁净的区域建议采用正压通气；负压通气适宜于特殊污染区，如通过空气、飞沫传播的感染患者的房间；手术室则多采用空气净化层流系统。

（1）自然通风：通风是目前最简便、行之有效的净化空气的方法。定时开窗通风换气，可降低室内空气含菌的密度，短时间内使大气中的新鲜空气替换室内的污浊空气。通风的时间可根据湿度和空气流通条件而定。夏季应经常开放门窗以通风换气；冬季可选择清晨和晚间开窗，每日通风换气 2 次，每次 20~30 min。主要适用于各类普通病房和房间。

（2）空气过滤除菌：是医院空气净化措施中采取的现代化设备。室内有人时，使用循环风紫外线空气消毒器、静电吸附式空气消毒器、动静态臭氧空气消毒机进行消毒，使空气通过孔隙小于 0.2 μm 的高效过滤器，利用物理阻留、静电吸附等原理除去介质中的微生物，机器工作 30~60 min 即可达到消毒要求。凡在送风系统上装备高效空气过滤器的房间，称生物洁净室。主要用于手术室、器官移植病房、烧伤病房等。

**5. 超声波消毒法** 是利用频率在 20~200kHz 的声波作用下，使细菌细胞机械破裂和原生质迅速游离，达到消毒目的。如超声洗手器，用于手的消毒；超声洗涤机，用于注射器的清洁和初步的消毒处理。

**6. 过氧化氢等离子灭菌** 是一种消除不耐热产品污染的新型灭菌技术。灭菌过程中过氧化氢衍生出等离子体，能干预和破坏微生物的生成，而一旦灭菌工作停止，等离子气就转换成为无害的水汽和氧气，不会形成有毒产物。使用等离子灭菌后，消除了以往浸泡器械导致的手术室空气污染和腔镜器械上有害物残留，对工作人员、环境和手术患者都更加安全。主要用于各种腔镜的消毒灭菌。

**（二）化学消毒灭菌法**

使用化学药物杀灭微生物的方法称为化学消毒灭菌法。其原理是通过药物渗透到细菌体内，使菌体蛋白凝固变性，酶蛋白失去活性，抑制细菌代谢和生长；或破坏细菌细胞膜的结构，改变其通透性，使细胞破裂、溶解，从而达到消毒灭菌的作用。凡不宜使用物理消毒灭菌而耐潮湿的物品，如锐利的金属、刀、剪、缝针和光学仪器（胃镜、膀胱镜等）及皮肤、黏膜，患者的分泌物、排泄物、病室空气等均可采用此法。能杀灭繁殖体的化学药物称为消毒剂，能杀灭芽孢达到灭菌效果的化学药物，称为灭菌剂。

理想化学消毒剂应具备的条件：杀菌谱广、有效浓度低、作用速度快、性质稳定、作用时间长、易溶于水、可在低温下使用；不易受有机物、酸、碱及其他物理、化学因素的影响；无刺激性、腐蚀性，不引起过敏反应；无色、无味、无臭，且用后易于除去残留药物，毒性低，不易燃烧、爆炸，使用无危险性；用法简便，价格低廉。

**1. 化学消毒剂的使用原则**

（1）根据物品的性能及不同微生物的特性，选择合适的消毒剂。

（2）浸泡前，消毒物品要洗净擦干；浸泡时，打开器械的轴节或套盖，管腔内要灌满消毒液，使物品全部浸没在消毒液内；浸泡中途添加物品，需重新计时。

（3）严格掌握消毒剂的有效浓度、消毒时间及使用方法。消毒剂要现配现用，定期更换，易挥发的消毒液应加盖并定期检测，以保持有效浓度。

（4）消毒液应定期更换，易挥发的消毒液应加盖并定期检测，保持有效浓度。

（5）浸泡消毒后的物品，使用前应用无菌0.9%氯化钠溶液或无菌蒸馏水冲洗；气体消毒后的物品，应待气体散发后再使用，以免刺激组织。

（6）消毒液中不能放置纱布、棉花等物，因这类物品可吸附消毒剂而降低消毒效力。

**2. 化学消毒剂的使用方法**

（1）浸泡法：将需消毒的物品洗净、擦干后完全浸没在消毒液中的方法。按被消毒物品和消毒液的种类不同，确定消毒溶液浓度与浸泡时间。适用于耐湿不耐热物品的消毒，如锐利器械、精密仪器等。

（2）擦拭法：用标准浓度的化学消毒液擦拭被污染物体表面或进行皮肤消毒的方法。应选用易溶于水、穿透性强、无显著刺激性的消毒剂。常用于皮肤、黏膜、地面、墙壁、家具等的消毒。

（3）喷雾法：用喷雾器将标准浓度的化学消毒剂均匀喷洒在空气中和物体表面进行消毒的方法。常用于空气和物品表面（如墙壁、地面）的消毒。

（4）熏蒸法：利用加热或加入氧化剂使消毒剂气化，在标准浓度和有效时间内达到消毒灭菌的方法。常用于换药室、病室的空气消毒。也可用熏蒸法在消毒间或密闭的容器内对被污染的物品进行消毒灭菌。空气消毒时将消毒剂加热熏蒸，按规定时间密闭门窗，消毒完毕再开窗通风换气。常用空气熏蒸消毒法见表5-1。

表5-1　空气熏蒸消毒法

| 消毒剂 | 消毒方法 |
| --- | --- |
| 2%过氧乙酸 | 8ml/m³，加热熏蒸，密闭门窗30~120 min |
| 纯乳酸 | 0.12ml/m³，加等量水，加热熏蒸，密闭门窗30~120 min |
| 食醋 | 5~10ml/m³，加热水1~2倍，加热熏蒸，密闭门窗30~120 min。用于流感、流脑病室的消毒 |

**3. 常用的化学消毒灭菌剂**　总结如表5-2。

表5-2 常用的化学消毒灭菌剂

| 消毒灭菌剂 | 效力 | 作用原理 | 使用范围、浓度 | 注意事项 |
|---|---|---|---|---|
| 环氧乙烷（又名氧化乙烯） | 灭菌剂 | 低温为液态，超过10.8℃为气态。与菌体蛋白结合，使酶代谢受阻而导致死亡；能杀灭细菌、真菌、病毒、立克次氏体和芽孢 | ①精密仪器、化纤、器械的消毒灭菌剂量为800~1200 mg/L，温度为54℃±2℃，相对湿度为60%±10%，时间为2.5~4 h ②少量物品可装入丁基橡胶袋中消毒，大量物品可放入环氧乙烷灭菌柜内，可自动调节温度、相对湿度和投药量进行消毒灭菌，灭菌时间为6 h | ①易燃易爆且有一定毒性，必须熟悉使用方法，严格遵守安全操作程序 ②放置阴凉通风，无火源及电源开关处，严禁放入电冰箱 ③贮存温度不可超过40℃，以防爆炸 ④灭菌后的物品应清除环氧乙烷残留量后方可使用 ⑤每次消毒时，应进行效果检测及评价 |
| 戊二醛 | 灭菌剂 | 与菌体蛋白质反应，使之灭活；能杀灭细菌、真菌、病毒和芽孢 | 适用于不耐高温医疗器械的消毒：如内镜、肺活量测定管、透析器、传感器、麻醉和呼吸治疗设备、重复使用的塑料导管 2%戊二醛溶液加入0.3%碳酸氢钠，成为2%碱性戊二醛，浸泡20~45 min达到消毒，浸泡10 h达到灭菌 | ①浸泡金属类物品时，加入0.5%亚硝酸钠防锈 ②内镜连续使用，需间隔消毒10 min，每天使用前后各消毒30 min，消毒后用冷开水洗净 ③定期检测浓度，每周过滤1次，每2周更换消毒剂1次 ④消毒后的物品，在使用前用无菌蒸馏水冲洗 ⑤戊二醛一经碱化稳定性降低，应加盖及现配现用 |
| 过氧乙酸（PAA） | 灭菌剂 | 能产生新生态氧，将菌体蛋白质氧化，使细菌死亡；能杀灭细菌、真菌、芽孢、病毒 | ①0.2%溶液用于手消毒，浸泡1~2 min，0.02%溶液用于粘膜冲洗消毒 ②0.2%~0.5%溶液用于物体表面的擦拭，或浸泡30~60 min ③0.5%溶液用于餐具消毒，浸泡30~60 min ④1%~2%溶液用于空气熏蒸消毒，0.2%~0.4%溶液用于环境喷洒消毒 | ①对金属及棉织物有腐蚀性，消毒后及时冲洗干净 ②易氧化分解而降低杀菌力，故需加盖及现配现用 ③浓溶液有刺激性及腐蚀性，配制时要戴口罩和橡胶手套 ④存于阴凉避光处，防高温引起爆炸 |

| 消毒灭菌剂 | 效力 | 作用原理 | 使用范围、浓度 | 注意事项 |
|---|---|---|---|---|
| 福尔马林（37%～40%甲醛） | 灭菌剂 | 能使菌体蛋白变性，酶活性消失；能杀灭细菌、真菌、芽孢和病毒 | 适用于对湿热敏感、不耐高温和高压的医疗器械的消毒灭菌<br>①常用量：以消毒为100g/L、灭菌为500g/L进行计算。<br>②常用熏蒸法：调节消毒箱内温度为52～56℃，相对湿度为70%～80%，加热产生甲醛气体，将箱密闭3h以上 | ①熏蒸穿透力弱，衣物最好挂起消毒<br>②温、湿度对消毒效果有明显影响，要求温度在18℃以上，相对湿度在70%～90%<br>③对人有一定毒性和刺激性，使用时注意防护<br>④甲醛有致癌作用，不宜用于室内空气消毒 |
| 碘酊 | 高效消毒剂 | 使细菌蛋白氧化变性；能杀灭大部分细菌、真菌、芽孢和原虫 | 适用于注射部位、手术、创面周围等的皮肤消毒<br>①2%溶液用于皮肤消毒和一般皮肤感染，作用1min后，再用70%～75%乙醇脱碘<br>②2.5%溶液用于脐带断端的消毒，作用1min后，再用70%～75%乙醇脱碘 | ①不能大面积使用碘酒，以防大量碘吸收而出现碘中毒。<br>②一般不使用于发生溃烂的皮肤。<br>③禁用于碘过敏者。<br>④禁止与红汞同时涂用，以免产生汞中毒（反应生成碘化汞）。 |
| 含氯消毒剂常用的有漂白粉、漂白粉精、氯胺T、二氯异氰脲酸钠（优氯净） | 高效消毒剂 | 在水溶液中放出有效氯，破坏细菌酶的活性而致死亡；能杀灭各种致病菌、病毒、芽孢。 | 适用于餐具、环境、水、疫源地等的消毒<br>①0.15%用于饮水消毒<br>②对细菌繁殖体污染的物品用含有效氯0.02%溶液浸泡10min以上，物品表面用含有效氯0.05%溶液均匀喷洒，时间30min以上<br>③对乙肝病毒、结核杆菌和细菌芽孢污染的物品用含有效氯0.2%溶液浸泡30min以上，物品表面用含有效氯0.2%溶液均匀喷洒，时间60min以上<br>④排泄物5份加干粉1份搅拌后放置2～6h | ①消毒剂保存在密闭容器内，置于阴凉、干燥、通风处，减少有效氯的丧失<br>②配制的溶液性质不稳定，应现配现用<br>③有腐蚀及漂白作用，不宜用于金属制品、有色衣物及油漆家具的消毒<br>④定期更换消毒液 |
| 消毒灵 | 高效消毒剂 | 在水溶液中放出有效氯，破坏细菌酶的活性而致死亡；能杀灭各种致病菌、病毒、芽孢。 | ①0.5%溶液用于针筒、针头、输液器、输血器的消毒，浸泡1h<br>②1%溶液用于胃管、肛管、导尿管等消毒，浸泡1h<br>③1%溶液用于体温计消毒，第一次浸泡5min，第二次浸泡30min | 消毒后的物品使用前需用无菌0.9%氯化钠溶液冲洗 |

续表

| 消毒灭菌剂 | 效力 | 作用原理 | 使用范围、浓度 | 注意事项 |
| --- | --- | --- | --- | --- |
| 过氧化氢 | 高效消毒剂 | 过氧化氢遇到组织中的过氧化氢酶时，迅即分解而释放出新生氧，能杀菌、除臭、除污等 | 适用于丙烯酸树脂制成的外科埋植物、不耐热的塑料制品、餐具、服装、饮水等消毒，以及外科冲洗伤口<br>常用浓度：3%过氧化氢溶液 | ①存放于阴凉、通风处，使用前测定有效含量<br>②稀释液不稳定，应现配现用<br>③不可与还原剂、强氧化剂、碱、碘化物混合使用<br>④有腐蚀及漂白作用；有刺激性，防止溅入眼中等<br>⑤消毒被血液、脓液污染的物品，应当延长消毒时间 |
| 碘伏 | 中效消毒剂 | 破坏细胞膜的通透性屏障，使蛋白质漏出或与细菌酶蛋白起碘化反应使之失活；能杀灭细菌、病毒等 | 适用于皮肤、黏膜等消毒<br>①0.5%～1%有效碘溶液用于手术部位及注射部位的皮肤消毒，擦试2遍，作用时间2～3 min<br>②0.05%～0.1%有效碘消毒液用于黏膜及伤口消毒，时间3～5 min<br>③0.05%～0.1%碘伏溶液用于浸泡清洗并晾干后的物品，时间30 min<br>④0.5%碘伏溶液用于浸泡消毒体温计，时间30 min | ①碘伏稀释后稳定性差，宜现用现配<br>②置于阴凉、避光处，防潮、密闭保存<br>③对2价金属制品有腐蚀作用，不作相应金属制品的消毒<br>④皮肤消毒后不用乙醇脱碘 |
| 达尔美净化剂（PVP－I） | 中、高效消毒剂 | 碘与表面活性剂的不定型结合物能杀灭细菌芽孢。 | ①3%溶液用于体温计消毒，浸泡30 min<br>②0.5%～1%用于手术前皮肤消毒和手消毒 | ①体温计消毒前将唾液擦净，消毒后用冷开水洗净，擦干待用<br>②皮肤消毒后留有色素可用水洗净 |
| 安尔碘（AED－I） | 中、高效消毒剂 | 对细菌、真菌、乙肝病毒等具有广谱、速效、持效杀菌作用 | 常用于口腔炎症消毒杀菌，伤口与疖肿消毒，肌内注射前皮肤消毒，还适用于伤口换药及瓶盖、体温表消毒 | 对黏膜和伤口有一定的刺激性。仅供外用，不得口服。对碘、酒精过敏者禁用。本品含有乙醇，对黏膜和伤口有一定的刺激性 |
| 乙醇 | 中效消毒剂 | 使菌体蛋白脱水凝固变性，干扰细菌的新陈代谢而导致死亡，但对肝炎病毒及芽孢无效。 | ①70%～75%溶液作为消毒剂，多用于消毒皮肤，也可用于浸泡锐利金属器械及体温计，消毒时间5～10 min以上<br>②95%溶液用于燃烧灭菌 | ①易挥发，须加盖保存，定期调整，保持体积浓度不低于70%，不高于80%<br>②有刺激性，不宜用于黏膜及创面的消毒<br>③易燃，忌明火 |

续表

| 消毒灭菌剂 | 效力 | 作用原理 | 使用范围、浓度 | 注意事项 |
|---|---|---|---|---|
| 双氯苯双胍乙烷（洗必泰） | 低效消毒剂 | 破坏细菌细胞膜的酶活性，使胞浆膜破裂；对细菌繁殖体有较强的杀菌作用，但不能杀灭芽孢、分枝杆菌和病毒 | ①0.02%溶液用于手的消毒，浸泡3 min<br>②0.05%溶液用于创面消毒<br>③0.1%溶液用于物体表面的消毒 | ①对肥皂、碘、高锰酸钾等阴离子表面活性剂有拮抗作用<br>②有吸附作用，会降低药效，所以溶液内不可投入纱布、棉花等 |
| 苯扎溴铵（新洁尔灭） | 低效消毒剂 | 是阳离子表面活性剂，能吸附带阴电的细菌，破坏细胞膜，最终导致菌体自溶死亡，又可使菌体蛋白变性而沉淀；对细菌繁殖体有杀灭作用，但不能杀灭结核杆菌、芽孢和亲水性病毒 | ①0.01%~0.05%溶液用于黏膜消毒<br>②0.1%~0.2%溶液用于消毒金属器械，浸泡15~30 min（加入0.5%亚硝酸钠以防锈） | ①②同"双氯苯双胍乙烷"<br>③对铝制品有破坏作用，故不可用铝制品盛装<br>④目前已较少使用 |
| 苯扎溴铵酊（新洁尔灭酊） | 中效消毒剂 | 同苯扎溴铵 | 0.1%（1000 mg/L）溶液用于皮肤、黏膜消毒 | 取苯扎溴铵1 g + 曙红0.4 g + 95%乙醇700ml + 蒸馏水至1000 ml |

注：

灭菌剂：杀灭一切微生物（包括细菌芽孢）达到灭菌的消毒剂。

高效消毒剂：杀灭一切细菌繁殖体、结核杆菌、病毒、真菌及细菌孢子的消毒剂。

中效消毒剂：杀灭除细菌芽孢以外的各种病原微生物的消毒剂。

低效消毒剂：只能杀灭细菌繁殖体、部分真菌和亲脂性病毒，不能杀灭结核杆菌、亲水性病毒和芽孢的消毒剂。

### 三、医院常见的清洁、消毒、灭菌工作

**（一）医院物品的危险性分类**

依据医院诊疗器械污染后可造成的危害程度和与人体接触部位的不同分为三类。

**1. 高度危险性物品** 是指穿过皮肤或黏膜而进入无菌组织或器官内部的器材和用品或与破损的组织、皮肤或黏膜密切接触的器材和用品。如手术器械、注射器、血液和血液制品、脏器移植物等。

**2. 中度危险性物品** 指仅和皮肤或黏膜相接触，而不进入无菌组织内的物品。如体温表、血压计袖带、压舌板、胃肠道内镜、便器等。

**3. 低度危险性物品** 指仅直接或间接地和健康无损的皮肤、黏膜相接触的一类物品。如口罩、衣被、毛巾等。

**（二）医院物品消毒、灭菌方法的选择**

**1. 根据物品污染后的危害程度选择消毒和灭菌的方法** 凡是高度危险性物品，必

须选用灭菌剂以杀灭一切微生物；凡是中度危险性物品，一般情况下达到消毒即可，可选择中效消毒剂或高效消毒剂；凡是低度危险性物品，一般可用低效消毒剂或只作一般的清洁处理。

**2. 根据污染微生物的种类和数量选择消毒、灭菌的方法**　对受到致病性芽孢、真菌芽孢和抵抗力强、危险程度大的病毒污染的物品，选用灭菌剂或高效消毒剂；对受到致病性细菌、真菌、亲水病毒、螺旋体、支原体、衣原体污染的物品，选用中效以上的消毒剂；对受到一般细菌和亲脂病毒污染的物品，可选用中效或低效消毒剂。消毒物品上微生物污染特别严重时，应加大处理剂量并延长消毒时间。

**3. 根据消毒物品的性质选择消毒方法**　耐高温、耐湿物品和器材，应首选压力蒸汽灭菌法；忌湿物品和贵重物品，应选择甲醛或环氧乙烷气体消毒、灭菌；金属器械的浸泡灭菌，应选择腐蚀性小的灭菌剂，多孔材料表面可选择喷雾消毒法。

**4. 严格遵守消毒程序**　凡是受到感染患者排泄物、分泌物、血液污染的器械和物品，应先预消毒，再清洗，再按物品污染后危险性的程度，选择合理的消毒、灭菌方法进行消毒或灭菌。

**(三) 医院日常的清洁、消毒、灭菌**

**1. 医院环境**　医院环境因被患者、隐性感染者或带菌者排出的病原微生物所污染，而成为感染的媒介。因此，医院环境的清洁与消毒是控制医院感染的基础。医院门诊、病房建筑物外的环境要清洁，消灭低洼积水、蚊蝇滋生地，清除垃圾，遇到特殊污染的局部地面及空间，可用化学消毒剂喷洒。医院门诊、候诊室、诊室、走廊、病室等要搞好清洁卫生并进行必要的消毒，做到无灰尘、无蛛网、无蚊蝇、窗明洁净，地面、门窗、家具用消毒液湿扫或湿擦。

**2. 空气净化**　用物理、化学及生物等方法，使室内空气中的含菌量尽量减少到无尘、无菌状态，称为空气净化。常用措施有：控制感染源，减少陪同人员，湿式清扫，定时通风换气，合理安排清洁卫生时间和诊疗时间，紫外线空气消毒。如遇传染病或严重感染性疾病患者可采用化学消毒剂喷雾或熏蒸进行空气消毒。手术室、器官移植室、无菌药物配制室内的空气可采用层流净化法使空气净化。

**3. 预防性和疫源性消毒**　预防性消毒（preventive infection）指在未发现感染性疾病的情况下，对可能被病原微生物污染的环境、物品、人体等进行消毒及对粪便和污染物的无害化处理。疫源性消毒（disinfection of epidemic focus）指在有感染源的情况下进行的消毒，其消毒措施有随时消毒和终末消毒。

**4. 被服类消毒**　各科患者用过的被服可集中起来，送到被服室，经环氧乙烷灭菌后，再送洗衣房清洗、备用。如无条件成立环氧乙烷灭菌间，可根据不同的物品采用不同的方法：棉织品如患者的床单、病员服一般洗涤后再高温消毒；毯子、棉胎、枕芯、床垫可用日光曝晒或紫外线消毒；感染患者的被服应与普通患者的被服分开清洗和消毒；工作人员的工作服及值班室被服应与患者的被服分开清洗和消毒。特殊污渍的处理方法：碘酊污渍，用乙醇或维生素 C 溶液擦拭；甲紫污渍，用乙醇或草酸擦拭；陈旧血渍，用过氧化氢溶液浸泡后洗净；高锰酸钾污渍，用维生素 C 溶液或 0.2% ~

0.5%过氧乙酸溶液浸泡后洗净擦拭。

**5. 器械物品的清洁、消毒、灭菌** 医疗器械及其他物品是导致医院感染的重要途径之一，必须根据医院用品的危险性分类及其消毒、灭菌的原则进行妥善的清洁、消毒、灭菌。

**6. 皮肤和黏膜的消毒** 皮肤和黏膜是人体的防御屏障，其表面有一定数量的微生物，其中一些是致病性微生物。患者皮肤、黏膜的消毒应根据不同的部位选择消毒剂。医务人员应加强手的清洗、消毒，可有效避免交叉感染的发生。

## 四、医务人员手卫生管理

医务人员手卫生是阻断经医务人员操作导致医院感染发生的关键环节之一，包括洗手、卫生手消毒和外科手消毒。洗手（handwashing）是用肥皂（皂液）和流动水洗手，去除手部皮肤污垢、碎屑和部分致病菌的过程。卫生手消毒（antiseptic handrubbing）是用速干手消毒剂揉搓双手，以减少手部暂居菌的过程。外科手消毒（surgical hand antisepsis）是用肥皂（皂液）和流动水洗手，再用手消毒剂清除或者杀灭手部暂居菌和减少常居菌的过程。

### （一）适用范围

当手部有血液或其他体液等肉眼可见的污染时，应用肥皂（皂液）和流动水洗手；手部没有肉眼可见的污染时，可使用速干手消毒剂消毒。

**1. 下列情况下应选择洗手或使用速干手消毒剂**

（1）直接接触每个患者前后，从同一患者身体的污染部位移动到清洁部位时。

（2）接触患者黏膜、破损皮肤或伤口前后。

（3）穿脱隔离衣前后，脱去手套后。

（4）进行无菌操作、接触清洁、无菌物品之前。

（5）接触患者周围环境及物品后。

（6）处理药物或配餐前。

**2. 下列情况应先洗手，后进行手卫生消毒**

（1）接触患者的血液、体液、分泌物和排泄物及被传染性致病微生物污染的物品后。

（2）直接为传染病患者进行检查、治疗、护理或处理传染病患者污物后。

### （二）手卫生技术

【目的】

1. 除去手上的污垢及沾染的致病菌，避免污染无菌物品或清洁物品。

2. 杀灭手上沾染的致病菌，避免污染无菌物品或清洁物品。

3. 防止感染和交叉感染。

【评估】

1. 手污染的程度。

2. 患者病情及其采取的治疗护理措施和隔离种类。

【计划】

**1. 护士准备** 着装整洁，剪指甲，洗手，取下手表。

**2. 用物准备**

（1）流动水洗手设施：非手触式水龙头、清洁剂、手刷、干手器或纸巾、消毒小毛巾。无此设备的可备消毒液、清水各一盆。另备洗手流程图、计时针。

（2）手消毒剂：可选用乙醇、异丙醇、氯己定、碘伏等；速干免冲洗手消毒剂（含有醇类和护肤成分的手消毒剂）。

**3. 环境准备** 整洁、宽敞、干燥、安全。

【实施】

**1. 操作方法** 见表5-3

表5-3 洗手、消毒手方法

| 操作流程 | 步骤说明 | 行为要求 |
| --- | --- | --- |
| 洗手法 | 打开水龙头，湿润双手，取适量洗手液均匀涂抹至手各部 | 态度端正，遵守操作原则 |
| 1. 湿润双手 | 按顺序揉搓（七步）：手掌→手背→指缝→指背关节→拇指→ | 每步揉搓时间不少于15 s |
| 2. 揉搓双手 | 指尖→手腕（图5-4） | 搓手背及指缝应手指交叉 |
| 3. 冲洗双手 | 冲洗时污水应从前臂流向指尖，必要时可重复上述步骤，将双手洗净为止 | 避免溅湿工作服 |
| 4. 擦干双手 | 用纸巾、干手器、干净毛巾等擦干双手 | 擦手毛巾应保持清洁、干燥，每日消毒 |
| 刷手法 | 打开水龙头，湿润双手 | 避免溅湿工作服 |
| 1. 湿润双手 | 用手刷蘸洗手液按前臂→腕部→手背→手掌→手指→指缝→指 | 手刷应每日消毒，如用肥皂 |
| 2. 刷洗二遍 | 甲顺序彻底刷洗，每只手刷30 s，用流水冲净 | 液应每日更换 |
| | 按上述顺序再刷洗一次（共刷2 min） | 刷洗范围超过被污染范围 |
| 3. 关水龙头 | 用手刷将水龙头关闭，如为脚踏或感应开关，则冲水后立即关闭水龙头 | 避免双手接触水龙头 |
| 4. 擦干双手 | 用纸巾或干手器或干净毛巾等擦干双手 | |
| 卫生手消毒 | 双手浸泡在消毒液中，用小毛巾或手刷按刷手顺序反复擦洗或 | 消毒液要浸没肘部及以下， |
| 1. 浸泡擦洗 | 刷洗2 min | 每天定时更换 |
| 2. 清洗擦干 | 用清水洗净后擦干双手 | 擦手毛巾一用一消毒 |
| 快速 | 取适量的速干手消毒剂于掌心，按顺序揉搓（七步）：手掌→ | 揉搓时手消毒剂完全覆盖手 |
| 卫生手消毒 | 手背→指缝→指背关节→拇指→指尖→手腕 | 部皮肤，直至手部干燥 |

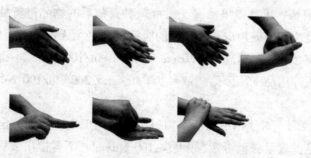

图5-4 七步洗手法

**2. 注意事项**

（1）洗手时要反复搓擦使泡沫丰富。

（2）刷洗时，身体勿靠近水池，以免污染水池或水溅到衣服上。

（3）流水冲洗时，腕部应低于肘部，使污水流向指尖，避免溅湿工作服。

（4）盛放皂液的容器宜为一次性使用，重复使用的容器应每周清洁消毒 1 次；消毒剂宜采用一次性包装，重复使用的消毒剂容器宜每周清洁消毒 2 次。

【评价】

1. 手的清洗、消毒方法正确，冲洗彻底，达到手消毒要求。

2. 工作服未被溅湿。

## 五、清洁、消毒、灭菌的检测与效果评价

消毒、灭菌效果的检测是评价消毒、灭菌方法效果是否可靠的重要手段。是控制院内感染发生的重要环节。

1. 各类环境空气、物体表面、医务人员手的细菌菌落总数卫生标准（表 5 - 4）。

注意Ⅰ类、Ⅱ类环境中不得检出金黄色葡萄球菌、大肠杆菌及铜绿假单孢菌。Ⅲ类、Ⅳ类环境中不得检出金黄色葡萄球菌及大肠杆菌。

表 5 - 4　各类环境空气、物体表面、医务人员手细菌菌落总数卫生标准

| 环境类别 | 环境范围 | 标准 | | |
| --- | --- | --- | --- | --- |
| | | $cfu/cm^2$ | $cfu/cm^2$ | $cfu/cm^2$ |
| | | 空气 | 物体表面 | 医务人员手 |
| Ⅰ类 | 层流洁净手术室及病房 | ≤10 | ≤5 | ≤5 |
| Ⅱ类 | 普通手术室、产房、婴儿室、早产儿室、烧伤病房重症监护室 | ≤200 | ≤5 | ≤5 |
| Ⅲ类 | 血透室、儿科病房、妇产科检查室、注射室、换药室、供应室、清洁区、急诊室、普通病房及诊室 | ≤500 | ≤10 | ≤10 |
| Ⅳ类 | 类传染科病房 | | ≤15 | ≤15 |

注：不得检出乙型溶血性链球菌、金黄色葡萄球菌及其他致病性微生物。母婴同室、早产儿室、婴儿室、新生儿室及儿科病房的物品表面和医务人员的手上，还不得检出沙门氏菌。

**2. 医疗物品消毒、灭菌效果检测**　每月须对灭菌后的物品进行抽样监测，进入人体无菌组织、器官或接触破损皮肤、黏膜的医疗用品必须无菌，不得检出任何微生物；接触黏膜的医疗用品细菌菌落总数≤20 cfu/g 或 20 cfu/100 cm$^2$，不得检出致病性微生物；接触皮肤的医疗用品细菌菌落总数≤200 cfu/g 或 200 cfu/100 cm$^2$，不得检出致病性微生物。

**3. 消毒液的检测**　对使用中的消毒剂每季度监测 1 次，定期测定消毒液中的有效成分，应符合规定的含量；消毒液含菌量≤100 cfu/ml，不得检出致病性微生物，对使用中的灭菌剂每月监测 1 次，不得检出任何微生物。

## 六、医院废物的处理

医院废物是指医疗卫生机构在诊断、治疗、卫生处理过程中产生的废弃物和患者生活过程中产生的排泄物及垃圾，具有直接或间接感染性、毒性以及其他危害性。因此，医院废物的处理必须符合国家有关法律法规的规定。

### （一）医院废物的分类

根据 WHO 的规定，医院废弃物主要分为一般生活废弃物、病理性废弃物、放射性废弃物、化学性废弃物、各种感染性废弃物、创伤性废弃物、药物性废弃物、爆炸性废弃物等 8 类。为防止医院内感染的发生，医院废弃物应严格管理，根据废弃物的种类实施不同的收集方法，并按照类别分置于防渗漏、防锐器穿透的专用包装物或者密闭的容器内，防止污染扩散。医疗废物专用包装物、容器，应当有明显的警示标识和警示说明。

### （二）医院废物的收集

**1. 包装袋**　为符合防渗和撕裂强度性要求的非 PVC 塑料的软质口袋，根据废物类别设置三种颜色的污物袋：黑色袋装生活垃圾，黄色袋装医用垃圾（感染性废弃物），红色袋装放射垃圾。要求垃圾袋坚韧耐用，不漏水，并建立严格的废物入袋制度。传染区的废物须经消毒处理并标记后才能送出集中处理。

**2. 锐器收集盒**　要求硬质、密封、非 PVC 塑料，有规范标识，封口后不能再打开。用于收集针头、手术刀、玻片、玻璃安瓿等进行无害化处理。

**3. 周转箱**　用于盛装经密封包装的医疗废物的专用硬质容器，专用于运送。

### （三）医院废物的储存和处理

（1）医院内医疗废物暂时储存时间冬季不得超过 3 日，夏季不得超过 2 日。

（2）医院应根据当地环保部门的规定设置焚烧炉。有条件的地区可由卫生行政部门和环保部门建立专门处理场所，对医院废物进行集中处理。

# 第三节　供应室

中心供应室是医院无菌器材的供应部门，在预防与控制医院内感染中起着极为重要的作用。因此，工作人员要运用现代科学的消毒灭菌方法，掌握消毒灭菌技术，严格执行供应室的各项规章制度，保证医疗器械的绝对无菌和各种治疗物品齐全完好，以利全院急救、治疗、护理工作顺利进行。

## 一、供应室的布局

### （一）建筑位置

供应室的位置应接近临床科室，最好有直通电梯与手术室相连。周围环境清洁，通风采光良好，无污染源，应避开垃圾站、废物存放处理场所、洗衣房、锅炉房、食堂、交通要道、厕所、产生粉尘的生产场所，周围无产生花粉和花絮的花草树木。形成一个相对独立的区域，便于组织内部的工作流水线，避免外界人员干扰。不宜设在地下室或半地下室。

**（二）建筑面积**

供应室的建筑面积应与医院规模相适应，医院床位与供应室建筑面积之比为1∶0.7~0.9，100张床位以下的医院其供应室最小建筑面积不得小于70 $m^2$。有条件的医院，应结合医院的发展规模，在规定供应室建筑面积的基础上可留出一定的扩展空间，一般参考值为50~100 $m^2$。

**（三）平面布局**

**1. 人、物流程** 平面设计有利于消毒供应中心实现"由污到洁"的工作流程。不得出现洁污交叉或物品回流。做到物品流向从污→洁→无菌；空气流向从洁→污；人员流向有专用通道，采取强制性通过方式，不得交叉和逆行。同一流程工作间尽量减少小房间的设置。工作区域的温度为20℃~25℃，检查包装灭菌区与无菌物品存放区的相对湿度，不宜大于60%。

**2. 分区布置** 分为办公区域和工作区域。工作区域分为去污区、检查包装灭菌区、无菌物品存放区，三区划分清楚，区域间应有实际屏障，去污区、检查包装灭菌区和无菌物品存放区设立人员出入缓冲间和物品通道（图5-5）。

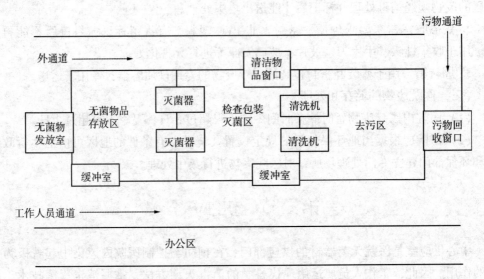

图5-5　供应室布局平面图

## 二、供应室的工作内容

供应室的任务是对医疗器材进行清洁、包装、消毒灭菌以及各种敷料的加工、物品保养。

**1. 去污区** 包括污物回收、分类、器械清洗及消毒、布类清洗及消毒、污染物品存放、车辆清洗消毒处等。根据物品种类不同又可分为：

（1）回收分类和清洗室：按工作流程划分回收物品处、特殊感染物品处理处、手工清洗处、机械清洗处，各处之间有一定的距离。

（2）手套清洗室：为防止粉尘污染扩散，手套清洗应与其他物品清洗分室。

清洗后的物品采用通道式双门互锁传递窗进入检查包装区。配备自动清洗器的医院可利用双扉式清洗器将去污区和检查包装区分隔。污物回收有专用通道或电梯，如与手术室连接应设专用入口。

**2. 检查包装灭菌区** 按消毒灭菌物品种类不同分为以下几类工作间：即需灭菌的器械及诊疗用品的检查与包装间、敷料制作及包装间、需消毒的诊疗用具包装和发放间（或发放窗口）、压力蒸汽灭菌间、低温灭菌间（室内配抽气排风扇）、干热灭菌间、检测室、工艺用水制作间等。有条件的医院可利用双扉式灭菌器分隔检查包装区和灭菌物品存放区。敷料制作及包装间必须与器械诊疗用品检查包装间分开，门窗合理设置。手术室器械需和病区器械分台分区制作包装。并设一清洁物品入口和接收需要灭菌物品的传递窗。一次性无菌医疗用品的拆包间与灭菌物品存放间之间可采用通道式双门互锁传递窗连接。

**3. 灭菌物品存放区** 包括灭菌物品存放或已拆除外包装的一次性使用无菌医疗用品存放间。灭菌物品存放区必须与其他区域隔断，尽量靠近灭菌室。

**4. 缓冲间（带）** 进入去污区、检查包装灭菌区和无菌物品发放处设缓冲间（带）。去污区的缓冲间（带）用于洗手及更换个人防护用品；检查包装灭菌区的缓冲间（带）用于洗手及按规定着装；无菌物品发放处的缓冲间（带）用于无菌物品发放和下送车辆的存放。各缓冲间面积不应少于 $3m^2$。

**5. 办公区** 是工作人员生活、休息、学习等的区域。包括更换鞋处、男更衣室、女更衣室、办公室、值班室、示教室、清洁物品库房、卫生间等。换鞋处靠近入口，为工作人员专用出入口。

### 三、常用物品的保养

为延长物品的使用期限，节约资源，应做好物品的保养工作。

（一）搪瓷类

搪瓷类物品应避免碰撞，勿与强酸强碱接触，勿与粗糙物品摩擦，以防脱瓷生锈。

（二）玻璃类

玻璃类物品应稳拿轻放；避免骤冷骤热导致突然收缩膨胀而炸裂；防止磕碰，可放置盒中或用纸包裹保存。

（三）橡胶类

橡胶类物品要防冷变硬，防热变形、变软；防止被锐利物品刺破；并防止与挥发性液体或酸碱物质接触，以免侵蚀变质。橡胶单应晾干，撒上滑石粉后卷起保存。橡胶导管晾干后应竖直放于盒内，撒上滑石粉保存。橡胶袋类应倒挂晾干，装入少量空气后旋紧塞子保存，以防粘连。

（四）金属类

金属类物品应涂油保护，以防锈蚀。锐利器械应分别放置，刃面用棉花包裹，以防碰撞损伤锋刃。

**（五）布类及毛织品**

布类物品应防火、防霉、防钩破。毛织品应防蛀，要勤晒、并放防虫蛀的制品保存。

**（六）一次性使用物品**

一次性使用无菌医疗器材应存放于清洁、干燥、通风良好的地方，保证使用时无菌、无热源、无破损，在有效期内。供应室可根据各科室的需要，分类、分型号、定基数发放。各科室用后先进行初步的消毒处理，再由供应室按定数回收进行毁形和无害化处理，最后由当地疾控中心认可的部门将其再利用或集中送焚烧处理。

# 第四节　无菌技术

无菌技术是防止医院感染的一项重要的基本操作。护理人员必须加强无菌观念，正确熟练地掌握无菌技术，严守操作规程，以保证患者的安全。

## 一、概念

无菌技术（aseptic technique）是指在医疗、护理操作中，防止一切微生物侵入人体和防止无菌物品、无菌区域被污染的操作技术。

无菌物品（aseptic supplies）是指经过灭菌处理后未被污染的物品。包括进入血液、组织、体腔的医疗器材和用品，如手术器械、注射用具、一切置入体腔的引流管等，要求绝对无菌。

无菌区域（aseptic area）是指经过灭菌处理后未被污染的区域。

非无菌物品（non–aseptic supplies）或非无菌区域（non–aseptic area）是指未经过灭菌处理或经过灭菌处理后被污染的物品或区域。

## 二、无菌技术操作原则

### （一）环境准备

操作区域要清洁、宽敞、明亮，无菌操作前 30min 通风，停止清扫地面，减少人员走动，以降低室内空气中的尘埃。

### （二）操作者准备

衣帽穿戴整洁，修剪指甲、洗手，戴口罩。必要时穿无菌衣，戴无菌手套。

### （三）物品管理

1. 无菌物品和非无菌物品应分别放置，并有明显标志。

2. 无菌物品必须存放在无菌包或无菌容器内，无菌包或无菌容器外要注明物品名称、灭菌日期，打包者姓名、灭菌器编号、失效日期，物品按有效期或失效期先后顺序置于无菌区域的柜内或货架上。

3. 定期检查无菌物品保存情况，无菌包在干燥、未污染的情况下，保存期一般以7天为宜，过期或包布受潮、破损均应视为有菌，应重新灭菌。

**（四）操作中保持无菌**

1. 首先明确划分无菌区和非无菌区，操作者应面向无菌区域，身体与无菌区保持一定距离；手臂须保持在腰部水平以上或操作台面以上；不可跨越无菌区域。操作时，不可面对无菌区讲话、咳嗽、打喷嚏。

2. 取用非独立包装的无菌物品时，必须用无菌持物钳（镊）夹取；未经消毒的用物不可触及无菌物或跨越无菌区；无菌物品一经取出，即使未使用，也不可放回无菌容器内；无菌物品不可在空气中暴露过久；一份无菌物品，仅供一位患者使用，一人一消毒，防止交叉感染。

3. 操作中，无菌物品疑有污染或已被污染，不可使用，应予更换或重新灭菌。

## 附：灭菌物品的储存与使用原则

1. 灭菌后物品应分类、分架存放在无菌物品存放区。无菌物品存放架或柜距地面高度≥25 cm，离墙≥5 cm，距天花板≥50 cm；柜内洁净，物品摆放整齐有序。一次性使用无菌物品应去除外包装后，进入无菌物品存放区。

2. 严格执行手卫生消毒要求，接触无菌物品前应洗手或卫生手消毒。

3. 灭菌物品发放前应确认无菌物品的有效性，植入物应在生物监测合格后方可发放；供应中心无菌物品一经发放，不应返回无菌物品存放区，发放记录有可追溯性；一次性使用无菌物品应记录物品出库日期、名称、规格、数量、生产厂家、生产批号、灭菌日期、失效日期等。

4. 无菌物品储存有效期、环境的温度、湿度达到 "WS310.1 - 2009 医院消毒供应中心第一部分：管理规范" 的规定（表5 - 5）时，使用纺织品包装的无菌物品有效期一般为14日；未达到环境标准，有效期一般为7日；医用一次性纸袋包装的无菌物品，有效期为1个月；使用医用一次性皱纹纸、医用无纺布、纸塑袋、设置安全锁装置的硬质容器包装的无菌物品，有效期为6个月。

5. 无菌物品的启用期限为开启的无菌包有效期为24 h；铺好的无菌盘、未盛消毒剂的干持物筒有效期为4 h；2%戊二醛浸泡的无菌持物钳及持物筒每周更换灭菌2次，戊二醛液每周过滤、每半个月更换；开启的静脉药物的溶酶有效期为2 h；肌内注射溶酶、外用生理盐水为24 h；皮下注射的胰岛素开启后放置冰箱内保存，有效期为1个月。

6. 无菌物品容器消毒时，皮肤消毒剂尽可能使用一次性包装，重复使用的皮肤消毒剂容器每周灭菌2次；盛放清洁物品（压脉带、有包装的无菌物品）的容器每周消毒1次，保持清洁、干燥；接触非完整皮肤、黏膜和侵入性操作的器具每日灭菌。

表 5 - 5　工作区域温度、相对湿度及机械通风换气次数要求

| 工作区域 | 温度（℃） | 相对湿度（%） | 换气次数（次/小时） |
|---|---|---|---|
| 去污区 | 16~21 | 30~60 | 10 |
| 检查、包装及灭菌区 | 20~23 | 30~60 | 10 |
| 无菌物品存放区 | 低于24 | 低于70 | 4~10 |

## 三、无菌技术基本操作法

### （一）无菌持物钳的使用

【目的】

取用或传递无菌物品。

【评估】

1. 根据夹取物品的种类选择合适的持物钳（镊）。

2. 操作环境是否整洁、宽敞、安全；操作台是否清洁、干燥、平坦。

3. 无菌物品存放是否合理，无菌包或容器外标签是否清楚、有无失效。

【计划】

1. **护士准备**　着装整洁，剪指甲，洗手，戴口罩。熟悉操作方法。

2. **用物准备**　无菌持物钳、无菌浸泡容器。

（1）无菌持物钳的种类：无菌持物钳有三叉钳、卵圆钳和长、短镊子四种（图5 - 6）。①卵圆钳：下端有两个卵圆形小环，可夹取刀、剪、镊、治疗碗、弯盘等。②三叉钳下端较粗，呈三叉形并以一定弧度向内弯曲，常用于夹取较大或较重物品，如瓶、罐、盆、骨科器械等。③镊子：分长、短两种，其尖端细小，轻巧方便，适用于夹取针头、棉球、纱布等。

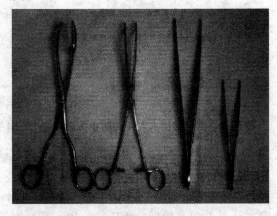

图 5 - 6　无菌持物钳的种类

（2）无菌持物钳的存放方法①湿式保存法：无菌持物钳经压力蒸汽灭菌后浸泡在盛有消毒液的大口有盖无菌容器内，液面要浸没持物钳轴节以上2~3 cm或镊子长度的1/2，每个容器内只能放置一把无菌持物钳（图5 - 7）。②干燥法保存：将盛有无菌持物钳的无菌干罐保存在无菌包内，在集中治疗前开包使用。

3. **环境准备**　光线适宜，整洁、宽敞。

【实施】

1. **操作方法**　见表5 - 6

表 5 - 6 无菌持物钳的使用

| 操作流程 | 步骤说明 | 行为要求 |
|---|---|---|
| 1. 取持物钳 | 查看启用日期，打开容器盖，手持无菌持物钳或无菌持物镊上1/3，前端闭合，移钳至容器中央，垂直取出，前端向下滴尽消毒液后再使用（图 5 - 7） | 不可触及容器边缘及液面以上的容器内壁 |
| 2. 用持物钳 | 使用时，始终保持前端向下，并只能在肩以下、腰以上视线范围内活动 | 污染或疑有污染时，应立即更换。不能更换时应在酒精火焰上烧灼灭菌处理 |
| 3. 放持物钳 | 闭合前端，垂直放入容器内（若为湿式保存应打开钳端），关闭容器盖 | 污染或疑有污染的持物钳，不得再放回容器内 |

**2. 注意事项**

（1）无菌持物钳只能用于夹取无菌物品，不能夹取无菌油纱布，以免油粘于钳端，影响消毒效果。也不能换药或代替无菌钳（镊）使用。

（2）使用无菌持物钳时，前端不可高举。如需到远处夹取无菌物品，应将无菌持物钳放入容器一同搬移，就地取出使用，防止持物钳在空气中暴露过久而污染。

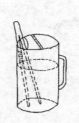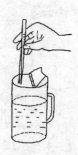

图 5 - 7 无菌持物钳的浸泡与使用法

（3）无菌持物钳和存放容器应定期消毒。湿式保存法消毒液应每周更换 2 次，容器及持物钳每周更换消毒灭菌 1 次，特殊科室如手术室、门诊注射室、换药室等使用较多的部门则每天更换。干燥法保存则 4 ~ 6 h 更换 1 次。

【评价】无菌持物钳及无菌物品未被污染。

**（二）无菌容器的使用**

【目的】无菌容器用于盛放无菌物品并保持其无菌状态。

【评估】

（1）操作环境是否整洁、宽敞、安全；操作台是否清洁、干燥、平坦。

（2）无菌容器的种类及有效期。

【计划】

**1. 护士准备** 着装整洁，剪指甲，洗手，戴口罩。

**2. 用物准备** 常用无菌容器，如无菌盒、贮槽、罐。

**3. 环境准备** 光线适宜，整洁、宽敞。

【实施】

**1. 操作方法** 见表 5 - 7

表5-7 无菌容器的使用

| 操作流程 | 步骤说明 | 行为要求 |
|---|---|---|
| 1. 开容器盖 | 查对无菌物品名称、灭菌日期，手持无菌容器盖外面平移离开容器以打开容器盖，内面向上置于稳妥处或拿在手中（图5-8） | 规范操作，做到慎独。盖子不可在容器上方翻转，不可触及盖的内面不可跨越无菌区 |
| 2. 取无菌物 | 用无菌持物钳从无菌容器内垂直夹取无菌物品 | |
| 3. 关容器盖 | 取物后将盖翻转，使内面向下，由近向远或由一侧向另一侧盖严 | 无菌物品不可在空气中暴露过久 |
| 4. 持无菌容器 | 手持无菌容器时，应托住容器底部（图5-9） | 不可触及容器边缘及内面 |

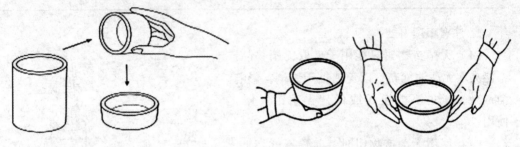

图5-8 打开无菌容器　　　　　　图5-9 手持无菌容器

**2. 注意事项**

（1）取出的物品即使未用也不可放回无菌容器内。

（2）无菌容器应定期灭菌，一般每周1次。

【评价】无菌容器及无菌物品未被污染。

**（三）无菌包的使用**

【目的】使包内无菌物品在规定时间内保持无菌状态。

【评估】

（1）操作环境是否整洁、宽敞、安全；操作台面是否清洁、干燥、平坦。

（2）无菌包的名称及有效期。

【计划】

**1. 护士准备**　熟悉操作方法，着装整洁，剪指甲，洗手，戴口罩。

**2. 用物准备**　无菌持物钳、无菌包包布（由质厚、致密、未脱脂的双层棉布制成）、治疗巾、标签、化学指示胶带、签字笔。

**3. 环境准备**　光线适宜，整洁、宽敞、干燥。

【实施】

**1. 操作方法**　见表5-8

表5-8 无菌包的使用

| 操作流程 | 步骤说明 | 行为要求 |
|---|---|---|
| 备无菌包 | 在清洁区完成 | 着装整齐，严肃认真 |
| 1. 整齐放物 | 将包布打开，系带角放于对侧，将物品放在包布中央，玻璃物品用棉垫包裹，放置化学指示卡 | 包内物品摆放整齐，近侧角应全部盖住物品 |

续表

| 操作流程 | 步骤说明 | 行为要求 |
|---|---|---|
| 2. 包扎系带 | 包布近侧一角向上折叠盖住物品，折左右两角（角尖端向外翻折），最后一角盖后，用系带"十字形"扎好或用化学指示胶带粘贴封包（图 5-10） | 包扎平整无皱褶，体积不得超过规定大小 |
| 3. 标记灭菌 | 贴上或挂上标签，注明物品名称、灭菌日期和打包者姓名。粘贴化学指示胶带，进行灭菌处理 | 标签清晰，尽量将同类物品一批灭菌 |
| 开包使用 | 选择清洁干燥的区域 | |
| 1. 核对查看 | 查看无菌包名称、灭菌日期、化学指示胶带，符合使用要求 | 如标记模糊或已过期，包布受湿、破损，不可使用 |
| 2. 规范开包 | 无菌包放置清洁、干燥处，撕开粘贴或解开系带，卷好系带放于包布角下，手持包布外面，依次揭开左右两角，最后揭开内角；需将小包内全部物品，可将无菌包托在手上打开，另一手抓住布四角，稳妥地将包内物品放入无菌区域内（图 5-11） | 手不可触及包布的内面，不可跨越无菌区 |
| 3. 看卡取物 | 查看化学指示卡符合使用要求，用无菌持物钳取出所需物品，放于事先备好的无菌区内 | 防止无菌物品被污染 |
| 4. 还原系带 | 如包内物品未用完，按原折包好，"一字形"系带包扎 | 手不可触包布内面，包不可松散、有缝隙 |
| 5. 及时记录 | 注明开包日期及时间 | |

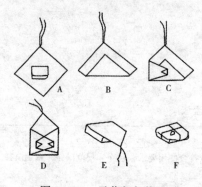

图 5-10　无菌包包扎法

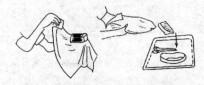

图 5-11　无菌物品放入无菌区域内

**2. 注意事项**

（1）无菌包包布通常选择质厚、致密、未脱脂的棉布制成。

（2）无菌包的有效期一般为 7 天，过期或受潮湿应重新灭菌。无菌包若"一"字形系带包扎表示此包已开过，所剩物品未受潮湿、未被污染的情况下有效期为 24 h。

（3）开无菌包时应选择清洁、干燥处，防止潮湿环境因毛细现象而造成污染。包内物品被污染或无菌包被浸湿，须重新灭菌。

（4）一次性物品取用时，应先查看无菌物品的名称、灭菌有效期，包装有无破损，核对无误后方可打开。①一次性无菌注射器或输液器：在包装上特制标记处用手撕开（或用剪刀剪开），暴露物品后，可用洁净干燥的手取用。②一次性无菌敷料或导管：用拇指和示指揭开双面粘合封边的上下两层（或消毒封边后，用无菌剪刀剪开），暴露物品后，用无菌持物钳夹取。也可根据不同物品的要求开启。

**【评价】**

（1）包扎无菌包方法正确，松紧适宜。打开或还原无菌包时，手未触及包布内面及无菌物品。

（2）操作时，手臂未跨越无菌区。

（3）开包日期及时间记录准确。

**（四）铺无菌盘**

**【目的】** 将无菌治疗巾铺在清洁干燥的治疗盘内，形成一无菌区，放置无菌物品，以供检查、治疗、护理使用。

**【评估】**

（1）操作环境是否整洁、宽敞、安全。

（2）无菌物品是否存放合理，无菌包或容器外标签是否清楚，是否在有效期内。

（3）检查与治疗护理项目。

**【计划】**

**1. 护士准备** 着装整洁，剪指甲，洗手，戴口罩，熟悉操作方法。

**2. 用物准备** 无菌持物钳、无菌包（内置无菌治疗巾）、治疗盘、无菌物品及容器、标签、弯盘、签字笔。

**3. 环境准备** 光线适宜，整洁、宽敞。

**【实施】**

**1. 操作方法** 见表 5-9

表 5-9　铺无菌盘法

| 操作流程 | 步骤说明 | 行为要求 |
| --- | --- | --- |
| 1. 检查核对 | 检查无菌物品名称、灭菌日期、化学指示胶带符合使用要求，包布无潮湿、松散及破损 | 规范操作，做到慎独 |
| 2. 取治疗巾 | 按无菌包的使用法开包，用持物钳取出治疗巾 | |
| 3. 铺治疗巾 | ◆单层底铺法：手拿无菌巾外面，将无菌巾双层铺于治疗盘上，双手捏住上层外面两角扇行折叠，开口边向盘外（图 5-14）手不可触及治疗巾内面。放入无菌物品后，上层盖上，上下层边缘对齐。开口处向上翻折两次，两侧边缘分别向下折一次，露出治疗盘边缘 | 治疗盘应清洁、干燥 |
| | ◆双层底铺法：双手捏住无菌巾一边外面两角，轻轻抖开，从远到近折成双层底，将上层扇形折叠，开口边向盘外（图 5-15），放入无菌物品后，拉平扇形折叠层，盖于物品上，边缘对齐 | 治疗巾的内面为无菌区，不可触及衣袖及其他有菌物品 |
| | ◆双巾铺盘法：夹取无菌巾一块，双手捏住无菌巾近身一面的两角，由对侧向近侧平铺在治疗盘上，无菌面向上，夹放所需物品。夹取另一无菌巾，同法由近侧至对侧覆盖于治疗盘上，无菌面朝下，两巾边缘对齐，四周向上反折一次 | 保持盘内无菌，4h 内有效 |
| 4. 记录整理 | 如包内治疗巾未用完则按原折包好，"一字形"系带包扎，注明开包日期和时间，记录铺盘时间、内容物、责任人，整理用物 | 包内治疗巾在未被污染的情况下有效期为 24h |

## 附：治疗巾折叠法

**1. 纵折法** 治疗巾纵折两次，再横折两次，开口边向外（图 5 – 12）。

**2. 横折法** 治疗巾横折后纵折，再重复一次（图 5 – 13）。

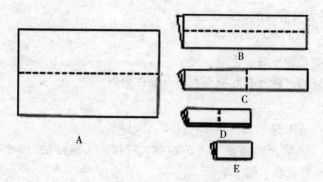

图 5 – 12　治疗巾纵折法

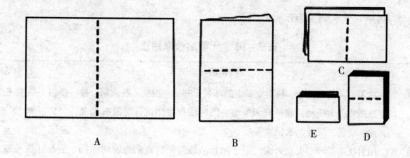

图 5 – 13　治疗巾横折法

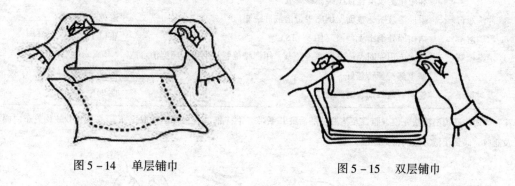

图 5 – 14　单层铺巾　　　　　　　图 5 – 15　双层铺巾

**2. 注意事项**

（1）铺无菌盘的区域必须清洁干燥，无菌巾避免潮湿。

（2）操作时，非无菌物品和身体应与无菌盘保持适当的距离，身体部位不可跨越无菌区。手、衣物等非无菌物品不可触及无菌区。

（3）铺好的无菌盘应尽快使用，有效期不得超过 4h。

【评价】

（1）无菌物品及无菌区域未被污染。

（2）无菌巾上物品放置有序，使用方便。

（五）无菌溶液取用法

【目的】保持无菌溶液的无菌状态。

【评估】

（1）操作环境是否整洁、宽敞、安全。

（2）无菌溶液的名称及有效期是否符合操作要求。

【计划】

**1. 护士准备**  着装整洁，剪指甲，洗手，戴口罩。

**2. 用物准备**  瓶装无菌溶液、无菌容器、弯盘、无菌持物钳、2%碘酊、70% ~
75%乙醇、棉签、启瓶器、签字笔。

**3. 环境准备**  光线适宜，整洁、宽敞。

【实施】

**1. 操作方法**  见表 5 - 10

表 5 - 10    无菌溶液取用法

| 操作流程 | 步骤说明 | 行为要求 |
|---|---|---|
| 1. 核对检查 | 取无菌溶液密封瓶，核对瓶签上的药名、剂量、浓度、有效期；检查瓶盖有无松动，瓶身有无裂痕，倒转瓶身对光检查溶液有无混浊、变色、沉淀、絮状物等 | 模糊、瓶盖松动、瓶身裂痕，溶液变质不可使用 |
| 2. 打开瓶盖 | 用启瓶器撬开密封瓶外盖。双手拇指从瓶签侧将瓶塞边缘向上翻起，再用一手拇指和示指拉捏住其边缘拉出瓶塞，瓶塞可套在示指和中指上或反转置于桌面稳妥处 | 手不可触及瓶口及瓶塞的塞入部分 |
| 3. 冲洗瓶口 | 手握溶液瓶标签面，倒出少量溶液冲洗瓶口 | 避免沾湿标签 |
| 4. 再倒溶液 | 再由原处倒出无菌液（图 5 - 16） | 瓶口不能接触容器 |
| 5. 消毒瓶塞 | 一次未用完时，应立即塞进瓶塞，用酒精棉签从下往上环型消毒瓶塞上部，翻转盖好 | 剩余的无菌溶液有效 |
| 6. 及时记录 | 注明开瓶日期、时间瓶签 | 期24h |

注：取用烧瓶内溶液法先检查瓶签及溶液，然后解开系带，手持瓶口盖布外面，取出瓶塞，手不可触及盖布内面
及瓶口，倾倒溶液方法同密封瓶法。

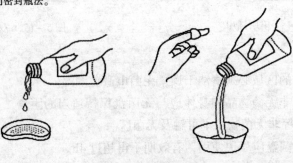

图 5 - 16    倒无菌溶液法

**2. 注意事项**

（1）翻、盖瓶塞时，手不可触及瓶口及瓶塞的塞入部分。

（2）倒溶液时，瓶口不可触及无菌容器，亦不能将无菌敷料堵塞瓶口或伸入瓶内蘸取溶液。瓶签应握在掌心以防沾湿瓶签，影响查对。

（3）已倒出的溶液，虽未使用也不可倒回瓶内。

【评价】

（1）无菌溶液未被污染。

（2）瓶签未浸湿，瓶口未污染，液体未溅到桌面。

## （六）戴无菌手套法

【目的】在进行某些医疗护理操作时为确保无菌效果、防止患者和医护人员感染。

【评估】

（1）操作环境是否整洁、宽敞、安全。

（2）无菌手套的号码是否适合，是否在有效期内。

【计划】

**1. 护士准备**　着装整洁，剪指甲，洗手，戴口罩。

**2. 用物准备**　无菌手套。

**3. 环境准备**　光线适宜，整洁、宽敞。

【实施】

**1. 操作方法**　见表 5 – 11

表 5 – 11　戴无菌手套法

| 操作流程 | 步骤说明 | 行为要求 |
|---|---|---|
| 1. 核对检查 | 核对无菌手套号码、灭菌日期，检查包装有无破损 | 严格查对，做到慎独 |
| 2. 开袋涂粉 | 手套袋平放于清洁、干燥的桌面上打开。取出滑石粉包，涂擦双手 | 滑石粉不可撒落在手套上 |
| 3. 戴上手套 | ◆分次取戴手套法（图 5 – 17）：一手拿起手套袋一侧开口处外层，另一手捏住手套翻折部分（即手套内面），取出手套，对准五指戴上；未戴无菌手套的手拿起袋口另一侧外层，已戴无菌手套的手指插入另一手套的翻折内面（即手套外面），取出手套，同法戴好 | 未戴手套的手不可触及手套的外面（无菌面）<br>已戴手套的手不可触及 |
|  | ◆一次取戴手套法（图 5 – 18）：两手同时拿起手套袋开口处外层，分别捏住两只手套的反折部分，取出手套，将两手掌心相对，先戴进一只手，再以戴好手套的手指插入另一只手套翻折部分，戴好另一手 | 未戴手套的手或另一手套的内面<br>戴好手套的双手应保持在腰部以上视线范围内 |
| 4. 脱下手套 | 操作毕，一手捏住另一手套口外面翻转脱下，再以脱下手套的手指插入另一手套内将其翻转脱下（图 5 – 19） | 勿使手套外面（污染面）接触到皮肤 |
| 5. 整理用物 | 将用过的手套放入医用垃圾袋内，洗手 |  |

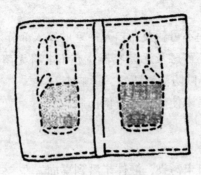

图 5 – 17  无菌手套存放法

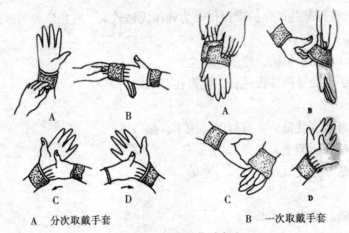

A  分次取戴手套          B  一次取戴手套

图 5 – 18  戴无菌手套法

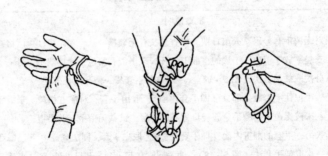

图 5 – 19  脱无菌手套法

**2. 注意事项**

（1）戴手套时防止手套外面（无菌面）触及任何非无菌的物品。发现手套破损或被污染，应立即更换。

（2）戴手套后，手臂不可下垂，应保持在腰以上、肩以下范围内活动。如发现破损或不慎污染，应立即更换。

（3）脱手套时，应翻转脱下，不可强拉。手不可接触手套的外面。

**【评价】**

（1）无菌手套无污染。

（2）脱手套时未强行拉扯手套。

# 第五节 隔离技术

隔离 (isolation) 是将传染病患者、高度易感人群分别安置在指定的地点或特殊环境中，暂时避免和周围人群接触。对前者采取传染病隔离，防止病原体向外传播；对后者需采取保护性隔离，保护其免受感染。

## 一、隔离病区的管理

### (一) 隔离区域的设置

**1. 建筑与布局** 隔离病区与普通病区分开，远离食堂、水源、生活区等公共场所。相邻病区楼房相隔大约 30 m，侧面防护距离为 10 m，以防止空气对流传播。二级以上综合医院应设置感染性疾病科，包括肠道门诊、发热门诊、呼吸道门诊和感染性疾病科病区。对指定收治传染性非典型肺炎 (SARS)、甲型 H1N1 流感患者的医疗机构要设立相对独立的专门病区或病房。

(1) 经呼吸道传播疾病患者的隔离病区：应设立两通道和三区之间的缓冲间，缓冲间两侧的门不应同时开启，以减少区域之间空气流通。经空气传播疾病的隔离病区，应设置负压病区或病房。

(2) 感染性疾病的病区：应设在医院相对独立的区域，远离新生儿科、儿科、产科病房、重症监护病房和生活区。有供感染性疾病患者活动、娱乐场地。

**2. 隔离要求**

(1) 病区设立"三区两通道"："三区"为清洁区、潜在污染区及污染区，三区之间设缓冲间；"两通道"为医务人员通道和患者通道。设 2 个以上出入口，工作人员和患者进出分道、患者入院与出院分道、清洁物与污物运送分道，有条件的医院设内、外走廊。

(2) 病室内应有良好的通风设施，通风系统应区域化，防止区域间空气交叉感染。

(3) 配备非手触式开关的流动水洗手设施。

(4) 严格服务流程和三区管理：各区之间分区明确，界线清楚，标识明显。不同种类的疾病患者应分室安置。受条件限制的医院，同种疾病患者可安置于一个病室，每间病房不超过 4 人，两床之间距离不少于 1.1 m。

(5) 建立预检分检制度，发现传染病患者或疑似传染病患者，应到专门隔离诊室或引导至感染疾病科门诊诊治，可能污染的区域要及时消毒。

(6) 感染疾病科门诊应与普通门诊、儿科门诊分开挂号候诊。

### (二) 隔离区域的划分

**1. 清洁区 (cleaning area)** 病区中不易受到患者血液、体液和病原微生物等物质污染及传染病患者不应进入的区域。包括医务人员的值班室、卫生间、男女更衣室、浴室等。

**2. 潜在污染区 (cleaning‑contaminated area)** 位于清洁区与污染区之间，有

可能被患者血液、体液和病原微生物等物质污染的区域，包括医务人员的办公室、治疗室、护士站、储物间、配餐间、患者用后的物品及医疗器械等的处理室、内走廊等。

**3. 污染区（contaminated area）** 传染病患者和疑似传染病患者接受诊疗的区域，包括被其血液、体液、分泌物、排泄物污染的物品暂存和处理的场所。包括病室、处置室、污物间以及患者入院、出院处理室与外走廊等。

**4. 两通道（two passages）** 医务人员通道、患者通道。医务人员出入口，通道设在清洁区一端。患者出入口，通道设在污染区一端。

**5. 缓冲间（buffer room）** 清洁区与潜在污染区之间、潜在污染区与污染区之间设立的两侧均有门的小室，为医务人员的准备间。室内配备非手触式开关的流动水洗手和手消毒设施、干手设施及必要的防护用品。

**6. 负压病区（negative pressure ward）** 通过特殊的通风装置，使病区内的压力低于室外压力。病房采用负压通风，病区/病房的空气按照由清洁区向污染区流动，上送风，下排风，送风口远离排风口，排风口置于病床床头附近，排风口下缘靠近地面但高于地面 10 cm，门窗保持关闭。负压病区/病房排出的空气需经处理，确保对环境无害。

## 二、隔离原则

### （一）一般消毒隔离

**1. 隔离单位设置** 根据隔离种类，病室门口和病床应悬挂明显的隔离标志。门口备有浸消毒液的脚垫，缓冲间内有泡手的消毒液、洗手设施、挂隔离衣的壁柜或悬挂架。

**2. 工作人员** ①进入隔离单位须戴口罩、帽子，穿隔离衣。②穿隔离衣前，备齐所需物品，各种护理操作应有计划并集中操作。③穿隔离衣后，只能在规定范围内活动，不得外出，一切操作要严格遵守隔离规程。④接触患者或污染物品后必须消毒双手。

**3. 病室及患者接触过物品的消毒** ①清洁卫生工具需按病种和三区的划分严格分开使用，有明显标识，每次使用后浸泡于高效消毒液中 1 h 以上，洗净悬挂晾干备用。②病室空气消毒：有人可用循环风紫外线空气消毒器、静电吸附式空气消毒器消毒；或使用紫外线照射每日 1 次；无人可用消毒液熏蒸或喷雾。③每日晨间护理后，用消毒液擦拭床、床旁桌椅。无明显污染可采用清水或消毒剂湿式清扫地面 1~2 次；有明显污染用含有效氯或有效溴的消毒剂溶液喷雾和擦洗处理。④诊疗用品，如血压计袖带专用，或一用一消毒；体温计专人专用，患者接触过的医疗器械按要求盛装，隔离标记明显，按规定消毒。⑤患者的用物、信件、票证等均须严格消毒后，才能带出病室。⑥患者的生活用具如餐具、痰杯、便器、脸盆等，个人专用、单独处理，采用煮沸或 1000 mg/L 有效氯消毒液浸泡 30 min（消毒后清水冲洗）等方法消毒；患者衣被用含氯消毒剂专机洗涤或送焚烧，严禁在病房内清点和处理传染病患者污染的布类。

⑦患者的呕吐物、分泌物、排泄物及各种引流液按规定消毒处理后方可排放。⑧需送出病室处理的污染物品，污物袋外应有明显标志。

**4. 病区管理** ①不同传染病种类分室安置，疑似患者单独安置。②减少患者转运，如需转时，应采取有效措施减少对其他患者、医务人员和环境表面的污染。③严格执行探视和陪伴制度，做好患者及探视者的宣教及解释工作。了解患者的心理状况，尽量满足患者的心理需要，解除患者的恐惧感和因被隔离而产生的孤独、悲观等不良心理反应。

**5. 患者隔离解除** 传染性分泌物三次培养结果均为阴性或已渡过隔离期，经医生开出医嘱后，方可解除隔离。

**（二）终末消毒**

终末消毒（terminal disinfection）是对转科、出院或死亡患者及其所住病室、用物和医疗器械等的消毒处理。

**1. 患者的终末处理** ①患者转科或出院前洗澡，换清洁衣服，个人用物消毒后方能带出。②患者死亡后，用消毒液擦拭尸体，并用消毒液棉球填塞口、鼻、耳、阴道、肛门等孔道，伤口处更换敷料，然后用一次性尸单包裹尸体，送太平间。

**2. 患者单位的终末处理** 被服类放入污物袋，消毒处理后再清洗；病室消毒时关闭门窗，打开床旁桌抽屉，摊开棉被，竖起床垫，用消毒液熏蒸或喷雾消毒，家具及地面用消毒液擦拭；床垫、棉被和枕芯等也可用日光曝晒或送消毒室处理。消毒毕，开窗通风。患者使用过床单位及物品分类消毒处理见表5-12。

表5-12 传染病污染物品消毒法

| 类别 | 物品 | 消毒方法 |
|------|------|----------|
| 病室 | 房间、地面、墙壁、家具 | 2%过氧乙酸熏蒸、0.2%~0.5%过氧乙酸、1%~3%漂白粉澄清液喷洒或擦拭 |
| 医疗用品 | 玻璃类、搪瓷类、橡胶类 | 0.5%过氧乙酸溶液浸泡，高压蒸汽灭菌或煮沸消毒 |
| | 金属类 | 0.2%碱性戊二醛溶液浸泡、高压蒸汽灭菌。 |
| | 血压计、听诊器、手电筒 | 环氧乙烷或甲醛熏蒸，0.2%~0.5%过氧乙酸溶液擦拭 |
| | 体温计 | 1%过氧乙酸溶液浸泡，75%乙醇浸泡，碘伏（含0.5%有效碘） |
| 日常用品 | 食具、茶杯、药杯 | 煮沸或微波消毒，0.5%过氧乙酸溶液浸泡 |
| | 信件、书报、票证 | 环氧乙烷熏蒸 |
| 被服类 | 布类、衣物 | 环氧乙烷熏蒸，高压蒸汽灭菌，煮沸消毒 |
| | 枕芯、被褥、毛织品 | 烈日下晒6 h以上或紫外线灯照射60 min，环氧乙烷熏蒸，甲醛熏蒸 |
| 其他 | 排泄物、分泌物 | 漂白粉或生石灰消毒，痰盛于蜡纸盒内焚烧 |
| | 便器、痰盂 | 3%漂白粉澄清液或0.5%过氧乙酸溶液浸泡 |
| | 剩余食物 | 煮沸消毒30 min后弃掉 |
| | 垃圾 | 焚烧 |

### 三、隔离种类及措施

按传播途径不同隔离种类分为以下几种，并按要求实行相应的隔离措施（表5–13）。

表5–13　隔离种类及措施

| 隔离种类 | 适用范围 | 隔离措施 |
|---|---|---|
| 严密隔离 | 适用于经飞沫、分泌物、排泄物直接或间接传播的烈性传染病。如霍乱、鼠疫、传染性非典型肺炎（SARS）、人感染高致病性禽流感 | ①医务人员应经过专门的培训，掌握正确的防护技术，方可进入隔离病区工作<br>②患者应住单间病室，通向走廊的门窗须关闭。室内物品力求简单、耐消毒，室外挂有醒目标志。禁止患者出病室，禁止探视与陪护患者<br>③接触患者时，必须穿隔离衣、鞋、戴口罩、帽子、手套，消毒措施必须严格。必要时穿连体服（如接触SARS患者）、长筒胶靴、隔离衣2~3层，并戴防护帽及护目镜。接触患者后，按要求脱去隔离衣等，并做好自身清洁<br>④室内空气及地面用消毒液喷洒或紫外线照射消毒1次/天<br>⑤患者的排泄物、分泌物须经严格消毒处理后方可排放<br>⑥污染敷料装袋标记后送焚烧处理 |
| 呼吸道隔离 | 用于防止通过空气中的气溶胶（飞沫）短距离传播的感染性疾病。如流感、流脑、麻疹、肺结核等 | ①同病种患者可住一室，有条件时尽量使呼吸道隔离病室远离其他病室，防止病原体随空气向外传播<br>②通向走廊的门窗关闭，患者离开病室时需戴口罩<br>③接触患者时戴口罩和帽子，保持口罩干燥，必要时穿隔离衣，戴防护目镜或防护面罩，戴手套<br>④室内空气用消毒液喷洒或紫外线照射消毒，1次/天<br>⑤患者的口鼻分泌物须经严格消毒处理后方可排放 |
| 消化道隔离 | 适用于由患者的粪便直接或间接污染了食物或水源而引起传播的疾病。如伤寒、细菌性痢疾、甲型肝炎、戊型肝炎等 | ①不同病种患者最好分室居住，如条件不允许时，也可同住一室，但必须做好床边隔离，床边应加隔离标志，患者之间禁止交换物品<br>②接触不同病种的患者时，应更换隔离衣，消毒双手<br>③病室应有防蝇设备，保持无蝇、无蟑螂<br>④患者的食具、便器各自专用，严格消毒，剩下的食物或排泄物均应消毒处理后再排放 |
| 接触隔离 | 适用于经体表或伤口直接或间接接触而感染的疾病。如破伤风、气性坏疽等 | ①患者应住单间病室，不接触他人<br>②接触患者时，须穿隔离衣，戴手套。工作人员如手或皮肤有破损者应避免接触患者或戴双层手套；离开病室前，摘除手套，洗手和/或手的消毒<br>③凡患者接触过的一切物品，如被单、衣物、换药器械等均应先行灭菌处理，然后再行清洁、消毒、灭菌<br>④污染敷料装袋标记后送焚烧处理 |

| 隔离种类 | 适用范围 | 隔离措施 |
| --- | --- | --- |
| 血液、体液隔离 | 用于预防直接或间接接触传染性血液或体液传播的感染性疾病。如乙型肝炎、丙型肝炎、丁型肝炎、艾滋病、梅毒等 | ①同种病原体感染者可同室隔离，必要时单人隔离<br>②为防止血溅，应戴口罩及护目镜<br>③若血液或体液可能污染工作服时，需穿隔离衣<br>④接触血液或体液时应戴手套<br>⑤注意洗手，若手被血液、体液污染或可能被污染，应立即用消毒液洗手，接触另一个患者前也应洗手<br>⑥被血液或体液污染的物品，应装入袋标记后送消毒或焚烧，患者用过的针头应放入防水、防刺破并有标记的容器内，直接送焚烧处理<br>⑦被血液或体液污染的室内表面物品表面，立即用5.25%次氯酸钠溶液消毒（含有效氯5000~10000 ppm） |
| 昆虫隔离 | 适用于由昆虫传播的疾病。如乙型脑炎、疟疾、流行性出血热、斑疹伤寒等 | 病室应有蚊帐及其他防蚊设施，斑疹伤寒患者入院时，应经灭虱处理后，才能住进同种病室 |
| 保护性隔离（反向隔离） | 适用于抵抗力低或极易感染的患者，如严重烧伤、早产儿、白血病及脏器移植患者等 | ①患者住单间病室隔离<br>②接触患者前，戴帽子、口罩，穿隔离衣（外面为清洁面，内面为污染面）<br>③病室内空气、地面、家具等均应严格消毒<br>④患呼吸道疾病或咽部带病原菌者，避免接触患者。接触或护理患者前、后均应洗手。禁止探视患者 |

## 四、隔离技术

（一）口罩、帽子的使用

【目的】

（1）帽子可防止工作人员的头发、头屑散落或被污染。

（2）使用口罩可保护患者和工作人员，避免互相传染，防止飞沫污染无菌物品、伤口或清洁物品。

【评估】患者病情、目前采取的隔离种类。

【计划】

1. 护士准备　熟悉操作方法，着装整洁，剪指甲，洗手。

2. 用物准备　备好清洁纱布口罩（一般病房用6~8层、传染病房用12层纱布制成）或一次性外科口罩（用过氯乙烯纤维滤纸制成，宽14 cm，长16~18 cm，带长30 cm）、布帽或一次性帽、污物袋。

3. 环境准备　整洁、宽敞。

【实施】

1. 操作方法　见表5–14

表 5 – 14　帽子、口罩的使用法

| 操作流程 | 步骤说明 | 行为要求 |
|---|---|---|
| 1. 洗净双手 | 戴、脱帽子口罩前均应洗净双手 | 遵守无菌与隔离原则 |
| 2. 穿戴整齐 | 帽子应遮住全部头发，口罩应遮住口鼻（图 5 – 20） | 口罩不用时，不可挂在 |
| 3. 口罩折放 | 口罩用后，及时取下并将污染面向内折叠，放入胸前小口袋或小塑料袋内 | 胸前 |
| 4. 用后处理 | 离开污染区前将口罩、帽子放入特定污物袋内，集中处理 | 手不可接触污染面 |

**2. 注意事项**

（1）帽子、口罩应勤换洗，保持清洁。纱布口罩使用 4 ~ 8h 应更换；一次性口罩使用不超过 4h；每次接触严密隔离的患者后应立即更换。口罩污染或潮湿时，应立即更换。

（2）戴上口罩后，避免咳嗽或不必要的谈话；不可用污染的手触摸口罩。

（3）离开污染区前将口罩、帽子放入特定污物袋内，以便集中处理。

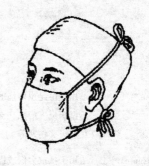

图 5 – 20　帽子、口罩使用法

【评价】

（1）帽子、口罩戴法正确，保持清洁、干燥，无污染发生。

（2）取下的口罩放置妥当。

**（二）手的消毒**

手的消毒是切断传播途径、预防感染的最重要、最简单的方法。具体方法见本章第二节的相关内容。

**（三）避污纸的使用**

避污纸即清洁纸片。用避污纸垫着拿取物品或做简单操作，保持双手或物品不被污染以省略消毒手续。如用清洁的手拿取污染物品、开关电灯等，或污染的手拿取清洁物品，均可使用避污纸。取避污纸要从页面抓取，不可掀页撕取（图 5 – 21），以保持清洁。避污纸用后弃在污物桶内，定时焚烧。

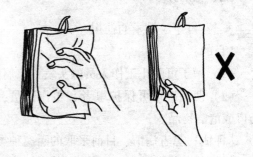

图 5 – 21　避污纸的使用

**（四）穿、脱隔离衣**

【目的】保护患者和工作人员，免受其他病原体的侵袭，防止交叉传染。

【评估】

**1. 核对医嘱**　操作前认真核对医嘱，了解患者病情、目前采取的隔离种类及护理措施。

**2. 环境评估**　环境是否宽敞，符合穿隔离衣的要求。

**3. 用物评估** 检查隔离衣大小是否合适，有无破洞、潮湿、挂放是否得当。洗手液浓度是否合适。

【计划】

**1. 护士准备** 熟悉操作方法及注意事项，穿好工作服，修剪指甲，洗手，戴隔离帽、口罩，取下手表、首饰，卷袖过肘（冬季卷过前臂中部）。

**2. 用物准备** 隔离衣、挂衣架、刷手及洗手设备、污物袋。

**3. 环境准备** 环境整洁、宽敞、干燥、安全，用物摆放合理。

【实施】

**1. 操作方法** 见表5-16

表5-16 穿、脱隔离衣法

| 操作流程 | 步骤说明 | 行为要求 |
| --- | --- | --- |
| 穿隔离衣 | （图5-21） | 戴好口罩、帽子 |
| 1. 持领取衣 | 手持衣领取下隔离衣（衣领及隔离衣内面为清洁面，余为污染面），清洁面朝向自己，将衣领两端向外折齐，对齐肩缝，露出衣袖内口 | 手不可触及污染面 衣袖外面不可触及衣领、帽子、口罩、面部和颈部 |
| 2. 穿好衣袖 | 一手持、拉衣领，另一手伸入袖内，举起手臂，将衣袖上抖，换手持衣领，同法穿好另一袖 | |
| 3. 扣好领扣 | 两手持衣领，由前向后理顺衣领，扣上领扣； | |
| 4. 扣好袖口 | 扣好袖口或系袖带（或扣肩扣）。需要时套上橡皮圈束紧袖口 | 手已被污染 |
| 5. 系紧腰带 | 自一侧衣缝腰带下5 cm处将隔离衣后身向前拉，捏住衣外面边缘，再依法捏住另一侧边缘。两手在背后将边缘对齐，向衣领折叠一侧折好，按住折叠处，将腰带在背后交叉，拉回前面打活结 | 隔离衣应遮盖工作服，务使折叠处松散 |
| 脱隔离衣 | （图5-22） | 隔离衣外面不可塞入工作服袖内，手不可接触手臂 |
| 1. 解带塞袖 | 解开腰带，在前面打活结；解开袖口（和肩扣），在肘部将部分衣袖塞入工作服袖内 | |
| 2. 消毒双手 | 按消毒双手并清洗擦干 | 规范洗手，不少于2 min |
| 3. 解领脱袖 | 解开领口；一手伸入另一侧袖口内，拉下衣袖过手（遮住手），再用衣袖遮住的手抓紧另一衣袖的下方外面拉下，两手在袖内交换退出，退至衣肩，使肩缝对齐 | 保持衣领清洁 |
| 4. 挂隔离衣 | 双手持衣领，将隔离衣两边对齐，挂在衣钩上；不再穿的隔离衣脱下后清洁面向外，卷好投入污衣袋中 | 隔离衣外面不可触工作服和手 |

**2. 注意事项**

（1）穿隔离衣前，应备齐操作中所需的一切用物。

（2）隔离衣的长短要合适，须全部遮盖工作服，有破洞时则不可使用。隔离衣每天更换，如有潮湿或污染，应立即更换。接触严密隔离患者应每次更换。

（3）保持隔离衣内面和衣领清洁，清洁的手不能触及隔离衣的污染面，系领子时污染的袖口不可触及衣领、面部和帽子。

（4）穿好隔离衣后，不得进入清洁区，避免接触清洁物品。

（5）洗手时，隔离衣不得污染洗手设备。

（6）隔离衣挂于潜在污染区（半污染区），隔离衣的清洁面向外，不得露出污染面；挂在污染区，则污染面向外，不得露出清洁面。

【评价】

（1）隔离观念强，操作者、环境、物品无污染。

（2）手的消毒方法正确，冲洗彻底，隔离衣未被溅湿。

（五）护目镜、防护面罩的使用

适用于在进行诊疗、护理操作可能发生患者血液、体液、分泌物等喷溅时；近距离接触经飞沫传播的传染病患者时。佩戴前应检查有无破损，佩戴装置有无松懈。每次使用后放入回收或医疗废物容器内。

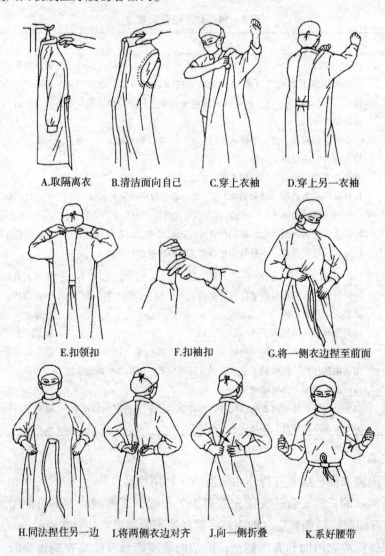

A.取隔离衣　　B.清洁面向自己　　C.穿上衣袖　　D.穿上另一衣袖

E.扣领扣　　　F.扣袖扣　　　G.将一侧衣边捏至前面

H.同法捏住另一边　　I.将两侧衣边对齐　　J.向一侧折叠　　K.系好腰带

图 5-22　穿隔离衣法

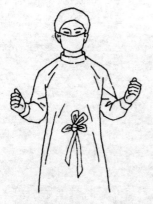

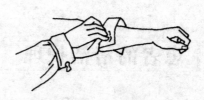

B.将衣袖向上拉，塞在上臂衣袖下

A.松开腰带在前面打一活结

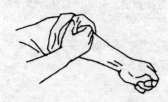

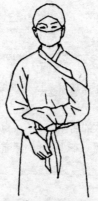

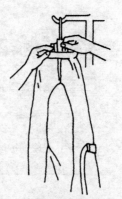

C.用清洁手拉袖口内的清洁面　　　　D.将一只手放在袖内，　　　　E.提起衣领，对齐衣
　　　　　　　　　　　　　　　　　　 拉另一袖的污染面　　　　　　边挂在衣钩上

图5-23　脱隔离衣法

（刘美萍）

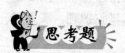思考题

1. 清洁、消毒、灭菌、医院感染的概念。

2. 下列物品适用于哪种消毒灭菌法？消毒过程中应注意什么？

手术刀和剪、橡胶手套、玻璃注射器、汞柱式体温计、破伤患者的敷料、胃镜、持物钳、硅胶管胃管、肝炎患者的大便。

3. 何谓无菌技术？详述无菌操作原则。

4. 以下情况是否符合无菌操作原则？为什么？

（1）使用已灭菌3周的腰穿包。

（2）无菌包潮湿后，立即烘干使用。

（3）用无菌棉签伸进无菌溶液瓶内蘸取溶液换药。

（4）取无菌持物钳时，钳尖碰容器边缘。

（5）已戴手套的手碰另一手套的外面。

（6）从无菌容器内取出的物品如果没用，应立即放回原处。

5. 隔离的种类与护理措施？以下疾病应采取哪种隔离？

乙型肝炎、乙型脑炎、伤寒、白血病、破伤风、艾滋病、甲肝、肺结核、严重烧伤、气性坏疽

6. 供应室工作区域的三区如何划分？各区的工作内容是什么？

# 第六章 | 患者的清洁护理

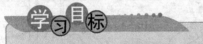

掌握：清洁护理的各项操作技术；压疮的概念、发生原因、分期、预防、治疗与护理。

熟悉：口腔、头发、皮肤的的评估及卫生保健指导；晨晚间护理内容。

了解：晨晚间护理的目的；清洁卫生对患者身心健康的意义。

清洁可去除身体表面的微生物和其它污垢，促进血液循环，能预防感染，减少并发症，达到促进康复、提高生活质量的目的。健康的个体能满足自身清洁卫生的需要。个体患病后自理能力下降，无法满足自身清洁的需要而致身体不洁时，对患者的身心都会产生不良影响。护士应鼓励并协助患者自行清洁机体，对不能自理患者应给予清洁护理，保证患者舒适，以促进其身心康复。患者的清洁护理包括口腔护理、头发护理、皮肤护理等。

## 第一节 口腔护理

口腔是由颊、硬腭、软腭及舌所组成，口腔内覆盖着由鳞状上皮细胞构成的黏膜，并有牙齿和唾液腺等组织。口腔具有咀嚼、消化、味觉、辅助呼吸及发音等重要功能。正常人的口腔中常存有大量的细菌，且口腔的温度、湿度和食物残渣适宜微生物的生长繁殖。身体健康时，因机体抵抗力强、唾液中溶菌酶的杀菌作用，加上进食、饮水、刷牙、漱口等活动起到减少和清除微生物的作用，故不会发生口腔感染等问题。当个体生病时，机体抵抗力降低，进食、饮水减少，唾液分泌不足，患者口腔自洁能力下降，细菌在口腔内大量繁殖，引起口腔局部炎症、溃疡，还可因口臭，导致食欲减退，消化功能下降，并影响人与人之间的愉快交往。口腔护理是保持口腔清洁，预防疾病的重要手段。护士通过认真的评估，根据患者需要实施特殊口腔护理和一般口腔护理。

### 一、特殊口腔护理

特殊口腔护理适用于昏迷、高热、禁食、危重、鼻饲、大手术后、口腔疾病及生活不能自理的患者。一般每天2~3次，如病情需要，酌情增加次数。

【目的】

（1）保持口腔清洁、湿润，预防口腔感染等并发症。

（2）去除口臭、口垢，增进食欲，保证口腔正常功能。

（3）观察口腔黏膜、舌苔及口腔气味，提供病情变化的动态信息。

【评估】

**1. 患者全身情况**  患者年龄、目前病情、意识状态、治疗情况，自行清洁口腔的能力

**2. 患者口腔卫生习惯**  患者每日刷牙的次数、方法，口腔清洁用具的选用情况。

**3. 患者口腔情况**  口唇、口腔黏膜、牙龈、舌苔有无异常；口腔有无异味；牙齿有无松动，有无活动性义齿。具体评估内容见表6－1，分值为12～36分，分值越高，表示口腔情况越差，越需加强对口腔的护理。

**4. 患者心理状态**  有无紧张焦虑等情绪异常，合作程度。

表6－1　口腔护理评估表

| 部位 | 分值 | | |
| --- | --- | --- | --- |
| | 1 | 2 | 3 |
| 黏膜 | 湿润、完整 | 干燥、完整 | 干燥、黏膜擦破或有溃疡面 |
| 牙龈 | 无出血及萎缩 | 轻微萎缩，出血 | 牙龈有萎缩，容易出血、肿胀 |
| 唾液 | 中量、透明 | 少量或量过多 | 半透明或黏稠 |
| 腭 | 湿润有少量碎屑 | 干燥有少量或中量碎屑 | 干燥，有大量碎屑 |
| 舌 | 湿润，少量舌苔 | 干燥，有中量舌苔 | 干燥有大量舌苔覆盖或黄色舌苔 |
| 气味 | 无味或有味 | 有难闻气味 | 有刺鼻气味 |
| 牙/义齿 | 无龋齿，义齿合适 | 中量牙垢，无龋齿，义齿不合 | 有许多空洞，有裂缝，义齿不合适，齿间流脓液 |
| 牙垢/牙石 | 无牙垢或有少许牙石 | 有少量至中量牙垢或中量牙石 | 有大量牙垢或牙石 |
| 唇 | 滑润、质软、无裂口 | 干燥有少量痂皮，有裂口，有出血倾向 | 干燥，有裂口，有大量痂皮，有分泌物，易出血 |
| 损伤 | 无 | 唇有损伤 | 口腔内有损伤 |
| 自理能力 | 完全自理 | 部分帮助后能自理 | 无自理能力 |
| 口腔健康知识 | 大部分知识来自实践，刷牙有效，使用牙线清洁牙齿 | 有些错误观念，刷牙有效，未用牙线清洁牙齿 | 有较多错误观念，很少清洁口腔，刷牙无效，未用牙线清洁牙齿 |

【计划】

**1. 护士准备**  着装整洁、洗手，戴口罩，熟悉特殊口腔护理的操作技术及注意事项。

**2. 用物准备**

（1）治疗盘：无菌治疗巾内备治疗碗2个（内盛无菌棉球）、弯血管钳、镊子、压舌板、吸水管、纱布、必要时备张口器；治疗巾外放棉签、小水壶或杯子（内盛温开水）、漱口溶液、弯盘、手电筒、毛巾，一次性手套。或选用一次性口腔护理盘。

（2）外用药：按需要准备。常用的有液状石蜡、口腔溃疡膏、西瓜霜、冰硼散、锡类散、金霉素甘油、制霉菌素甘油、维生素 $B_2$ 粉末等。

（3）漱口液：根据患者口腔感染情况、pH 与药物的药理作用，选用漱口溶液（表 6 - 2）。

表 6 - 2　口腔护理常用溶液

| 口腔 PH 值 | 溶液名称及浓度 | 作用 |
| --- | --- | --- |
| 中性 | 0.9% 氯化钠溶液 | 清洁口腔，预防感染 |
| 中性 | 0.02% 呋喃西林溶液 | 清洁口腔，广谱抗菌 |
| 中性 | 朵贝尔氏溶液（复方硼酸溶液） | 轻度抑菌，除臭 |
| 偏酸性 | 1%～3% 过氧化氢溶液 | 防腐除臭，适用于口腔感染有溃烂、坏死组织者 |
| 偏酸性 | 1%～4% 碳酸氢钠溶液 | 碱性溶液，适用于真菌感染 |
| 偏碱性 | 0.1% 醋酸溶液 | 适用于铜绿假单胞菌感染 |
| 偏碱性 | 2%～3% 硼酸溶液 | 酸性防腐溶液，有抑制细菌作用 |

3. 环境准备　病室整洁，光线适宜，床旁桌上无杂物。

4. 患者准备　患者了解口腔护理目的、方法、注意事项及配合要点，体位舒适。

【操作步骤】

1. 操作方法（表 6 - 3）

表 6 - 3　口腔护理

| 操作流程 | 步骤说明 | 行为要求 |
| --- | --- | --- |
| 1. 核对解释 | 备齐用物，清点棉球数量，携至床边，核对患者床号、姓名，解释操作目的及配合方法，取得合作 | 严格查对，尊重患者耐心解释，取得合作 |
| 2. 安置体位 | 协助患者侧卧或仰卧，头偏向一侧，面向护士 | |
| 3. 铺巾置盘 | 将治疗巾围于患者颌下及胸前，弯盘置于口角旁，戴一次性手套 | |
| 4. 观察口腔 | 湿润口唇（图 6 - 1），嘱患者张口（昏迷或牙关紧闭者用开口器协助张口），一手持手电筒，一手用压舌板轻轻撑开颊部，观察口腔情况。有活动义齿者，协助取出义齿 | 长期应用抗生素或激素者，注意观察有无真菌感染 |
| 5. 吸水漱口 | 协助患者用温开水漱口 | 昏迷患者禁忌漱口，以防误吸 |
| 6. 擦洗口腔 | （1）用血管钳夹取浸有漱口液的棉球，拧干棉球。擦洗口唇，嘱患者咬合上、下齿，用压舌板轻轻撑开左侧颊部，由磨牙至门齿纵向擦洗，弧形擦洗颊部黏膜。同法擦洗另一侧 | 动作轻柔，防止损伤操作规范，患者安全 |
| | （2）嘱患者张口，依次擦洗牙齿的上内侧面、上咬合面、下内侧面、下咬合面。同法擦洗另一侧 | |
| | （3）由内至外擦洗硬腭、舌面，嘱患者抬起舌尖，擦洗舌下 | |
| 7. 协助漱口 | 擦洗完毕，协助患者吸漱口液漱口，吐入弯盘，擦净面部及口唇 | 勿触及软腭、咽部，以免引起恶心 |
| 8. 观察涂药 | 观察口腔，检查口腔是否清洁、有无棉球球遗留，根据口腔情况涂外用药，如口唇干裂涂润唇膏或石蜡油 | |
| 9. 整理记录 | 撤弯盘和治疗巾，清点棉球数，协助患者取舒适卧位，整理床单位脱下手套，洗手，取下口罩，进行健康教育，将口腔情况记录于护理记录单上 | |
| 10. 用物处理 | 清理用物，垃圾分类处理 | |

**2. 注意事项**

（1）擦洗时动作要轻柔，操作时避免弯钳触及牙龈或口腔黏膜。特别是对凝血功能不良的患者，防止损伤口腔黏膜及牙龈引起出血。

（2）昏迷患者禁忌漱口；需使用张口器，应从臼齿处放入，牙关紧闭者不可用暴力使其张口；操作前、后均应清点棉球数，擦洗时须用血管钳夹紧棉球，每次只夹一个，防止棉球遗留在口腔内；棉球不可过湿，以防患者将溶液误吸入呼吸道。

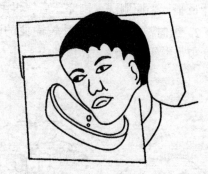

（3）如有活动义齿，应协助患者取下，放置于冷水中，待口腔护理后清洗，协助患者重新戴上或浸泡于冷水中保存。

图6-1　口腔护理

（4）传染病患者用过的物品按隔离消毒原则处理。

**3. 健康教育**　向患者及家属宣传口腔卫生的重要性，并对其进行口腔卫生指导，教会患者选择刷牙用具，正确刷牙及使用牙线剔牙法。教会有活动义齿患者正确清洁与护理义齿。

【评价】

（1）患者口唇湿润，口腔清洁、舒适无异味。口腔内无感染、溃疡，牙龈无出血。

（2）擦洗时未损伤口腔黏膜及牙龈。

（3）患者及家属获得口腔清洁方面的知识和技能。

## 二、一般口腔护理

目的：使患者掌握口腔卫生保健知识；教会患者养成良好的口腔卫生清洁习惯。

### （一）口腔卫生指导

护士应向患者解释保持口腔卫生的重要性。教导患者每日晨起、晚上临睡前刷牙；餐后漱口，睡前不进食对牙齿有刺激性或腐蚀性的食物，少进甜食。

### （二）口腔清洁用具选择

**1. 牙刷的选择**　选用头形小，刷毛柔软，表面光滑的牙刷。已磨损或硬毛牙刷易损伤牙龈，且清洁效果不佳，故刷毛弯曲、散开或软化的牙刷不再使用，一般每3个月更换1次。牙刷用后要彻底清洗，刷头朝上，存放于通风干燥处，防止细菌滋生。

**2. 牙膏的选择**　应选用有防护性、无腐蚀性的牙膏。药物牙膏一般能抑制细菌生长、预防龋齿和治疗牙齿过敏，应根据需要选用。牙膏不宜常用同一品种，应轮换使用。

### （三）刷牙方法

刷牙是保持口腔清洁的主要方法。通过刷牙，可有效减少微生物的数量并清除食物残渣。每次刷牙时间不少于3min，每天早晚各1次。正确的刷牙方法有震颤刷牙法和纵向刷牙法两种。

1. **震颤刷牙法** 刷牙齿外面时，将牙刷毛面轻放于牙齿及牙龈沟上，刷毛与牙齿成45°角，快速环形来回震颤（图6-2），每次刷2~3颗牙，刷完一处再刷相邻部位。刷前排牙齿内面时，可用牙刷毛面的顶端震颤刷洗（图6-2）。刷牙齿咬合面时，刷毛与牙齿平行来回刷洗。刷完牙后，再由里向外刷洗舌面。

2. **纵向刷牙法** 是一种较简便的刷牙方法。将牙刷毛面轻放于牙齿及牙龈沟上，沿牙齿齿缝纵向刷洗，牙齿的内、外、咬合面都应刷洗干净（图6-3）。舌面由里向外刷洗。

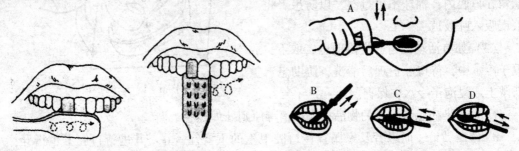

图6-2 环形刷牙方法        图6-3 纵向刷牙法

### （四）牙线剔牙法

牙线是一种十分理想的洁牙用具，多用尼龙线、涤纶线或丝线制成。其有助于对牙刷不能到达的邻面间隙或牙龈乳头处的清洁，特别对平的或凸的牙面最适合，能起到清洁牙面、剔出嵌塞食物的作用。使用牙线每日1~2次，晚餐后剔牙更好。正确的使用方法如图6-4。

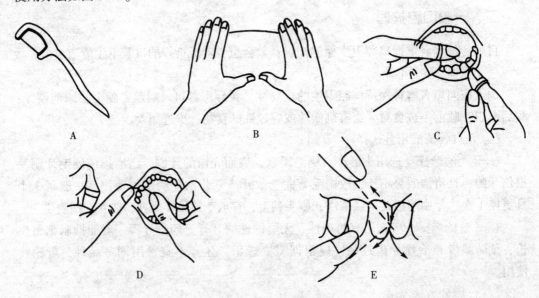

图6-4 牙线使用

（1）抽出一段牙线（约长30cm），将线两端绕在两个中指上。

（2）用拇指和食指指腹控制牙线，两指间的距离约3~5cm，绷紧牙线。

（3）用缓慢拉锯样的动作，将牙线嵌入两齿之间，然后用力弹出，嵌塞的食物即可随牙线的移动而被带出；拉到牙龈沟时，将牙线贴合牙齿弯成"C"形，缓慢地从牙根向牙冠方向移动，即可清除附着在牙邻面上的牙垢和菌斑。每一个牙面要上下剔刮4～6次，直至牙面清洁或清除嵌塞物为止。

（4）拉锯样动作取出牙线后，漱口，以去除遗留下来的菌斑和食物残渣。

**（五）义齿的清洁与护理**

义齿又称假牙，能增进咀嚼、说话功能并保持面部形象。有活动义齿的患者，白天应配戴义齿，以增进咀嚼功能，并保证有良好的口腔外观。晚上将义齿取下，使牙床得到休养。因义齿也会积聚食物残渣和碎屑，故餐后应清洗义齿，其刷牙方法同真牙，患者漱口后再戴上。暂时不戴的义齿应浸泡于冷水中保存，每日换水一次。义齿不可浸泡于热水或乙醇等消毒液中，以免变色、变形和老化。

# 第二节 头发护理

健康的头发有光泽、浓密适度、分布均匀、清洁无头屑。头皮表面是人体皮脂腺分布最多的部位，皮脂、汗液伴灰尘常粘附于头发、头皮中，形成污垢，如不及时清洗，除散发难闻气味外，还可引起脱发和其他皮肤疾病。保持干净、整齐的头发是人们日常清洁卫生的一项重要内容，可以使人感到舒适、增强自信。因此，对于病情较重、生活自理能力下降的患者，护士应协助其进行头发护理，以保持患者头发的清洁和舒适。

## 一、床上梳发

【目的】

（1）按摩头皮，促进血液循环。

（2）去除头皮屑、脱落的头发，使患者整齐、舒适、美观，促进身心健康。

（3）维护患者的自尊和自信，建立良好的护患关系。

【评估】

1. 患者的病情、自理能力、梳头习惯、心理反应及合作程度。

2. 患者头发的分布、浓密程度、长度、卫生状况，头皮有无损伤等。

【计划】

**1. 护士准备** 熟悉床上梳发操作流程及注意事项，洗手、戴口罩。

**2. 用物准备** 梳子、毛巾（治疗巾）、纸袋、橡皮圈（套）、必要时备发夹、30%乙醇。

**3. 环境准备** 宽敞、明亮、无异味。

**4. 患者准备** 理解梳发目的、注意事项，愿意配合。根据病情取平卧、半坐卧或坐位。

【实施】

**1. 操作方法** 见表6-4

表6-4 床上梳发

| 操作流程 | 步骤说明 | 行为要求 |
|---|---|---|
| 1. 核对解释 | 携用物至床旁，核对床号、姓名，解释操作目的及配合方法 | 尊重患者，耐心解释 |
| 2. 安置体位 | 患者取坐位或半坐卧位时，肩上铺一治疗巾；只能平卧的患者，抬起患者颈肩部，铺毛巾（治疗巾）于枕上，再将头转向一侧 | 患者配合 |
| 3. 梳理头发 | 将患者头发从中间分为两股，操作者一手握住一股头发，一手持梳子，由发梢向发根梳理。长发或有打结不易梳理时，可将头发绕在示指上，也可用30%乙醇湿润打结处，再慢慢梳理，同法梳好对侧，长发可根据患者喜好编成辫或扎成束 | 动作轻柔，关心体贴 |
| 4. 安置体位 | 将脱落的头发置于纸袋中，撤下治疗巾，协助患者取舒适卧位 | |
| 5. 整理用物 | 整理床单位，清理用物，洗手 | |

**2. 注意事项**

（1）梳理头发时动作要轻柔，避免强行梳拉，造成患者疼痛。

（2）发辫不可扎得太紧，以免阻碍血液循环或产生疼痛，每天至少将发辫松开一次，重新梳理后再编好。

**3. 健康教育**

（1）指导患者及家属正确选择梳头器具，挑选梳子时应选用梳齿不太锐利、以圆钝齿梳为宜，头发较多或烫发者可选用齿间较宽的梳子，以防损伤头发。

（2）指导患者和家属正确梳理头发，长发从发梢逐段梳理至发根，每日梳发2~3次。

【评价】

（1）操作轻柔，患者感觉舒适。

（2）患者外观整洁，心情愉快。

## 二、床上洗发

长期卧床、关节活动受限、肌肉张力降低、共济失调等不能自行洗发患者，根据病情，应每周洗发1次。有头虱的患者，须经过灭虱处理后再将头发洗净。洗发器具有洗头车、洗头器、马蹄型垫，无以上器具时，可自制马蹄型垫或采用扣杯法（图6-8）为患者床上洗发。

【目的】

（1）去除头皮屑及污物，使患者头皮、头发清洁，预防头虱及头皮感染。

（2）按摩头皮，刺激头部血液循环，促进头发的生长和代谢。

（3）使患者舒适、美观，维护患者的自尊、自信，建立良好的护患关系。

【评估】

**1. 患者全身情况** 病情、生命体征、意识状态、自理能力。

**2. 患者局部情况**　头发卫生情况，有无头皮瘙痒、损伤及虱、虮等。

**3. 心理状态**　心理反应及合作程度。

**4. 健康知识**　患者头发卫生知识的了解程度及卫生习惯。

【计划】

**1. 护士准备**　熟悉护发的相关知识、床上洗发方法及注意事项，着装整齐，戴口罩，根据情况戴手套。

**2. 用物准备**　橡胶马蹄形垫（图6-5）、自制马蹄形垫（图6-6）或洗头车（6-7）等，治疗盘内备橡胶单、大毛巾、毛巾、别针、纱布、棉球（以不吸水棉花为宜）、洗发液、梳子、量杯、水壶（内盛40℃~45℃热水或按患者习惯调节）、面盆或污水桶，需要时可备电吹风。

**3. 患者准备**　患者了解洗发目的、方法、注意事项及配合要点，按需要协助患者排便。

**4. 环境准备**　调节室温22℃~26℃，安全、保暖。必要时用使用床帘或屏风。

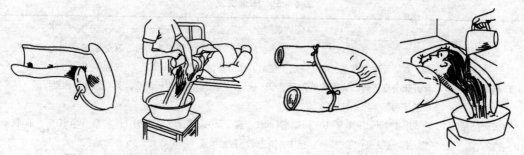

图6-5　马蹄型垫洗发法　　　　　图6-6　自制马蹄型垫洗发法

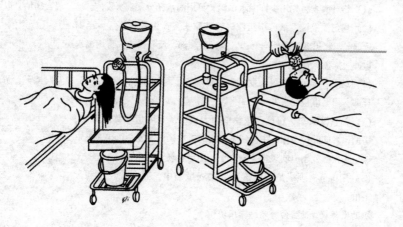

图6-7　洗头车洗发法

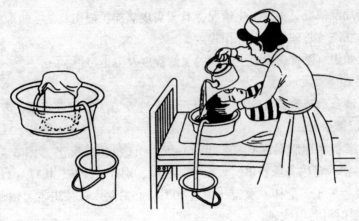

图 6 - 8　扣杯洗发法

【实施】

**1. 操作方法**　见表 6 - 5

表 6 - 5　床上洗发

| 操作流程 | 步骤说明 | 行为要求 |
|---|---|---|
| 1. 核对解释 | 携用物至患者床旁，核对床号、姓名，向患者或家属解释洗头的目的、方法及注意事项，按需要给予便盆。调节室温、水温 | 尊重患者，耐心解释取得合作 |
| 2. 铺巾围巾 | 移开床头桌、椅，铺橡胶单和大毛巾于枕上，衣领松开向内折，毛巾围于颈部，用别针固定 | 关心体贴，注意保暖 |
| 3. 安置卧位 | 患者屈膝仰卧，上半身斜卧于床边，移枕于肩下，患者颈部枕于洗头车颈垫上，头部枕于洗头车水槽中，洗头车下接污水桶（图6-7）用棉球塞住双耳，戴眼罩或用纱布遮盖双眼 | 保护床单、枕头、衣服不被沾湿。 |
| 4. 洗净头发 | （1）松开头发，先用少许温水试温，再用温水充分湿润头发<br>（2）均匀涂上洗发液，用指腹轻轻按摩头皮，由发际、耳后至脑后部，再将患者头部侧向一边，揉搓后颈部，反复搓洗，再用温水边冲边揉搓，直至冲净 | 观察病情，以防意外 |
| 5. 擦干梳理 | （1）解下颈部毛巾包好头发，取下眼罩和耳内的棉球，洗净脸部、耳部，用毛巾包住头发<br>（2）撤去洗头车，将枕、橡胶单和大毛巾从患者肩下移向床头，协助患者仰卧位于床正中。解下包头的毛巾揉搓头发，再用大毛巾擦干头发，或用电吹风将头发吹干，翻出衣领<br>（3）用梳子梳理成型，脱落头发放入纸袋中，撤去橡胶单和大毛巾<br>协助患者取舒适卧位，整理床单位 | 及时擦干，防止着凉 |
| 6. 整理记录 | 清理用物，洗手，记录执行时间及患者状况 | 谢谢合作，健康教育 |

**2. 注意事项**

（1）洗头时揉搓力度应适中，不可用指甲抓，避免抓伤头皮。

（2）注意保护患者，室温和水温应适宜，及时擦干头发，防止患者受凉。操作中保持患者体位舒适，保护伤口及各种管路，防止水流入眼及耳内，避免沾湿衣服和床单。

（3）洗头时间不宜过长，以免患者疲劳。操作中随时观察患者的病情变化，如患者出现面色、脉搏、呼吸等异常时，应停止操作，及时处理。

（4）极度衰弱患者不宜洗发。

**3. 健康教育**

（1）向患者讲解头发清洁的意义，指导患者养成定期洗发的卫生习惯。

（2）指导患者及家属选择适宜的洗发、护发用品，教会家属洗发及制作简易洗发器的方法。

【评价】

（1）操作时动作轻柔，未损伤患者头皮。

（2）洗发过程中，患者无不适，无病情改变。

（3）洗发后，患者感到清洁、舒适、心情愉快。

## 三、灭头虱、虮法

虱是很小的昆虫，由于寄生的部位不同，可分为体虱、头虱、阴虱，通过接触传染。虱寄生于人体时，不仅可致局部皮肤瘙痒，抓破皮肤引起感染，还可传播疾病，如流行性斑疹伤寒、回归热等疾病。发现患者有体虱、阴虱，应剃去腋毛、阴毛，用纸包裹后焚烧，并换下衣服进行消毒处理。对有头虱者，行灭头虱术。

【**目的**】消灭头虱，预防相互间传染和疾病传播。

【**评估**】

**1. 患者全身情况** 病情、意识状态、治疗情况及自理能力。

**2. 患者局部情况** 有无头皮损伤，头发多少、长短、头虱、虮分布等。

**3. 心理状态** 心理反应及合作程度。

**4. 健康知识** 患者对灭虱术及头发卫生知识的了解程度。

【**计划**】

**1. 护士准备** 穿隔离衣、戴口罩和手套。熟悉灭头虱、虮操作方法及注意事项。

**2. 用物准备**

（1）治疗盘内备：洗头用物 1 套、治疗巾 2~3 块、篦子（齿间嵌少许棉花）1把、治疗碗内盛灭虱药液、塑料帽子、纱布数块、一次性手套一副、纸袋。另备布口袋、隔离衣、清被物和衣裤。

（2）常用药物

①30% 含酸百部酊：百部 30g + 50% 乙醇 100ml（或 65°白酒 100ml）+ 纯乙酸 1ml放入瓶中盖严，48h 后即可使用。

②30% 百部含酸煎剂：百部 30g，加水 500ml 煎煮 30min，以双层纱布过滤，并挤出药渣中的药液；将药渣再加水 500ml 煮 30min，过滤，挤出药液；将两次药液合并煎至 100ml，冷却后加纯乙酸 1ml 或食醋 30ml，即可。

**3. 患者准备** 告知灭头虱的目的，方法及注意事项，患者理解配合。头发长、密患者动员其剪短头发,剪下的头发用纸包裹焚烧。

**4. 环境准备**  环境宽敞、明亮,根据季节调节室温 22～26℃。

【实施】

**1. 操作方法**  见表6-6

表6-6  灭头虱、虮法

| 操作流程 | 步骤说明 | 行为要求 |
|---|---|---|
| 1. 核对解释 | 备齐用物携至床旁,再次核对床号、姓名,解释灭头虱、虮方法按 | 尊重患者,严格查对 |
| 2. 擦灭虱药 | 洗发法作好准备,将头发分为若干缕,用纱布蘸灭虱药液,按顺序擦遍头发,反复用手揉搓10min,戴塑料帽包住头发24h | 耐心解释,患者配合动作轻柔,关爱患者 |
| 3. 清洗头发 | 24h后,取下帽子,用篦子篦去死虱和虮卵,清洗头发。仍有活虱,重复灭虱 | 认真细致,一丝不苟观察患者反应 |
| 4. 更换衣被 | 灭虱完毕,为患者更换衣裤被服。整理床单位,将污衣裤和被服放入布口袋内扎紧,按消毒隔离原则处理 | |
| 5. 处理用物 | 除去篦子上的棉花,用火焚烧。将梳子、篦子消毒后用刷子刷净 | 及时处理,防止传播 |
| 6. 洗手记录 | 洗手,记录灭虱、虮情况 | 健康教育 |

**2. 注意事项**

(1)灭虱过程中,防止药液沾污面部及眼部,注意观察患者的局部和全身反应。

(2)灭虱要彻底,严格执行消毒隔离制度,避免传播。

**3. 健康教育**

(1)指导患者注意保持头发清洁卫生,不与有虱、虮的的人密切接触,避免交叉感染。

(2)教会感染虱、虮者及其家属灭虱、虮的方法。

【评价】

(1)患者虱、虮彻底灭除,掌握灭虱、虮的方法。

(2)患者无全身及局部反应。

# 第三节  皮肤护理

皮肤由表皮、真皮、皮下组织构成,覆盖在人体表面,是人体最大的器官,具有保护机体、调节体温、吸收、分泌、排泄及感觉等功能。完整的皮肤具有天然的屏障作用,可避免微生物入侵。皮肤的排泄废物如皮脂、汗液、表皮碎屑等,与外界细菌及尘埃结合成污物,粘附在皮肤表面,如不及时清除,可刺激皮肤,使其抵抗力降低,以致破坏其屏障作用,成为细菌入侵的门户,发生各种感染。因此定期进行皮肤护理,保持皮肤清洁,是维持机体皮肤完整性,促进患者舒适与健康的一项重要措施。

## 一、淋浴与盆浴

对于生活能够自理、全身情况较好、允许离床沐浴的患者,护士应鼓励和协助患者进行淋浴或盆浴。

【目的】

（1）去除皮肤污垢，保持皮肤清洁，促进患者身心舒适，建立良好的护患关系。

（2）促进皮肤血液循环，维持皮肤的正常功能，预防压疮和皮肤感染等并发症。

（3）使肌肉放松，维持良好的精神状态。

（4）观察患者一般情况和皮肤有无异常变化，了解病情。

【评估】

**1. 患者全身情况**　病情及自行完成沐浴的能力。

**2. 患者局部情况**　皮肤的清洁状况及有无异常改变。

**3. 患者心理状态**　心理反应

**4. 健康知识**　清洁卫生习惯及对清洁卫生知识的了解程度。

【计划】

**1. 护士准备**　着装整洁，态度真诚，熟悉沐浴的注意事项。

**2. 用物准备**　清洁衣裤、拖鞋、毛巾2条、浴巾、脸盆、浴皂或浴液。

**3. 患者准备**　了解沐浴的目的和注意事项，做好准备。

**4. 环境准备**　调节浴室温度22℃~26℃，水温维持在40℃~45℃，或按患者习惯调整。浴室内应配备防跌倒设施（防滑垫、浴凳、扶手等）。

【实施】

**1. 操作方法**　见表6-7

表6-7　淋浴或盆浴方法

| 操作流程 | 步骤说明 | 行为要求 |
| --- | --- | --- |
| 1. 核对准备 | 核对床号、姓名，解释沐浴的目的、方法及注意事项，检查浴盆或浴室是否清洁、安全，调节室温及水温，协助患者备齐沐浴用品，妥善保存贵重物品 | 尊重患者，准备充分耐心解释，患者配合 |
| 2. 交待事项 | 向患者介绍水温调节器方法、信号铃的使用方法。告诉患者如沐浴中感到虚弱无力、眩晕时，应马上按铃呼叫。帮助携带用物，送患者入浴室。嘱患者小心勿滑倒，浴室勿闩门，勿用湿手接触电源开关。门上挂"正在使用"标牌，患者沐浴时，护理人员应在旁守护或在可呼唤到的地方， | 注意观察，以防意外 |
| 3. 观察扶助 | 询问患者在沐浴过程中的反应注意患者入浴时间，确保患者安全。盆浴时，需扶持患者腋下进出浴盆，防止滑倒 协助患者穿衣，取舒适卧位。打扫浴室，清现脏衣服，放好用具， | 谢合作，健康教育 |
| 4. 浴后处理 | 取下门上"正在使用"的标牌，洗手 | |

**2. 注意事项**

（1）沐浴须在饭后1h进行，以免影响消化。

（2）水温、室温适宜，时间不宜过长，防止患者受凉、烫伤、晕厥；采取防滑措施，防止滑倒摔伤等意外情况发生。

（3）妊娠 7 个月以上、月经期、阴道流血、产褥期（产后 6 ~ 8 周内）禁用盆浴。创伤、体质衰弱和患心脏病需要卧床休息的患者不宜进行淋浴和盆浴。

（4）传染病患者，应根据病种、病情按隔离原则进行沐浴护理。

**3. 健康教育**　指导患者养成良好的皮肤卫生习惯，选择合适的清洁用品和护肤用品，经常洗澡，保持皮肤清洁无异味，并涂适量护肤品。

## 二、床上擦浴

适用于病情较重、活动受限、长期卧床、生活不能自理的患者。

【目的】

（1）保持皮肤清洁，促进患者舒适。

（2）促进血液循环，增强皮肤的排泄功能，预防皮肤感染和压疮等并发症的发生。

（3）活动肢体，预防肌肉萎缩和关节僵硬等并发症。

（4）观察患者病情，满足其身心需要，建立良好的护患关系。

【评估】

**1. 患者全身情况**　病情、意识状态、自理能力及合作能力。

**2. 患者局部情况**　皮肤有无出血点、破损及感染等情况。

**3. 患者心理状态**　心理反应及全作程度

**4. 健康知识**　个人沐浴习惯，皮肤清洁知识了解程度等。

【计划】

**1. 护士准备**　熟悉床上擦浴操作技术及注意事项，着装整洁，洗手，戴口罩。

**2. 用物准备**　清洁衣裤，浴巾、小毛巾 2 条、浴皂或浴液、50% 乙醇、爽身粉、指甲刀、梳子；脸盆和足盆各 1 个、水桶 2 个（一桶盛 50℃ ~ 52℃ 热水，或根据患者生活习惯、季节确定水温、另一桶接污水），清洁被单，小剪刀。酌情备清洁被服、屏风、便盆。

**3. 患者准备**　患者明确床上擦浴的目的、配合要点及注意事项，能主动配合。

**4. 环境准备**　关好门窗，拉好床帘或屏风遮挡，调节室温 24℃ ~ 26℃。

【实施】

**1. 操作方法**　见表 6 - 8

表 6 - 8　床上擦浴

| 操作流程 | 步骤说明 | 行为要求 |
| --- | --- | --- |
| 1. 核对解释 | 备齐用物，携至床旁，核对床号、姓名，向患者解释擦浴目的、方法及注意事项 | 尊重患者，严格查对耐心解释，患者配合 |
| 2. 调节室温 | 关好门窗，调节室温，床帘或屏风遮挡，按需要给予便盆。 | |
| 3. 安置体位 | 根据病情放平床头及床尾支架，松开床尾盖被，患者身体移向床缘，尽量靠近护士。 | |
| 4. 调节水温 | 将面盆放于床旁椅上，倒入热水约2/3满，调试水温。 | 动作轻柔，认真仔细 |

续表

| 操作流程 | 步骤说明 | 行为要求 |
|---|---|---|
| 5. 擦洗脸颈 | 将沾湿拧干的小毛巾包裹于手上成手套状（图6-9），依次擦洗眼（由内眦向外眦）、额部、颊部、鼻翼、人中、耳后、下颌直到颈部，耳廓及颈部皮肤皱褶部位应注意洗净，用较干毛巾依次再擦洗一遍 | |
| 6. 擦洗上身 | 协助患者脱下上衣，在擦洗部位下铺大毛巾，用涂浴皂的湿毛巾依次擦洗双上肢、胸腹部，再用湿毛巾擦净皂液，搓洗、拧干毛巾后再擦干，最后用大浴巾拭干。擦拭腹部应沿大肠走向进行，右下腹一右上腹一左上腹一左下腹。注意脐部清洁 | 先脱近侧或健侧衣袖，再脱对侧或患侧衣袖 |
| 7. 擦洗背部 | 协助患者侧卧，背向护士，依次擦洗后颈、背、臀部，擦洗后进行背部按摩，换上清洁上衣 | 观察病情，注意保暖 |
| 8. 擦洗下肢 | 协助患者平卧、脱裤，更换足盆和热水，再擦洗两下肢，用温水泡脚并擦干 | 先穿对侧或患侧衣袖，再穿近侧或健侧衣袖 |
| 9. 清洁会阴 | 换盆、换水、换毛巾清洁会阴部或行会阴冲洗，换上清洁裤子 | |
| 10. 安置患者 | 协助患者取舒适卧位，梳头，必要时剪指（趾）甲 | |
| 11. 整理记录 | 按需要更换床单，整理好床单位，清理用物，向患者致谢洗手后记录执行时间及护理效果 | 动作轻稳，保护隐私谢谢合作，健康教育 |

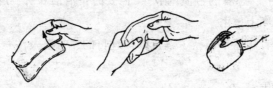

图6-9　包小毛巾法

**2. 注意事项**

（1）护士注意节力，站立时两脚稍分开，重心在身体中央或稍低处，端盆时，盆要尽量靠近身体，减少身体消耗。

（2）操作时动作轻稳、敏捷，维护患者自尊，减少暴露和翻身次数，防止受凉。

（3）在擦洗过程中用力要适当，皮肤皱褶处应擦洗干净，根据水温和擦洗部位，及时更换或添加热水。

（4）注意观察病情变化，如患者出现寒战、面色苍白、脉速等征象时，应立即停止擦洗，并给予适当处理。

（5）保护伤口和管路，避免伤口受压、管路打折扭曲。

**3. 健康教育**　向患者及家属讲解皮肤卫生保健的意义、相关知识和进行床上擦浴的注意事项；教会家属给患者放便盆、穿脱衣服及擦浴等技能。

**【评价】**

（1）患者皮肤清洁、感觉舒适，身心愉快。

（2）操作中患者安全，未发生皮肤破损、受凉等情况。

（3）患者及家属获得床上擦浴知识和技能，护患关系良好。

## 三、背部护理

【目的】

1. 保持背部皮肤清洁，促进血液循环，预防皮肤感染和压疮等并发症。

2. 活动背部肌肉，减少疲劳和背部酸痛。

3. 观察患者一般情况，增进护患沟通，满足患者身心需要。

【评估】

1. **患者全身情况**　病情、意识状况、自理能力、卧位、卧床时间、有无各种导管。

2. **患者局部情况**　皮肤的完整性、颜色、温湿度、弹性、感觉及清洁度，有无皮疹、硬结、水泡或破损等，皮肤病灶的部位和范围。

3. **患者心理状态**　心理反应、全作程度。

4. **健康知识**　患者对疾病及背部护理知识的了解程度。

【计划】

1. **护士准备**　熟悉背部护理操作技术及注意事项，着装整洁，修剪指甲，洗手，戴口罩。

2. **用物准备**　清洁衣裤、浴巾、小毛巾、50% 乙醇或按摩膏、脸盆（内盛 40 ~ 45℃温水，或根据季节、患者的习惯调节），需要时备清洁衣裤、屏风、便盆。

3. **环境准备**　同床上擦浴。

4. **患者准备**　患者病情平稳，了解背部护理目的、方法及注意事项，配合操作。

【实施】

1. **操作方法**　见表 6 - 9

表 6 - 9　背部及受压部位的清洁、按摩护理

| 操作流程 | 步骤说明 | 行为要求 |
| --- | --- | --- |
| 1. 核对解释 | 备齐用物，携至床旁，核对床号、姓名，解释。酌情给予便盆，关 | 尊重患者，严格查对 |
| 2. 调节室温 | 好门窗，拉上床帘或屏风遮挡，调节室温至22℃ ~26℃ | 耐心解释，患者合作 |
| 3. 安置卧位 | 将盛有1/3 ~1/2 温水的脸盆放于床旁桌或椅上；协助患者俯卧或侧卧，露出背、臀部，背部靠近护士；浴巾一半铺于患者身下，一半盖于患者上半身 | 动作轻稳，保护隐私 认真仔细，注意保暖 |
| 4. 清洁背部 | 小毛巾包裹于手上成手套状，依次擦净颈部、肩部、背部及臀部 | |
| 5. 按摩背部 | 护士斜站患者右侧，左腿弯曲在前，右腿伸直在后，双手蘸少许50% 乙醇或按摩膏，从上往下均匀抹在患者背部；再从患者骶尾部开始，以手掌的大小鱼际肌作环形按摩，沿脊柱两侧缘向上按摩至肩部，转向下、外按摩至腰部，按摩后，手再轻轻滑至臀部及尾骨处（此时左腿伸直，右腿弯曲），如此有节奏按摩数次；再用两拇指指腹由骶尾部开始沿脊柱按摩至第七颈椎处（图 6 - 10）。压力由轻至重，由重至轻，按摩 3 ~ 5min。也可用电动按摩器代替手法按摩 | 规范操作，注意节力 |

续表

| 操作流程 | 步骤说明 | 行为要求 |
|---|---|---|
| 6. 局部按摩 | 压疮好发部位的按摩，包括：枕部、耳廓、肩部、肘部、髂前上棘、膝部、踝部、足跟、足尖等。蘸少许 50% 乙醇或按摩膏，用手掌大小鱼际肌紧贴易受压部位皮肤（或用大拇指指腹），向心方向按摩。压力由轻至重，由重至轻，每个部位按摩 3~5 min | |
| 7. 安置卧位 | 按摩毕，用浴巾擦去皮肤上的乙醇或按摩膏，撤去浴巾，协助患者穿好衣服，取舒适卧位 | 谢谢合作，健康教育 |
| 8. 整理记录 | 整理床单位及用物。按消毒隔离原则处理用物。洗手，记录执行时间及护理效果 | 规范、及时、准确 |

**2. 注意事项**

（1）局部皮肤出现红肿、破损等压疮症状时，禁止按摩。可用拇指指腹在压疮边缘正常皮肤处以环形动作向外按摩。

（2）操作中注意节力，按摩力度大小适中，能足够刺激肌肉组织，防止过重或过轻。

（3）注意观察病情，如患者出现脉搏、呼吸、血压异常时，立即停止操作，及时处理。

**3. 健康教育**

（1）向患者及家属讲解背部按摩的意义和注意事项，教会家属背部按摩的方法。

（2）介绍压疮的形成原因、临床表现，教会患者和家属预防压疮的方法。

【评价】

（1）患者背部皮肤清洁，酸痛感消失，感觉舒适。

（2）患者安全，未发生皮肤破损、受凉等情况。

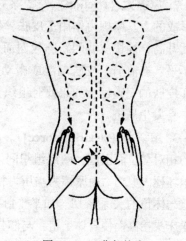

图 6-10　背部按摩

（3）患者及家属获得背部按摩的等预防压疮的知识和技能，护患关系良好。

# 第四节　压疮的预防及护理

压疮（pressure sores）又称压力性溃疡，是指局部组织长时间受压，血液循环障碍，持续缺血、缺氧、营养不良而致的软组织溃烂和坏死。压疮最早称为褥疮（bedsore），来源于拉丁文"decub"，意为"躺下"。它易使人们误解为"久卧引起的溃疡"。其实，压疮不仅是久卧所致，长期坐位也可发生，如长期坐轮椅生活的患者。因此，称为"压力性溃疡"更准确。

压疮是瘫痪、昏迷、年老体弱、消瘦、大手术后等不能自主更换体位患者的最常见并发症之一。一旦发生压疮，将增加患者痛苦，延长病程，严重时可因感染导致败血症危及患者的生命。因此，做好压疮的预防和护理，是保证护理质量的重要措施。

## 一、压疮发生的原因

### (一) 力学因素

引起压疮发生的力学机制中，主要是压力、摩擦力、剪切力三种物理力。通常由以上 2~3 种力共同作用而引起。

1. **压力（pressure）** 指局部组织所承受的垂直压力，是导致压疮发生的最重要的原因。压疮的形成与压力大小和持续的时间有密切的关系。当持续性的垂直压力超过皮肤毛细血管压（16~32mmHg）2h 以上，即可引起组织缺血、缺氧，血管通透性增加、水肿等相继出现，最终导致组织坏死，产生压疮。单位面积内所受的压力越大，组织发生坏死所需的时间越短。常见于各种原因所致的长期卧床或坐轮椅不能变换体位者。

2. **摩擦力（friction）** 摩擦力是两个互相接触的物体，当发生不同方向移动时，所形成的力。摩擦力作用于皮肤，易损害皮肤的角质层，增加皮肤的敏感性；使皮肤温度升高，加快皮肤的新陈代谢而增加耗氧量，增加患者对压疮的易感性。如床铺皱褶不平、有渣屑，皮肤潮湿或搬动时拖、拽、拉、扯患者都会产生较大的摩擦力，可破坏皮肤的完整性，如果此时组织受压缺血、缺氧，或皮肤擦伤后受到汗、尿等浸渍时，易发生压疮。

3. **剪切力（shearing force）** 剪切力是由两层组织相邻表面间的滑行，产生的进行性的相对移位而引起，两层组织间发生剪切力时，血管被拉长、扭曲、撕裂而发生深层组织坏死。剪切力由摩擦力与压力相加而成，与体位的关系密切。如半坐卧位时，由于床头抬高而使身体下滑，与髋骨紧邻的组织随骨骼下滑，但皮肤和床单间存在摩擦力，使皮肤和皮下组织无法移动，组织拉开而产生剪切力，此力能切断较大区域的小血管供应，导致皮肤供血障碍而发生压疮（图6-11）。

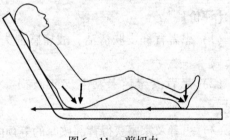

图 6-11 剪切力

### (二) 局部潮湿或排泄物刺激

因为出汗、大小便失禁、各种引流液外渗等，使局部皮肤潮湿，加上尿液和粪便中化学物质的刺激，使皮肤的酸碱度发生改变，导致皮肤角质层的屏障功能下降，容易发生压疮。

### (三) 全身营养不良或水肿

全身营养不良者，皮下脂肪少，肌肉萎缩，缺乏肌肉和脂肪保护，骨突部位皮肤因压力作用易出现血液循环障碍，而发生压疮；水肿患者皮肤弹性、顺应性下降，皮肤更容易受损，同时水肿使皮肤血液循环不良，一旦受压，局部缺血、缺氧更为严重而易发生压疮。

**（四）其他因素**

老年人皮下脂肪萎缩、变薄，皮肤松弛干燥，缺乏弹性，致皮肤易损性增加；使用石膏绷带、夹板或牵引时，松紧不适宜，衬垫不当，使局部血液循环不良，导致组织缺血坏死，也可因摩擦使皮肤破损。

## 二、压疮的好发部位

压疮好发于受压和缺乏脂肪组织保护、无肌肉包裹或肌层较薄的骨隆突处。好发部位与体位有密切关系，如平卧位时最常发生于骶尾部。

仰卧位：好发于枕骨粗隆、肩胛部、肘部、脊椎体隆突处、骶尾部、足跟等（图6-12A）。

侧卧位：好发于耳廓、肩峰、肘部、髋部、膝关节的内外侧、内外踝等（图6-12B）。

俯卧位：好发于面颊、耳廓、肩峰、女性乳房、肋缘突出处、男性生殖器、髂前上棘、膝部、足尖等（图6-12C）。

坐位：好发于坐骨结节、肩胛部、肘部、足跟等（图6-12D）。

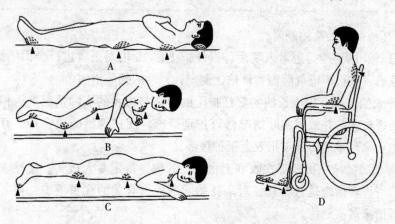

图6-12　压疮好发部位

## 三、压疮的预防

**（一）护理评估**

**1. 易发生压疮的高危人群**

（1）昏迷、瘫痪患者：自主活动能力丧失，长期卧床、大小便失禁等。

（2）年老、体弱患者：活动能力差、骨突处的皮下组织薄。

（3）肥胖患者：因体重过重，造成承重部位较大的压力。

（4）水肿患者：因水肿降低皮肤抵抗力，并增加了承重部位的压力。

（5）营养不良患者：消瘦，骨突处缺乏脂肪、肌肉组织的保护；抵抗力下降。

（6）高热多汗患者：体温高增加了组织耗氧量，皮肤经常受潮湿刺激。

（7）疼痛患者：为避免疼痛常处于强迫体位，使局部受压过久。

（8）服用镇静剂患者：自主活动减少。

（9）石膏固定、骨牵引患者：翻身、活动受限。

**2. 压疮危险因素评估**

护理人员通过评分的方式，对压疮易发人群，其发生压疮的危险性进行评估，评分≤16分时，易发生压疮，分数越低，发生压疮的危险性越高（表6-10）。

表6-10　压疮危险因素评估表

| 项目/分值 | 4 | 3 | 2 | 1 |
|---|---|---|---|---|
| 意识状态 | 清醒 | 淡漠 | 模糊 | 昏迷 |
| 营养状况 | 好 | 一般 | 差 | 极差 |
| 运动情况 | 运动自如 | 轻度受限 | 重度受限 | 运动障碍 |
| 活动情况 | 活动自如 | 扶助行走 | 依赖轮椅 | 卧床不起 |
| 排泄控制 | 能控制 | 尿失禁 | 大便失禁 | 二便失禁 |
| 循环 | 毛细血管再灌注迅速 | 毛细血管再灌注减慢 | 轻度水肿 | 中度至重度水肿 |
| 体温 | 36.6℃~37.2℃ | 37.2℃~37.7℃ | 37.7℃~38.3℃ | >38.3℃ |
| 药物情况 | 未使用镇静剂或类固醇 | 使用镇静剂 | 使用类固醇 | 使用镇静剂和类固醇 |

**（二）压疮的三级监控制度**

**1. 责任护士的监控**　患者入院后，责任护士在2h内对患者进行全面的护理体检，对压疮高危患者进行压疮危险因素评估，制定针对性的预防措施。

**2. 护士长的监控**　护士长核实责任护士的评估与患者的实际情况是否相符，检查护理措施是否合理，并根据实际情况修订护理措施，使护理措施更合理、有效。并对难免压疮患者填写难免压疮申报表上报护理部。

**3. 护理部的监控**　护理部在收到上报表24h内，指定专人核实、指导。核实上报的情况，检查护理措施是否合理，对潜在的问题提出有关的注重事项，切实保证压疮预防和护理措施落实到位。

**（三）压疮预防措施**

通过精心科学的护理，绝大多数压疮是可以预防的，而预防压疮的关键在于消除诱发因素。因此，对存在易发因素的高危人群，护士要做到七勤：勤观察、勤翻身、勤按摩、勤擦洗、勤更换、勤整理、勤交班。交接班时严格细致地交接局部皮肤情况及护理措施落实情况。

**1. 避免局部组织长期受压**　解除压迫是预防压疮的关键措施，也是治疗压疮的先决条件。

（1）定时翻身，减少组织压力：经常翻身，是间歇性的解除局部组织承受压力，预防卧床患者发生压疮最简单和有效的方法。应鼓励或协助患者经常更换卧位。翻身间隔时间视患者病情和局部皮肤情况而定，一般每隔2h翻身1次，必要时1h翻身一次。建立床头翻身卡（表6-11），翻身后记录翻身时间、所取体位、及局部皮肤情况。

有条件时可使用翻身床。

表 6 – 11　床头翻身卡

| 日期/时间 | 卧位 | 皮肤情况及备注 | 执行护士签名 |
| --- | --- | --- | --- |
|  |  |  |  |
|  |  |  |  |
|  |  |  |  |

（2）保护骨隆突处和支持身体空隙处：对易发生压疮的患者，体位安置妥当后，可在其身体空隙处、骨隆突处和易受压部位垫软枕、海绵垫、气垫、水褥等。以扩大支撑体重的面积，降低骨隆突部位皮肤所受的压力；有条件时可使用气垫床、悬浮床等器具，使患者身体各处均匀受压。长期坐轮椅的患者，坐骨结节是最容易发生压疮的部位，应每20～30min 移动一次受压部位，协助患者在椅内前倾、后仰、侧斜，或使用电动轮椅自动调节体位。

（3）正确使用石膏绷带、夹板固定、牵引等矫正器械：对使用石膏绷带、夹板和骨牵引的患者，固定松紧应适宜，在骨突处应垫衬垫，衬垫应平整、柔软。仔细观察局部皮肤和指（趾）甲颜色、温度的变化，认真听取患者的反应，尤其要注意骨骼突起部位有无痛感。如发现石膏绷带过紧或凹凸不平，应立即通知医生，及时处理。

**2. 避免局部皮肤受理化因素的刺激**

（1）保持皮肤清洁和干燥，对大小便失禁、出汗和分泌物多的患者，应及时擦洗干净，必要时涂凡士林软膏保护皮扶。

（2）床铺应保持清洁、干燥、平整和无碎屑，定期更换床单、被套，及时更换污湿的被单，不可让患者直接卧于橡胶单（或塑料布）上；对排泄物污染的褥单，及时更换清洗，保持床铺清洁、干燥；易出汗部位每日用温水清洁，可用爽身粉保持干燥；伤口若有分泌物，要及时更换敷料；小儿应及时更换尿布。

（3）使用便器时，应选择无破损便器，抬起患者腰骶部，不要强拉硬塞，便器边缘应垫上纸或布垫，以防擦伤皮肤。

（4）协助患者翻身或搬运患者时，应将患者抬起，再挪动位置，避免拖、拉、推等动作，以防擦伤皮肤；患者平卧需抬起床头时，一般不应高于30°；取半坐卧位时，应摇高膝下支架，屈髋30°，防止患者下滑。

**3. 促进局部血液循环**　对于长期卧床的患者，协助患者进行全范围的关节运动，维持关节的活动度和肌肉的张力，促进血液循环。定期进行背部温水擦浴，用50%乙醇按摩全背或受压处，使皮肤毛细血管扩张，血流加快，改善局部营养，增加皮肤的抵抗力。

**4. 改善机体营养状况**　营养不良是发生压疮的原因之一，又可影响压疮的愈合。因此，在病情允许的情况下，给予患者高热量、高蛋白、高维生素饮食，补充矿物质，以增强抵抗力及组织修复能力。不能由口进食者，应通过静脉补充营养。

5. 健康教育　对易发生压疮的患者及家属介绍压疮发生的原因、危害及预防知识。使患者和家属主动参与预防压疮的护理活动。

### 四、压疮的分期及临床表现

根据压疮的发展过程和损伤程度，可分为三期。

1. 瘀血红润期　压疮发生的初期，受压部位皮肤出现暂时性血液循环障碍。表现为红、肿、热、触痛或麻木，解除压力 30min 后，症状仍存在，肤色无法恢复正常。此期皮肤的完整性未破坏，为可逆性改变，如及时去除致病原因，可阻止压疮的发展。

2. 炎性浸润期　红肿部位继续受压，血液循环仍得不到改善，静脉回流受阻，局部静脉瘀血。受压皮肤呈紫红色，皮下有硬结。皮肤因水肿而变薄，并有炎性渗出，形成大小不一的水泡，水泡破溃后，露出潮湿红润的创面，患者有痛感。此期仅限于表皮和真皮层破损。如不积极采取措施，压疮继续发展。

3. 溃疡期　静脉回流严重受阻，局部瘀血导致血栓形成，组织缺血、缺氧。皮肤破溃，组织坏死，形成溃疡。根据组织坏死程度可分为浅度溃疡期和坏死溃疡期：浅度溃疡期：表皮水泡破溃，真皮层疮面有黄色渗出液，感染后表面有脓液覆盖，浅层组织坏死形成溃疡，疼痛加剧；坏死溃疡期：溃疡侵入真皮下层和肌肉层，感染向周边及深部组织扩展，可深达骨面，坏死组织发黑，脓性分泌物增多，有臭味。严重者细菌进入血液，可引起败血症，危及患者生命。

### 五、压疮的治疗和护理

#### (一) 全身治疗和护理

压疮发生后，在积极治疗原发病，以去除导致压疮的危险因素；增加全身营养，提高患者抵抗力和组织修复能力；局部感染明显者应遵医嘱抗感染治疗，预防败血症；加强心理护理。

#### (二) 局部治疗和护理

1. 瘀血红润期　治疗护理原则是去除危险因素，加强预防措施，避免压疮继续发展。

(1) 避免局部继续受压，增加翻身次数。局部可使用半透膜敷料或水胶体敷料加以保护。

(2) 避免摩擦、潮湿和排泄物的刺激，保持床铺清洁、干燥、平整和无碎屑，保持受压部位皮肤干燥，去除危险因素，避免压疮进一步发展。

(3) 改善局部血液循环，维持适宜的温度，局部可用红外线灯或烤灯照射。

2. 炎性浸润期　治疗护理原则是保护皮肤，避免感染。继续加强预防压疮的各项措施。

(1) 小水泡：减少摩擦，防破裂，可用无菌厚层敷料包扎，让其自行吸收。

（2）大水泡：用0.5%~2%碘伏消毒局部皮肤，用无菌注射器抽吸泡内液体后，再用无菌湿敷包扎，保持水泡皮肤完整，避免疮面再受压。也可用红外线照射每天1~2次，每次30min，保持疮面干燥。

（3）水泡破裂尚未感染：伤口边缘至周围2cm处可用0.5%碘伏消毒，稍干后可选用保湿敷料水凝胶等封闭伤口，超过边缘2cm。第一周隔日更换1次，一周后，3~5天更换1次。水凝胶敷料能抵御细菌的入侵、防止感染；透湿、透气，使创面处于湿润又不积液的环境，在湿润的环境下，水凝胶不会粘连创面，避免了更换敷料带来的二次损伤，且有利于创面上皮细胞的形成和创面的愈合。

**3. 溃疡期** 治疗护理原则是解除压力，清洁创面，去除坏死组织，促进肉芽组织生长和创面愈合。

（1）疮面处理：疮面感染较轻者，可用0.9%氯化钠溶液或1:5000呋喃西林溶液清洗疮面，按外科换药法给予相应处理。可选用透气性好的水胶体、水凝胶、泡沫类或银离子等新型敷料，促进伤口湿性愈合。也可采用新鲜鸡蛋内膜、纤维蛋白膜、骨胶原膜等贴于创面，1~2天更换敷料1次，保持疮面湿润，便于新生的上皮细胞覆盖伤口，使疮口逐渐愈合；对于溃疡较深、引流不畅者，可用3%过氧化氢溶液冲洗，以抑制厌氧菌生长，再外敷抗生素（按药物敏感试验结果选用药物）等。

（2）物理疗法：采用鹅颈烤灯或红外线灯照射疮面，每日1~2次，每次20~30min，可使疮面干燥、改善局部血液循环。照射后按外科无菌换药法包扎疮面。

（3）局部氧疗：可采用局部隔绝空气后进行持续吹氧：用塑料袋罩住疮面并密封四周，通过一小孔向袋内灌氧，氧流量为5~6L/min，每日2次，每次15min。治疗完毕，疮面用无菌纱布覆盖或暴露均可。局部氧疗是利用纯氧抑制疮面厌氧菌的生长，提高疮面组织供氧，改善局部组织代谢并利用氧气流干燥疮面，形成薄痂，利于愈合。

（4）药物治疗：每周采集疮面分泌物作药物敏感试验，选用敏感抗生素进行局部和全身治疗。可选用清热解毒、活血化瘀、去腐生肌作用的中药膏剂、散剂进行局部治疗，如烧伤湿润膏、珍珠散、生肌玉红膏等，以促进伤口新生血管，胶原纤维形成，加速压疮愈合。

（5）外科手术皮瓣移植：对大面积深度压疮和久治不愈者，手术清除坏死组织，进行带血管蒂的肌皮瓣或筋膜皮瓣转移修复压疮伤口，以加速压疮愈合。

# 第五节 晨晚间护理

护士根据病情需要，于晨间及晚间为危重、昏迷、瘫痪、高热、大手术后或年老体弱等卧床不起的患者，进行的生活护理，称为晨晚间护理。轻症患者的晨晚间护理，可在护士指导或协助下进行。

## 一、晨间护理

晨间护理一般于清晨诊疗工作前完成。

**【目的】**

(1) 使患者清洁、舒适，预防压疮、坠积性肺炎等并发症。

(2) 使病室和病床整洁、美观、舒适。

(3) 观察病情，为诊断、治疗和护理提供依据。

(4) 进行心理护理及卫生宣传，满足患者身心需要，增进护患关系。

**【内容】**

(1) 问候患者。

(2) 协助患者排便、刷牙、漱口（或口腔护理）、洗脸、洗手、梳发、翻身等，检查皮肤受压情况，进行背部护理（热水擦洗背部或用50%乙醇进行背部受压部位按摩）。

(3) 协助留取标本，更换引流袋。

(4) 观察病情，了解睡眠情况，进行心理护理和健康指导。

(5) 整理床单位，酌情更换床单及衣、被。酌情开窗通风，保持室内空气清新。

## 二、晚间护理

**【目的】**

(1) 保持病室、病床整洁、空气清新，使患者清洁、舒适，易于入睡。

(2) 观察患者病情，满足患者身心需求，预防并发症。

**【内容】**

(1) 协助患者排便、刷牙（或口腔护理）、洗脸、洗手、擦洗背和臀部、热水泡脚、协助女患者清洗会阴部。检查皮肤受压情况，按摩背部及骨隆突部位。

(2) 整理床单位，酌情更换床单及衣、被，根据情况增减盖被。

(3) 创造良好的睡眠环境，酌情关闭门、窗，调节光线及室温，关大灯，开地灯。协助患者取舒适卧位。保持病室安静，夜班护士在执行各种护理操作时，尽量集中进行，动作应轻柔；巡视病房时，开关门要轻，为患者创造良好的睡眠环境。

(4) 经常巡视病房，观察病情，了解患者睡眠情况，酌情处理。

## 三、晨晚间护理注意事项

(1) 操作时注意保暖，保护隐私。

(2) 维护管路安全。

(3) 眼睑不能闭合的患者应保持角膜湿润，防止角膜感染。

(4) 发现皮肤黏膜异常，及时处理并上报。

(5) 实施湿式扫床，预防交叉感染。

(6) 注意患者体位舒适与安全。

## 四、卧有患者床整理与更换床单法

**【目的】** 保持病床平整、舒适，预防压疮等并发症，保持病室整洁美观。

【评估】

（1）患者的病情、意识状况、活动能力、有无活动限制、有无伤口或各种导管。

（2）患者的心理反应及合作程度。

（3）床单位的清洁程度。

（4）病室环境是否安全、保暖，有无其它患者进餐或接受治疗等。

【计划】

**1. 护士准备** 熟悉卧有患者床整理及更换床单的操作技术和注意事项，衣帽整洁，洗手，戴口罩。

**2. 用物准备**

（1）卧有患者床整理法：床刷、刷套，必要时备便器。

（2）卧有患者床更换床单法：护理车上层放清洁大单、中单、被套、枕套，需要时备清洁衣裤，床刷、一次性刷套；下层放便器、便器巾。

**3. 环境准备** 病室内无其他患者进餐或治疗；按季节调节室内温度，酌情关好门窗、备屏风。

**4. 患者准备** 患者病情稳定，理解整理床单元和更换床单的目的、方法及注意事项，能主动配合。

【实施】

（1）卧有患者床整理法操作方法（表6-12）。

表6-12 卧有患者床整理法

| 操作流程 | 步骤说明 | 行为要求 |
|---|---|---|
| 1. 核对解释 | 备齐用物携至床旁，向患者解释扫床方法及注意事项，酌情关门窗 | 尊重患者，耐心解释 |
| 2. 移开桌椅 | 移开床旁桌椅，如病情许可，放平床头及床尾支架，意识不清者可拉起床档 | |
| 3. 扫床铺单 | 松开床尾盖被，先移枕至对侧，再依次移患者上、下半身，协助患者侧卧对侧。松开近侧务层单，先扫净中单、橡胶单，并搭在患者身上，再从床头至床尾扫净大单上的渣屑，注意枕下及患者身下各层彻底扫净。需要时整理褥垫，最后将大单，橡胶中单，中单逐层拉平铺好，将患者移至近侧，同法清扫另一侧，取出枕头扫净、揉松后置于患者头下 | 动作轻稳，注意节力 患者安全，防止坠床 保护患者，避免受凉 |
| 4. 整理盖被 | 协助患者平卧床中部，整理盖被，把棉胎和被套拉平，叠成被筒 | 细心体贴，关爱患者 |
| 5. 整理床铺 | 根据需要，摇起床上支架，移回床旁桌椅，整理床单元，协助患者取舒适卧位，打开门窗 | |
| 6. 清理用物 | 取下一次性床刷套，洗手 | 谢谢合作，健康教育 |

（2）可翻身侧卧患者更换床单法操作方法（表6-13）。

表 6－13　可翻身侧卧患者更换床单法

| 操作流程 | 步骤说明 | 行为要求 |
|---|---|---|
| 1. 核对解释 | 备齐用物，携至床旁，核对床号、姓名，解释更换床单的目的、方法及注意事项，酌情关好门窗 | 尊重患者，耐心解释 |
| 2. 移开桌椅 | 移开床旁桌椅，病情许可，放平床上支架，按需要协助患者排便 | 观察大小便颜色、性状和气味 |
| 3. 更换大单 | 更换近侧单；松开床尾盖被，协助患者侧卧对侧（先移枕后依次移患者上、下半身）（图 6－13），嘱患者手握床架或拉起对侧档。松开近侧各单，将污中单污面向内翻卷塞入患者身下，扫净橡胶中单搭于患者身上，再将污大单污面向内翻卷塞入患者身下，从床头至床尾扫净床褥。将大单正面向上铺于床褥上，中缝与床中线对齐，展开近侧大单，卷起对侧一半大单塞入患者身下，按铺床法铺好近侧大单 | 动作轻稳，注意节力 |
| 4. 更换中单 | 放平橡胶中单，清洁中单中线对齐铺于橡胶单上，连同橡胶单、中单一起塞入床垫下，卷对侧中单塞入患者身下。 | |
| 5. 更换对侧 | 协助患者平卧，移枕于近则，协助患者卧于近侧清洁单上，保护好患者。转至对侧松开各层单，将污中单卷起置于床尾，扫净橡胶单，搭于患者身上。将污大单、污中单卷至床尾撤出，投入污衣袋，扫净褥垫。依次将清洁大单、橡胶单、中单逐层拉平铺好。协助患者平卧床中部 | 防止患者坠床 |
| 6. 更换被套 | 拆污被套，纵形三折叠棉胎，铺清洁被套于盖被上，打开清洁被套尾端开口，从污被套内取出棉胎，放于清洁被套内，棉胎上缘与被套封口端平齐，撤除污被套，拉平棉胎和被套，系被尾带子，两侧边缘向内折叠与床缘平齐，叠成被筒，尾端内折与床尾平齐 | |
| 7. 更换枕套 | 一手托起患者头部，另一手迅速取出枕头，取下污枕套，将枕芯套 | 各层铺平，保持美观 |
| 8. 整理病床 | 于清洁枕套内，轻轻拍松，置于患者头下 | |
| 9. 清理用物 | 桌椅还原，整理床单位，协助患者取舒适卧位，酌情摇起支架 清理用物，按消毒隔离原则处理用物，洗手 | 谢谢合作，健康教育 |

**3. 注意事项**

（1）病室内有患者进餐或治疗时应暂停铺床。

（2）操作者动作敏捷轻稳，避免尘埃飞扬，并注意节力。

（3）保证患者安全，防止患者坠床；带引流管时，要防止管道扭曲受压或脱落；注意保暖，防止受凉。

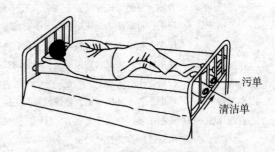

图 6－13　可侧卧患者更换床单法

（4）操作过程中注意观察患者反应，一旦发生病情变化，立即停止操作，及时处理。

**4. 健康教育**　向患者及家属说明整理床单位和更换被服的重要性；告知患者及家属在操作中配合方法，防止坠床和受伤。

【评价】

（1）患者感觉安全、舒适。

（2）操作轻稳、节力、床单位整洁、美观。

（3）护患沟通良好，患者身心需要得到满足。

## 附1 不能翻身侧卧患者的换单法

（1）～（2）同侧卧患者换单法。

（3）一手托起患者头部，另一手取出枕头，放于床尾椅上，松开各单，将床头大单、橡胶中单、中单横卷成筒式，卷至患者肩下（图6-14A）。

（4）将清洁大单横卷成筒状铺在床头（图6-14B），中线对齐，铺好床头大单，抬起患者上半身，将各层污单从患者肩下卷至患者臀下，同时将清洁大单拉平至臀部。

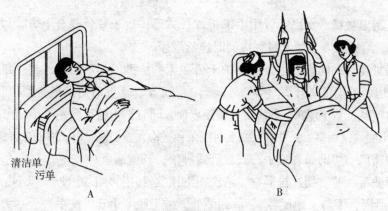

清洁单
污单

A          B

图6-14 不能翻身侧卧患者换单法

（5）放平患者上半身，抬起臀部，迅速撤出各层污单。将清洁大单拉至床尾，橡胶单放于床尾椅背上，污大单和中单放入污衣袋内，拉平铺好清洁大单。

（6）更换被套、枕套等同侧卧换单法。

## 附2 便器使用法

患者无法去厕所排便，需在床上排尿、排便时，需使用便器。

**（一）便盆**

便盆有金属、塑料和搪瓷三种，使用方法如下。

**1. 准备便盆** 气候寒冷时应先用热水冲洗（使之温热，盆内留少量水，使大便后易清洗，并可减少气味），将便盆外面擦干，盖上便盆巾携至床旁备用。禁止使用掉瓷便盆，以免损伤患者的皮肤。

**2. 准备解释** 向患者解释，取得合作；拉床帘或屏风遮挡患者。

**3. 放置便盆** 协助患者脱裤，能配合的患者（图6-15A），嘱其屈膝，双脚向下蹬在床上，抬起背臀部，同时护士左手协助患者抬起腰骶部，右手将便盆置于臀下，便盆阔边朝向患者头部。病情允许时，可尊重患者排便习惯，摇高床头。如患者不能配合（图6-15B），可先协助患者侧卧，把便盆对着患者臀部，护士一手扶住便盆，另一手帮助患者恢复平卧位。

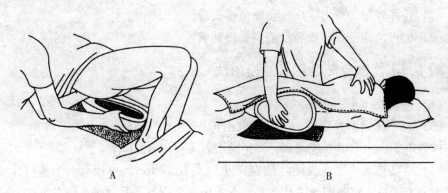

图6-15　给便盆法

**4. 防止溅湿被褥**　女患者可用手纸折成长方形，放于耻骨联合上方，以防尿液溅出污染被褥。给男患者递便盆时，应同时递给尿壶。

**5. 协助排便**　询问患者是否需要护士留在床旁协助，如不需要，将手纸及呼叫器放在患者手边，护士可离开病室等待呼唤。排便完毕，需要时协助患者擦净肛门。

**6. 撤出便盆**　放平床头，嘱患者双脚蹬床面，同时护士戴手套左手抬起患者腰骶部，右手轻轻取出便盆，观察粪便性状，必要时记录和送检，盖上便盆巾，协助患者穿裤。

**7. 整理通风**　协助患者洗手，安置舒适卧位，开窗通风。

**8. 处理洗手**　及时倒掉排泄物，清洗消毒便盆（用冷水洗净便器，因热水清洗时，可使蛋白质凝固，不易洗净便器），放回原处。护士脱下手套，洗手。

**（二）尿壶**

尿壶有塑料和搪瓷二种，专为卧床男患者准备（女患者可用广口女式尿壶），使用方法如下。

（1）能自行排尿者，向其交待使用方法，取出尿壶时，要将壶颈向上倾斜，以防尿液溅出污染床单。

（2）排尿后根据需要观察尿液情况，测量尿量，并记录在记录单上。使用后的尿壶处理与便盆相同。

（3）对尿失禁患者，每2~3h递送便器一次，帮助患者有意识地控制或引起排尿，并指导患者做会阴部肌肉锻炼，每日数次使其收缩及放松，以增强尿道括约肌收缩功能。

（4）对留置导尿管的患者，采用合适的接尿器。如男患者可置便器于外阴部接尿，或采用阴茎套连接尿管引流至袋中，也可用一次性塑料袋接尿。女患者可采用橡胶奶头开口端固定于尿道口处，连接尿管将尿引流入贮水袋中。对此类患者每日应清洁、消毒外阴部，每日更换接尿管。

（何　求）

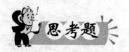

1. 张某，男，68岁，患大叶性肺炎昏迷8天，8天内给予大量抗生素治疗，近日发现其口腔黏膜破溃，创面上附着白色膜状物，拭去附着物可见创面轻微出血。问患者口腔发生了什么问题，该如何处理？为其进行口腔护理时应注意哪些问题？

2. 患者何时沐浴比较合适，沐浴时应注意些什么？

3. 李某，女28岁，半个月前因车祸导致右胫腓骨骨折，行跟骨结节牵引。此患者头发较长，现头发打结并因油脂分泌过多粘结成缕、有异味，应如何处理？

4. 哪些因素会引起压疮的发生？应怎样预防？

5. 王某，女，62岁，2周前因脑血管意外导致右侧肢体偏瘫。病人神志清楚，体质瘦弱，大小便失禁，近日发现骶尾部皮肤颜色紫红，触之局部有硬结，且皮肤表现有大小水泡数个，感觉局部疼痛。此患者发生了什么？已发展到了哪一期，如何进行治疗和护理？

# 第七章 | 生命体征的观察与护理

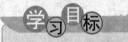

掌握：体温、脉搏、呼吸、血压的观察及护理；测量体温、脉搏、呼吸、血压方法；改善呼吸功能的护理技术、氧疗方法和用氧监测。

熟悉：体温、脉搏、呼吸、血压的生理调节，缺氧的分类、缺氧程度的评估。

了解：体温、脉搏、呼吸、血压的形成，体温计、血压计的种类及其构造。

生命体征（vital signs）是机体内在活动的一种客观反映，是衡量机体身心状况的可靠指标，包括体温、脉搏、呼吸及血压。正常状态下，生命体征在一定范围内相对稳定。生命体征的变化能反映机体的变化，护理人员通过对生命体征认真细致地观察，可以了解机体重要脏器的功能活动情况，了解疾病的发生、发展及转归，为预防、诊断、治疗及护理提供依据。因此，生命体征的观察与护理是护理工作的重要内容之一。

## 第一节 体温的评估及护理

### 一、正常体温及生理变化

体温（body temperature），也称体核温度（core temperature），是指身体内即胸腔、腹腔及中枢神经的温度。体核温度相对稳定且较皮肤温度高。皮肤温度也称体表温度（shell temperature），可随环境温度和衣着厚薄的变化而变化，且低于体核温度。生理学上的体温，系指平均体核温度。但由于体核温度不易测量，临床上通常用腋窝温度、口腔温度、直肠温度来代表体温。体温以℃（摄氏度）或℉（华氏度）表示，二者换算公式为：

$$℃ = （℉ - 32） \times 5/9$$
$$℉ = ℃ \times 9/5 + 32$$

（一）体温的形成

体温是由产能营养物质糖、脂肪、蛋白质氧化分解而产生的。三大营养物质通过氧化释放能量，50% 以上转化为热能，以维持体温，并不断地散发到体外，其余的能量贮存于三磷酸腺苷（ATP）内，供机体利用以维持生命活动，最终仍以热能散发到体外。

（二）机体的产热与散热

1. **产热过程**　机体的产热是细胞新陈代谢的过程。人体以化学方式产热，主要的产热器官是肝脏和骨骼肌。机体产热的主要因素有：食物特殊动力作用、基础代谢、骨骼肌运动、交感神经兴奋、甲状腺素分泌增多等。进食、寒颤、运动、强烈的情绪反应等都能使产热增加。因此，要避免在此时测量体温。

2. **散热过程**　人体以物理方式散热。散热方式有辐射、传导、对流和蒸发四种。人体主要的散热器官是皮肤，占总散热量的70%；呼吸散热占29%；排泄也可以散发部分热量。

（1）辐射：指热由一个物体表面通过电磁波的形式传至另一个与它不接触物体表面。它是人体安静状态下、处于环境温度较低时的主要散热方式。辐射散热的多少取决于皮肤与周围环境的温度差、机体的有效辐射面积以及衣着厚薄情况。温差越大、有效辐射面积越大、衣着单薄，则散失的热量越多。

（2）传导：指通过直接接触使热由一温度高的物体传至另一温度较低的物体或在同一物体内由分子传递，使热由温度较高部位传至温度较低部位的一种散热方式。传导散热取决于物体的导热性能、接触面积、温差大小等。由于水的导热性能好，临床上常用的冰袋、冰帽为高热患者进行物理降温，就是利用传导散热的原理。

（3）对流：指通过气体或液体的流动来交换热量的一种散热方式，它是传导散热的一种特殊形式。对流散热取决于气体或液体的流动速度、温差的大小。

（4）蒸发：指物质由液态转变为气态，同时带走大量热量的一种散热方式。在环境温度接近或高于体温时，蒸发是唯一的散热方式。蒸发有不感蒸发（不显汗）、发汗两种形式。不感蒸发占一定比例，成年人24h的不感蒸发量一般为1000ml，其中通过皮肤蒸发约为600~800ml。高热患者采用乙醇全身擦浴降温，就是利用乙醇蒸发散热的原理。

机体以不同方式散热的比例，随环境的温、湿度和身体状况而改变。血管舒缩、呼吸、出汗、寒战等均与产热和散热有关。当外界温度低于人体皮肤温度时，机体热量主要通过辐射、传导、对流方式散热。

（三）**体温的调节**

体温的调节分为生理性（自主性）调节和行为性调节两类。

1. **生理性体温调节**　是在下丘脑体温调节中枢控制下，机体受内外环境温度刺激，通过一系列生理反应，调节机体产热和散热保持平衡，使体温保持相对恒定状态。如血管的舒缩、骨骼肌运动及汗腺分泌等。

2. **行为性体温调节**　是人类有意识的行为活动，通过机体在不同环境中的姿势和行为的改变而达到调节体温的目的。如增减衣服、机体活动量，开关门窗或使用冷暖空气调节器等。

行为性体温调节是以生理性体温调节为基础，是对生理性体温调节的补充。通常意义上的体温调节是指生理性体温调节。

**（四）正常体温及其生理变化**

**1. 正常体温** 由于体核温度不易测量，临床上常以口腔、直肠、腋窝处的温度来代替体温。直肠温度最接近体核温度，但日常工作中测量口腔、腋窝温度更为常见、方便。健康成人不同部位的正常体温的范围见表 7-1。

表 7-1 成人温度平均值及正常范围

| 部位 | 平均值 | 正常范围 |
| --- | --- | --- |
| 肛温 | 37.5℃ | 36.5℃~37.7℃ |
| 口温 | 37.0℃ | 36.0℃~37.2℃ |
| 腋温 | 36.5℃ | 36.0℃~37.0℃ |

**2. 生理变化** 体温可随年龄、性别、活动、昼夜和药物等因素的影响而出现生理性变化，波动范围一般不超过 0.5℃~1.0℃。

（1）年龄：婴幼儿、儿童、青少年因代谢率较高而体温略高于成年人；新生儿尤其是早产儿，由于体温调节功能尚未发育完善，调节功能差，容易受环境温度的影响而变化，故对新生儿、早产儿应做好防寒保暖措施；老年人体温略低于成年人，与其基础代谢率降低、活动减少有关。

（2）性别：成年女性比男性体温平均高 0.3℃。女性的基础体温随月经周期而出现规律性变化，在排卵前体温较低，排卵日最低，排卵后体温升高 0.2℃~0.3℃，在月经前期和孕早期体温增高，这与体内孕激素水平周期性变化有关。

（3）活动：运动可使骨骼肌紧张收缩，产热增加，导致体温升高。

（4）昼夜：正常人体温在 24h 内呈周期性波动，一般清晨 2~6 时最低，下午 13~18 时最高，这种昼夜周期性波动称为昼夜节律。

（5）药物：麻醉药物可抑制体温调节中枢或影响神经传入路径的活动，并能扩张血管增加散热，降低机体对寒冷环境的适应能力。因此，对麻醉手术患者在术中、术后应注意保暖。

此外，情绪激动、紧张、进食、环境温度的变化等都会对体温产生影响。

## 二、异常体温的观察与护理

**（一）体温过高**

**1. 定义** 任何原因引起产热过多、散热减少、体温调节障碍、致热原作用于体温调节中枢使调定点上移而引起的体温升高，超过正常范围，称体温过高。发热可根据致热原的性质和来源不同，分为感染性发热和非感染性发热。感染性发热较多见，主要由病原微生物引起；非感染性发热包括无菌性坏死性物质的吸收引起的吸收热、变态反应性发热等。

**2. 发热程度** 以口腔温度为例，发热程度可分为：

低热：37.3℃~38.0℃

中等热：38.1℃～39.0℃

高热：39.1℃～40.0℃

超高热：41.0℃以上

**3. 发热过程及临床表现**

（1）体温上升期：此期特点是产热大于散热，体温升高。主要表现为皮肤苍白、干燥无汗、畏寒、甚至寒战。体温上升有两种形式，一种是体温在数小时内突然上升至39～40℃称为骤升，临床常见于肺炎球菌肺炎、疟疾等；另一种是体温逐渐上升，在数日内达高峰称为渐升，常见于伤寒等。

（2）高热持续期：此期特点是体温上升达高峰后保持一段时间，即产热和散热在较高水平上趋于平衡。主要表现为皮肤潮红、灼热、口唇干燥、头痛、头晕、全身不适、软弱无力、呼吸和脉搏加快，甚至出现谵妄、昏迷。

（3）体温下降期：此期特点是散热大于产热，产热趋于正常。主要表现为大量出汗、皮肤潮湿，体温逐渐恢复至正常。体温下降通常有骤退和渐退两种方式：体温在数小时内降至正常称为骤降，如疟疾；体温在数天内降至正常，如伤寒、风湿热。体温骤降者由于大量出汗，丢失体液过多，容易出现脉搏细速、四肢厥冷、血压下降等虚脱或休克现象，护理中应加强观察。

**4. 热型**  将体温绘制在体温单上，相邻时间的体温相连接，所构成的不同形状的体温曲线称为热型（fever type）。某些发热性疾病具有独特的热型，通过观察有助于疾病的诊断。临床上常见热型见图7－1。

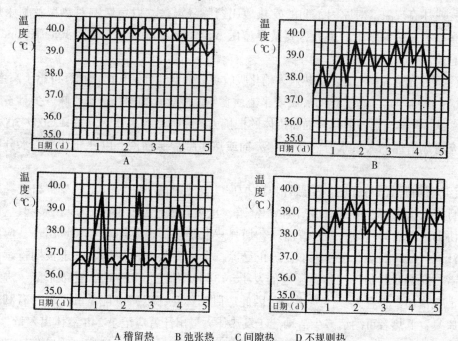

A稽留热    B弛张热    C间隙热    D不规则热

图7－1   发热常见类型

（1）**稽留热**（continuous fever）：体温持续在39℃～40℃左右，达数天或数周，

24h 波动范围不超过 1℃。常见于肺炎球菌肺炎、伤寒等。

（2）驰张热（remittent fever）：体温在 39℃ 以上，24h 波动超过 1℃，但体温最低时仍高于正常水平。常见于败血症、风湿热、化脓性感染等。

（3）间歇热（intermittent fever）：体温骤然升高至 39℃ 以上，持续数小时或更长时间，然后又迅速下降至正常或正常以下，间隔数小时或数日不发热，经过一个间歇，体温又升高，并反复发作，即高热期和无热期交替出现。常见于疟疾。

（4）不规则热（irregular fever）：是一种常见热型，体温变化无规律，且持续时间不定。常见于流行性感冒、肿瘤患者发热等。

**4. 体温过高患者的护理**

（1）病情观察：定时测体温，一般每日测体温 4 次，高热时应每 4h 测量一次，待体温恢复正常 3 天后，改为每日测量 2 次。同时观察患者面色、脉搏、血压、呼吸、发热类型、发热程度、伴随症状、原因及诱因和治疗效果等；小儿高热时易出现惊厥，应密切观察，如有异常应及时报告医生。

（2）适时降温：发热是机体的一种防御机制，对于原因不明的发热者，若体温不太高，可不急于解热，以免延误诊断。对于高热或持续发热患者，应采取适当降温措施。一般体温在 39℃ 以下可通过提供适宜的环境如加强通风、调整盖被、限制活动等增加患者舒适感；体温在 39℃ 以上可采用物理或药物降温：①物理降温：T > 39℃ 用冰袋冷敷头部；T > 39.5℃ 用乙醇、温水全身擦拭或大动脉冷敷。冰袋降温时注意避免冻伤。②药物降温：使用时应注意药物剂量，尤其对年老体弱及心血管疾病者应防止出现虚脱或休克现象。对原因不明的发热慎用药物降温法，以免影响对热型及临床症状的观察。有高热惊厥史的患儿，要及早遵医嘱给予药物降温。实施降温措施 30min 后应注意监测体温并记录。

（3）补充营养和水分：高热病人消化吸收功能降低，分解代谢增加，可给予高蛋白、高热量、高维生素、易消化的流质或半流质食物。注意食物的色、香、味、少量多餐以增进食欲，补充高热的消耗，提高机体的抵抗力。鼓励患者多饮水，每日2500~3000ml，以补充高热消耗的大量水分。必要时鼻饲或按医嘱静脉输液，以补充营养、水分和电解质。

（4）保持清洁与舒适：①做好口腔护理，发热时由于唾液分泌减少，口腔黏膜干燥，且抵抗力下降，病原体易于生长繁殖，出现口腔感染。因此，应在晨起、餐后、睡前协助患者漱口，保持口腔清洁。②加强皮肤护理，退热期患者大量出汗，应随时擦干汗液，及时更换衣服和床单，防止受凉，保持皮肤干燥清洁。对于长期持续高热卧床者，应协助其翻身，防止压疮的发生。③卧床休息，高热时，食欲下降、进食量少，消耗增加，患者大多体质虚弱，因此应卧床休息，以减少能量的消耗，有利于机体的康复；低热者可酌情减少活动。④发热伴大量出汗者应记录 24h 液体出入量。

（5）保证安全：高热患者可出现躁动不安、谵妄，应防止坠床、舌咬伤，必要时加床档或用约束带。

（6）心理护理及健康教育：发热的不同时期，会出现不同临床症状，患者产生紧张、不安、恐惧等心理反应。应经常巡视患者，耐心解答各种问题，使患者对体温的变化和伴随症状有充分的了解，缓解其紧张情绪，解除身心不适，满足合理要求。

**（二）体温过低**

**1. 定义** 体温低于正常称为体温过低（hypothermia）。在35℃以下时称为体温不升。是各种原因导致机体散热过多、产热减少、体温调节中枢受损或发育不完善而引起。常见于环境温度过低、重度营养不良、极度衰竭、颅脑外伤、脊髓受损、药物中毒、重症疾病、早产儿等。

**2. 体温过低的程度**

轻度：32℃~35℃

中度：30℃~32℃

重度：<30℃，可出现瞳孔散大，对光反射消失。

致死温度：23℃~25℃

**3. 临床表现** 皮肤发凉、苍白、口唇耳垂青紫、寒战、心跳呼吸减慢、血压降低、尿量减少、躁动不安、嗜睡，甚至昏迷。

**4. 体温过低患者的护理**

（1）环境：提供合适的环境温度，维持室温在24℃~26℃。

（2）保暖：给予棉被、电热毯、热水袋，增添衣物等，防止体热散失，给予热饮料，提高机体温度。新生儿置恒温箱内。

（3）观察：加强生命体征的监测，每小时测量1次肛温，直至体温恢复到正常且稳定，同时注意病情变化。

（4）去除病因：去除引起体温过低的原因，使体温恢复正常。

（5）健康教育：向患者及家属宣教避免引起体温过低的因素，如营养不良、衣着过少、保暖设施不足等。

## 三、体温的测量

**（一）体温计的种类**

**1. 水银体温计（mercury thermometer）** 又称玻璃体温计。分口表、肛表、腋表三种（图7-2）。它是一根外带有刻度的真空毛细玻璃管，口表和肛表的玻璃管呈三菱柱状，腋表玻璃管呈扁平状。玻璃管一端有水银槽，当其受热后，水银会沿毛细管上行，其上行高度与受热程度呈正比。口表和腋表的水银端较细长，有助于测温时扩大接触面；肛表的水银端较粗短，可防止插入肛门时折断或损伤黏膜。体温计毛细管和水银端之间有一凹槽，使水银遇热膨胀后不能自动回缩，从而保证体温测试值的准确性。

体温计有摄氏体温计和华氏体温计两种。摄氏体温计的刻度是35℃~42℃，每1℃之间分成10小格，每小格为0.1℃，在0.5℃和整数℃的刻度处用较粗的线标记。在37℃刻度处则以红线表示。华氏体温计刻度为94℉~108℉，每2℉之间分成10格，每小格0.2℉（图7-3）。

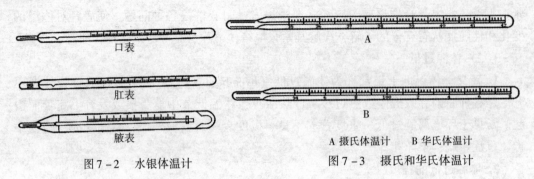

口表

肛表

腋表

图7-2　水银体温计

A

B

A 摄氏体温计　　B 华氏体温计

图7-3　摄氏和华氏体温计

**2. 电子体温计（electronic thermometer）**　采用电子感温探头测温，测温准确且灵敏度高，直接由数字显示测得的温度。分为集体用电子体温计和个人用电子体温计两种（图7-4）。集体用电子体温计测量时，先开启电源键，等显示屏上出现"L℃"符号，再将探头插入一次性塑料护套中放于测温部位（外耳道），当电子蜂鸣器发出蜂鸣声并持续3s后，可读得所测体温值。外套使用后丢弃与医用垃圾桶内，防止交叉感染；个人用电子体温计，其形状如钢笔，操作简单，方便易携带。

**3. 可弃式体温计（disposable thermometer）**　是一含有对热敏感的化学指示点薄片，为一次性使用的体温计。测温时点薄片随机体的温度而变色，当颜色从白色变成蓝色，最后的蓝点位置即为所测温度（图7-5），可用于测量口温、腋温。

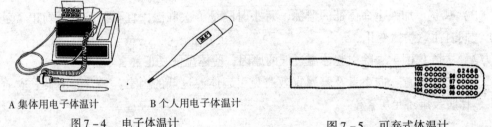

A 集体用电子体温计　　B 个人用电子体温计

图7-4　电子体温计

图7-5　可弃式体温计

**4. 感温胶片（temperature sensitive tape）**　为对温度敏感的胶片，可贴在前额或腹部，根据胶片颜色改变，了解体温的变化，不能显示具体的温度数值，只能用于判断体温是否在正常范围，适用于新生儿和幼儿。

**5. 红外体温监测仪**　采用红外测温原理及微处理器技术，通过专门设计的红外光学系统及高灵敏度的红外探测器，检测人体某一部位表面的热辐射，通过光电转换，取得相应的电信号；由微处理器对相应的电信号进行分析处理，即可显示所测人体相应部位的表面温度，从而达到非接触测量人体温度的目的。其特点是具有高精确性、快速性（一般不超过1s）和非接触性，能避免外界环境的影响，可测量额部、手心、脸、耳等部位的温度，常用于人群聚集处，又需快速检测体温。红外线耳温计见图7-6。

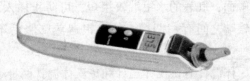

图7-6　红外线耳温计

（二）测量体温的方法

【目的】

（1）判断体温有无异常，动态监测体温变化，判断热型。

（2）协助诊断，为预防、治疗、康复、护理提供依据。

【评估】

**1. 全身情况**　患者年龄、病情、意识状态、治疗情况，发热时间、诱因及伴随症状。

**2. 局部情况**　测量部位的皮肤、黏膜情况。

**3. 心理状态**　有无紧张、焦虑等情绪，患者合作程度。

**4. 健康知识**　对疾病及测量体温的认知程度。有无影响体温测量准确性的因素。

【计划】

**1. 护士准备**　洗手、衣帽整洁、必要时戴口罩，熟悉测量体温的方法。

**2. 用物准备**　治疗盘内备已消毒的体温计（检查玻璃管是否完好、水银柱是否在35℃以下）、消毒液浸湿的纱布、弯盘（内垫纱布）、秒表、记录本、笔。若测肛温另备润滑油、棉签、卫生纸。

**3. 环境准备**　整洁安静、温湿度适宜、光线充足。

**4. 患者准备**　了解体温测量的目的、方法、注意事项及配合要点，体位舒适，情绪稳定。测体温前30min内，无运动、进食、饮冷热饮料、冷热敷、洗澡、坐浴、灌肠等活动。

【实施】

**1. 操作方法**　见表7－2

表7－2　体温测量方法

| 操作流程 | 步骤说明 | 行为要求 |
| --- | --- | --- |
| 1. 核对解释 | 携用物至床边，核对患者床号、姓名，解释测量体温目的及配合方法，取得合作 | 严格查对，尊重患者耐心解释，患者配合 |
| 2. 测量体温 | 根据患者情况选择适当的测温方法 | 操作规范，安全有效 |
| | ◆口温：将口表水银端斜放于患者一侧舌下热窝（舌系带两侧左右各一），嘱患者闭紧口唇、不说话，勿用牙咬体温计。测温3min，见图7－7A | |
| | ◆腋温：擦干腋窝汗液，将腋表水银端放于腋窝深处，嘱患者屈臂过胸夹紧体温计，测温10min。适用于不能测口温者，见图7－7B | |
| | ◆肛温：患者取侧卧位、俯卧位或仰卧屈膝位，露出臀部，润滑肛表水银端，将水银端插入肛门3～4cm，测温3min。为婴幼儿测温时，操作者应固定体温表，防止掉落或插入过深，见图7－7C | |
| 3. 取表检视 | 取出体温计用纱布擦净，检视读数，若与病情不符应重测 | |
| 4. 记录整理 | 将体温值记录在记录本上，协助患者穿衣或裤，取舒适体位，向患者解释结果 | 结果准确，记录及时健康教育，谢谢合作 |
| 5. 消毒备用 | 将体温计消毒后备用 | 体温表分类消毒 |
| 6. 及时绘制 | 将体温值按要求绘制到体温单上 | |

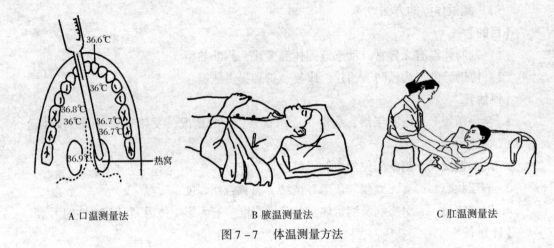

A 口温测量法　　　　　　　B 腋温测量法　　　　　　C 肛温测量法

图 7 - 7　体温测量方法

**2. 注意事项**

（1）测量体温前，应清点体温计的数量，并检查体温计玻璃管是否完好、水银柱是否在35℃以下；甩动体温计时要用腕部力量，勿触及他物，以防撞碎；切忌将体温计放入热水中清洗或放在沸水中煮，以防爆裂。

（2）根据病情选择合适的测温方法：婴幼儿、昏迷、精神异常、口腔疾患、口鼻手术、张口呼吸者禁忌测口温；直肠或肛门疾患及手术、腹泻、心肌梗死患者不宜测肛温；腋下有创伤、手术、炎症，腋下出汗较多，肩关节受伤或消瘦夹不紧体温计者不宜测腋温。

（3）运动、进食、冷热饮或面颊部冷热敷、坐浴或灌肠后，应间隔30min再测量。

（4）为婴幼儿、危重病患者、躁动者测温时，应有专人守护，以防发生意外。

（5）测口温时，嘱患者勿用牙咬体温计，若不慎咬破应立即清除玻璃碎屑，以免损伤唇、舌、口腔、食道、胃肠道黏膜；宜口服蛋清或牛奶，以延缓汞的吸收；若病情允许，可服粗纤维食物，以加速汞的排出。

（6）如发现体温与病情不相符合，应守在患者身旁重新测量，必要时可同时测口温和肛温作对照。

**3. 健康教育**

（1）向患者及家属解释体温测量的重要性。指导正确测量体温，介绍体温的正常值及测量过程中的注意事项。

（2）鼓励患者多饮水，告知患者穿透气、棉质衣服，寒战时应给予保暖。

〔评价〕

（1）患者理解测量体温的目的，愿意配合，了解体温的相关知识。测量过程中患者安全、舒适。

（2）测量结果准确。

（三）体温计的清洁、消毒和检查法

**1. 体温计的清洁、消毒**　为防止交叉感染，使用过的体温计应及时进行消毒处理。

（1）水银体温计消毒：将使用过的体温计放入盛有消毒液的容器中浸泡 5min 后取出，用冷开水冲洗，用离心机或腕力将体温计的水银甩至 35℃ 以下，再放入另一消毒液容器中浸泡 30min，取出后用冷开水冲洗，擦干放入清洁容器中备用。口表、腋表、肛表应分别消毒存放。

可选用的消毒液有 70% ~75% 乙醇溶液、1% 过氧乙酸溶液、0.5% 碘伏溶液、1% 消毒灵等。

消毒液及冷开水应每日更换，容器、离心机每周消毒 1 次。

（2）电子体温计消毒法：消毒电子感温探头部分，消毒方法应根据制作材料的性质选用不同的消毒方法，如浸泡、熏蒸等。

**2. 水银体温计的检查**　在新体温计使用前、体温计使用中，应定期检查体温计以保持其准确性。将全部体温计的水银甩至 35℃ 以下，于同一时间放入 40℃ 以下的温水中，3 分钟后取出检视，凡误差在 0.2℃ 以上、玻璃管有裂痕、水银自行下降者则不能使用。将合格的体温计用纱布擦干，放入清洁容器中备用。

# 第二节　脉搏的评估及护理

在每个心动周期中，随着心脏的节律性收缩和舒张，动脉内的压力和容积发生周期性的变化，引起动脉管壁产生有节律的搏动，称为动脉脉搏（arteial pulse），简称脉搏（pulse）。

## 一、正常脉搏及生理变化

### （一）脉搏的产生

心脏窦房结的自律细胞发出冲动，传至心脏各部，致使心脏收缩。当心脏收缩时，左心室将血液射入主动脉，主动脉压力骤然升高，动脉管壁随之扩张；当心脏舒张时，动脉管壁弹性回缩。随着心脏的收缩与舒张，动脉管壁出现周期性的起伏搏动，形成动脉脉搏。

### （二）脉搏的生理变化

**1. 脉率**　指每分钟脉搏搏动的次数（频率）。正常成人在安静状态下脉率为 60 ~ 100 次/分。正常脉率和心率是一致的，脉率是心率的指示，脉率可受多种因素的影响，在一定范围内波动。

（1）年龄：一般儿童脉率较快，平均 90 次/分，婴幼儿可达 130 次/分，随年龄的增长而逐渐减低。老年人较慢，到高龄时又轻度增加。

（2）性别：同龄女性比男性脉率稍快，平均脉率相差 5 次/分。

（3）体型：体表面积越大，脉搏越慢。因此，身材细高者比矮胖者的脉率慢。

（4）活动和情绪：运动、兴奋、恐惧、愤怒、焦虑使脉率增快；休息、睡眠则使脉搏减慢。

（5）饮食和药物：进食、使用兴奋药、饮浓茶或咖啡能使脉率增快；禁食、使用镇静剂、洋地黄类药物等可使脉率减慢。

**2. 脉律**　指脉搏的节律性，是心搏节律的反应。正常脉律跳动均匀规则、间隔时间相等。部分正常小儿、青年和成年人中，可发生吸气时增快，呼气时减慢，称为窦性心律不齐，一般无临床意义。

**3. 脉搏强弱**　是指触诊时血液流经血管的一种感觉。正常脉搏每搏强弱相同。脉搏的强弱与动脉充盈度、周围血管阻力大小有关，即取决于心搏量和脉压大小。

**4. 动脉壁的情况**　触诊时感觉到的动脉壁性质。正常动脉管壁柔软、光滑、富有弹性。

## 二、异常脉搏的观察与护理

### （一）异常脉搏的观察

**1. 脉率异常**

（1）速脉：指成人安静状态下脉率超过 100 次/分，又称为心动过速。常见于发热、甲状腺功能亢进、心力衰竭、血容量不足等。一般体温每升高 1℃，成人脉率约增加 10 次/分，儿童则增加 15 次/分。

（2）缓脉：指成人安静状态下脉率少于 60 次/分，又称为心动过缓。常见于颅内压增高、房室传导阻滞、甲状腺功能减退、阻塞性黄疸等患者。

**2. 节律异常**

（1）间歇脉：指在一系列正常规则的脉搏中，出现一次提前而较弱的脉搏，其后有一较正常延长的间歇（代偿间歇）。是心脏异位起搏点过早发生冲动而引起的期前收缩。如每隔一个正常搏动后出现一次期前收缩，称为二联律；二个正常搏动后出现一次期前收缩，称为三联律。常见于各种器质性心脏病或洋地黄中毒者。

（2）脉搏短绌：指在单位时间内脉率少于心率。是由于心肌收缩力强弱不等，有些心排出量少的搏动可发生心音，但不能引起周围血管的搏动，造成脉率低于心率。其特点是心律完全不规则，心率快慢不一，心音强弱不等。常见于心房纤颤的患者。

**3. 强弱异常**

（1）洪脉：特点是脉搏强而大。当心输出量增加，周围动脉阻力较小，动脉充盈度和脉压较大时，则脉搏强大而有力。常见于高热、甲状腺功能亢进、主动脉瓣关闭不全等患者。

（2）细脉：当心输出量减少，周围动脉阻力较大，动脉充盈度降低时，脉搏细弱无力，扪之如细丝，称为细脉或丝脉。常见于心功能不全、大出血、休克、主动脉瓣狭窄等。

（3）交替脉：指节律正常而强弱交替出现的脉搏。主要由于心室收缩强、弱交替出现而引起，为心肌受损的一种表现。常见于高血压心脏病、冠状动脉粥样硬化性心脏病等。

（4）水冲脉：脉搏骤起骤降，急促有力。触诊时，如将患者手臂抬高过头并紧握其手腕掌面，感到急促有力的冲击。主要由于收缩压偏高，舒张压偏低，使脉压增大所致。常见于主动脉瓣关闭不全、甲状腺功能亢进等。

（5）奇脉：指吸气时脉搏明显减弱或消失。与吸气时心室舒张受限，引起左心室搏出量减少有关。常见于心包积液和缩窄性心包炎等，是心包填塞的重要体征之一。

**4. 动脉壁异常**　常见于动脉硬化患者，动脉管壁变硬、失去弹性，呈条索状，严重呈迂曲状，触诊时有紧张条索感，如按在琴弦上。

**（二）异常脉搏的护理**

**1. 病情观察**　监测患者脉搏情况，观察患者的伴随症状及药物的治疗效果与不良反应。

**2. 休息与活动**　指导患者减少活动、增加卧床休息时间，以减少心肌耗氧量。

**3. 氧疗**　根据病情适当给予氧疗。

**4. 心理护理**　稳定患者情绪，消除紧张、恐惧因素。

**5. 健康教育**　指导患者用药，告知患者异常脉搏的相关知识及简单的急救技巧；教育患者戒烟限酒，饮食清淡易消化，勿用力排便，保持情绪稳定。

**6. 根据病情**　备好急救药物及急救仪器设备。

## 三、脉搏的测量

**（一）测量脉搏的部位**

凡浅表、靠近骨骼的大动脉均可作为测量脉搏的部位。常见测量部位见图 7 - 8。临床上最常用的诊脉部位是桡动脉。

**（二）测量脉搏的方法**

【目的】

（1）判断脉搏有无异常，动态监测脉搏变化，间接了解心脏功能状况。

（2）为诊断、治疗、预防、护理提供依据。

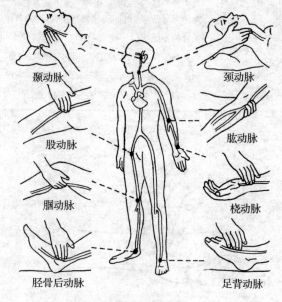

颞动脉　颈动脉　股动脉　肱动脉　腘动脉　桡动脉　胫骨后动脉　足背动脉

图 7 - 8　常用诊脉部位

【评估】

**1. 患者评估**

（1）全身情况：患者年龄、目前病情、意识状态、治疗用药情况。

（2）局部情况：测量部位皮肤及所测肢体活动情况。

（3）心理状态：有无紧张、焦虑、愤怒等情绪，合作程度。

（4）健康知识：对疾病及测量脉搏的认知程度。

【计划】

**1. 护士准备**　洗手、着装整洁。熟悉测量脉搏的方法，向患者解释监测脉搏的目的及注意事项。

2. 用物准备　治疗盘内备秒表、记录本、笔，必要时备听诊器。

3. 环境准备　整洁安静、温湿度适宜，光线充足。

4. 患者准备

（1）了解脉搏测量的目的、方法、注意事项及配合要点。

（2）体位舒适，测脉搏前 30min 内无紧张、恐惧、哭闹等情绪波动，无剧烈运动和进食等。

【实施】

1. 操作方法　见表 7 – 3

表 7 – 3　脉搏测量方法

| 操作流程 | 步骤说明 | 行为要求 |
|---|---|---|
| 1. 核对解释 | 备齐用物携至患者床边，核对患者床号、姓名，解释测量目的，解除紧张 | 尊重患者 |
| 2. 选择体位 | 根据患者情况可选卧位或坐位，手臂放舒适位置，手腕伸展，掌心朝下 | 耐心解释 |
| 3. 触摸动脉 | 护士以示指、中指和无名指指端按在桡动脉上（图7-9），按压力量以能清楚触得脉搏搏动为宜 | 关心体贴 |
| 4. 测量计数 | ◆正常脉搏测量30s，结果乘2为每分钟脉搏数 | 规范操作 |
| | ◆脉搏异常应测1min，同时观察脉搏的节律、强弱、动脉壁弹性 | |
| | ◆脉搏短绌测量（图7-10），由2名护士同时测量，一人听心率，另一人测脉率，由听心率者发出"起""停"命令，计时1min | 结果准确 |
| 5. 正确记录 | 脉率记录为：次/分，脉搏短绌记录为：心率/脉率次/分，如100/70次/分 | 记录及时 |
| 6. 整理绘制 | 洗手后，把测得数值绘制在体温单上。 | 规范绘制 |

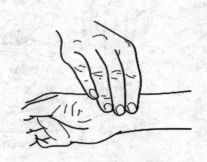

图 7 – 9　桡动脉测量法

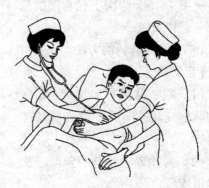

图 7 – 10　脉搏短绌测量法

2. 注意事项

（1）勿用拇指诊脉，因拇指小动脉的搏动较强，易与患者的脉搏相混淆。

（2）为偏瘫患者测脉搏时，应选择健侧肢体。

（3）异常脉搏应测 1 min，脉搏细弱难以触到时，应测心尖搏动 1 min。

3. 健康教育

（1）向患者及家属解释脉搏监测的重要性。

（2）指导患者及家属正确进行脉搏测量，学会对异常脉搏的判断。增强患者自我护理的能力。

【评价】

（1）患者理解测量脉搏的目的，愿意配合。

（2）患者了解脉率的正常值及测量过程中的注意事项。

（3）测量结果准确。

# 第三节　血压的评估及护理

血压（blood pressure）是指血管内流动着的血液对单位面积血管壁的侧压力。根据血管的不同，分为动脉血压、静脉血压和毛细血管血压，一般所说的血压指动脉血压。在一个心动周期中，动脉血压随着心室的收缩和舒张而发生规律性的变化。

心室收缩时，血液射入主动脉，血压上升达到的最高值称为收缩压（systolic pressure）；心室舒张末期，动脉弹性回缩，动脉血压下降达到的最低值称为舒张压（diastolic pressure）；收缩压与舒张压的差值称为脉压差（pulse perssure）；动脉血压的平均值称为平均动脉压（mean arterial pressure），约等于舒张压 + 1/3 脉压或 1/3 收缩压 + 2/3 舒张压。

## 一、正常血压及生理变化

### （一）血压的形成

在血液循环系统中，足够的血液充盈是形成血压的前提条件，心脏收缩射血与外周阻力则是形成血压的两个基本因素。此外，大动脉的弹性对血压的形成也起到重要的作用。

在心动周期中，心室收缩所释放的能量分为动能和势能两部分：动能用于推动血液在血管中流动，势能形成对血管壁的侧压，并使血管壁扩张。在外周阻力的作用下，左心室射出的血量 1/3 流向外周，其余 2/3 暂时贮存于主动脉和大动脉内，形成较高的收缩压；心室舒张，主动脉和大动脉管壁弹性回缩，将贮存的势能转化为动能，推动血液继续流动，维持一定的舒张压高度。大动脉的弹性对动脉血压的变化有缓冲作用。

### （二）影响血压的因素

**1. 心脏每搏输出量**　在心率和外周阻力不变时，当每搏输出量增加时，心室收缩期射入主动脉的血量增加，对管壁的侧压力增大，收缩压会明显增高，而舒张压升高的程度较小，脉压增大。反之，当每搏输出量减少时，则主要使收缩压降低，脉压减小。因此，在一般情况下，收缩压的高低主要反映每搏心输出量的多少。

**2. 心率**　在每搏心输出量和外周阻力不变时，心率增快，心室舒张期缩短，流向外周血量减少，心室舒张末期主动脉内存留血量增多，使舒张压明显升高。在心室收缩期，由于动脉压升高，使血流速度加快，因此心室收缩期内仍有较多的血液从主动脉流向外周，但收缩压升高不如舒张压升高明显，因而脉压差减小。心率主要影响舒张压。

**3. 外周阻力**　在心输出量不变而外周阻力增大时，心室舒张期中血液向外流动的速度减慢，心室舒张末期存留在主动脉中的血量增多，舒张压明显升高。在心室收缩期，由于动脉血压升高不如舒张压明显，脉压差减小。舒张压的高低主要反映外周阻力的大小。

外周阻力的大小受阻力血管（小动脉和微动脉）口径和血液黏稠度的影响，当阻力血管口径变小，血液黏稠度增加时，外周阻力则增大。

**4. 主动脉和大动脉管壁的弹性**  大动脉管壁的弹性对血压起缓冲作用。随着年龄的增长，血管的胶原纤维增生，血管壁的弹性降低，使血管的可扩张性减小，收缩压升高，脉压差增大。

**5. 循环血量与血管容积**  正常循环血量和血管容积相适应，以保持一定水平的体循环充盈度。如果循环血量减少或血管容积扩大，血压下降。

**（三）正常血压及其生理变化**

**1. 正常血压**  一般以肱动脉测得的血压为标准，正常成人安静状态下的血压范围为：收缩压 90～139mmHg，舒张压 60～89mmHg，脉压 30～40 mmHg。

血压的单位通常用毫米汞柱（mmHg）。毫米汞柱（mmHg）和千帕（kPa）换算公式为：1mmHg＝0.133kPa，1kPa＝7.5mmHg

**2. 生理变化**  正常人的血压在小范围波动，但保持相对恒定，可因各种因素的影响而变化，以收缩压改变为主。

（1）年龄：新生儿血压最低，儿童血压比成人低。随着年龄的增长，收缩压和舒张压均有逐渐增高的趋势，但收缩压的升高比舒张压的升高更为显著。

（2）性别：女性在更年期前，血压比男性略低，更年期后，差别减小。

（3）昼夜和睡眠：一般清晨血压最低，然后逐渐升高，傍晚血压最高。睡眠不佳或过度疲劳时血压可稍升高。

（4）环境：寒冷环境，由于末梢血管收缩，血压可略有升高；高温环境下皮肤血管扩张，血压可略有下降。

（5）体型：高大、肥胖者血压较高。

（6）体位：立位血压高于坐位，坐位血压高于卧位，这与重力引起的代偿机制有关。对于长期卧床或使用某些降压药物的患者，若由卧位改为立位时，可出现头晕、心慌、站立不稳甚至晕厥等体位性低血压的表现。

（7）身体不同部位：一般右上肢高于左上肢 5～10mmHg，其原因是右侧肱动脉来自主动脉弓的第一大分支无名动脉，而左侧肱动脉来自主动脉的第三大分支左锁骨下动脉，出现能量耗损；下肢血压高于上肢 20～40mmHg（上肢袖带测量），与股动脉的管径较肱动脉粗，血流量大有关。

此外情绪激动、紧张、恐惧、剧烈运动等可使血压升高。饮酒、吸烟、摄盐过多、药物等对血压也有影响。

## 二、异常血压

### (一) 异常血压的观察

**1. 高血压 (hypertension)**　是指 18 岁以上成年人，在安静状态和未服抗高血压药的情况下，收缩压≥140mmHg 和 (或) 舒张压≥90mmHg。1999 年 WHO/ISH (世界卫生组织和国际高血压联盟) 制定的高血压标准，见表 7-4。

表 7-4　高血压的分级

| 分级 | 收缩压 (mmHg) | 舒张压 (mmHg) |
|---|---|---|
| 理想血压 | <120 | <80 |
| 正常血压 | <130 | <85 |
| 正常高值 | 130~139 | 85~89 |
| Ⅰ级高血压 (轻度) | 140~159 | 90~99 |
| 亚组：临界高血压 | 140~149 | 90~94 |
| Ⅱ级高血压 (中度) | 160~179 | 100~109 |
| Ⅲ级高血压 (重度) | ≥180 | ≥110 |
| 单纯收缩期高血压 | ≥140 | <90 |
| 亚组：临界收缩期高血压 | 140~149 | <90 |

若患者收缩压和舒张压属于不同级别时，应按两者中较高的级别分类；既往有高血压史的，目前正服抗高血压药，血压虽已控制正常，但仍诊断为高血压。

**2. 低血压 (hypotension)**　血压低于 90/60~50mmHg 称为低血压。当血压低于正常范围时，有明显的血容量不足的表现，如脉搏细速、心悸、头晕等。常见于大量失血、休克、心力衰竭等患者。

**3. 脉压异常**

(1) 脉压增大：常见于主动脉硬化、主动脉瓣关闭不全、动静脉瘘、甲状腺功能亢进患者。

(2) 脉压减小：常见于末梢循环衰竭、心包积液、缩窄性心包炎患者。

### (二) 异常血压的护理

**1. 加强观察**　密切监测血压的变化，观察药物的疗效及不良反应，注意有无并发症发生。

**2. 环境舒适**　保持环境安静、舒适、温湿度适宜，通风良好。

**3. 合理膳食**　选择易消化、低脂、低胆固醇、高维生素、富含纤维素的食物，根据血压的高低适当限制盐的摄入，避免辛辣等刺激性食物。

**4. 休息与活动**　注意休息，适当运动，保证充足的睡眠时间。对血压过低者，应迅速安置患者平卧位，做好应急处理。

**5. 健康教育**　嘱咐患者养成良好的生活习惯，戒烟戒酒，保持大便通畅，保持情绪稳定，让患者和家属学会测量血压方法，掌握判断异常血压的标准。

### 三、血压的测量

血压测量可分为直接测量和间接测量两种方法。直接测量法是将装有抗凝药的导管经皮插入动脉内（常为肱动脉），导管与压力传感器连接，监测动脉血压的动态变化，数值精确、可靠，但为一种创伤性检查，临床仅限于危急重、特大手术及严重休克患者的血压监测。间接测量法是在动脉外用血压计测量血压。血压计是根据血液通过狭窄的血管形成涡流时发出响声而设计的，用动脉血管压和大气压作比较，高于大气压的数值来表示血压的高度，是目前临床常用的方法。

（一）血压计的种类与构造

**1. 血压计的种类**　主要有水银血压计（立式和台式）、无液血压计、电子血压计三种（图7－11）。

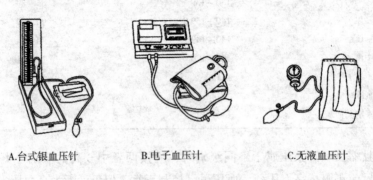

A.台式银血压针　　　　　B.电子血压计　　　　　C.无液血压计

图7－11　血压计种类

**2. 血压计的构造**　由三部分组成。

（1）加压气球和压力阀门：加压气球可向袖带气囊充气；压力阀门可调节压力大小。

（2）袖带：由长方形扁平的橡胶气囊和外层布套组成。橡胶气囊的宽度为上臂周径的40%，长度为缠绕上臂一周为宜。1999年WHO专家委员会推荐成人袖带的宽度为13～15cm，长度为30～35cm，上臂粗大和肥胖者袖带宽度应大于20cm。袖带上接有两根橡胶管，一根与加压气球相连，另一根与血压计相通。

（3）血压计

①水银血压计（mercury manometer）：又称汞柱血压计。由玻璃管、标尺、水银槽三部分组成。在血压计盒盖内面固定一根玻璃管，管面上标有0～300mmHg和0～40kPa两种刻度，每小格为2mmHg或0.5kPa。玻璃管上端与大气相通，下端和水银槽相连。水银血压计的优点是测得的数值准确可靠，但较笨重且玻璃管易破裂。

②无液血压计（aneroid manometer）：又称弹簧式血压计、压力表式血压计。外形呈圆盘状，正面盘上标有刻度，盘中央有一指针提示血压数值。其优点是便于携带，但准确性较差。

③电子血压计（electronic manometer）：袖带内有一换能器，由自动采样、电脑控制数字运算、自动放气程序组成。数秒钟内可显示收缩压、舒张压、脉搏数值。其优点是操作方便，不需用听诊器，省略放气系统，排除听觉不灵敏、噪音干扰等造成的

误差，但准确性较差。

（二）血压测量的方法

【目的】

（1）判断血压有无异常，动态监测血压变化，间接了解循环系统的功能状况。

（2）为诊断、治疗、康复、护理提供依据。

【评估】

**1. 全身情况**　患者年龄、性别、目前病情、意识状态、治疗用药情况。

**2. 局部情况**　测量肢体活动及测量部位的皮肤情况。

**3. 心理状态**　有无紧张、焦虑等情绪，合作程度。

**4. 健康知识**　对疾病及测量血压的认知程度。

【计划】

**1. 护士准备**　洗手，熟悉测量血压的方法，能向患者解释监测血压的目的及注意事项。

**2. 用物准备**　治疗盘内备血压计、听诊器、记录本（体温单）、笔。

**3. 环境准备**　整洁安静、温湿度适宜、光线充足。

**4. 患者准备**

（1）了解血压测量的目的、方法、注意事项及配合要点。

（2）体位舒适，测血压前30min内无进进食、吸烟、运动、情绪波动、膀胱充盈等。

【实施】

**1. 操作方法**　见表7-5

表7-5　血压测量方法

| 操作流程 | 步骤说明 | 行为要求 |
| --- | --- | --- |
| 1. 核对解释 | 备齐用物，核对患者床号、姓名，解释目的，取得患者配合 | 尊重患者，耐心解释 |
| 2. 选择体位 | 所测动脉、心脏和血压计"0"点应在同一水平。上肢：坐位时心脏平第四肋；卧位时心脏平腋中线。下肢：可取平卧位、仰卧位或俯卧位 | 操作规范 |
| 3. 缠妥袖带 | 上肢：卷袖露臂，袖口勿过紧，手掌向上，伸直肘部，放平血压计，驱尽袖带内空气，平整缠于上臂中部，下缘距肘窝2~3cm，松紧以插入一指为宜，听诊器置于动脉搏动最明显处（图7-12）下肢：袖带缠于大腿下部，下缘距腘窝3~5cm，听诊器放于腘动脉搏动最明显处 | 动作轻稳，患者满意 |
| 4. 平稳充气 | 打开水银槽开关，关上加压气球阀门，一手固定听诊器，另一手打气至肱动脉搏动消失后再升高20~30mmHg | 充气勿过快、过猛、过高 |
| 5. 缓慢放气 | 控制放气速度，以每秒下降4mmHg为宜，放气太快，水银下降过快，听音不准；放气太慢，静脉充血，舒张压值偏高 | |

续表

| 操作流程 | 步骤说明 | 行为要求 |
|---|---|---|
| 6. 听音判断 | 放气同时，注意听音和观察水银柱刻度，视线应与刻度同一水平<br>收缩压：当听到第一声搏动音时，水银柱所指刻度为收缩压。舒张<br>压：当搏动音突然变弱或消失时，水银柱所指刻度为舒张压<br>（WHO 规定成人以动脉搏动音的消失为舒张压） | 排除干扰，集中注意 |
| 7. 收血压计 | 取下袖带，排尽余气，关闭气门，卷好袖带放入盒内。将血压计盒<br>盖右倾 45°使水银全部流入槽内，关上水银槽开关，关好盒盖 | 动作轻稳，规范操作 |
| 8. 安置患者 | 协助患者穿衣或裤，取舒适体位。酌情向患者解释测量结果 | 解释耐心，致谢 |
| 9. 正确记录 | 记录：收缩压/舒张压 mmHg（如 110/80mmHg）。当变音和消失音<br>之间有明显差异时，其读数均应记录：收缩压/变音/消失音 mmHg<br>（如 110/80/60 mmHg） | 规范、及时、准确 |

**2. 注意事项**

（1）定期检测和校正血压计：测量前应检查血压计，水银是否充足，玻璃管有无裂缝、玻璃管上端是否堵塞，橡胶管和加压气球有无老化、漏气，听诊器是否完好等。

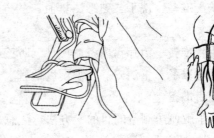

图 7-12　上肢血压测量法

（2）密切监测血压者应做到四定：即定时间、定部位、定血压计、定体位。

（3）正确选择测量肢体：有偏瘫者应选健侧肢体，一侧肢体正在输液或实行过手术，应选择对侧测量。

（4）血压听不清或有异常时应重新测量：使水银柱降至"0"点，排空袖带内气体，休息片刻后再测量。

（5）排除引起血压误差的因素：①袖带的宽窄：袖带太窄，需加大压力才能阻断动脉血流，测得数值偏高；袖带太宽，大段血管受阻，测得数值偏低；水银不足、橡胶管过长等也可使测得数值偏低。②袖带的松紧：袖带过紧，血管在未充气前已受压，使测得血压偏低；袖带过松，使充气后的橡胶袋呈球状，致有效加压面积变窄，导致测得血压值偏高；放气太慢，使静脉充血，舒张压值偏高；放气太快，未注意听诊间隔，易猜测血压值。③肱动脉的位置：肱动脉高于心脏水平，测得血压值偏低；肱动脉低于心脏水平，测得血压值偏高。④其他因素：当患者吸烟、进食、运动及膀胱充盈时立即测量，测得数值偏高。

**3. 健康教育**

（1）教会患者及家属正确使用血压计测量血压，以便动态监测血压变化。

（2）指导患者及家属正确判断血压测量结果。

（3）指导患者采用良好的生活方式，提高自我保健能力。

【评价】

（1）患者理解测量血压的目的，愿意配合。患者能正确判断血压的正常和异常。

（2）测量过程中患者无不适、有安全感。

（3）操作正确，测量结果准确。

# 第四节　呼吸的评估及护理

呼吸（respiratin）是指机体新陈代谢过程中，不断地从外界环境中摄取氧气，将自身产生的二氧化碳排出体外的过程，即机体与环境之间进行气体交换的过程。

## 一、正常呼吸及生理变化

### （一）呼吸过程

呼吸过程由外呼吸、气体运输和内呼吸三个环节组成（图7－13）。

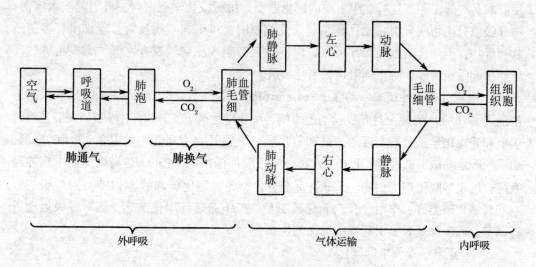

图7－13　呼吸过程

**1. 外呼吸**　指外界环境与血液之间在肺部进行的气体交换，包括肺通气和肺换气。肺通气是指肺与外界环境之间进行的气体交换，氧气进入肺泡，二氧化碳排出体外；肺换气是指肺泡与肺毛细血管之间的气体交换，肺泡内氧气通过扩散进入肺毛细血管，肺毛细血管血液内的二氧化碳通过扩散进入肺泡经肺通气排出体外，使静脉血变成动脉血。

**2. 气体运输**　通过血液循环将氧气由肺部运送到组织细胞，同时将二氧化碳由组织细胞运送至肺部的过程。

**3. 内呼吸**　指血液与组织细胞之间进行的气体交换。体循环毛细血管的血液不断地从组织中获得二氧化碳，释放出氧气，动脉血变成静脉血。

### （二）呼吸运动的调节

呼吸运动是一种节律性的活动，由呼吸器官和辅助呼吸肌共同完成。呼吸运动具有随意性和自主性，受呼吸中枢和外周反射的调节。

**1. 呼吸中枢**　呼吸中枢是指中枢神经系统内产生呼吸节律和调节呼吸运动的神经细胞群，分布于脊髓、延髓、脑桥、间脑、大脑皮质等部位。延髓和脑桥是产生基本呼吸节律性的部位，大脑皮质可随意控制呼吸运动。各级中枢发挥各自不同的作用，相互协调和制约。

**2. 呼吸的反射性调节**

（1）肺牵张反射：由肺的扩张或缩小所引起的吸气抑制或兴奋的反射，又称黑－伯反射。当肺扩张时可引起吸气动作的抑制而产生呼气；当肺缩小时可引起呼气动作的终止而产生吸气。它是一种负反馈调节机制，使吸气不致过长、过深，促使吸气转为呼气。

（2）呼吸肌本体感受性反射：呼吸肌本体感受器传入冲动参与维持正常呼吸。尤其当呼吸道阻力增加时，可增强呼吸肌的收缩力量以克服气道阻力，维持肺通气。

（3）防御性呼吸反射：包括咳嗽反射、喷嚏反射和屏气反射，均对机体有保护作用。喉、气管、和支气管黏膜上皮的感受器受到机械或化学刺激时，可引起咳嗽反射，将呼吸道分泌物或异物咳出；鼻黏膜受到刺激时，可引起喷嚏反射，能排出有害刺激物和异物；当理化刺激侵入呼吸器官时，如突然吸入冷空气或有害气体常发生屏气反射而引起呼吸暂停，防止刺激物吸入呼吸道。

**3. 呼吸的化学性调节**　动脉血氧分压（$PaO_2$）、二氧化碳分压（$PaCO_2$）和氢离子浓度（[$H^+$]）的改变对呼吸运动的影响，称化学性调节。$PaCO_2$对呼吸的调节是通过中枢和外周化学感受器实现的，是调节呼吸中最重要的生理性化学因素。$PaCO_2$降低，出现呼吸运动减弱或暂停；$PaCO_2$升高，使呼吸加深加快；$PaCO_2$过高则抑制中枢神经系统，出现呼吸困难、头痛、头晕，甚至昏迷，即二氧化碳麻醉。[$H^+$]对呼吸的影响同二氧化碳类似，作用没有二氧化碳明显。$PaO_2$通过外周化学感受器对呼吸运动进行调节，$PaO_2$降低时，引起呼吸加深加快。

**（三）正常呼吸及生理变化**

**1. 正常呼吸**　正常成人安静状态下呼吸频率为16~20次/分钟，节律规则，呼吸运动均匀、无声且不费力。正常呼吸与脉搏的比例为1:4。男性及儿童以腹式呼吸为主，女性以胸式呼吸为主。

**2. 生理变化**　呼吸运动受多种生理因素的影响，在一定范围内波动。

（1）年龄：年龄越小，呼吸频率越快。如新生儿呼吸约为44次/分。

（2）性别：同年龄女性的呼吸比男性稍快。

（3）活动：剧烈运动可使呼吸加深加快，休息和睡眠时呼吸减慢。

（4）情绪：强烈的情绪变化，如紧张、恐惧、愤怒、悲伤等可刺激呼吸中枢，引起呼吸加快或屏气。

（5）血压：血压大幅度变动时，可以反射性地影响呼吸，血压升高时呼吸减慢减弱；血压降低时呼吸加快加深。

（6）其他：如环境温度升高或海拔增加，均会使呼吸加深加快。

## 二、异常呼吸

### （一）异常呼吸的观察

**1. 频率异常**

（1）呼吸过速：呼吸频率超过24次/分，称为呼吸过速，也称气促（图7-14），见于发热、疼痛、甲状腺功能亢进等。一般体温每升高1℃，呼吸频率约增加3~4次/分。

（2）呼吸过缓：呼吸频率低于10次/分，称为呼吸过缓（图7-14）。见于颅内压增高、麻醉药过量和巴比妥类药物中毒等。

**2. 深度异常**

（1）深度呼吸：又称库斯莫（Kussmaul's）呼吸，是一种深长而规则的大呼吸（图7-13）。常见于糖尿病酮症酸中毒和尿毒症酸中毒等患者。

（2）浅快呼吸：是一种浅表而不规则的呼吸，有时呈叹息样。可见于呼吸肌麻痹、某些肺与胸膜疾病，也可见于濒死患者。

**3. 节律异常**

（1）潮式呼吸：又称陈-施（Cheyne-Stokes）呼吸，是一种呼吸由浅慢逐渐变为深快，然后再由深快转为浅慢，随之出现一段呼吸暂停（5~30s），又开始重复以上过程的周期性变化，其形态如潮水涨退（图7-14）。潮式呼吸的周期约0.5~2min，多见于中枢神经系统疾病，如脑炎、脑膜炎、颅内压增高及巴比妥类药物中毒等。产生机理是由于呼吸中枢的兴奋性降低，只有当缺氧严重，二氧化碳积聚到一定程度，才能刺激呼吸中枢，使呼吸恢复或加强，当积聚的二氧化碳呼出后，呼吸中枢又失去有效的兴奋，呼吸又再次减弱继而暂停，如此周而复始，从而形成了周期性变化。

（2）间断呼吸：又称毕奥（Biot's）呼吸。表现为有规律的呼吸几次后，突然停止呼吸，间隔短时间后又开始呼吸，如此反复交替（图7-14）。即呼吸和呼吸暂停交替出现。其发生机制同潮式呼吸，但比潮式呼吸更为严重，预后更为不良，常在临终前发生。

**4. 声音异常**

（1）蝉鸣样呼吸（strident repiration）：即吸气时产生一种极高的似蝉鸣样音响，是由声带附近阻塞，使空气吸入发生困难所至。常见于喉头水肿、喉头异物等。

（2）鼾声呼吸（stertorous respiration）：表现为患者呼吸时发出一种粗大的鼾声。是由于气管或支气管内有较多的分泌物积聚所致。多见于昏迷患者。

**5. 形态异常**

（1）胸式呼吸减弱，腹式呼吸增强：正常女性以胸式呼吸为主。由于肺、胸膜或胸壁的疾病，如肺炎、肋骨骨折、肋间神经痛等产生剧烈的疼痛，使胸式呼吸减弱，腹式呼吸增强。

（2）腹式呼吸减弱，胸式呼吸增强：正常男性及儿童以腹式呼吸为主。如腹膜炎、大量腹水、肝脾极度肿大、腹腔内巨大肿瘤等，使膈肌下降受限，引起腹式呼吸减弱，胸式呼吸增强。

**6. 呼吸困难**　呼吸困难（dyspnea）是临床常见症状及体征。患者主观上感到空气不足，客观上表现为呼吸费力，可出现发绀、鼻翼煽动、端坐呼吸、辅助呼吸肌参与呼吸活动，造成呼吸频率、节律、深度的异常。临床上可分为：

（1）吸气性呼吸困难：其特点是患者表现为吸气显著困难，吸气时间延长，有明显的三凹征（即吸气时胸骨上窝、锁骨上窝、肋间隙出现凹陷）。由于上呼吸道部分梗阻，使气流不能顺利进入肺部，吸气时呼吸肌收缩加强，肺内负压增高所致。常见于气管异物、喉头水肿等气管阻塞患者。

（2）呼气性呼吸困难：其特点是患者表现为呼气费力，呼气时间延长。是由下呼吸道部分梗阻，气流呼出不畅所致。常见于支气管哮喘、阻塞性肺气肿等患者。

（3）混合性呼吸困难：其特点是患者表现为吸气、呼气均感费力，呼吸频率增加。是因广泛性肺部疾病使呼吸面积减少，影响换气功能所致。常见于重症肺炎、广泛性肺纤维化、大面积肺不张、大量胸腔积液等。

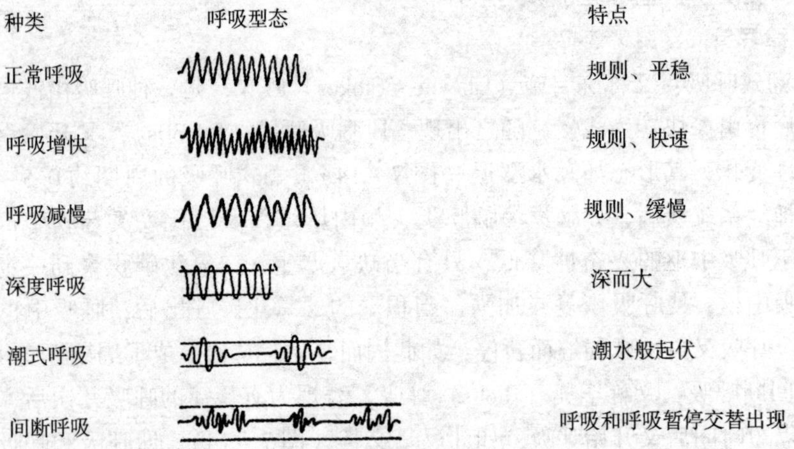

| 种类 | 呼吸型态 | 特点 |
| --- | --- | --- |
| 正常呼吸 | | 规则、平稳 |
| 呼吸增快 | | 规则、快速 |
| 呼吸减慢 | | 规则、缓慢 |
| 深度呼吸 | | 深而大 |
| 潮式呼吸 | | 潮水般起伏 |
| 间断呼吸 | | 呼吸和呼吸暂停交替出现 |

图 7 - 14　正常和异常呼吸

**（二）异常呼吸的护理**

**1. 监察呼吸**　观察呼吸的频率、深度、节律、声音、形态有无异常；有无咳嗽、咳痰、咯血、发绀、呼吸困难及胸痛等表现。

**2. 保持呼吸道通畅**　根据病情取坐位或半卧位，改善通气，以患者自觉舒适为原则。指导患者进行有效咳嗽，必要时湿化气道、吸痰，及时清除呼吸道分泌物。

**3. 吸入氧气**　根据病情需要给予不同浓度的氧气吸入或机械通气。

**4. 环境舒适**　环境整洁、安静、舒适，温湿度适宜，空气清新。

**5. 补充营养和水分**　选择营养丰富、易于咀嚼和吞咽的食物，注意水分的供给，避免过饱及食用产气食物，以免膈肌上移影响呼吸。

**6. 遵医嘱应用**　支气管舒张剂、抗菌药物、呼吸兴奋药等，观察药物疗效和副作用。

**7. 心理护理**　安慰患者，使其消除紧张、恐惧心理，主动配合治疗及护理。

8. 健康教育　指导患者有计划地进行休息和活动，循序渐进地增加活动量和改变运动方式。戒烟限酒养成良好的生活方式，教会患者呼吸训练方法，如缩唇呼吸（闭嘴，采用较慢较深的经鼻吸气，然后通过缩唇，缓慢呼气。吸气时间和呼气时间之比约为 1∶2）、腹式呼吸等。

## 三、呼吸的测量

### 【目的】

（1）判断呼吸有无异常，动态监测呼吸变化，了解患者呼吸功能情况。

（2）为诊断、治疗、康复、护理提供依据。

### 【评估】

1. 全身情况　患者年龄、性别、目前病情、意识状态、治疗用药情况。

2. 局部情况　患者呼吸道是否通畅，有无支气管痉挛、水肿等及面部情况。

3. 心理状态　患者有无紧张、焦虑等情绪，合作程度。

4. 健康知识　对疾病及保持呼吸道通畅的认知程度。

### 【计划】

1. 护士准备　洗手、着装整洁，熟悉测量呼吸的方法。

2. 用物准备　治疗盘内备秒表、记录本、笔、必要时备少许棉花。

3. 环境准备　整洁、安静、安全、舒适。

4. 患者准备

（1）了解呼吸测量的目的、方法、注意事项及配合要点。

（2）体位舒适，情绪稳定，保持自然呼吸状态。

（3）测呼吸前 30min 内无吸烟、运动、情绪变化等。

### 【实施】

1. 操作方法　见表 7-6

表 7-6　呼吸测量方法

| 操作流程 | 步骤说明 | 行为要求 |
| --- | --- | --- |
| 1. 核对解释 | 护士洗手，核对患者床号、姓名 | 尊重患者，耐心解释 |
| 2. 取好体位 | 患者取舒适体位，精神放松，保持自然呼吸状态 | |
| 3. 观察计数 | 护士将手放在患者桡动脉部位似测脉状，观察患者胸或腹部的起伏，一起一伏为 1 次呼吸（图 7-15 A）<br>◆正常呼吸计数 30s，乘以 2 得每分钟呼吸数<br>◆呼吸异常或婴儿应测量 1min，同时观察呼吸的深浅度、节律和声音 | 动作轻稳，规范操作 |
| 4. 及时记录 | 呼吸数值记录在体温单上 | 规范记录 |

2. 注意事项

（1）测呼吸前如有剧烈运动、情绪激动等，应休息 30min 后再测量。

（2）由于呼吸可受意识控制，因此，测量呼吸时应不使患者察觉。

（3）呼吸异常及婴儿应测量1min，危重患者呼吸微弱，可用少许棉花置于患者鼻孔前，观察棉花被吹动的次数（图7-15 B），记数1min。

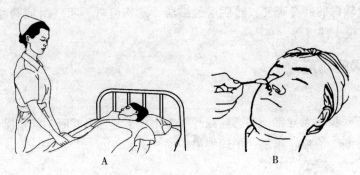

图7-15　呼吸的测量

**3. 健康教育**

（1）向患者及家属解释呼吸监测的重要性，教会患者家属正确测量呼吸的方法。

（2）指导患者精神放松，并使患者及家属学会识别异常呼吸及自我护理的有关知识。

【评价】

（1）患者及家属理解测量呼吸的目的，愿意配合。

（2）患者知道呼吸的正常值及测量过程中的注意事项。

（3）测量结果准确。

## 四、改善呼吸功能的护理技术

### （一）清理呼吸道分泌物的护理技术

**1. 有效咳嗽**　咳嗽是一种防御性呼吸反射，通过咳嗽可排出呼吸道内的异物、分泌物，具有清洁和维持呼吸道通畅的作用。有效咳嗽方法为：协助患者取坐位或半卧位，上身前倾，双手抱膝（或屈膝在胸部和膝间置放一软枕，用两臂抱膝夹紧），缓慢深呼吸数次后，深吸气至膈肌完全下降，屏气数秒（有伤口者，应将双手压在切口的两侧，以减轻伤口张力），然后患者收缩腹肌进行2~3声短促有力的咳嗽，缩唇将余气尽量呼出，循环做2~3次，将痰咳出。

**2. 叩击**　用手叩打胸背部，借助振动，使分泌物松脱而排出体外。叩击方法为：患者取坐位或侧卧位，操作者将手固定成背隆掌空状态，即手背隆起，手掌中空，手指并拢弯曲，有节奏地自下而上、由外向内叩打胸背部，叩击力度适中，以不使患者感到疼痛为宜。边叩边指导患者咳嗽。避开乳房和心脏，勿在裸露的皮肤、肋骨以下及骨突起部位进行叩击，如胸骨、肩胛骨及脊柱。在餐前30min或餐后2h进行。

**3. 体位引流**　指安置患者于特殊体位，借助重力作用，将肺与深部支气管的痰液引流至大支气管并咳出体外的方法。主要适应于支气管扩张、肺脓肿等有大量脓痰者。对严重高血压、心力衰竭、高龄、极度衰弱、意识不清等患者禁忌使用。实施要点如下：

（1）体位：根据病变部位取相应的体位，使患者患肺处于高位，引流的支气管开口朝下，指导患者间歇深呼吸并用力咳嗽，同时护理人员轻叩相应部位，以提高引流效果。

（2）时间及次数：每日 2 ~ 4 次，每次 15 ~ 30min。在餐前 1 ~ 2h 或餐后 2h 进行。

（3）监测患者的反应：如患者出现头晕、面色苍白、出冷汗、血压下降等，应停止引流；观察并记录引流液的颜色、性质、量。如引流液大量涌出，应防止窒息；引流液每日小于 30ml 可停止引流。

（4）痰液黏稠引流不畅时，可给予蒸汽吸入、超声雾化吸入祛痰药，以利痰液排出。

4. 吸痰法　吸痰法（suction method）是指利用机械吸引的方法，经口、鼻腔、人工气道将呼吸道分泌物吸出，以保持呼吸道通畅，预防吸入性肺炎、肺不张、窒息等并发症的一种治疗方法。主要用于年老体弱、危重、昏迷、全麻未清醒和气管切开等不能有效咳嗽排痰患者。临床上常用的有中心负压吸引装置吸痰和电动吸引器吸痰两种。

中心负压吸引装置：是将负压吸引管道连接到各病房床单位，使用时接上负压表、贮痰瓶和吸痰导管，打开开关、调节负压，即可吸取痰液，使用方便快捷。

电动吸引器：由马达、偏心轮、气体过滤器、压力表、安全瓶、贮液瓶（贮液1000ml）、脚踏开关等组成（图 7 - 16）。接通电源后，可抽出瓶内气体使瓶内呈负压，将痰液吸出。

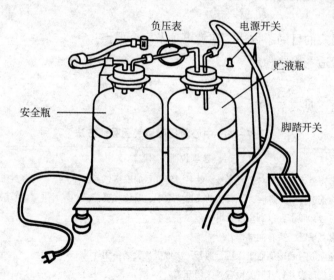

图 7 - 16　电动吸引器

在紧急状态下，如无中心负压吸引装置和电动吸引器，可使用注射器吸痰或口对口吸痰。注射器吸痰是用 50 ~ 100ml 注射器连接导管进行抽吸；口对口吸痰时，操作者托起患者下颌使其头后仰，捏住患者鼻孔，用口包住患者嘴吸出其呼吸道分泌物。

【目的】

（1）清理呼吸道分泌物，保持呼吸道通畅，促进呼吸功能，改善肺通气。

（2）预防吸入性肺炎、肺不张、窒息等并发症发生。

【评估】

**1. 核对医嘱** 操作前核对医嘱、床号、姓名，明确吸痰目的。

**2. 患者评估**

（1）全身情况：患者目前病情、意识状态、呼吸状况、治疗用药情况。

（2）局部情况：患者呼吸有无鼾声、有无痰鸣音，双肺呼吸音、口腔、鼻腔黏膜情况。

（3）心理状态：有无紧张、恐惧、焦虑情绪及合作程度。

（4）健康知识：对疾病与吸痰作用的认知程度。

【计划】

**1. 护士准备** 洗手、戴口罩，熟悉吸痰的操作方法，能解释吸痰的目的及注意事项。

**2. 用物准备**

（1）吸痰装置：中心负压吸引装置或电动吸引器。

（2）治疗盘内置 有盖无菌罐（内盛无菌生理盐水）、无菌治疗碗（内盛无菌纱布、无菌血管钳或镊子、压舌板）、弯盘、一次性吸痰管数根、一次性无菌手套1副、无菌引流管2根、玻璃瓶和贮液瓶（内盛消毒液）。必要时备开口器、舌钳等。

**3. 环境准备** 整洁安静、光线充足、温度及湿度适宜。

**4. 患者准备**

（1）了解吸痰的目的、方法、注意事项及配合要点。

（2）体位舒适、情绪稳定。

【实施】

**1. 操作方法** 见表7-7

表7-7 中心负压吸引装置吸痰方法

| 操作流程 | 步骤说明 | 行为要求 |
|---|---|---|
| 1. 核对解释 | 携物至床旁，核对患者床号、姓名，解释目的取得患者合作 | 尊重患者，严格查对 |
| 2. 检查患者 | 检查患者口、鼻腔，如有活动义齿应取下，听诊呼吸音，必要时进行背部叩击，以利痰液吸出 | 耐心解释，取得合作 |
| 3. 准备体位 | 患者平卧，头转向操作者 | |
| 4. 挂贮液瓶 | 挂贮液瓶和玻璃瓶于床边，剪开一次性吸痰管袋备用 | |
| 5. 装表检查 | 装负压表并打开开关检查，关闭开关 | |
| 6. 接管调压 | 戴无菌手套，一管连接负压表和贮液瓶，另一管连接贮液瓶和吸痰管，调节负压，一般成人150~250mmHg（0.02~0.033MPa），儿童<100mmHg（0.013 MPa） | 负压适宜 |
| 7. 试吸通畅 | 试吸少量生理盐水，检查吸痰管是否通畅 | |

| 操作流程 | 步骤说明 | 行为要求 |
|---|---|---|
| 8. 插管吸痰 | 嘱患者张口，不能合作者用压舌板或开口器帮助张口（压舌板从白齿处放入）操作者一手持吸痰管远端，一手持无菌止血钳夹住吸痰管前端，按口腔→咽喉→气管顺序吸痰。插入气管时：打开吸痰管侧孔（或反折吸痰管）将吸痰管插入所吸部位；吸痰时拇指按压侧孔（或放开反折），由深部左右旋转、向上提拉吸尽痰液。气管切开者先吸气管切开处，再吸口、鼻咽处 | 插入时无负压。每次吸痰不超过15s，一根吸痰管只用一次，保持无菌 |
| 9. 冲洗管道 | 分离吸痰管，冲洗引流管，关负压开关，将引流管接头放消毒液内保存 | |
| 10. 检查观察 | 用无菌纱布擦净患者脸部，脱去手套，检查其口鼻腔有无损伤，气道是否通畅，观察呼吸、面色、心率和吸出液的色、量、性质 | |
| 11. 安置患者 | 取舒适体位，整理床单元，健康教育 | 动作轻稳、细心检查 |
| 12. 用物处置 | 一次性用物放入医用垃圾桶，非一次性用物按消毒－清洗－灭菌程序处理 | |
| 13. 洗手记录 | 洗手，记录 | 关爱患者，谢谢合作 |

**2. 注意事项**

（1）吸痰前，检查床头中心负压装置或电动吸引器性能是否良好，各导管连接是否正确。

（2）选择粗细适宜的吸痰管，吸痰动作轻稳、准确、敏捷，根据痰液粘稠度调节负压，防止损伤气道黏膜。

（3）严格执行无菌操作原则，防止医院内感染。吸痰用物每天更换1次，无菌生理盐水每次更换，吸痰管每吸一个部位更换1根；贮液瓶内放入100ml消毒液，瓶内吸出液不能超过2/3满，应及时倾倒；贮液瓶及连接导管每天清洁消毒。

（4）每次吸痰时间少于15s，如痰液较多需要再次吸引，应间隔3~5min。吸痰前后可增加氧气吸入，以减轻缺氧。

（5）吸痰过程中观察有无呼吸困难、黏膜有无损伤、吸出物性状。痰液黏稠时，可先进行蒸汽吸入或雾化吸入以稀化痰液，提高吸痰效果。

**3. 健康教育**

（1）指导清醒患者吸痰时正确配合、及时、有效的清除呼吸道分泌物，确保气道通畅。

（2）向患者和家属讲解呼吸道疾病的预防保健知识。

【评价】

（1）患者感觉舒适，无呼吸道黏膜损伤。

（2）患者呼吸道分泌物及时吸出、气道通畅、呼吸功能改善。

（3）护患沟通有效，患者及家属对操作满意。

# 五、氧气吸入疗法

氧气是生命活动所必需的物质，当机体得不到足够的氧或不能充分利用氧，组织的代谢、功能、甚至形态结构都可能发生异常改变。氧气吸入疗法是指通过供给患者氧气，以提高动脉血氧分压（$PaO_2$）、动脉血氧饱和度（$SaO_2$）和动脉血氧含量（$CaO_2$），纠正各种原因造成的缺氧，促进组织的新陈代谢，维持机体生命活动的一种治疗和抢救方法。

（一）缺氧的分类

**1. 低张性缺氧**　是由于吸入气体中氧分压过低、肺通气障碍、静脉血分流入动脉引起。血气分析为动脉血氧分压（$PaO_2$）降低、血氧含量（$CaO_2$）减少，组织供氧不足。常见于高山病、慢性阻塞性肺疾病、先天性心脏病等。氧疗对低张性缺氧疗效最好。

**2. 血液性缺氧**　由于血红蛋白数量减少或性质改变，造成血氧含量降低。血气分析可见 $CaO_2$ 降低，$PaO_2$ 一般正常。常见于贫血、一氧化碳中毒、高铁血红蛋白症等。

**3. 循环性缺氧**　是由于动脉血灌注不足和静脉回流障碍，组织血流量减少引起的缺氧。血气分析 $PaO_2$、$SaO_2$、$CaO_2$ 一般正常，动 – 静脉血氧含量差增加。常见于休克、心力衰竭、大动脉栓塞。

**4. 组织性缺氧**　是由于组织细胞利用氧异常所致。动脉血气分析 $PaO_2$、$SaO_2$、$CaO_2$ 正常，而静脉血气分析 $PaO_2$、$SaO_2$、$CaO_2$ 高于正常，常见于氰化物中毒等。

（二）缺氧程度

对缺氧程度的判断，除临床表现外，主要根据患者 $PaO_2$ 和 $SaO_2$ 确定。

**1. 轻度低氧血症**　$PaO_2$ 在 50～70 mmHg，$PaCO_2 > 50$ mmHg，$95\% < SaO_2 > 80\%$，无明显发绀，一般不需要氧气吸入。如有呼吸困难，可给予低流量、低浓度（氧流量 1～2 升/分）吸氧。

**2. 中度低氧血症**　$PaO_2$ 在 35～50mmHg，$PaCO_2 > 70$ mmHg，$SaO_2$ 60%～80%，有发绀、呼吸困难，需氧疗。

**3. 重度低氧血症**　$PaO_2 < 35$mmHg，$PaCO_2 > 90$ mmHg，$SaO_2 < 60\%$，有显著发绀、呼吸极度困难、出现三凹征，是氧气吸入的绝对适应症。

（三）给氧标准与适应证

**1. 给氧标准**　血气分析是给氧的最可靠指标。动脉血氧分压（$PaO_2$）正常值为 80～100 mmHg，当 $PaO_2 < 50$mmHg 时，应给予吸氧。根据缺氧程度决定给氧浓度，一般分为三种：①低浓度给氧，吸入氧浓度低于 35%；②中等浓度给氧，吸入氧浓度为 35～60%；③高浓度给氧，吸入氧浓度高于 60%。流量表上可直接显示每分钟氧气流出量，操作时可将氧浓度换算成氧流量，公式为：

$$吸氧浓度（\%）= 21 + 4 \times 氧流量（L/min）$$

氧气筒内氧气可供应时间计算公式：

$$氧气筒内氧气可供应时间（h）= \frac{压力表压力 -（5kg/cm^2）\times 氧气筒容积（L）}{1kg/cm^2 \times 氧气流量（L/min）\times 60min}$$

$1kg/cm^2 \approx 0.1Mpa$，$1 kg/cm^2$ 相当于 1 个大气压。

**2. 氧疗适应证**

（1）肺活量减少者：如哮喘、气胸、支气管肺炎等呼吸系统疾患的患者。

（2）因心肺功能不全使肺部充血致呼吸困难者：如心力衰竭患者。

（3）各种中毒所致的呼吸困难：如 CO 中毒、麻醉剂中毒、巴比妥类药物中毒等患者。

（4）昏迷患者：如颅脑损伤患者。

（5）其他：某些患者手术前后、出血性休克、产妇分娩产程过长或胎儿宫内窘迫者。

### （四）供氧装置

**1. 氧气筒及氧气表装置**（图 7－17）

（1）氧气筒：是体积为 40L 的圆柱形无缝钢筒，筒内可耐高压达 15MPa（150kg/cm²），容纳氧气 6000L。氧气筒的顶部有一总开关，可控制氧气的进出。使用时将总开关向逆时针方向旋转 1/4 周，即可放出足够的氧气；不用时，向顺时针方向将总开关旋紧。氧气筒颈部侧面，有一气门是氧气进入和输出的途径。

（2）氧气表：由以下几部分组成：

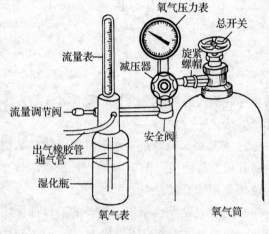

图 7－17　氧气筒及氧气表

压力表：打开氧气筒上开关，从压力表的指针可测知氧气筒内的压力，以 MPa 或 kg/cm² 表示。

减压器：是一种弹簧自动减压装置，将来自氧气筒内氧气的压力减至 2~3kg/cm²（0.2~0.3MPa），使流量平稳。

安全阀：当氧气流量过大、压力过高时，安全阀的内部活塞即自行上推，使过多氧气由四周小孔流出，保证用氧安全。

流量表：用以测量每分钟氧气的流出量。流量表内有浮标，浮标上端平面所指的刻度为每分钟氧气的流出量。

湿化瓶：用于湿润吸入的氧气，减少呼吸道黏膜受干燥气体的刺激。湿化瓶内装 1/3~1/2 蒸馏水或冷开水，通气管插入水中，湿化瓶出口通过橡胶管和鼻导管相连。急性肺水肿者用 20%~30% 乙醇湿化氧气，乙醇有降低肺泡内泡沫的表面张力作用，使泡沫破裂、消散，有利于改善肺通气。

**2. 管道氧气装置**（中心供氧装置）　医院氧气集中由供应站负责供给，设管道通至各病区床单位、门诊、急诊等用氧区。供应站有总开关控制，各用氧单位配备氧气流量表，使用氧气时将流量表插入插座与中心供氧系统相连接即可使用（图 7－18）。此法快速、方便。广泛应用于大、中型医院。

### （五）常用氧疗方法

**1. 鼻导管给氧法**　有单侧和双侧鼻导管给氧两种方法（图 7－19）。单侧鼻导管给氧法：将鼻导管从患者一侧鼻腔插入鼻咽部（鼻尖至耳垂的 2/3）吸入氧气的方法。此法节省氧气，但长时间吸氧，可刺激鼻腔黏膜，患者感觉不适。双侧鼻导管给氧法：

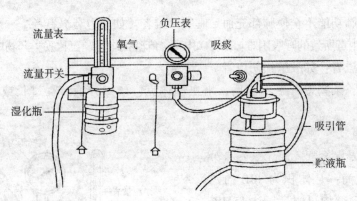

图 7 – 18  中心给氧

将鼻导管插入两侧鼻腔约 1cm 吸入氧气的方法。此法患者无不适，是目前临床常用的给氧方法之一。

**2. 鼻塞法**  鼻塞是一种塑料制成的球状物，使用时将鼻塞塞入鼻前庭内给氧，两侧鼻孔可交替使用（图 7 – 20）。此法刺激性小，适应于需要长时间给氧的患者。是目前临床常用的给氧方法之一。

**3. 面罩法**  将面罩置于患者的口鼻部，用松紧带固定在后脑上，将氧气导管连接在氧气进口处，氧气自下端输入，呼出的气体从面罩两侧孔排出（图 7 – 21）。氧流量为 6～8L/min。可用于病情较重、氧分压明显下降，且口鼻腔均能吸入氧气者。

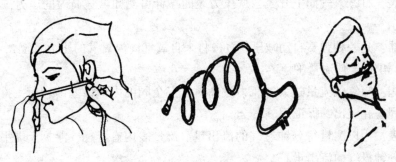

A 单侧鼻导管插管长度                              B 双侧鼻导管给氧

图 7 – 19  鼻导管给氧

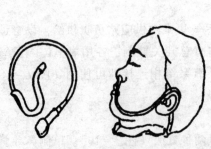

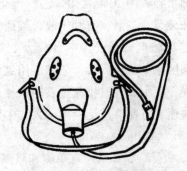

图 7 – 20  鼻塞给氧              图 7 – 21  给氧面罩

**4. 头罩法**　将患者头部置于头罩里，罩面上有多个小孔，将氧气导管接于头罩的进气孔上，根据病情调节流量，保持罩内一定的氧浓度、湿度和温度（图7-22）。头罩与颈部之间要保持适当的空隙，防止二氧化碳重复吸入。此法主要用于婴幼儿。

**5. 氧气枕法**　氧气枕是一长方形橡胶枕，枕的一角有一橡胶管与湿化瓶相连，有调节器可调节氧流量（图7-23）。使用时将充满氧气的氧气枕枕于患者头下。此法可用于家庭氧疗、危重患者的转运途中。

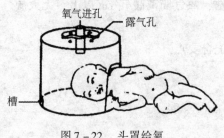

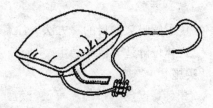

图7-22　头罩给氧　　　　　　　　　　图7-23　氧气枕给氧

**6. 家庭供氧方法**　家庭氧疗一般采用制氧器、小型氧气瓶及氧气枕等方法。一些慢性呼吸系统疾病和持续低氧血症的患者可以在家中进行氧疗，提高他们活动耐力、改善生活质量。

（1）小型氧气瓶：小型瓶装医用氧。具有安全、小巧、经济、实用、方便等特点。有2~15L各种不同容量的氧气瓶。适用于冠心病、肺心病、哮喘、支气管炎、肺气肿等慢性疾病患者的家庭氧疗。

（2）氧立得：是一种便携式制氧器，由制氧剂A和催化剂B在反应仓中与水产生化学反应生成氧气。优点：制氧纯度高，完全符合医用标准，纯度>99.0%；制氧器结构简单易操作，使用方便；小巧轻灵（加水后仅500g）、便于携带。缺点：维持时间短（一次反应制出氧气仅维持20min）。因此患者如需反复用氧，需不断更换制剂。

**（六）氧气吸入疗法举例：氧气筒-鼻塞给氧**

【**目的**】纠正各种原因造成的缺氧状态，促进组织的新陈代谢，维持机体生命活动。

【**评估**】

**1. 核对医嘱**　操作前认真核对医嘱、床号、姓名，明确吸氧目的。

**2. 患者评估**

（1）全身情况：患者目前病情、意识与精神状态，生命体征、缺氧的原因、表现和程度。

（2）局部情况：鼻腔是否通畅、有无分泌物，黏膜有无红肿、鼻中隔有无偏曲等情况。

（3）心理状态：有无紧张、恐惧、焦虑情绪及合作程度。

（4）健康知识：对疾病与吸氧作用的认知情况。

【**计划**】

**1. 护士准备**　洗手、戴口罩，熟悉氧气吸入的操作方法，能解释氧气吸入的目的及注意事项。

2. 用物准备

（1）吸氧用物：供氧装置（氧气筒、氧气表），治疗盘内盛：湿化瓶（内盛1/2～1/3无菌蒸馏水）、治疗碗（内盛通气管、无菌纱布）、小药杯（内盛冷开水）、一次性鼻塞输氧管、弯盘、棉签、手电筒、用氧记录单、笔、扳手。

（2）停氧用物：治疗盘内盛：棉签、50%乙醇、弯盘内盛无菌纱布、笔、扳手。

3. 环境准备　室内温、湿度适宜、安静整洁，氧气筒离暖气1m以上，无火源。

4. 患者准备

（1）了解吸氧的目的、方法、注意事项及配合要点。

（2）体位舒适、情绪稳定。

【实施】

1. 单侧鼻塞给氧操作流程及行为要求　见表7-8

表7-8　氧气筒给氧方法

| 操作流程 | 步骤说明 | 行为要求 |
| --- | --- | --- |
| 装氧气表 | 开总开关冲气门→上氧气表→连接通气管、湿化瓶→关流量开关→ | 规范操作，动作敏捷 |
| 给氧 | 开总开关→开流量开关→检查全套装置是否通畅漏气→关流量开关→备用 | |
| 1. 核对解释 | 核对医嘱，备齐用物至床旁，核对床号、姓名，解释用氧目的 | 尊重患者，严格查对 |
| 2. 安置体位 | 根据病情可取半坐卧位、端坐位、平卧位等 | 耐心解释，患者配合 |
| 3. 清洁鼻腔 | 检查鼻腔有无异常及分泌物，选择并清洁一侧鼻孔 | |
| 4. 连接调节 | 将一次性输氧管与氧气表连接→开流量开关→调节氧流量→湿润、 | 依病情调节氧流量 |
| 湿润检查 | 检查鼻塞是否通畅 | |
| 5. 插入固定 | 将鼻塞插入鼻前庭，固定 | 动作轻稳 |
| 6. 记录指导 | 记录上氧时间及流量，挂输氧卡于氧气筒上。向患者及家属交代注意事项 | 态度和蔼，关心体贴 |
| 7. 巡视观察 | 经常巡视病房，检查氧气装置是否通畅有效；观察缺氧改善情况；观察有无氧疗副作用的发生 | 仔细观察，及时处理 |
| 停氧 | 缺氧症状改善，根据医嘱停氧 | |
| 1. 核对解释 | 带用物至床旁，查对床号、姓名，解释停氧原因 | 耐心解释，患者配合 |
| 2. 拔管关氧 | 拔出鼻塞，擦净鼻部，关总开关，分离导管 | 先拔管后关氧 |
| 3. 放余氧记录 | 放尽余氧，关流量开关，记录停氧时间 | |
| 4. 整理指导 | 整理用物，垃圾分类处理，洗手，健康教育 | 谢谢合作，健康教育 |
| 5. 卸氧气表 | 取下湿化瓶与流量表，卸表，湿化瓶及通气管消毒备用 | 规范操作 |

2. 注意事项

（1）严格遵守操作规程，注意用氧安全切实做好"四防"，即防震、防火、防热、防油。氧气筒应存放在阴凉通风处，周围严禁烟火及易燃品，离暖气1m以上，离明火5m以上；氧气筒上有"严禁烟火"标志；搬运氧气筒时，勿撞击；氧气表及螺旋口上勿涂油，也不用带油的手装卸氧气表，以免燃烧。

（2）用氧时，应先调节流量后插管；停氧时先拔管再关闭氧气开关；中途调节氧流量时，应先将氧气管与流量表分离，调节流量后再接上，以免因流量开关使用错误，大量氧气进入呼吸道，损伤肺组织。

（3）用氧过程中密切观察缺氧症状有无改善、呼吸是否通畅、有无氧疗副作用，观察 $PaO_2$、$PaCO_2$、$SaO_2$ 等指标的变化。根据缺氧程度调节流量（一般轻度缺氧氧流量为 $1 \sim 2L/ min$，中度缺氧氧流量为 $2 \sim 4L/ min$，重度缺氧氧流量为 $4 \sim 6L/ min$）。

（4）持续用氧者，单侧鼻导管每日更换 2 次以上，及时清除鼻腔分泌物，防止导管阻塞；双侧鼻塞每日更换 1 次；面罩给氧应 $4 \sim 8$ 小时更换一次面罩；湿化液应每日更换 1 次；湿化瓶和通气管应定期消毒。

（5）氧气筒内氧气勿用尽，压力表指针降至 $0.5MPa$（$5kg/cm^2$）时即不可再使用，以防灰尘进入筒内，再次充气时引起爆炸；对未用或已用空的氧气筒，应分别挂"满"或"空"的标志，并分开放置，以免使用时搬错。

3. 健康教育

（1）向患者及家属解释吸入氧气的目的、用氧方法、注意事项，使患者及家属能理解"四防"的重要性。

（2）向患者及家属宣传相关疾病保健知识和有关改善呼吸的知识。

【评价】

（1）患者配合，无呼吸道损伤及其他意外发生，有安全感。

（2）患者缺氧症状改善、呼吸平稳。

（3）患者及家属了解氧气吸入的相关知识。

（七）用氧监测

1. 缺氧症状　患者由烦躁不安变为安静、心率变慢、血压上升、呼吸平稳、皮肤红润温暖，说明缺氧症状改善。

2. 实验室检查　主要观察氧疗后 $PaO_2$（正常值 $80 \sim 100mmHg$）、$PaCO_2$（正常值 $35 \sim 45mmHg$）、$SaO_2$（正常值 95% 以上）等血气分析指标。

3. 氧疗的副作用　当给氧浓度高于 60%，持续时间超过 24h，可能出现氧疗副作用。常见的副作用有：

（1）氧中毒：高浓度长时间给氧引起肺实质发生改变，主要表现为胸骨下不适、疼痛、灼热感，继而出现呼吸增快、干咳、恶心呕吐、烦躁不安。预防措施是避免长时间、高浓度氧疗，经常做血气分析以观察氧疗的治疗效果。

（2）肺不张：吸入高浓度氧气后，肺泡内氮气被大量置换，如支气管有阻塞时，其所属区域的肺泡内氧气被肺循环血液迅速吸收，引起吸入性肺不张。主要表现为烦躁、呼吸、心跳增快，血压上升，继而出现呼吸困难、发绀、昏迷。预防措施是鼓励患者多做深呼吸，经常改变体位、进行有效咳嗽排痰，防止分泌物阻塞。

（3）呼吸道分泌物干燥：氧气为干燥气体，如持续吸入未经湿化且浓度较高的氧气，可致呼吸道黏膜干燥，分泌物黏稠，不易咳出，且有损纤毛运动。预防措施是吸入湿化的氧气，定期做雾化吸入。

（4）晶状体后纤维组织增生：仅见于新生儿，以早产儿多见。因长时间高浓度吸氧，引起视网膜血管收缩、阻塞，视网膜纤维化，出现不可逆的失明。预防措施是维持吸氧浓度在40%以下，注意监测 $PaO_2$。

（5）呼吸抑制：见于Ⅱ型呼吸衰竭患者（$PaO_2$ 降低、$PaCO_2$ 增高）。由于 $PaCO_2$ 长期处于高水平，呼吸中枢失去了对二氧化碳的敏感性，呼吸的调节主要依靠缺氧对外周化学感受器的刺激来维持，吸入高浓度氧，解除了缺氧对呼吸的刺激作用，使呼吸中枢抑制加重，甚至出现呼吸停止。因此，对Ⅱ型呼吸衰竭患者应给予低浓度、低流量（1~2L/min）持续吸氧，并注意监测 $PaO_2$。

（叶　玲）

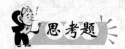
## 思考题

1. 测量体温应注意哪些事项？若测口温时不慎咬破体温计应怎样处理？

2. 临床常见哪些异常呼吸？对异常呼吸患者应采取怎样的护理措施？

3. 何谓绌脉？其基本特点是什么？如何测量？

4. 简述测量血压时产生误差的原因及预防措施。

5. 患者，56岁，支气管哮喘发作，呼吸困难、不能平卧，口唇、指甲发绀。医嘱给予氧气吸入，氧流量5升/分，氧气筒容积为40L，压力表所指压强125kg/cm²。问：

（1）该患者吸氧的浓度是多少？

（2）氧气筒内氧气可供应时间为多少小时？

（3）用氧过程中应注意观察哪些事项？

6. 某患者，发热4天，体温持续在39.0℃~40.4℃，以"发热待查"于上午9时入院，入院时体温40.1℃，脉搏114次/分，呼吸28次/分，血压120/80mmHg，神志清楚，面色潮红，口唇干裂，食欲差。问：

（1）患者可能为何种热型？

（2）根据患者情况应采取哪些护理措施？

# 第八章 | 冷热疗法

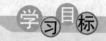

掌握：冷、热疗法的作用；冷、热疗方法；冷、热疗禁忌症。
熟悉：影响冷、热疗的因素。

冷热疗法（cold and heat therapy）是临床常用的物理治疗方法，是利用低于或高于人体温度的物质作用于人体表面，通过神经传导引起皮肤和内脏器官血管的收缩或舒张，改变机体各系统血液循环和新陈代谢，达到止血、止痛、消炎、退热和增进舒适的目的。护理人员应及时、有效地评估患者局部或全身的冷热状况，正确使用冷热疗法，防止不良反应的发生，确保患者安全，满足其身心需要。

## 第一节 冷疗法

### 一、冷疗的作用

（一）减轻局部充血或出血

冷可使局部毛细血管收缩，血管通透性降低，减轻局部组织充血和水肿；冷还可使血液黏稠度增加，血流减慢，促进血液凝固而控制出血。适用于鼻出血、扁桃体摘除术和软组织损伤后等。

（二）控制炎症扩散

冷可使局部血管收缩，血流减少，细菌的活力和细胞代谢率降低，可控制炎症扩散及抑制化脓，适用于炎症早期。

（三）减轻疼痛

冷可抑制组织细胞的活动，使神经末梢敏感性降低，从而减轻疼痛；同时，用冷后血管收缩，血管通透性降低，渗出减少，因而减轻由于局部充血、肿胀压迫神经末稍引起的疼痛。适用于局部软组织损伤的早期、牙痛、烫伤等。

（四）降低体温

冷直接作用于体表皮肤，通过传导和蒸发作用散热，降低体温，适用于高热、中暑的病人等；头部和全身用冷，还可降低脑细胞的代谢，减少脑细胞的耗氧量，有利于脑细胞功能的恢复，适用于脑外伤、脑缺氧等病人。

## 二、冷疗的影响因素

### (一) 冷疗方式

根据冷疗过程中所使用的导热介质的不同，可将冷疗方式分为干冷法和湿冷法，用冷方式不同，疗效也不同。水是良好的导体，其传导能力和渗透力均比空气强，因此湿冷的效果优于干冷。临床应用中，可根据患者用冷的目的选择合适的方法。

### (二) 冷疗部位

用冷部位不同，产生的冷效应也不同。人体皮肤的薄厚分布不均，皮肤薄或不常暴露的部位对冷有明显的反应。此外，皮下冷感受器比热感受器多 8~10 倍，故浅层皮肤对冷刺激较敏感。因此，为高热患者降温时，要将冰袋或冰囊置于皮肤薄且有大血管分布的颈部、腋下、腹股沟等处。

### (三) 冷疗时间

冷疗需要有一定的时间才能产生效应，在一定时间内，冷疗效应随着时间的延长逐渐增强。冷疗时间一般为 20~30min。用冷时间持续 30~45min 后，反引起血管扩张，这是机体避免长时间用冷对组织的损伤而出现的防御反应，称继发效应。用冷时间过长不但达不到治疗目的，还可导致不良反应，甚至因冻伤而致组织细胞死亡。

### (四) 冷疗面积

冷效应与用冷面积成正比。用冷面积越小，效应就越弱。用冷面积越大，对身体血流量的分布、温度等影响越大，产生的效应越强；患者的耐受性也越差，还可能引起全身反应，比如使患者血压升高。

### (五) 温度差

冷疗的温度与体表皮肤的温度相差越大，机体对冷刺激的反应就越强烈，反之则反应越小。此外，环境温度也会影响冷疗效应，如室温过低，冷效应增加；室温过高，冷效应降低。

### (六) 个体差异

患者年龄、性别及机体状况等有所差异，所以对同一强度的冷刺激，会产生不同的效应。如婴幼儿因体温调节中枢未发育完善，对冷疗反应较为强烈；女性患者对冷刺激较男性敏感等。昏迷、血液循环障碍、老年人，因感觉功能丧失或减退，对冷疗刺激的反应较迟钝，易冻伤。

## 三、冷疗的禁忌证

### (一) 局部血液循环障碍

冷疗可加重微循环障碍，导致组织缺血、缺氧而变性坏死。因此，局部组织血液循环不良、微循环明显障碍、感染性休克、皮肤颜色青紫者不宜用冷疗。

（二）组织损伤、破裂

冷疗可使血液循环障碍加重，增加组织损伤，且影响伤口愈合。因此，大范围组织损伤者应禁止用冷。

（三）慢性炎症或深部化脓病灶

冷疗可使局部血流减少，妨碍炎症吸收。

（四）对冷过敏者

对冷过敏者应用冷疗可导致过敏症状，如荨麻疹、关节疼痛、肌肉痉挛等，应禁忌使用冷疗。

（五）禁忌冷疗的部位

1. 枕后、耳廓、阴囊等处　用冷易引起冻伤。

2. 心前区　用冷易引起反射性心率减慢、心房纤颤、心室纤颤及房室传导阻滞。

3. 腹部　用冷易引起腹痛、腹泻。

4. 足底　用冷易引起反射性末梢血管收缩而影响散热，或一过性冠状动脉收缩。

## 四、冷疗的方法

冷疗方法分局部冷疗法与全身冷疗法两大类。局部冷疗法有冰袋、冰囊、化学冰袋、冰帽、冰槽、冷湿敷等；全身冷疗法有乙醇拭浴、温水拭浴等。

冰袋（冰囊）的使用：

**[目的]** 降温、局部消肿、止血、消炎、减轻疼痛。

**[评估]**

1. 全身情况　患者年龄、病情、意识、体温及治疗情况。

2. 局部情况　冷疗部位皮肤状况，如颜色、温度、有无硬结、瘀血等，有无感觉障碍及对冷过敏。

3. 心理状况　有无紧张、焦虑情绪，患者合作程度。

4. 健康知识　对疾病、冰袋及冰囊使用认知程度。

**[计划]**

1. 护士准备　洗手、戴口罩，熟悉冰袋或冰囊的作用及使用方法，向患者解释用冰袋（冰囊）的作用及注意事项。

2. 用物准备　冰袋或冰囊（图8－1）及布套、帆布袋（木箱）、冰、木槌、盆及冷水、毛巾、勺。

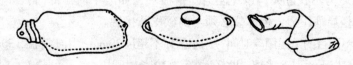

图8－1　冰袋和冰囊

3. 环境准备　清洁、舒适、室温适宜，无对流风直吹患者，必要时关闭门窗。

4. 患者准备　了解用冷的作用、方法，合作。

【实施】

**1.** 操作方法 见表 8 - 1

表 8 - 1 冰袋、囊使用方法

| 操作流程 | 步骤说明 | 行为要求 |
|---|---|---|
| 1. 备冰装袋 | 检查冰袋或冰囊有无破损，冰袋夹子能否夹紧，将冰块放入帆布袋内，用木槌敲成小块，放入脸盆，用冷水冲去冰的菱角，装入冰袋或冰囊约 1/2～2/3 满，排尽空气，夹紧袋口，擦干，倒提，检查无漏水后，装入布套内 | 认真检查，以防漏水冰块以核桃大小为宜，防损坏冰袋及刺激患者引起不适 |
| 2. 核对解释 | 携物至床旁，核对患者床号、姓名，向患者或家属解释以取得合作 | 耐心解释，取得合作 |
| 3. 放置冰袋 | ◆高热降温时冰袋可置于前额、头顶部，冰囊置于体表大血管分布处，如颈部两侧、腋窝、腹股沟等处<br>◆鼻部冷敷时可将冰囊吊在支架上，底部接触鼻根（图 8 - 2）<br>◆扁桃体摘除术后冰囊可置于颈前颌下（图 8 - 3） | |
| 4. 观察效果 | 用冷期间询问患者感觉，观察局部皮肤颜色及冰袋情况 | 发现局部皮肤发紫，有麻木感，立即停止使用，防冻伤 |
| 5. 撤出冰袋 | 用冷约 20～30 分钟后，取下冰袋，防继发效应，协助患者取舒适卧位，整理床单位 | |
| 6. 整理记录 | 将冰袋或冰囊洗净、倒挂晾干，吹入少量空气防两层之间粘贴，挂于阴凉处备用，冰袋布套清洁后晾干备用。洗手，记录使用部位、时间、效果、反应；降温时，30min 后应测量体温并记录在体温单上 | 规范处理，爱惜用物健康教育 |

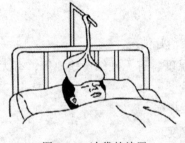
图 8 - 2 冰袋的放置

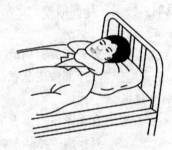
图 8 - 3 冰囊的放置

**2.** 注意事项

（1）使用冰袋、冰囊时，外面应套上布套。

（2）注意随时观察冰袋、冰囊有无漏水，布套湿后应立即更换冰袋，如局部皮肤苍白、青紫或有麻木感，需立即停止使用，冰块融化后，应及时更换。

（3）冰袋压力不宜过大，以免阻碍血液循环，如放于前额部时，可将冰袋悬吊在支架上，以减轻局部压力，但冰袋必须与前额皮肤接触。

（4）根据不同目的掌握用冷时间，用于治疗不超过 30min；用于降温，30min 后测体温，当体温降至 39℃以下，取下冰袋，做好记录。如需长时间用冷，可间隔 1 小时后重复使用。

**3.** 健康教育

（1）向患者及家属介绍冰袋（冰囊）的使用方法。

（2）向患者说明局部冷疗的影响因素和禁忌使用冷疗的部位。

（3）向患者及家属解释局部冷疗所产生的生理反应、治疗作用。

【评价】

（1）达到治疗效果，且患者感觉舒适，局部皮肤无发紫、麻木及冻伤发生。

（2）护患沟通有效，患者身心需要得以满足。

（二）冰帽（冰槽）的使用

【目的】采取头部降温为主，体表降温为辅的方法，降低体温，降低脑组织代谢，减少耗氧量，提高脑细胞对缺氧的耐受性，以防治脑水肿。

【评估】

**1. 全身情况**　患者的年龄、病情、意识、体温及治疗情况。

**2. 局部情况**　患者头部皮肤状况。

**3. 心理状况**　有无紧张、焦虑情绪，患者合作程度。

**4. 健康知识**　对疾病及冰帽（冰槽）使用的认知程度。

【计划】

**1. 护士准备**　着装整洁、洗手、戴口罩，熟悉冰帽（冰槽）的作用及用法，向患者解释用冰帽（冰槽）的作用及注意事项。

**2. 用物准备**　冰帽或冰槽、帆布袋、冰、木槌、盆及冷水、勺、海棉垫、不脱脂棉球、水桶、肛表，冰槽降温时备治疗碗、凡士林纱条。

**3. 环境准备**　清洁、舒适、室温适宜，无对流风直吹患者必要时关闭门窗。

**4. 患者准备**　了解冰帽（冰槽）使用的目的、意义及方法。愿意合作。

【实施】

**1. 操作方法**　见表8-2

表8-2　冰帽或冰槽使用方法

| 操作流程 | 步骤说明 | 行为要求 |
| --- | --- | --- |
| 1. 核对解释 | 核对医嘱，向患者或家属解释，以取得合作 | 认真核对，耐心解释桃 |
| 2. 备冰装帽 | 检查冰帽或冰槽有无破损，将冰块放入帆布袋内，用木槌敲成小块放入脸盆，用冷水冲去冰的棱角后装入冰帽或冰槽内，擦干水迹 | 大小要适，防损坏冰帽及刺激患者 |
| 3. 头戴冰帽 | 携物至床旁，再次核对患者床号、姓名，去枕，铺橡胶单及中单于患者头下；铺治疗巾于冰帽或冰槽内，将小垫枕放于患者肩下，将患者头部置于冰帽或冰槽内，两耳廓处及后颈部垫海绵垫；两耳塞不脱脂棉花，用凡士林纱布覆盖双眼，将排水管放在水桶内（图8-4） | 用冷时间，依据患者病情而定，及时添加冰块 |
| 4. 观察记录 | 用冷期间注意观察患者生命体征、局部皮肤情况等，每30min测量1次肛温，保持肛温在33℃左右，记录用冷部位、时间、效果及反应，将每次测量的体温记录在特别护理记录单上 | 关爱患者，监测肛温 |
| 5. 撤除冰帽 | 用毕，取下冰帽或冰槽，协助患者取舒适卧位，整理床单位 | |
| 6. 整理归位 | 冰帽处理同冰袋 | 规范处理，爱惜物品 |

**2. 注意事项**

（1）观察冰帽有无破损、漏水，冰块融化后，应及时更换或添加冰块。

（2）监测肛温，肛温不得低于30℃，同时测量患者脉搏，以免发生心房、心室纤颤或房室传导阻滞等。观察皮肤色泽，防止患者耳廓发生青紫、麻木、冻伤等现象。

3. 健康教育　使用冰帽（冰槽）前，向患者及家属介绍使用方法、说明头部冷疗作用。

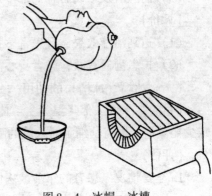

图8-4　冰帽、冰槽

【评价】

（1）达到冷疗目的，患者耳廓无发紫、麻木及冻伤发生。病人的心率无变化，无心房纤颤、心室纤颤与房室传导阻滞的发生。

（2）护患沟通有效，患者身心需要得以满足。

（三）冷湿敷法

【目的】用于降温和局部组织止痛、止血、消炎。

【评估】

**1. 全身情况**　患者的年龄、病情、意识、体温及治疗情况。

**2. 局部情况**　患者局部皮肤情况，注意有无伤口。

**3. 心理状况**　有无紧张、焦虑情绪，患者合作程度。

**4. 健康知识**　对疾病及冷湿敷法使用的认知程度。

【计划】

**1. 护士准备**　着装整洁、洗手、戴口罩，熟悉冷湿敷法的作用及用法。

**2. 用物准备**　盆内盛冰水、敷布2块、长把钳子2把、橡胶单、治疗巾（或毛巾）、弯盘、凡士林，必要时备无菌棉垫、胶布、换药用物。

**3. 环境准备**　清洁、舒适、室温适宜，无对流风直吹患者，必要时关闭门窗。

**4. 患者准备**　了解冷湿敷的目的、方法。愿意接受治疗。

【实施】

**1. 操作方法**　见表8-3

表8-3　冷湿敷方法

| 操作流程 | 步骤说明 | 行为要求 |
|---|---|---|
| 1. 核对解释 | 携物至床旁，核对患者床号、姓名，向患者或家属解释以取得合作 | 耐心解释，取得合作 |
| 2. 暴露患处 | 协助患者取舒适体位，暴露患处，在冷敷部位下垫橡胶单和治疗巾。冷敷部位涂凡士林，上盖一层纱布 | |
| 3. 湿敷患处 | 将敷布置于冰水中浸透，用敷钳将敷布拧至不滴水（图8-5），抖开，敷于患处（高热患者降温敷于前额）。3～5min更换一次敷布 | |
| 4. 整理记录 | 冷敷15～20min后用纱布擦净患处，协助患者取舒适卧位，整理床单位，清理用物。洗手，记录用冷部位、时间、效果及反应；降温后体温记录在体温单上 | 观察仔细，主动询问　　关爱患者，记录及时 |

**2. 注意事项**

（1）注意观察局部皮肤情况及患者反应。

（2）用冷时间不超过 30min，若为降温，则使用冷湿敷 30min 后应测量体温，并将体温记录在体温单上。

（3）如冷敷部位为开放性伤口，须按无菌技术操作，冷敷后换药。

（4）敷布完全浸湿，以不滴水为度。

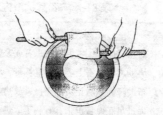
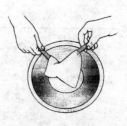
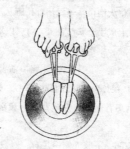
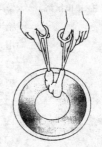

图 8-5 拧敷布法

**3. 健康教育** 湿敷前向患者及家属介绍冷湿敷的作用、方法。

【评价】

（1）达到用冷的目的，且患者全身无不适、局部皮肤无发紫、麻木及冻伤发生。

（2）护患沟通有效，患者身心需要得以满足。

**（四）乙醇拭浴法**

【目的】

为高热患者降温。

【评估】

**1. 全身情况** 患者的年龄、病情、意识、体温、治疗情况及有无乙醇过敏史。

**2. 局部情况** 患者局部皮肤情况。

**3. 心理状况** 有无紧张、焦虑情绪，患者合作程度。

**4. 健康知识** 对疾病及乙醇拭浴作用认知程度。

【计划】

**1. 护士准备** 着装整洁、洗手、戴口罩，熟悉乙醇拭浴的操作方法。

**2. 用物准备** 25%～35%乙醇 100～200ml（温度 32℃～34℃）、小毛巾 2 块、大毛巾、热水袋及布套、冰袋及布套、干净衣裤。必要时备大单、被套、便器。

**3. 环境准备** 病室安静、整洁，无对流风，温度适宜，酌情关闭门窗或屏风遮挡。

**4. 患者准备** 了解乙醇拭浴的目的及方法，愿意接受治疗。

【实施】

**1. 操作方法** 见表 8-4

表8-4 乙醇拭浴方法

| 操作流程 | 步骤说明 | 行为要求 |
|---|---|---|
| 1. 核对解释 | 携物至床旁，核对患者床号、姓名，向患者或家属解释以取得合作 | 耐心解释，取得合作 |
| 2. 安置体位 | 松开床尾盖被，协助患者脱去上衣、松解裤带、取舒适卧位，患者头部置冰袋，以帮助降温和防止头部充血；放热水袋于足底，使患者感觉舒服，并促进足底血管扩张，有利于散热 | 保护隐私，保证安全 |
| 3. 垫巾拭浴 | 暴露拭浴部位，将大浴巾垫于拭浴部位下，小毛巾用乙醇浸湿后拧至半干，缠于手上成手套状（图8-6），以离心方向拍拭，拍拭毕用大毛巾擦干皮肤，拭浴顺序为： | 认真仔细，关爱患者 |
| | （1）双上肢：颈外侧→肩→上臂外侧→前臂外侧→手背；侧胸→腋窝→上臂内侧→肘窝→前臂内侧→掌心。先近侧后对侧 | 每侧部位可拭浴 3min，拭浴的全过程不宜超过20min，以防产生继发效应。 |
| | （2）背部：协助患者侧卧→拍拭背部→腰部→臀部。协助患者仰卧、穿衣、脱裤 | |
| | （3）双下肢：髋部→下肢外侧→足背；腹股沟→下肢内侧→内踝；臀下沟→下肢后侧→腘窝→足跟。先近侧后对侧。协助穿裤 | |
| 4. 整理记录 | 拍拭完毕，取出热水袋，协助患者取舒适卧位，整理床单位，清理用物。洗手，记录拍拭时间、效果及反应 | |
| 5. 观察处理 | 拭浴后 30min 测体温，将体温绘制在体温单上，体温降至39℃以下时取下冰袋 | 及时测量，准确记录 |

**2. 注意事项**

（1）注意观察局部皮肤情况及患者反应，如出现面色苍白、寒战、脉搏、呼吸异常时，应立即停止拭浴并通知医生。

（2）禁忌拍拭胸前区、腹部、后颈、足底。新生儿、血液病高热患者及乙醇过敏者禁用乙醇拭浴。

（3）拭浴时，以拍拭方式进行，避免摩擦方式，因摩擦易生热。

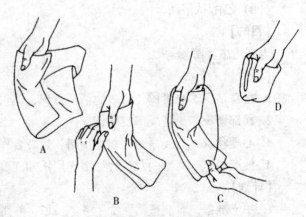

图8-6 小毛巾折成手套状

（4）拍拭腋窝、手心、腹股沟、腘窝等处稍用力，并延长拍拭时间，以促进散热。

**3. 健康教育**

（1）拭浴前，向患者及家属介绍拭浴方法和影响因素。

（2）向患者及家属说明乙醇拭浴所产生的治疗作用。

【评价】

（1）患者自觉身体舒适，体温下降。患者皮肤表面无发红、苍白、出血点、感觉异常。

（2）护患沟通有效，患者身心需要得以满足。

**（五）温水拭浴法**

常用于小儿、老人及体质虚弱患者降温。用32℃～34℃温水拍拭，其目的、准备、操作步骤及注意事项同乙醇拭浴法。

# 第二节 热疗法

## 一、热疗的作用

### （一）促进炎症消散和局限

热疗可使局部血管扩张，加快组织血液循环，可促进组织中毒素的排出，增强组织新陈代谢和白细胞的吞噬功能。在炎症早期用热，可促进炎性渗出物的吸收、消散；在炎症后期用热，可促使白细胞释放出蛋白溶解酶，以溶解坏死组织，使炎症局限。

### （二）减轻疼痛

热疗通过降低感觉神经的兴奋性；改善血液循环，加速组织胺等致痛物质的排出，减轻水肿，解除对局部神经末梢的刺激；使肌肉、肌腱、韧带等组织松弛，增强肌肉组织伸展性，减少肌肉痉挛和关节强直，增加关节的活动范围。以解除或减轻疼痛。常用于腰肌劳损、胃肠痉挛、肾绞痛患者缓解疼痛，局部软组织损伤48h后减轻肿胀和疼痛。

### （三）减轻深部组织充血

热使体表血管扩张，皮肤血流量增加，导致全身循环血量的重新分布，深部组织血流量减少，从而减轻深部组织充血。

### （四）保暖

热疗可使局部血管扩张，促进血液循环，使体温升高，使患者感到舒适。适用于末梢循环不良、年老体弱、早产儿、危重的患者。

## 二、热疗的影响因素

### （一）热疗方式

热疗方法分干热法和湿热法，用热方式不同，疗效也不同。同等温度下湿热法效果优于干热法，这是因为水的导热能力比空气强。因此，使用干热法的温度应比湿热法的高。

### （二）热疗部位

用热部位不同，产生的热效应也不同。如手和脚的皮肤角质层较厚，对热刺激耐受力强；而躯体皮肤较薄，对热刺激较敏感。此外，血液循环的情况也会影响热疗效应，血液循环良好的部位，热疗效应较好。

### （三）热疗时间

在一定时间内，热疗效应随着时间的延长逐渐增强。热疗时间一般为20～30min。用热时间过长，产生与生理效应相反的作用称为继发效应。持续用热时间30～45min

后，引起血管收缩，抵消治疗效果。时间过长、温度过高可导致烫伤。

**（四）热疗面积**

热效应与用热面积成正比。用热面积越大，对身体血流量、温度等影响越大，产生的效应越强；用热面积越小，效应就越弱。用热面积越大，机体的耐受性也越差，还可能引起全身反应。如大面积热疗，可致周围血管扩张，引起血压下降，患者容易发生晕厥。

**（五）温度差**

热疗的温度与体表皮肤的温度相差越大，机体对热刺激的反应就越强烈，反之则反应越小。此外，环境温度也会影响热疗效应，如室温高，热效应增加；室温过低，热效应降低。

**（六）个体差异**

患者机体状况、精神状态、年龄及性别等有所差异，所以对同一强度的热刺激，会产生不同的效应。如老年人，因感觉功能减退，对热疗刺激的反应较迟钝；婴幼儿因体温调节中枢未发育完善，对热疗反应较为强烈；女性患者对热刺激较男性敏感等。

## 三、热疗的禁忌证

**（一）软组织扭伤、挫伤初期**

凡软组织扭伤、挫伤48h内禁忌用热疗，因用热可促进血液循环，从而加重皮下出血、肿胀和疼痛。

**（二）未明确诊断的急腹症**

热疗虽能减轻疼痛，但易掩盖病情真相，贻误诊断和治疗；同时热疗会促进炎症扩散，有引发腹膜炎的危险。

**（三）面部危险三角区的感染**

因此三角区血管分布丰富，面部静脉无静脉瓣，且与颅内海绵窦相通，用热会使血管扩张，血流量增加，导致细菌和毒素进入血液循环，引起颅内感染和败血症等严重后果。

**（四）各种脏器出血**

热疗可使局部血管扩张，增加脏器的血流量和血管的通透性而加重出血。

**（五）其他**

**1. 恶性肿瘤病变部位** 因热会加速肿瘤细胞的新陈代谢，从而加重病情。另外因血液循环加快而使肿瘤扩散和转移。

**2. 金属移植物治疗部位** 因为金属是热的良导体，用热易导致局部烫伤。

**3. 孕妇** 热疗可影响胎儿生长。

**4. 心、肝、肾功能不全者** 大面积热疗使皮肤血管扩张，减少对内脏器官的血液供应，加重病情。

**5. 急性炎症** 热疗可使局部温度升高，利于细菌繁殖及分泌物增多，加重病情。如牙龈炎、中耳炎等。

**6. 皮肤湿疹** 热疗可加重皮肤破损和局部痒感。

**7. 麻痹、感觉功能** 异常者慎用。

## 四、热疗的方法

热疗分干热法与湿热法两大类。干热法有热水袋、烤灯、化学加热袋等；湿热法有热湿敷、热水坐浴、温水浸泡等。

（一）热水袋的使用

【目的】 保暖、解痉、镇痛、舒适。

【评估】

**1. 全身情况** 患者的年龄、病情、意识、治疗情况。

**2. 局部情况** 患者局部皮肤情况，如颜色、温度、有无硬结、瘀血及伤口等，有无感觉障碍及对热的耐受情况等。

**3. 心理状况** 有无紧张、焦虑情绪，患者合作程度。

**4. 健康知识** 对疾病及热水袋使用的认知程度。

【计划】

**1. 护士准备** 着装整洁、洗手、戴口罩，熟悉热水袋使用的操作方法，向患者及家属解释使用热水袋的目的及注意事项。

**2. 用物准备** 热水袋及套、水温计、量杯、1000～1500ml 热水（60℃～70℃）、毛巾。

**3. 环境准备** 病室安静、整洁，无对流风，温度适宜，酌情关闭门窗或屏风遮挡。

**4. 患者准备** 了解热水袋使用的目的、方法；愿意合作。

【实施】

**1. 操作方法** 见表 8－5

表 8－5　热水袋使用方法

| 操作流程 | 步骤说明 | 行为要求 |
| --- | --- | --- |
| 1. 备热水袋 | 检查热水袋有无破损，塞子能否拧紧。测量调节水温，去掉塞子，一手持热水袋袋口边缘，另一手灌入热水 1/2～2/3 袋。逐渐放平热水袋，见热水到达袋口即排尽袋内空气（图 8－7），旋紧塞子。用毛巾擦干热水袋外水迹，倒提热水袋并轻轻抖动，检查无漏水，装入布套 | 依据患者情况，调节水温<br>边灌边提高热水袋排尽空气 |
| 2. 核对解释 | 携热水袋至患者床旁，核对床号、姓名，向患者或家属解释以取得合作 | 耐心解释，取得合作<br>防止烫伤患者 |
| 3. 置袋观察 | 将热水袋放至所需部位，袋口朝向身体外侧，交待注意事项，根据目的设定用热时间，用于治疗一般不超过 30min；保暖可持续使用。用热期间询问患者感觉，观察局部皮肤颜色及热水袋情况，热水袋内水温降低后应及时更换。记录用热部位、时间，并交班 | 仔细观察，主动询问<br>关爱患者，体贴细心 |
| 4. 整理记录 | 用毕，取下热水袋，协助患者取舒适卧位，整理床单位，清理用物将热水袋倒空、清洗、倒挂、晾干，向袋内吹少量气后旋紧塞子，挂放于阴凉处备用；布套清洁后晾干备用。 | 健康教育，谢谢合作<br>规范处理，爱惜物品 |

**2. 注意事项**

（1）为老年人、小儿、意识不清、麻醉未清醒、末梢循环不良者等患者使用热水袋时，水温不超过50℃，热水袋布套外可再包一块大毛巾，定时检查局部皮肤情况，防止烫伤。

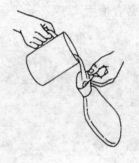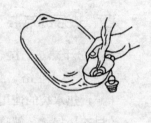

图 8-7　灌热水袋法

（2）血液循环不良、感觉障碍或减退、意识不清、年老体弱等患者慎用热疗。

（3）使用热水袋期间，应经常巡视患者，观察局部皮肤情况，若发现潮红、疼痛等反应，应停止使用，并局部涂凡士林，保护皮肤。

（4）治疗时间勿超过30min，以防继发反应，如持续使用热水袋，应及时更换热水，做好交接班。

**3. 健康教育**　使用前，向患者介绍热水袋的作用、使用方法、影响因素和禁忌使用热疗的部位。

【评价】

（1）操作方法正确，每30min检查水温1次，及时更换热水，

（2）患者感觉舒适，未发生烫伤。

（3）护患沟通有效，患者身心需要得以满足。

（二）烤灯的使用

【目的】　消炎、解痉、镇痛、促进创面干燥、结痂和肉芽组织的生长。

【评估】

**1. 全身情况**　患者的年龄、病情、意识、治疗情况。

**2. 局部情况**　患者局部皮肤及开放伤口情况，有无感觉障碍等。

**3. 心理状况**　有无紧张、焦虑情绪，患者合作程度。

**4. 健康知识**　对疾病及烤灯使用认知程度。

【计划】

**1. 护士准备**　着装整洁、洗手、戴口罩，熟悉烤灯使用方法，向患者及家属解释使用烤灯的目的、注意事项。

**2. 用物准备**　鹅颈灯或红外线灯，必要时备有色眼镜或纱布。

**3. 环境准备**　病室安静、整洁，无对流风，温度适宜，酌情关闭门窗或屏风遮挡。

**4. 患者准备**　了解烤灯使用的目的及方法；愿意接受治疗。

【实施】

**1. 操作方法**　见表 8-6

表8-6　烤灯使用方法

| 操作流程 | 步骤说明 | 行为要求 |
|---|---|---|
| 1. 准备烤灯 | 根据患者治疗部位选择适合功率的灯泡，检查烤灯性能、无漏电 | 认真检查，保证安全 |
| 2. 核对解释 | 携物至患者床旁，核对床号、姓名，向患者或家属解释以取得合作 | 耐心解释，取得合作 |
| 3. 照射患处 | 协助患者取舒适卧位，暴露治疗部位，将烤灯对准患处，调节灯距距治疗部位一般为30~50cm，接通电源，打开开关，温度以患者感觉温热为宜（图8-8）。照射面颈部及前胸时，用湿纱布遮盖患者眼睛或带有色眼镜，交待注意事项，记录照射时间 | 照射20~30分/次 |
| 4. 观察效果 | 照射期间询问患者感觉，观察局部皮肤颜色 | 观察仔细，主动询问 |
| 5. 整理记录 | 照射完毕，关闭开关，协助患者取舒适卧位，整理床单位，清理用物，洗手，记录用热部位、时间、效果及反应 | 关爱患者，谢谢合作 |

**2. 注意事项**

（1）根据治疗部位选择不同功率灯泡：胸、腹、腰、背500~1000W，手、足部250W。

（2）胸前、面颈照射时，应让病人戴有色眼镜或用纱布遮盖，以保护眼睛。

（3）照射过程中随时观察皮肤反应，皮肤出现桃红色均匀红斑为合适剂量，若出现紫红色应停止照射，并涂上凡士林保护皮肤。

（4）意识不清、局部感觉障碍、血液循环障碍、瘢痕部位，照射时应加大灯距，防止烫伤。

（5）冬季进行面部照射时，嘱患者在室内休息15 min后方可外出，防止感冒。

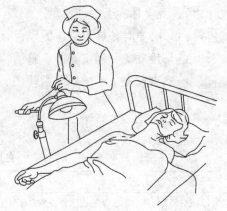

图8-8　烤灯使用法

**3. 健康教育**　使用烤灯前，向患者介绍烤灯使用目的、方法、注意事项。

【评价】

（1）患者感觉舒适、安全，无过热、心慌、头晕等感觉。

（2）护患沟通有效，患者身心需要得以满足。

**（三）化学加热袋的使用**

化学加热袋是密封的塑料袋，内盛化学物质，使用时，将化学物质充分混合，使袋内的化学物质发生反应而产热。化学加热袋最高温度可达76℃，平均温度为56℃，可持续使用2h左右。

化学加热袋使用方法与热水袋相同，一定要加布套或包裹后使用。因为化学加热袋在化学物质反应初期热温不足，以后逐渐加热并有一高峰期，温度可达70℃以上，因此在使用过程中要加强观察，防止烫伤，必要时可加双层包裹使用。对老年人、小儿、昏迷、感觉麻痹的病人不宜使用化学加热袋。

**（四）热湿敷法**

【目的】消炎、消肿、解痉、镇痛。

【评估】

**1. 全身情况** 患者的年龄、病情、意识、治疗情况。

**2. 局部情况** 患者局部皮肤状况，如颜色、温度、有无硬结、瘀血及伤口等，有无感觉障碍及对热的耐受情况等。

**3. 心理状况** 有无紧张、焦虑情绪，患者合作程度。

**4. 健康知识** 对疾病及热湿敷法使用认知程度。

【计划】

**1. 护士准备** 着装整洁、洗手、戴口罩，熟悉热湿敷的操作方法。

**2. 用物准备**

（1）小锅或小水盆内盛温水（水温 50℃～60℃）、水温计、热水瓶或热源。

（2）治疗盘内放：敷布 2 块、长把钳子 2 把、无菌棉垫、小橡胶单及治疗巾（或毛巾）、凡士林、毛巾、弯盘。

（3）必要时备热水袋、屏风，有伤口者需备换药用物。

**3. 环境准备** 病室安静、整洁，无对流风，温度适宜，必要时用屏风遮挡。

**4. 患者准备** 了解热湿敷使用的目的及方法；愿意接受治疗。

【实施】

**1. 操作方法** 见表 8－7

表 8－7　湿热敷方法

| 操作流程 | 步骤说明 | 行为要求 |
|---|---|---|
| 1. 核对解释 | 携物至患者床旁，核对床号、姓名，向患者或家属解释以取得合作 | 耐心解释，取得合作 |
| 2. 暴露患处 | 协助患者取舒适卧位，暴露热敷部位，在热敷部位下垫小橡胶单和治疗巾，热敷处涂凡士林，盖上一层纱布 | |
| 3. 湿敷患处 | 调节水温 50～60℃，将敷布置于热水中浸透，双手各持一把钳子将敷布拧至不滴水（拧敷布方法同冷湿敷），抖开，用手腕掌侧拭温，以不烫手为宜，将敷布盖于纱布上，然后盖上棉垫。每 3～5min 更换一次敷布。如病情需要，且患处不忌压迫时，可不更换敷布，而将热水袋置于敷布上，再盖棉垫，再加盖大毛巾以维持温度。持续 15～20min。 | 维持水温如患者感觉过热，可揭开敷布一角散热 |
| 4. 观察效果 | 用热期间询问患者感觉，观察局部皮肤颜色及全身状况 | 仔细观察，耐心倾听 |
| 5. 整理记录 | 热敷完毕，撤掉敷布和纱布，擦去凡士林；盖好治疗部位，协助患者取舒适卧位，整理床单位，清理用物。洗手，记录用热部位、时间、效果及反应 | 关爱患者，谢谢合作规范、及时、准确 |

**2. 注意事项**

（1）热敷部位有伤口或创面者，应按无菌操作进行，热敷后按换药法处理伤口。

（2）面部热敷者，敷后 15min 方可外出，以防感冒。

（3）热敷过程中，注意观察患者反应及局部皮肤状况，防止烫伤。

**3. 健康教育** 热湿敷前，向患者介绍操作目的、方法及注意事项。

【评价】

（1）患者热湿敷后，局部的炎症和疼痛情况好转。无不适感觉，无烫伤等不良反应发生。

（2）护患沟通有效，患者身心需要得以满足。

（五）热水坐浴法

【目的】消炎、消肿、止痛，用于会阴部、肛门疾患及手术后。

【评估】

**1. 全身情况**　患者的年龄、病情、意识、治疗情况。

**2. 局部情况**　患者局部皮肤情况，有无出血、破损及感觉障碍等。

**3. 心理状况**　有无紧张、焦虑情绪，患者合作程度。

**4. 健康知识**　对疾病及热水坐浴使用的认知程度。

【计划】

**1. 护士准备**　着装整洁、洗手、戴口罩，熟悉热水坐浴的操作方法。

**2. 用物准备**　坐浴椅上置无菌坐浴盆（图8-9），内盛40℃~45℃热水（药液遵医嘱）、无菌纱布、水温计、毛巾、换药用物。

**3. 环境准备**　病室安静、整洁，无对流风，温度适宜，必要时用床帘或屏风遮挡。

**4. 患者准备**　了解热水坐浴的方法，排空大小便，清洗坐浴部位。

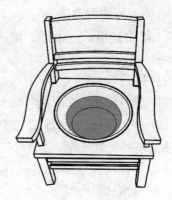

图8-9　坐浴椅

【实施】

**1. 操作方法**　见表8-8

表8-8　热水坐浴方法

| 操作流程 | 步骤说明 | 行为要求 |
| --- | --- | --- |
| 1. 核对解释 | 携物至床旁，核对患者床号、姓名，向患者或家属解释以取得合作 | 耐心解释，取得合作 |
| 2. 协助坐浴 | 调节水温至40℃~45℃，将坐浴盆放于坐浴椅上，将热水或药液倒入坐浴盆内1/2满。协助患者脱裤至膝，先用纱布蘸拭，适应后将臀部完全浸入盆中，必要时腿部用大毛巾遮盖，随时调节水温，浸泡15~20min | 关爱患者，体贴细心 添加热水时，防烫伤 |
| 3. 询问观察 | 坐浴期间询问患者有无不适，观察患者反应及局部皮肤颜色 | 仔细观察，耐心倾听 |
| 4. 整理记录 | 坐浴完毕，用毛巾擦干坐浴部位，协助患者穿好衣裤，取舒适卧位，如有伤口按无菌操作换药，整理床单位，清理用物 洗手，记录用热部位、时间、效果及反应 | 谢谢合作，健康教育 规范、及时、准确 |

**2. 注意事项**

（1）女性患者在经期、妊娠后期、产后2周内、阴道出血和盆腔急性炎症期不宜坐浴，以免引起感染。

（2）坐浴部位有伤口者，应备无菌的坐浴盆、溶液，坐浴后应按无菌技术处理伤口。

（3）坐浴过程中，注意观察面色、脉搏、呼吸，倾听患者主诉，如有乏力、眩晕应停止坐浴。

（4）热水坐浴有镇静、催眠作用，在实施中应注意患者安全，防止跌倒。

（5）坐浴前嘱患者排空大、小便，因热水可刺激肛门、会阴部，易引起排尿、排便反射。

**3. 健康教育** 坐浴前，向患者介绍坐浴的作用、方法及注意事项。

【评价】

（1）热水坐浴后，患者局部的炎症和疼痛有所减轻，且感觉舒适、安全，未发生烫伤。

（2）护患沟通有效，保护患者自尊，患者身心需要得以满足。

（六）温水浸泡法

【目的】 消炎，镇痛，清洁、消毒伤口。用于手、足、前臂、小腿部位的感染早期。

【评估】

**1. 全身情况** 患者的年龄、病情、意识、治疗情况。

**2. 局部情况** 患者局部皮肤情况，如颜色、温度、有无硬结、瘀血及伤口等，有无感觉障碍及对热的耐受情况等。

**3. 心理状况** 有无紧张、焦虑情绪，患者合作程度。

**4. 健康知识** 对疾病及温水浸泡的认知程度。

【计划】

**1. 护士准备** 着装整洁、洗手、戴口罩，熟悉温水浸泡的操作方法。

**2. 用物准备** 盆内盛43℃～46℃热水（药液遵医嘱）1/2满、纱布、弯盘、平镊。

**3. 环境准备** 病室安静、整洁，无对流风，温度适宜，必要时用屏风遮挡。

**4. 患者准备** 了解温水浸泡法使用的目的及方法，愿意接受治疗。

【实施】

**1. 操作方法** 见表8-9

表8-9 温水浸泡法

| 操作流程 | 步骤说明 | 行为要求 |
| --- | --- | --- |
| 1. 核对解释 | 携物至床旁，核对患者床号、姓名，向患者或家属解释以取得合作 | 耐心解释，取得合作 |
| 2. 协助浸泡 | 调节水温至43℃～46℃，将热水或药液倒入坐浴盆内1/2满，倒入药液搅匀。嘱患者将肢体慢慢放入盆内浸泡液中，浸泡15～20min，必要时用长镊子夹纱布反复轻擦创面，使之清洁（图8-10） | 镊子尖端勿接触创面，注意保持浸泡液的温度仔细观察，耐心倾听 |
| 3. 观察效果 | 浸泡期间观察患者局部皮肤情况，有无发红、疼痛等反应 | |
| 4. 整理记录 | 浸泡完毕，用毛巾擦干浸泡部位，协助患者取舒适卧位，整理床单位，撤除用物。洗手，记录用热部位、时间、效果及反应 | 谢谢合作，健康教育规范、及时、准确 |

**2. 注意事项**

（1）浸泡部位有伤口者，应备无菌浸泡盆、溶液及用物；浸泡后应按无菌技术处理伤口。

（2）浸泡过程中，注意观察局部皮肤，倾听患者主诉，随时调节水温。

（3）如中途需添加热水，应先将肢体移出盆外，以防烫伤。

**3. 健康教育**　浸泡前，向患者介绍温水浸泡的方法、注意事项及治疗作用。

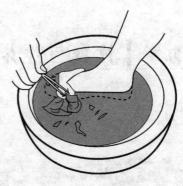

图 8－10　温水浸泡

【评价】

（1）患者局部的炎症和疼痛有所减轻。患者感觉舒适、安全，未发生烫伤。

（2）护患沟通有效，患者身心需要得以满足。

（何求）

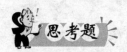 **思考题**

1. 简述冷、热疗法的目的。

2. 简述冷、热疗法的禁忌。

3. 病人李某，男，25 岁，因在高温下作业中暑入院，T：40.8℃，P：120 次/分，R：22 次/分，为其做乙醇拭浴。请问：

（1）乙醇拭浴的浓度和温度。

（2）乙醇拭浴的注意事项。

# 第九章 | 饮食与营养

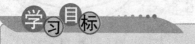

掌握：基本饮食、治疗饮食和试验饮食及鼻饲法的操作方法和注意事项。

熟悉：各营养素的生理功能、缺乏症和主要食物来源；一般人群膳食指南；营养评估的内容和方法；要素饮食、胃肠外营养的适应证、应用方法和注意事项。

了解：饮食、营养与疾病的关系；影响饮食与营养的因素；一般饮食的护理。

饮食与营养是维持机体正常生长发育、促进组织修复、提高机体免疫力等生命活动的基本条件。合理的饮食和适当的营养供给不仅能满足人们的生理需求，而且是协助临床诊断和治疗、促进疾病康复的有效手段。因此，护士应具备一定的饮食与营养学知识，才能为服务对象进行营养评价和营养指导，并正确处理遇到的各种营养问题，满足服务对象的饮食营养需要。

## 第一节 概 述

### 一、饮食、营养与健康

"饮食是人类第二药房"。为了维持生命与健康，人体必须每天摄取一定量的食物，从中获得各种营养素以保证新陈代谢、生长发育和活动所需。营养素是人类赖以生存和发展的物质基础，按结构和功能主要归为七大类，即碳水化合物、蛋白质、脂类、矿物质、维生素、水及纤维素。近年来，膳食纤维的生理作用广受医学界和营养学界的关注，越来越多的研究证实膳食纤维在预防人体的某些疾病方面起着重要的作用。

（一）热能

人体为维持血液循环、心脏搏动、呼吸等各种重要生命活动及从事体力活动需要消耗一定的能量。食物中的碳水化合物、蛋白质和脂肪三大营养素进入机体后通过生物氧化释放热能以满足机体需要。因此，碳水化合物、蛋白质和脂肪被称为三大产热营养素。人体对热能的需要量因年龄、性别、身高、劳动强度、环境等因素的不同而有差异。如处在快速生长发育阶段的儿童、青少年，需额外增加生长发育所需的能量；

孕妇和乳母每日所需热能比同龄女性增加；老年人因代谢减慢、活动量减少，所需热能也相应减少。

国际上热能以焦或焦耳（Joule，J）为单位，常以千焦（KJ）或兆焦（MJ）表示，营养学上和日常生活中也常以卡（cal）或千卡（Kcal）表示。1cal＝4.184J。三大产热营养素在体内氧化后提供热能约为：碳水化合物 16.7KJ/g（4kcal/g），蛋白质 16.7KJ/g（4kcal/g），脂肪 37.7KJ/g（9kcal/g）。

（二）营养素

**1. 碳水化合物（carbohydrate）**　碳水化合物是由碳、氢、氧三种元素组成的一类化合物，可分为糖、低聚糖和多糖三类。其主要生理功能是提供能量、构成机体组织成分、调节脂肪代谢、节约蛋白质、改善食品感官品质、增加饱腹感、解毒、增强肠道功能等。碳水化合物是世界上大部分国家居民获得热能的最主要、最经济的来源，根据中国居民膳食碳水化合物的实际摄入量和 FAO（世界粮农组织 Food and Agriculture Organization）/WHO 的建议，除 2 岁以下的婴幼儿外，一般居民膳食中碳水化合物供能应占总能量的 55%～65% 为宜。碳水化合物主要来源于谷类、根茎类和豆类，蔬菜、水果、含淀粉量较多的坚果类，食糖也是碳水化合物的重要来源，但纯能量食物如食糖的摄入量不应超过膳食总能量的 10%。

**2. 蛋白质（protein）**　蛋白质是由氨基酸组成的高分子含氮化合物，其平均含氮量约为 16%。蛋白质是维持生命的重要物质基础，正常成人机体蛋白质约占 16%～19%，其主要生理功能是构成机体组织和重要生理活性物质；提供机体氮源和必需氨基酸；提供能量；维持血浆胶体渗透压。近年来，研究发现直接从肠道吸收进入血液的活性肽和部分氨基酸还具有特殊的生理功能，如参与机体免疫调节、促进中枢神经系统发育、促进矿物质吸收、降血压、保护小肠、清除氧自由基等。组成人体蛋白质的氨基酸有 20 种，其中缬氨酸、苏氨酸、色氨酸、亮氨酸、异亮氨酸、赖氨酸、苯丙氨酸、蛋氨酸、组氨酸 9 种氨基酸，体内不能合成或合成不能满足机体需要，必须从食物中获取，称为必需氨基酸（essential amino acid）。我国居民蛋白质的推荐摄入量一般占膳食总能量的 10%～14%，主要来源有肉类、乳类、蛋类和豆类等食物。

**3. 脂类（lipids）**　脂类是脂肪（fat）和类脂（lipoids）的总称。脂肪是指甘油和脂肪酸组成的甘油三酯；类脂包括磷脂、糖脂、固醇类、脂蛋白等。脂类主要的生理功能是贮存和提供能量；构成机体组织；供给必需脂肪酸；促进脂溶性维生素的吸收和利用；改善食物的感官性状，促进食欲及饱腹感；帮助机体更有效地利用碳水化合物和节约蛋白质；维持人体体温；对内部器官起支撑、衬垫作用，保护内部脏器免受外力伤害；分泌瘦素等众多因子，参与机体代谢、免疫、生长发育等生理过程等。脂肪摄入量不宜过高，其供能量占总热能的 20%～25% 为宜。脂肪主要来源于食用油、动物脂肪、动物脑及内脏、蛋类、芝麻、花生和坚果类食物等。

**4. 维生素（vitamins）**　维生素是维持机体正常生理功能及细胞内特异代谢反应所必需的一类低分子化合物。大部分维生素在体内不能合成或合成量不足，必须从食物中摄取。根据其溶解性，维生素可分为脂溶性维生素（如维生素 A、D、E、K）和水溶性维生素（如维生素 C、B 族维生素、叶酸）等。人体所需维生素的生理功能、缺乏症、来源和成人推荐摄入量/天见表 9 – 1。

表 9 – 1　维生素的生理功能、缺乏症、来源和成人推荐摄入量/天

| 名称 | 生理功能 | 缺乏症 | 来源 | 摄入量/天 |
|---|---|---|---|---|
| 维生素 A | 参与正常视觉活动和上皮生长与分化，促进骨骼发育，维持生殖功能，增强免疫和抗癌作用。过量摄入可中毒 | 夜盲症、皮肤干燥、毛囊角化、生长发育受阻 | 动物性食物如动物肝脏、鱼肝油、蛋、乳制品；植物性食物如绿叶蔬菜、黄色蔬菜和水果，如西兰花、菠菜、胡萝卜、韭菜等 | 男性：800μgRE 女性：700μgRE（视黄醇当量） |
| 维生素 D | 调节钙、磷代谢，促进钙、磷吸收。过量摄入可中毒 | 佝偻病、骨软化症、骨质疏松症 | 鱼肝油、海鱼、动物肝脏、蛋黄等；日光照射体内转化 | 5μg |
| 维生素 E | 抗氧化作用，保持红细胞完整性，改善微循环，防止动脉硬化等心血管疾病；参与 DNA、血红蛋白的合成；参与精子生成，与繁殖能力有关 | 生育受损等，缺乏症较少见 | 植物油、坚果类、豆类、海产品等 | 成人：10mg 孕妇：14mg 乳母：14mg |
| 维生素 K | 参与凝血因子的合成，促进凝血 | 出血、凝血障碍性疾病 | 菠菜、白菜等；肠道菌群可合成 | 20 ~ 100μg |
| 维生素 $B_1$ | 构成辅酶 TPP，参与体内物质代谢，调节神经生理活动，维持心脏、神经及肌肉的正常功能 | 脚气病 | 动物内脏、肉类、豆类及未精加工的谷类等 | 男性：1.4mg 女性：1.3mg |
| 维生素 $B_2$ | 参与体内生物氧化和能量生成；具有较强的抗氧化活性；参与铁的利用和烟酸的形成 | 口角炎、唇炎、舌炎、脂溢性皮炎、缺铁性贫血 | 动物内脏、乳类、蛋类、豆类、蔬菜等 | 男性：1.4mg 女性：1.2mg |
| 维生素 $B_6$ | 参与糖原、氨基酸、脂肪酸、一碳单位的代谢；参与神经递质合成和细胞免疫功能 | 脂溢性皮炎、失眠、易激惹 | 白色肉（鸡肉、鱼肉等）、肝、蛋黄、豆类和坚果，水果、蔬菜中含量也较高 | 1.2mg |
| 维生素 $B_{12}$ 和叶酸 | 参与细胞核酸、核蛋白合成代谢，促进红细胞的发育和成熟，促进 DNA、RNA、蛋白质合成 | 巨幼红细胞性贫血、舌炎、腹泻、胎儿神经管畸形 | 富含维生素 $B_{12}$ 的食物有动物内脏、肉类、海产类等；富含叶酸的食物有豆类、坚果、绿叶蔬菜、水果、胚芽等 | 维生素 $B_{12}$ 成人：2.4μg 孕妇：2.6μg 乳母：2.8μg 叶酸： 成人：3.1μg/kg |
| 烟酸 | 参与糖、脂类和氨基酸代谢 | 癞皮病 | 含量较丰富的有畜禽、内脏、鱼类、豆类、花生、全谷类、乳类和绿叶蔬菜 | 男性：14mgNE 女性：13 mgNE（烟酸当量） |
| 维生素 C | 促进胶原、神经递质和抗体合成；参与胆固醇、肾上腺皮质激素代谢；促进铁的吸收和伤口愈合；阻止体内的氧化损伤过程 | 坏血病、伤口不易愈合、骨钙化不良 | 新鲜蔬菜和水果，如绿色和红、黄色的菠菜、辣椒、西红柿、西瓜、红枣、山楂、草莓、柑橘、柚子、猕猴桃等 | 成人：100mg 孕妇： 100 ~ 130mg 乳母：130mg |

5. **矿物质**（minerals）　矿物质又称无机盐，是指人体内除碳、氢、氧、氮（该四种元素主要以有机化合物形式存在）外的其他元素。根据每一种元素在体内的含量和机体对其需要量的多少，分为常量元素（又称宏量元素）和微量元素。常量元素主要有钠、钾、钙、镁、磷、硫、氯等；微量元素主要有铁、碘、铜、锌、锰、钴、钼、硒、铬、镍、锡、硅、氟、矾等。矿物质是人体的重要组成部分，其主要生理功能有维持水、电解质及酸碱平衡；构成人体组织的重要成分；调节细胞膜的通透性和细胞内外液的渗透压；维持神经肌肉的正常兴奋性；构成酶的辅基、激素、维生素、蛋白质和核酸的成分，或参与酶系的激活等（表9-2）。矿物质广泛存在于食物中，一般都能满足机体需要。我国居民饮食中比较容易缺乏的矿物质有钙、铁、锌、碘、硒等。

表9-2　主要矿物质的生理功能、缺乏症、来源和成人推荐摄入量/天

| 名称 | 生理功能 | 缺乏症 | 来源 | 成人摄入量/天 |
|------|---------|--------|------|--------------|
| 钙 | 构成骨骼和牙齿；维持神经与肌肉活动；参与多种酶活性的调节；维持细胞膜的完整性和通透性；参与凝血、激素分泌、降低毛细血管和细胞膜通透性 | 佝偻病、骨软化症、骨质疏松症等 | 乳类、豆类、虾皮、海产品、骨粉、蛋壳粉 | 800mg 孕妇、乳母：1000~1200mg |
| 磷 | 构成骨骼、牙齿、软组织、细胞膜、核酸的重要成分；参与物质代谢产能反应；参与多种酶、辅酶的合成，调节酸碱平衡 | 缺乏症较少见 | 广泛存在于动植物性食物中 | 700mg |
| 铁 | 构成血红蛋白、肌红蛋白、含铁酶和细胞色素酶等的重要成分；与红细胞的形成和成熟有关；参与生物氧化过程和免疫功能 | 缺铁性贫血 | 肉类、动物肝、动物血、蛋黄、豆类、绿色蔬菜等 | 男性：15mg 女性：20mg |
| 碘 | 参与甲状腺素合成 | 地方性甲状腺肿、克汀病（呆小病） | 海产品如海带、紫菜、淡菜、海参等 | 150μg |
| 锌 | 酶的组成成分或酶的激活剂；促进生长发育和组织再生；促进食欲、促进维生素A代谢；参与免疫功能 | 生长发育迟缓、性成熟延迟、食欲减退、异食癖、易感染 | 红色肉类、牡蛎等贝壳类、蛋类、豆类等 | 男性：15mg 女性：11.5mg |

6. **水**（water）　水是人体构成的重要成分，是维持生命活动必需的物质。水约占体重的50%~70%，其主要生理功能是构成人体组织；直接参与体内一切代谢活动，维持消化、吸收功能，参与调节体温，作为机体的润滑剂等。成人每日的水需要量约为2500ml，因季节、气候、劳动强度和饮食习惯而有差异。机体水的来源主要有饮用水及饮料、固体食物中的水和蛋白质、脂肪、碳水化合物分解代谢产生的水，其中饮用水和各种饮料是机体内水的最主要来源。

7. **膳食纤维**（dietary fiber）　膳食纤维是不能被人体消化道分泌的消化酶消化，且不能被人体吸收利用的多糖和木质素。食物中含量较多的膳食纤维有纤维素、半纤

维素、果胶、树胶、木质素、抗性淀粉等，根据其水溶性分为可溶性膳食纤维和不可溶性膳食纤维。膳食纤维有增加饱腹感、降低对其它营养素或食物成分的吸收、改变肠道菌群、促进排便以及排气、致泻等生理功能。因此，对于胃肠道疾病、癌症、肥胖、糖尿病、心血管疾病和胆石症等有一定的防治作用。我国成人推荐摄入量为 25 ~ 35g/d，主要来源于粗粮、豆类、玉米、蔬菜、水果、食用菌等。

(三) 中国居民膳食指南

《中国居民膳食指南 (2007)》（图 9 - 1）是指导中国广大居民实践平衡膳食、合理营养的科学文件，其目的是帮助中国居民合理选择食物，优化膳食模式，改善人们的营养和健康状况，以减少或预防与生活方式密切相关的慢性病的发生，提高国民健康素质。适合于 6 岁以上一般人群的膳食指导，"指南"提倡：食物多样，谷类为主，粗细搭配；多吃蔬菜水果和薯类；每天吃奶类、大豆或其制品；常吃适量的鱼、禽、蛋和瘦肉；减少烹调油用量，吃清淡少盐膳食；食不过量，天天运动，保持健康体重；三餐分配要合理，零食要适当；每天足量饮水，合理选择饮料；如饮酒应限量；吃新鲜卫生的食物。三餐分配要合理，一般情况下早餐供能占全日总能量 25% ~30%、午餐占 30% ~40%、晚餐占 30% ~40% 为宜。

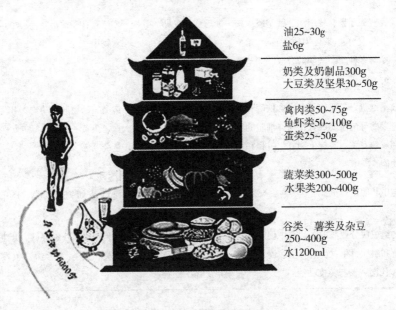

油25~30g
盐6g

奶类及奶制品300g
大豆类及坚果30~50g

禽肉类50~75g
鱼虾类50~100g
蛋类25~50g

蔬菜类300~500g
水果类200~400g

谷类、薯类及杂豆
250~400g
水1200ml

图 9 - 1　中国居民平衡膳食宝塔 (2007)

## 二、饮食、营养与疾病

饮食结构不合理引起的疾病主要分为两大类：一类是营养缺乏疾病，如维生素 A 缺乏可引起夜盲症，维生素 $B_1$ 缺乏可引起脚气病，维生素 C 缺乏可引起坏血病，钙缺乏可引起佝偻病，铁缺乏可引起贫血等；另一类是营养过剩疾病，如以高脂肪、高蛋白质、高热能、低膳食纤维的膳食模式为主要诱因的肥胖症、高血压、高血脂、冠心病、糖尿病等。中国幅员辽阔，各地区经济、文化发展很不平衡，食物消费也存在巨大差异。因此，当前中国营养不良与营养过剩同在，贫困病与富裕文明病并存。但随着生活水平的提高，与营养过剩密切相关的慢性病已成为严重威胁中国人民健康的重大公共卫生课题。

饮食可以致病也可以治病，合理的饮食与营养是治疗疾病、促进康复的重要措施。中华民族素有"寓医于食，药食兼用"的传统，注重药食同源的食疗养生文化。现代营养学同样强调饮食、营养与健康的关系，特别是当患者机体处于疾病应激状态或康复休养时期，应及时合理地调整营养素摄入。如充血性心力衰竭患者应控制水、钠摄入，选择低盐饮食；痛风患者应选择低嘌呤饮食以控制疾病的发生发展。目前，饮食治疗已被公认为是某些疾病如糖尿病、肥胖症等的重要防控措施。

# 第二节　医院饮食

医院饮食（hospital diets）可分为基本饮食、治疗饮食和试验饮食。

## 一、基本饮食

基本饮食又称常规饮食，适用于医院的一般患者，对营养素的种类、摄入量没有严格限定。基本饮食包括普通饮食、软质饮食、半流质饮食和流质饮食四种形式（表9-3）。

表9-3　基本饮食

| 饮食种类 | 适用范围 | 饮食原则 | 用法 |
| --- | --- | --- | --- |
| 普通饮食 | 病情较轻或处于恢复期、无饮食限制、消化吸收功能正常、体温正常者 | 合理营养、平衡膳食。与一般人群饮食基本相同 | 每日3餐，总热能9.5~11MJ（2200~2600kcal），蛋白质70~90g |
| 软质饮食 | 咀嚼困难、消化吸收功能不良、老人和幼儿、低热、口腔疾患和术后恢复期患者 | 营养均衡。选择易于咀嚼、吞咽、消化的食物，如软饭、面条、切碎煮烂的菜、肉等；少进食油炸、油腻、膳食纤维丰富、刺激性强的食物 | 每日3~4餐，总热能8.5~9.5MJ（2200~2400kcal），蛋白质60~80g |
| 半流质饮食 | 中等热、咀嚼和吞咽不便、消化道和口腔疾患及术后恢复期患者 | 少食多餐，易于吞咽、消化的营养丰富的半流质食物。如蒸鸡蛋、豆腐、肉沫、菜沫、面条、馄饨等 | 每日5~6餐，总热能6.5~8.5MJ（1500~2000kcal），蛋白质50~70g |

## 二、治疗饮食

治疗饮食又称成分调整饮食（modified diet），是指根据疾病治疗需要，在基本饮食的基础上适当调整热能或营养素摄入，从而达到辅助治疗、促进健康的目的（表9-4）。

表9-4　治疗饮食

| 饮食种类 | 适用范围 | 饮食原则及用法 |
|---|---|---|
| 高热能饮食 | 分解代谢增强或合成代谢不足的患者，如甲状腺功能亢进症、结核、恶性肿瘤、严重创伤、大面积烧伤、产妇和消瘦、营养不良的患者 | 在正餐基础上可加餐2~3次，可适当增加鸡蛋、牛奶、豆浆、蛋糕、巧克力、水果等的摄入。每日供给热量约12.5MJ（3000kcal） |
| 低热能饮食 | 需要减轻体重、减轻机体代谢负荷者，如肥胖症、糖尿病、高脂血症、冠心病、高血压等 | 限制能量摄入，但不宜低于1000kcal/d左右，蛋白质供给不少于1g/kg·d；限制脂肪摄入，尤其是动物性脂肪和胆固醇；增加富含膳食纤维的蔬菜、水果，如芹菜、竹笋、玉米、苹果等；适当减少食盐摄入 |
| 高蛋白质饮食 | 高代谢性或慢性消耗性疾病，如结核、恶性肿瘤、烧伤；蛋白质不足的患者如营养不良、贫血、低蛋白血症、肾病综合征等 | 蛋白质摄入可增至1.5~2g/kg·d，但总量一般不超过120g/d，总热能为10.46~12.55MJ（2500~3000kcal/d）。可在基本饮食的基础上添加富含蛋白质的食物，如肉类、鱼类、乳类、蛋类、豆类等 |
| 低蛋白质饮食 | 需限制蛋白质摄入者，如急性肾炎、急/慢性肾功能不全、尿毒症、肝性脑病等患者 | 成人蛋白质摄入应<40g/d，视病情可减少至20~30g/d；肾病患者尽量选用动物蛋白质，忌用豆制品；肝昏迷患者以植物蛋白为主 |
| 低脂肪饮食 | 肝、胆、胰疾患、高血脂症、动脉粥样硬化、高血压、冠心病、肥胖症及腹泻等患者 | 限制食用油、肥肉、奶油、蛋黄、动物脑、煎炸食物的摄入；一般成人脂肪摄入<50g/d，肝、胆、胰疾患患者可低于40g/d |
| 低胆固醇饮食 | 高脂血症、动脉粥样硬化、高血压、冠心病、肥胖症等患者 | 胆固醇摄入量<300mg/d；禁用或少用含胆固醇高的食物，如动物内脏和脑、肥肉、动物油、鱼子、蛋黄等 |
| 低盐饮食 | 心功能不全、急/慢性肾炎、肝硬化腹水、高血压、先兆子痫及各种原因所致水肿较轻者 | 食盐限制在<2g/d（或酱油10ml/d）；禁用咸菜、咸蛋、咸肉、火腿、腊肠等腌制食品 |
| 无盐低钠饮食 | 同低盐饮食适用范围，但水肿或病情较重患者 | 烹调时不加食盐或酱油，控制摄入食物中的自然含钠量在0.5g/d以下，忌用腌制食品及含钠高的食物和药物，如含碱油条和挂面、汽水、苏打、碳酸饮料和碳酸氢钠药物等；烹调时可加糖、醋等调味 |
| 高膳食纤维饮食 | 便秘、肥胖症、高脂血症、糖尿病等患者 | 成人摄入膳食纤维>40g/d；宜选择富含膳食纤维的食物，如魔芋、韭菜、芹菜、玉米、粗粮、豆类、笋、苹果、香蕉等食物 |
| 少渣或无渣饮食 | 伤寒、肠炎、腹泻、食管或胃底静脉曲张及消化道狭窄或手术的患者 | 食物应细软、少渣；不宜选用富含膳食纤维的食物；不宜选用含结缔组织多的动物跟腱及老的肌肉；不宜选用刺激性强的调味品及坚硬带碎骨、鱼刺的食物，瓜类应去皮；可食用豆腐、蒸蛋和嫩的瘦肉、蔬菜等食物 |

续表

| 饮食种类 | 适用范围 | 饮食原则及用法 |
|---|---|---|
| 低嘌呤饮食 | 痛风患者及高尿酸血症者 | 限制外源性嘌呤摄入，少用富含嘌呤的食物，如瘦肉、动物内脏、鱼类、禽类、豆类，宜选用谷类、蔬菜水果类等低嘌呤食物；蛋白质供给以鸡蛋、牛奶为主；多饮水，忌饮酒 |

## 三、试验饮食

试验饮食又称诊断饮食，是指在特定时间内，通过调整饮食内容，提高实验检查结果的正确性以协助疾病的诊断（表9-5）。

表9-5 试验饮食

| 饮食种类 | 适用范围 | 饮食原则及用法 |
|---|---|---|
| 隐血试验饮食 | 协助诊断有无消化道出血 | 试验前3日内禁食肉类、动物血、肝、绿色蔬菜等含铁丰富的的食物和药物；宜食用牛奶、豆制品、土豆、白菜、米饭、面条、馒头、梨、苹果等含铁低的食物，第4天留取粪便作隐血试验 |
| 胆囊造影饮食 | 检查胆囊、胆管形态和功能 | 造影前1日中午进食高脂肪餐，刺激胆囊收缩排空；晚餐进食无脂肪、低蛋白质、高碳水化合物饮食；晚8时口服造影剂至次日第一次摄片时禁食、禁水、禁烟，如第一次摄片胆囊显影良好，可进食高脂肪餐，30min后再摄片检查 |
| 肌酐试验饮食 | 评估肾小球滤过功能；测定肌酐系数 | 试验期3日内进食低蛋白质饮食，蛋白质摄入量<40g/d；禁食肉类、鱼类、禽类等；主食不超过300g/d，忌饮茶和咖啡。可用马铃薯、藕粉、甜点心等含蛋白质低的食物充饥，蔬菜、水果不限 |
| 甲状腺$^{131}$I试验饮食 | 协助检查甲状腺功能 | 检查前2周，禁食海带、海蜇、紫菜、海鱼、虾等富含碘的食物及影响甲状腺功能的药物；禁用碘伏、碘酒消毒皮肤 |
| 尿浓缩功能试验饮食 | 协助检查肾小管浓缩功能 | 试验期1日内控制食物中的水分总量在500~600ml，蛋白质供给量约为1g/kg·d；禁饮水及含水量高的食物；忌食过甜、过咸的食物。可进食含水少的食物，如米饭、馒头、炒鸡蛋、土豆等 |
| 葡萄糖耐量试验饮食 | 协助诊断糖尿病 | 试验前3日正常饮食（进食碳水化合物250~300g/d）。试验前禁食10~12h。空腹采血后让患者食用100g的馒头1个，或取葡萄糖100g（或1.75g/kg）溶于300~400ml水中口服，分别于服后0.5h、1h、2h和3h取血标本测定血糖 |

## 第三节 饮食护理

护士了解影响患者饮食、营养的因素，正确评估患者的饮食、营养状况，确定患者现存或潜在的营养问题，对护士选择恰当的饮食治疗与护理方案以改善患者的营养状况及促进患者的康复具有重要的指导意义。

# 一、饮食、营养评估

## （一）影响饮食、营养的因素

**1. 生理因素**

（1）年龄：不同年龄段的患者喜好的食物、量及对特定营养素的需求均有差异。如婴幼儿、青少年处于生长发育期，需摄入足够的热能、蛋白质、各种维生素和微量元素；老年人新陈代谢减慢，机体所需热能也相应减少，但对钙的需求有所增加。年龄也可影响人们对食物的选择，如婴幼儿和老年人均应给予质地柔软易于消化吸收的食物。

（2）活动量：不同体力活动和运动方式消耗的能量也不同，活动量大的个体其每日所需的热能也相应增加。

（3）身高和体重：一般情况下，体格健壮、高大的个体对热能、营养素的需求量相对较高。

（4）特殊生理状况：女性在妊娠期、哺乳期对营养的需求增加，并可能伴随有饮食习惯的改变，如喜食酸、辣等食物。

**2. 心理因素**　一般情况下，轻松、愉悦的心理状态会促进食欲；不良情绪如焦虑、忧郁、恐惧、悲哀等会使食欲下降；进餐环境、餐具和食物的洁净度及食物的色香味等皆可影响人的心理，从而影响个体对食物的选择和摄入。

**3. 病理因素**　疾病可影响患者的食欲、食物摄取和食物的消化、吸收。如疾病治疗期间服用的某些药物可促进或抑制食欲；对特定食物过敏，如进食海产品后可引起腹泻、哮喘；或因空肠乳糖酶缺乏，机体对乳类食品不能耐受，使用乳制品可引起腹泻等症状。

**4. 社会文化因素**　不同的经济水平、文化背景、宗教信仰、地理位置、生活方式等均会影响个人的饮食、营养状况。如某些地区喜食辣味，沿海地区进食海鲜较多，少数地区水、土壤中碘、硒等微量元素缺乏等都会对机体有一定影响。护士在尊重患者个人饮食习惯和文化差异的同时，可对患者进行营养教育，促进患者改变不良的饮食方式。

## （二）营养评估

营养评估是指了解患者的营养指标，判定其营养状况以确定是否存在或潜在营养问题。营养评估主要包括饮食情况、体格评估和临床生化检测。

**1. 饮食情况评估**　主要包括以下几个方面：①年龄、生理状况：性别、身高、体重及活动量；②目前进食情况：如摄入的食物种类和量、餐次和分配比例，有无应用补品、偏食。③疾病因素：如有无进食困难，如咀嚼或吞咽功能减弱或其他影响因素；有无食欲不振、恶心、呕吐、腹泻等胃肠道症状；④心理社会因素：焦虑、恐惧、烦躁等强烈的情绪影响食物的消化吸收；经济状况、文化背景、宗教信仰影响个人的饮食习惯。

**2. 体格评估**

（1）体重、身高、腰围：是人体测量资料中最基础的数据，可较确切地反映人体营养状况。身高成年后稳定，体重、腰围则可以反映一段时期内营养状况的变化。

与平均体重、身高比较：即被评估者的体重与身高分别与该区域范围内同一人群（以年龄为组别）的均值进行比较。

参考体重：国内多采用 Broca 改良公式和平田公式。

Broca 改良公式：男性参考体重（kg）= 身高（cm）－105

女性参考体重（kg）= 身高（cm）－105－2.5

平田公式：参考体重（kg）= ［身高（cm）－100］×0.9

（实测体重－参考体重）/参考体重×100%，如百分数在±10%之内为正常，±10%～20%为超重或消瘦，±20%以上为肥胖或严重消瘦。

体质指数（body mass index，BMI）：BMI = 体重（kg）/ ［身高（m）］²。

BMI 可用于判断肥胖、正常及消瘦。WHO 规定 18.5～24.9 为正常，25～29.9 为超重，≥30 为肥胖。中国肥胖问题工作组在汇总分析国内人群调查数据的基础上，提出了相对符合我国居民体型的标准，即 18.5～23.9 为正常范围，24～27.9 为超重，≥28 为肥胖。由于 BMI 是按体重与身高的关系计算，骨骼粗大、肌肉发达者不宜参考这一标准进行诊断。

腰围：腰围是衡量腹部肥胖的重要指标。测量方法为：受试者直立，两脚分开 30～40cm，用一根没有弹性、最小刻度为 1mm 的软尺，放在右腋中线胯骨上缘与第 12 肋下缘连线的中点（通常是腰部的天然最窄部位），沿水平方向环绕腹部一周，紧贴而不压迫皮肤，在正常呼吸末测量腰围长度，读数准确至 1mm。我国将男性腰围 80～85cm、女性腰围 75～80cm 为超重，男性腰围≥85cm、女性腰围≥80cm 为腹部肥胖。

（2）皮褶厚度：皮褶厚度即皮下脂肪厚度，反映身体脂肪含量，作为评价能量摄入是否合适的指标。WHO 推荐的测量部位有肱三头肌、肩胛下部和腹部。最常测量部位为肱三头肌，其标准值为男性 12.5mm，女性 16.5mm。

（3）身体征象：评估毛发、皮肤、指甲、舌、面、齿、唇等情况。如毛发浓密、有光泽；皮肤富有弹性、有光泽；指甲粉色、坚实则表示营养良好。若毛发干燥、稀疏、无光泽；皮肤干燥、弹性差；指甲粗糙、无光泽、易断裂则表示营养不良。

**3. 临床生化检测** 生化检测如血、尿中营养素或其代谢产物的含量是营养评价的客观指标。临床常检测体内血清蛋白、血清转铁蛋白、总蛋白、血脂、钙、铁等的含量，或进行营养素耐量试验、负荷试验推测营养素水平。

## 二、患者一般饮食护理

护士对患者的营养状况进行评估后，与医师、营养师共同协商，根据患者的疾病特点、身体耐受力和经济承受能力制定营养计划。

### （一）患者入院后的饮食管理

患者入院后，主管医生根据其病情确定饮食种类，并开出饮食医嘱，护士填写饮食通知单，送交营养室，必要时电话通知定餐人员，同时在患者床尾卡上做相应标记，作为分发食物的依据。因病情需要更改饮食，如术前需禁食，或检查、试验前需行特殊饮食，由医生开出医嘱后，护士填写饮食通知单送营养室，并告知患者和家属。

**（二）患者进食前的护理**

**1. 做好饮食指导**　护士应根据由患者病情所决定的饮食种类，对患者进行健康教育，说明饮食的意义、每天进餐的量和次数及时间，使患者理解并遵循其饮食计划。

**2. 安排进餐环境**　患者进餐环境应尽可能清洁、整齐、美观，空气清新，进餐气氛轻松愉快。进餐前医护人员暂停非紧急的治疗护理工作；整理病室和床单位，去除不良气味及不良视觉印象；鼓励同室患者同时进餐，促进食欲；有病危或呻吟的患者可用屏风遮挡。

**3. 保证患者感觉舒适**　进餐前协助患者排便、洗手、取舒适体位。如病情许可，可协助患者下床进餐，不便下床者可取坐位或半坐卧位，床上放跨床小桌，必要时将治疗巾或餐巾置于胸前，保持衣服、被单的整洁；减少或去除患者不适，如疼痛患者可给予镇痛剂，高热者予以降温；焦虑、忧郁者进行心理疏导等。

**（三）患者进食时的护理**

**1. 协助配餐员分发食物**　护士洗净双手，衣帽整洁，根据饮食单将饭菜分发给患者。对禁食或特殊饮食者应告知原因和时间，并在床尾卡上做相应标记。

**2. 巡视观察进餐情况**　患者进餐期间，护士应加强病房巡视，观察患者进食情况；对实施治疗饮食、试验饮食的患者应督促并检查落实情况；家属带来的食物须经护士检查，符合饮食要求方可食用，必要时提供微波炉加热；询问患者对医院饮食的意见和要求，及时向营养室、食堂反馈。

**3. 协助患者进食**　协助患者取合适体位，并将食物、餐具等放到易取处，鼓励患者自行进食。对不能自行进食的患者，护士应给予喂食，或指导家属喂食。喂食时应耐心，注意喂食速度、食物的温度及每次的量；对双目失明或双眼被遮盖的患者，在喂食前应告知食物名称，以增加其进食兴趣和食欲，对要求自行进食者，可妥善放置食物和餐具，并告知食物的名称和方位，如图 9 - 2 按时钟平面图摆放食物（6 点处放饭，12 点处放汤，3 点和 9 点处放菜）。另外，护士可指导患者使用吸管进流质食物；对不能经口进食的患者，需予以管饲饮食或胃肠外营养补充机体能量和所需营养素。

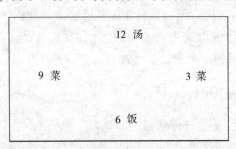

图 9 - 2　食物放置平面图

**（四）患者进食后的护理**

（1）及时撤去餐具，清理餐桌，整理床单位；协助患者洗手、漱口，必要时做口腔护理，取舒适卧位。

（2）特殊患者需记录进食的时间、量、食物种类、进食后的反应，以评价患者的饮食是否满足营养需要；对需禁食、延时进食、特殊饮食的患者做好交接班工作。

## 三、特殊饮食护理

对于不能正常进食的患者，营养素的供给成为临床治疗的手段，我们称之为临床营养支持，临床营养支持主要分为胃肠内营养支持和胃肠外营养支持。

（一）管饲饮食

管饲饮食（tube feeding）是胃肠内营养支持的重要方式，即指对于不能耐受正常饮食的患者，通过管道如鼻胃管或胃造瘘管等将流质食物、营养液或水直接注入胃肠道以提供营养素的方法。根据导管插入的途径可分为：鼻胃管、口胃管、鼻肠管、造瘘。该方法相对副作用小、更接近正常生理状态，是一种安全、经济的营养支持方法，本章节重点介绍临床常用的经鼻胃管饮食即鼻饲法。

鼻饲法（nasogastric gavage）是指将胃管经鼻腔插入胃内，从胃管内输注流质食物、营养液、水和药物，以达到维持患者营养和治疗目的的方法。

【目的】经胃管输注食物、药物以维持患者的营养和治疗。

【适应证与禁忌证】

1. 适应证

（1）不能经口进食者：如昏迷、口腔疾患、口腔术后的患者；不能张口的患者如破伤风患者；拒绝进食的患者。

（2）早产儿及病情危重的患者。

2. 禁忌证 食管、胃底静脉曲张患者，食管癌和食管梗阻患者。

【评估】

1. 核对医嘱 操作前认真核对医嘱、患者床号、姓名、饮食种类、量。

2. 患者评估

（1）全身状况：患者病情，有无咀嚼、吞咽困难；意识状态，活动能力，营养状态。

（2）局部状况：鼻腔黏膜有无肿胀、炎症、出血，有无鼻中隔偏曲、鼻息肉、活动义齿，有无食道疾患等。

（3）心理状态：有无焦虑、悲伤及忧郁反应，对鼻饲的认识与合作程度。

（4）健康知识：患者对自身疾病、营养知识的认知情况；对插胃管的目的及注意事项是否了解。

【计划】

1. 护士准备 着装整洁，洗手，戴口罩。熟悉鼻饲法及相关知识。

2. 用物准备

（1）插管用物：普通橡胶胃管（图9-3）或一次性硅胶胃管（图9-4）、治疗碗或弯盘2个（内置镊子或血管钳1把、纱布2~3块）、压舌板、治疗巾（或患者毛巾）、一次性10ml注射器、一次性手套、听诊器、胶布、夹子或橡皮圈、石蜡油棉球、棉签、别针、温开水、吸管。

（2）灌注用物：一次性50ml注射器、鼻饲流质饮食（200ml，38℃~40℃）、温开水、餐巾纸。

（3）拔管用物：无菌弯盘1个（内置镊子或止血钳1把、纱布2块）、治疗巾（或患者毛巾）、棉签、松节油、一次性手套。

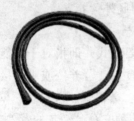

图9-3　橡胶胃管

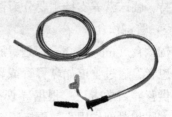

图9-4　硅胶胃管

**3. 环境准备**　整洁、安静、明亮。

**4. 患者准备**　了解操作目的及配合方法。

【实施】

**1. 操作方法**　见表9-6

表9-6　鼻饲法

| 操作流程 | 步骤说明 | 行为要求 |
| --- | --- | --- |
| 插管 | | |
| 1. 核对解释 | 携用物至床旁，核对床号、姓名，向患者或家属解释操作的目的及配合方法 | 尊重患者，严格查对耐心解释，取得合作 |
| 2. 安置体位 | 协助患者取坐位或半坐卧位，不能坐起者取平卧或右侧卧位。如戴 | 关心体贴，患者满意 |
| 3. 铺巾置盘 | 有眼镜或活动义齿，应取下妥善放置 | |
| 4. 清洁鼻腔 | 铺治疗巾于颌下，放置弯盘 | |
| 5. 测量润滑 | 检查鼻腔，选择通畅一侧，用湿棉签清洁鼻腔 | |
| | 戴手套，检查胃管，测量插入长度并作标记，润滑胃管前段 | 动作规范，准确测量 |
| | ◆成人：前额发际→剑突或鼻尖→耳垂→剑突（图9-5），插入长度约45~55cm，润滑胃管前段 | |
| 6. 插入胃管 | ◆小儿：眉间→剑突与脐中点，插入长度约14~18cm | |
| | ◆清醒患者<br>左手持纱布托住胃管，右手持镊子或止血钳夹住胃管前端，沿选定侧鼻腔插入14~16cm（咽喉部）时嘱患者做吞咽动作，顺势将胃管送入 | 动作轻稳，及时指导<br>无法做吞咽动作的，可饮少量温开水以助胃管进入 |
| | ◆昏迷患者<br>插管前去枕，头向后仰（图9-6），插入约15cm（会厌部）时，将头部托起，使下颌尽量靠近胸骨柄以增大咽喉部通道的弧度，便于胃管沿后壁滑行，插入至预定长度 | 动作轻稳，防止损伤 |

续表

| 操作流程 | 步骤说明 | 行为要求 |
|---|---|---|
| 7. 观察处理 | 插管过程中①若出现恶心、呕吐，暂停片刻，嘱其深呼吸或做吞咽动作，随后迅速将管插入，减轻不适；②若出现呛咳、呼吸困难、发绀等，应立即拔管，休息缓解后重插；③若插入不畅，应检查胃管是否盘在口中，将胃管抽回一小段，再缓缓插入 | 密切观察，及时处理 |
| 8. 确定胃管 | ①抽：用注射器抽到胃内容物；②听：置听诊器于患者胃部，同时用注射器快速向胃内注入 10ml 空气，听到气过水声（9-7）；③看：将胃管末端置于水中无气泡逸出，如有大量气体逸出，表示误入气管 | 仔细判断，确保无误 |
| 9. 固定胃管 | 用胶布固定胃管于鼻翼及面颊部 | |
| 喂食 | | |
| 1. 灌注流质 | 先注入少量温开水，再缓慢灌注鼻饲液或药物，喂食毕，再注入少量温开水清洁管腔 | 妥善固定，松紧适宜 |
| 2. 末端处理 | 将胃管末端反折并用纱布包好，用橡皮圈或夹子夹紧；或盖紧一次性胃管末端胶塞。将胃管用别针固定于患者衣领处或大单、枕旁 | 密切观察，询问感受 |
| 3. 整理归位 | 脱手套，协助患者取舒适卧位，尽量保持原位 20~30min，整理床单位，清理用物，向患者或家属交待注意事项 | |
| 4. 洗手记录 | 洗手，记录鼻饲液的时间、种类、量以及患者的反应 | 及时、准确、规范 |
| 拔管 | | |
| 1. 核对解释 | 携用物至床旁，核对床号、姓名，告知拔管原因 | 严格查对，耐心解释 |
| 2. 铺巾置盘 | 铺治疗巾、戴手套，置弯盘于颌下，最后一次喂食毕，反折胃管末端置弯盘内，揭去固定的胶布 | |
| 3. 呼气拔管 | 用纱布包裹近鼻孔处的胃管，嘱患者深呼吸，在其呼气时拔管，边拔边用纱布擦胃管，至咽喉处快速拔出，以免液体滴入气管 | 动作轻稳，关心体贴 |
| 4. 清洁整理 | 置胃管于弯盘中，移出患者视线外；清洁口、鼻、面部，擦去胶布痕迹，协助漱口，取舒适卧位；整理床单位和用物 | 健康指导，谢谢合作 |
| 5. 洗手记录 | 洗手，记录拔管的时间和患者的反应 | |

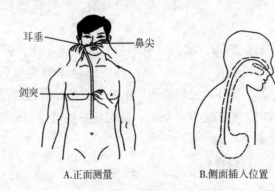

耳垂　　　　鼻尖

剑突

A.正面测量　　　　　B.侧面插入位置

图 9-5　胃管插入的长度

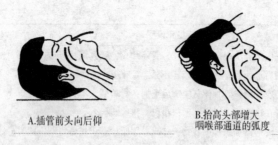

A.插管前头向后仰　　　　B.抬高头部增大
　　　　　　　　　　　咽喉部通道的弧度

图9-6　昏迷患者插管

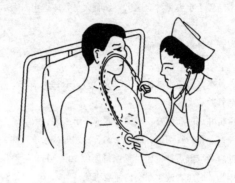

图9-7　听气过水声

**2. 注意事项**

（1）插管时动作轻柔，注意插管的方向以及解剖位置，以免损伤鼻腔和食管粘膜。

（2）每次灌食前应确定胃管在胃内方可喂食，抽吸并估计胃内残留量，如有异常及时报告医生。每次鼻饲液量不超过200ml，间隔时间不少于2h；鼻饲液的温度应保持在38℃～40℃，避免鼻饲液过冷或过热；新鲜果汁应与乳液分别注入，防止产生凝块。避免注入速度过快和注入空气。

（3）特殊用药前后用约30ml温水冲洗喂养管，药片或药丸经研碎、溶解后注入喂养管。

④长期留置鼻胃管者，每天用油膏涂拭鼻腔黏膜，轻轻转动鼻胃管；每日进行口腔护理2次/日。

（5）鼻饲用物每日更换消毒；橡胶胃管一般每周更换1次，硅胶胃管每月更换1次，聚氨酯胃管放置时间可长达2个月。更换胃管时应于当晚最后一次喂食后拔管，次晨再从另一侧鼻腔插入。预计需置管四周以上者，宜选择胃造瘘或空肠造瘘。

（6）营养液现配现用，粉剂应搅拌均匀，已配置好的营养液应放置在4℃以下的冰箱内保存，在24h内用完。

（7）注意放置恰当的管路标识。

**3. 健康教育**

（1）携带胃管出院的患者，告知患者及家属妥善固定胃管，输注营养液或特殊用药前后，应用温开水冲洗胃管。

（2）告知患者胃管应定期更换。

（3）患者坐位或半坐卧位可减少胃管通过鼻咽部时的呕吐反射，使胃管易于插入，如果患者呕吐，可防止窒息；右侧卧位可借体位使胃管易于进入胃内。

（4）每次灌食前后应注入少量温开水冲净管腔，防止食物、营养液或药物等存积在管腔中干结变质，引起胃肠炎或管腔堵塞。

**【评价】**

（1）患者能主动配合。

（2）灌注的量、速度和温度适宜，能保证患者的营养和治疗需要。插管后患者无不适反应。

（3）护士操作方法正确，动作轻、稳，无黏膜损伤出血及其他并发症。

（二）要素饮食

要素饮食（elemental diet）又称元素饮食，是一种由人工配制的无渣小分子物质组成的营养素齐全，且无需消化即可被肠道直接吸收的水溶性营养合成制剂，含人体所需的氨基酸、单糖、脂肪酸、维生素和矿物质等营养素。主要用于临床营养治疗，提高危重症患者的能量及各种营养素摄入，以改善患者营养状况，达到促进治疗和康复的目的。要素饮食可通过口服、鼻饲、胃或空肠造瘘等方式摄入。

**1. 适应证和禁忌证**

（1）适应证：主要适用于危重、超高代谢状态、严重营养不良和消化吸收不良的患者，如严重烧伤、严重创伤、严重感染、低蛋白血症、大手术后胃肠功能紊乱、消化道瘘、急性胰腺炎、短肠综合征、癌症、免疫功能低下等患者。

（2）禁忌证：3个月内的婴儿、消化道出血、顽固性呕吐、肠梗阻、腹膜炎等患者；糖尿病和胃切除术后患者慎用。

**2. 应用方法**

护士应根据患者病情需要，提供适宜浓度和剂量的要素饮食。常见的要素饮食使用方法有口服、分次注入、间歇滴注、连续滴注等四种。

（1）口服法：口服剂量开始为50ml/次，渐增至100ml/次，依病情6～8次/日。因要素饮食口味欠佳，患者不易耐受，临床应用时可添加果汁、菜汁、肉汤等调味。

（2）分次注入：将配置好的要素饮食用注射器通过鼻胃管注入，4～6次/日，每次250～400ml。此方法操作方便，费用低廉，但易引起恶心、呕吐、腹胀、腹泻等消化道症状。

（3）间歇滴注：将配置好的要素饮食放入输液瓶内，经输液管缓慢滴入鼻胃管或造瘘管，4～6次/日，每次400～500ml，每次输注持续时间约为30～60min。此方法多数患者能接受。

（4）连续滴注：装置与间歇滴注相同，在12～24h内持续滴入或用输液泵恒定滴速，速度可逐渐递增稳至120～150ml/h。多用于经空肠造瘘管喂食的患者。

**3. 注意事项**

（1）要素饮食的配制、保存：配制要素饮食时应严格无菌操作，配制用具均需消毒灭菌。配制好的溶液应放在4℃的冰箱中保存，并在24h内用完，以防止因放置时间过长而被细菌污染变质。

（2）要素饮食的温度：口服温度为38℃左右，鼻饲及经造瘘口注入的温度宜为41～42℃，温度过低可引起腹泻。

（3）注入量、速度和次数的调节：一般滴注原则为低浓度、小剂量、速度慢开始，逐渐增加，待患者耐受后，再稳定配餐标准、用量和速度。停用要素饮食时，应逐渐减量，防止低血糖反应。

（4）管道的维护：检查导管有无折叠或漏液，每次滴注前后用温开水或0.9%氯化钠溶液冲净管腔，防止食物堵塞管腔并滞留腔内腐败变质。

**4. 常见并发症的预防及护理** 要素饮食的常见并发症有：代谢方面的并发症如高渗性脱水、高渗性非酮症昏迷、渗透性利尿；胃肠道反应如恶心、呕吐、腹痛、腹泻；过敏反应和出血倾向等。护士应根据患者病情配制合适浓度、剂量的要素饮食；滴注过程中加强巡视，观察患者有无胃肠道反应、低血糖反应等异常症状，及时调整速度和温度，反应严重可暂停滴入；停用要素饮食须逐渐减量，防止骤停引起低血糖；定期检查血糖、电解质、血尿素氮、肝功能等指标，观察并记录尿量、体重，做好营养评估。

**（三）胃肠外营养**（parenteral nutrition）

胃肠外营养是指对胃肠道功能障碍的患者，通过静脉途径输注各种营养素，以维持机体新陈代谢、促进康复的一种营养治疗方法，可分为中心静脉营养和周围静脉营养。中心静脉营养也称为完全静脉营养或完全胃肠外营养，即碳水化合物、氨基酸、脂肪、维生素、矿物质和水等所有营养物质均经静脉输入；周围静脉营养是部分营养物质经静脉输入，是对患者胃肠内营养摄入不足的补充。

胃肠外营养不受患者食欲和消化功能的影响，在患者不能进食、没有消化酶参与的情况下，仍能获得所需的全部营养，并使消化道处于休息状态。完全胃肠外营养现广泛应用于临床，成为危重患者营养支持、疾病治疗的重要措施。

**1. 适应证和禁忌证**

（1）适应证：①消化系统疾病：不能或不宜经消化道进食的患者、消化道需要休息或消化吸收功能不良的患者。如消化道瘘、炎性肠道疾病、短肠综合征、急性重症胰腺炎、胃肠道梗阻（贲门癌、幽门梗阻、高位肠梗阻、新生儿胃肠道闭锁等）、长期顽固性的恶心、呕吐、严重腹泻、食道贲门失弛缓症等；②非消化系统疾病：处于应激状态、代谢旺盛需补充营养治疗，或危重症的患者。如大面积烧伤、严重复合伤、破伤风、严重感染、围手术期、急性肾功能衰竭、妊娠剧吐、神经性厌食、神志不清、腹膜炎，肿瘤化疗或放疗引起的胃肠道反应等均可采用胃肠外营养支持。

（2）禁忌证：严重呼吸、循环衰竭患者与严重水、电解质代谢和酸碱平衡失常患者慎用。

**2. 应用方法**

（1）营养液输入方法：可采用经周围静脉或中心静脉插管进入上腔静脉输入营养液的方式。若输入高渗营养液，宜选用中心静脉，以免高渗液体刺激静脉内膜导致静脉炎和血栓形成。目前临床上常采用 PICC 或锁骨下静脉、颈外静脉等将导管送入上腔静脉的方法。

（2）营养液配置：胃肠外营养制剂的成分包括蛋白质（氨基酸）、脂肪、碳水化合物、维生素、微量元素和水等，均系中小分子营养素。原则上，一般不主张在胃肠外营养液中加入其他药物，但有时因病情需要或其它静脉途径难以维持，可将各种药物加入胃肠外营养制剂中一并输入。营养制剂应在洁净的环境中配置，并注意严格无菌操作，配置后应立即使用，若不能立即使用，需储存于4℃冰箱内，24h内用完。

**3. 注意事项**

（1）导管护理：导管进皮处保持干燥、清洁，每日消毒后更换敷料，每周做1次细菌培养；输液导管及输液袋每12～24h更换一次；导管进入静脉处的敷料每24h更换一次；严格无菌操作，密切观察皮肤情况；静脉导管与输液器接头应牢固连接，并用无菌敷料包裹，以防导管脱落、污染；加强巡视观察患者液体滴入情况，防止管道扭曲、导管堵塞；防止输液瓶内气体进入输液管；输液瓶进气管的前端应装有无菌过滤装置，使进入输液瓶内的空气经过过滤；禁止经中心静脉营养导管输血、抽血、监测中心静脉压等；留置导管期间，为防止导管内残余血液凝固堵塞管腔，每次输液结束时应在静脉导管内推注肝素液封管；拔管时应严格无菌操作，并剪下导管尖端做细菌培养。

（2）定期评估营养状况：使用前及使用过程中定期对患者进行实验室监测，观察血常规、肝功能、电解质、血糖、尿糖、酮体及尿生化等情况；观察患者肝肾功能、血气分析、氮平衡和血浆白蛋白等营养评价指标；记录24h液体出入量，观察体重变化。根据患者体内代谢的动态变化及时调整营养液配方。

（3）加强病情监测：监测生命体征，特别是体温，观察有无感染征象等。

**4. 常见并发症的预防及护理**

（1）置管并发症：常见有气胸、血胸、血肿，损伤胸导管、动脉、神经以及空气栓塞等。护理不当也可造成导管脱出、折断等并发症。熟练掌握操作技术、滴注过程中加强巡视可以减少并发症的发生。

（2）感染并发症：在导管置入、局部伤口护理、营养液配制及输入过程中均容易发生感染，导管性败血症是胃肠外营养严重并发症。如患者突然寒战高热，排除其他病因后应立即更换输液器和营养液，同时分别抽血和取营养液做细菌培养，若仍无缓解，应拔除导管并剪一小段作细菌培养和真菌培养，同时更换穿刺部位。其预防包括：①置管过程严格无菌操作；②在超净工作台配制营养液；③采用全封闭式输液系统；④定期消毒穿刺点皮肤并更换敷料等。

（3）代谢并发症：常见的有液体超负荷、代谢紊乱（如低血糖、高血糖、高渗性非酮症昏迷等）、肝脏损害、酸碱平衡失常、电解质紊乱、代谢性骨病等。加强病情动态监测、及时调整治疗方案可以减少这类并发症的发生。如病情允许，可少量多次给患者进食，刺激胃肠道功能尽早恢复，逐步由胃肠外营养转向胃肠内营养。

（刘美萍）

思考题

1. 医院的饮食分哪几类？其适应范围和饮食原则如何？
2. 以下患者应采用何种饮食并说明理由：糖尿病、肝昏迷、高血压和腹泻患者。
3. 证明胃管是否在胃内的验证方法有哪些？
4. 什么是要素饮食？使用时要注意什么？

# 第十章 | 排泄护理

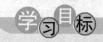

掌握：尿液与粪便的评估；多尿、少尿、无尿、膀胱刺激征的概念；尿潴留及便秘患者的护理。女患者导尿术、灌肠术、留置导尿管的护理。

熟悉：影响排尿与排便的因素；男患者导尿术、肛管排气法。

了解：与排尿有关的生理解剖；小量不保留灌肠、简易通便法。

排泄是机体将新陈代谢所产生的废物排出体外的生理活动过程，是人体的基本生理需要之一。完成这种需要的主要活动方式是排尿和排便。正常的排尿、排便活动在维持机体内环境相对稳定、保证机体正常生命活动中起到很大作用，但许多健康问题会直接或间接地影响人体的排尿、排便功能，尿液和粪便的质和量也会发生异常变化。因此，在护理工作中，护士应仔细观察患者排尿、排便情况，为诊断治疗和护理提供资料，并指导和帮助患者维持正常的排尿、排便功能，必要时能熟练地应用有关护理技术，满足患者排泄的需要。

## 第一节 排尿的护理

### 一、与排尿有关的解剖及生理

肾脏的主要生理功能是生成尿液，清除机体代谢产物，调节水、电解质及酸碱平衡，维持机体内环境的相对稳定。肾脏以每分钟 1～2ml 的速度持续生成尿液，通过输尿管平滑肌的蠕动和尿液本身的重力作用，将尿液由肾脏输送到膀胱。

膀胱的主要生理功能是贮存尿液。当膀胱内尿液充盈达到 300～500ml 时，膀胱被动扩张，刺激膀胱内壁的牵张感受器，冲动沿盆神经传入，引起脊髓骶段的初级排尿反射中枢兴奋；同时，冲动也到达脑干和大脑皮层的高级排尿中枢，而产生尿意。如环境允许或个体愿意排尿，排尿反射进行，尿液经尿道排出体外。

尿道是一条始于膀胱底部，向身体表面延伸的管道，尿道起自膀胱的开口为尿道内口，在体表的开口为尿道外口。尿道内口周围有尿道内括约肌，尿道穿过生殖膈处有尿道外括约肌。男性尿道长约 18～20cm，有三个狭窄（分别位于尿道内口、膜部和尿道外口）和两个弯曲（即耻骨下弯和耻骨前弯），将阴茎向上提起与腹壁成 $60^0$ 角，耻骨前弯即可消失，而耻骨下弯固定无变化。女性尿道相对比较短、直、粗，长约 4～5cm，开口于阴道前庭，与阴道口、肛门相邻，故易发生尿路逆行感染。尿道的功能是协助将尿液从膀胱排出体外。

## 二、排尿的评估

（一）影响排尿的因素

**1. 生理因素**

（1）年龄：婴儿因大脑发育不完善，大脑皮质对初级排尿中枢的控制力较弱，因此排尿次数较多，且易发生夜间遗尿；老年人因膀胱肌肉张力减弱，容易出现尿频、压力性尿失禁。

（2）饮食：饮食是影响排尿的重要因素。如果其他因素不变，排尿的量、次数与液体的摄入量成正相关；咖啡、茶和含酒精的饮料有利尿作用；含盐较高的食物、饮料可造成水钠潴留，使尿量减少。

（3）生理变化：月经前期，由于激素水平的变化大多数妇女有体液潴留故尿量减少，月经开始，尿量增加；妇女在妊娠期，可因增大的子宫压迫膀胱使排尿次数增多。

**2. 疾病相关因素**

（1）疾病：①泌尿系统的疾病，如泌尿系统的肿瘤、结石或狭窄可导致排尿障碍，出现尿潴留；肾脏的病变会使尿液生成发生障碍，出现少尿或无尿。②前列腺疾病，如前列腺肥大或肿瘤压迫尿道，可引起排尿困难。③神经系统的疾病与损伤，则会使排尿反射的神经传导和排尿的意识控制发生障碍，出现尿失禁或尿潴留。

（2）药物：某些药物会直接影响排尿，如利尿剂可阻碍肾小管的重吸收作用而使尿量增加；止痛剂、镇痛剂则影响神经传导，干扰排尿活动。

（3）手术和检查：手术损伤致失血、失液，机体脱水使尿量减少；泌尿系统的手术会直接影响尿液的生成或排出；手术中使用的麻醉剂可抑制排尿反射等；部分检查可能造成尿道损伤、水肿，导致排尿形态的改变，如膀胱镜检查。

**3. 其他**

（1）心理因素：过度的焦虑和紧张，有时会促使排尿而出现尿频、尿急；有时也会抑制排尿而出现尿潴留。排尿还受暗示的影响，有些听觉或其他身体感觉的刺激可诱发排尿，如有人听见流水声就想排尿。

（2）环境因素：排尿应在一种隐蔽的场所进行，如排尿的环境缺乏隐蔽，个体就会产生压力，而影响正常排尿。

（3）气候因素：夏季气温高时人体大量出汗，使尿量减少。冬季寒冷，血管收缩，循环血量增加，体内水分相对增多，反射性地抑制抗利尿激素的分泌，而使尿量增加。

（4）个人习惯：儿童期的排尿训练对成年后的排尿形态、习惯也有影响。多数人习惯起床后或睡前排尿。排尿的姿势也会影响排尿。

（二）尿液的评估

**1. 正常尿液** 正常情况下，排尿受意识支配，无痛苦，无障碍，可自主随意进行。成人每昼夜尿量为 1000～2000ml，平均为 1500ml。白天排尿 4～6 次，夜间 0～1 次，每次尿量为 200～400ml。尿量和排尿的次数与饮水量和其他途径所排出的液体量有关。

正常尿液呈淡黄色，澄清、透明，呈弱酸性，pH 为 5～7.5，平均为 6。比重为 1.015～1.025。生理情况下，尿液的颜色、酸碱度受尿量的多少和饮食种类的影响，如进食大量蔬菜水果时，尿呈碱性；进食大量肉类时，尿呈酸性。正常尿液的气味来自尿内挥发性酸，尿液静置后，因尿素分解产生氨故有氨臭味。

**2. 异常尿液**

（1）尿量与次数：尿量是反应肾脏功能的重要指标之一。肾脏的病变使尿液的生成障碍，可出现少尿或无尿；泌尿系统的结石或肿瘤可导致排尿障碍，出现尿潴留；而膀胱炎症或机械性刺激可引起尿频。

（2）颜色：①血尿：肉眼血尿呈红色或棕色，见于急性肾小球肾炎、输尿管结石、泌尿系肿瘤、结核等。②血红蛋白尿：大量红细胞在血管内被破坏，形成血红蛋白尿，呈酱油色或浓茶色，见于恶性疟疾和输入异型血引起的急性溶血反应。③胆红素尿：呈深黄色或黄褐色，见于阻塞性和肝细胞性黄疸。④乳糜尿：因尿液中含淋巴液而呈乳白色，见于丝虫病。

（3）透明度：尿中有脓细胞、红细胞以及大量的上皮细胞、粘液、管型等，可见尿液呈白色絮状、混浊状，常见于泌尿系感染。

（4）气味：①新鲜尿液有氨臭味，提示泌尿道感染。②烂苹果味，见于糖尿病酮症酸中毒，因尿内含有丙酮所致。③尿液有粪臭味，考虑膀胱直肠瘘。

（5）pH：①尿液呈酸性，见于酸中毒。②尿液呈碱性，见于碱中毒或服用碱性药物。

（6）比重：尿比重固定在 1.010，提示肾功能衰竭。

（三）异常排尿活动的评估

**1. 多尿（polyuria）** 是指 24h 尿量经常超过 2500ml。多因内分泌代谢障碍或肾小管浓缩功能不全引起。见于糖尿病、尿崩症、肾功能衰竭（多尿期）等患者。

**2. 少尿（oliguria）** 是指 24h 尿量少于 400ml 或每小时尿量少于 17ml。多见于发热、液体摄入过少以及心、肾、肝功能衰竭和休克的患者。

**3. 无尿（anuria）或尿闭（urodialysis）** 是指 24h 尿量少于 100ml 或 12h 内无尿者。多见于严重休克、急性肾功能衰竭（无尿期）等患者。

**4. 膀胱刺激征** 尿频、尿急、尿痛且每次尿量减少称为膀胱刺激征。常见于膀胱及尿道感染。尿频是指单位时间内排尿次数增多；尿急是指患者突然有强烈尿意，不能控制需立即排尿；排尿时膀胱区及尿道疼痛为尿痛。

**5. 尿潴留（retention of urine）** 是指尿液大量存留在膀胱内而不能自主排出。膀胱高度膨胀，容积达 3000～4000ml 时膀胱可至脐部。患者主诉下腹胀痛、排尿困难，体检可见耻骨上膨隆，扪及囊性包块，叩诊呈实音，有压痛。常见原因有：

（1）机械性梗阻：膀胱颈部或尿道有梗阻性病变，如前列腺肥大或肿瘤压迫尿道使排尿受阻。

（2）动力性梗阻：如外伤、疾病或使用麻醉剂所致脊髓初级排尿中枢活动障碍或抑制，不能形成排尿反射，导致排尿受阻。

（3）其他：各种原因致不能用力排尿或不习惯卧床排尿。如术后害怕伤口疼痛，过度的紧张、焦虑等均可引起排尿困难，形成尿潴留。

6. 尿失禁（incontinence of urine）　是指排尿不受意识控制，尿液不自主地流出。可分为：

（1）真性尿失禁：膀胱完全不能贮存尿液，处于持续滴尿状态。多见于昏迷、截瘫的患者。

（2）假性尿失禁（充溢性尿失禁）：膀胱内贮存部分尿液，当充盈到一定压力时即不自主地溢出少量尿液，当膀胱内压力降低时，排尿停止。多由于创伤、感染、肿瘤引起的神经性排尿功能障碍，以及膀胱以下的尿路梗阻所致，如前列腺增生、尿道狭窄等。

（3）压力性尿失禁：当咳嗽、喷嚏或运动使腹压升高时，尿液不由自主地溢出。多见于中老年女性，因膀胱括约肌张力减退，骨盆底肌肉及韧带松弛所致。

### 三、排尿异常的护理

（一）尿潴留患者的护理

1. 心理护理　安慰患者，消除其紧张、焦虑情绪。

2. 提供隐蔽的排尿环境　关门窗，屏风遮挡，请无关人员回避。适当调整治疗与护理时间，使患者安心排尿。

3. 取适宜的体位和姿势　尽可能让患者以习惯姿势排尿，对需绝对卧床休息或某些手术患者，应事先训练床上排尿，以免因不适应排尿姿势改变而发生尿潴留。

4. 利用条件反射诱导排尿　①让患者听流水声或用吸水管在水中吹气泡。②用温水冲洗会阴或温水坐浴。③双手浸泡在热水中或热敷膀胱区。

5. 按摩、针灸　按摩可放松肌肉，促进排尿。如病情允许，可用手自膀胱向尿道方向推移按压膀胱协助排尿，不可强行按压，以防膀胱破裂。针刺中极、曲骨、三阴交穴或艾灸关元、中极等穴，刺激排尿。

6. 药物治疗　遵医嘱肌内注射卡巴胆碱等。

7. 经上述处理　无效时，可采用导尿术。

8. 健康教育　向患者讲解影响排尿的因素、养成定时排尿的习惯等。

（二）尿失禁患者的护理

1. 心理护理　尿失禁患者因自尊受损，心理压力大，期望得到他人的理解和帮助。护士应尊重理解患者，给予安慰和鼓励，使之树立信心，积极配合治疗和护理。

2. 皮肤护理　保持局部皮肤清洁、干燥。床上铺橡胶单和中单（或一次性尿垫），经常用温水清洗会阴部皮肤，勤换尿垫、衣裤、床单，根据局部皮肤情况定时按摩受压部位，防止发生压疮。

**3. 引流尿液**　女性患者可定时用女式尿壶紧贴外阴接取尿液；男性患者可用尿壶接尿，也可用阴茎套连接引流袋接取尿液，但此法不宜长时间使用，需每天定时取下阴茎套，并清洗阴茎、会阴部。

**4. 帮助重建正常排尿功能**

（1）摄入足量的水分：鼓励患者多饮水，每天摄水量为 2000～3000ml，以促进排尿反射，预防泌尿系感染。

（2）膀胱功能训练：定时使用便器，嘱患者做排尿动作，开始白天每隔 1～2h 使用便盆一次，夜间 4h 一次，以后酌情延长间隔时间，以促进膀胱功能的恢复。

（3）盆底肌锻炼：患者取立、坐或卧位，试做排尿动作，先慢慢收缩盆底肌肉，再缓慢放松，每次 10s 左右，连续 10 遍，每日进行数次，以不疲劳为宜。病情许可时可做抬腿运动或下床活动，增强腹部肌肉力量。

**5. 留置导尿管**　对长期尿失禁的患者，可采用留置导尿，避免尿液刺激皮肤发生破溃，定时放尿锻炼膀胱肌肉张力。

**6. 健康教育**　向患者及家属介绍尿失禁的原因及配合护理的方法，指导患者重建正常排尿功能。

## 四、与排尿有关的技术

### （一）导尿术

导尿术（catheterization）是指在无菌操作下，将无菌导尿管经尿道插入膀胱引流尿液的方法。

【目的】

**1. 引流尿液**　为尿潴留患者引流出尿液，以减轻痛苦。

**2. 协助临床诊断**　如留取未受污染的尿标本作细菌培养；测量膀胱容量、压力及检查残余尿量；进行尿道或膀胱造影等。

**3. 进行治疗**　如为膀胱肿瘤患者进行膀胱化疗。

【评估】

**1. 核对医嘱**　操作前认真核对医嘱、床号、姓名以及导尿目的。

**2. 患者评估**

（1）全身情况：患者目前病情、治疗情况及意识状态等。

（2）局部情况：排尿情况，膀胱充盈度及会阴部皮肤黏膜情况。

（3）心理状态：有无恐惧、焦虑情绪，合作程度。

（4）健康知识：对疾病与导尿术的认知程度，操作中配合的知晓度。

【计划】

**1. 护士准备**　着装整洁、洗手、戴口罩，熟悉导尿术的方法和注意事项。

**2. 用物准备**

（1）无菌导尿包：内有治疗碗及弯盘各 1 个（或弯盘各 2 个）、小药杯内盛棉球、血管钳 2 把，润滑油棉球瓶 1 个，洞巾 1 块、导尿管（女性成人 14 ~ 16 号；男性成人 18 ~ 20 号；儿童 8 ~ 12 号）、标本瓶 1 个、一次性 5ml 注射器 1 副，男患者另增纱布 2 块。

（2）外阴消毒用物：治疗碗（内盛消毒液棉球、血管钳或镊子 1 把）、弯盘、一次性手套。

（3）其它用物：无菌手套 1 双、无菌持物钳和容器、消毒溶液（0.5% 碘伏）、小橡胶单和治疗巾（或一次性尿垫）、浴巾、便盆及便盆巾、屏风。

**3. 环境准备**　清洁、干燥、温度适宜、光线明亮，符合无菌操作要求。酌情关闭门窗，拉上床帘或屏风遮挡。

**4. 患者准备**　患者及家属了解导尿的目的及操作中的配合要点。患者酌情清洁会阴，取适当体位。

【实施】

**1. 女患者导尿术**　见表 10 - 1

表 10 - 1　女患者导尿术

| 操作流程 | 步骤说明 | 行为要求 |
|---|---|---|
| 1. 核对解释 | 携用物至床旁，核对床号、姓名并解释导尿目的和配合方法 | 尊重患者，严格查对 |
| 2. 清洁外阴 | 能自理者嘱其清洁外阴。对不能自理者，协助其清洗 | 耐心解释，患者配合 |
| 3. 安置卧位 | 松开床尾盖被，助患者脱去对侧裤腿，盖于近侧腿上，必要时加盖浴巾。将被盖在对侧腿上，协助取屈膝仰卧位，两腿略外展，暴露外阴 | 保护隐私，防止受凉 |
| 4. 垫巾置盘 | 将一次性尿垫于患者臀下，弯盘置于会阴下，将盛棉球及血管钳的治疗碗置于弯盘后，倒入消毒液 | 保护床单不被污染 |
| 5. 初次消毒 | 戴手套，右手持血管钳夹取消毒液棉球，依次擦洗阴阜→腹股沟→大阴唇，左手分开大阴唇，擦洗小阴唇→尿道口→阴道口→肛周和肛门，脱下手套置于弯盘内，并将弯盘、治疗碗一并移至床尾或治疗车下层 | 每个棉球限用一次由外向内，自上而下，污棉球置弯盘内 |
| 6. 开包倒液 | 将导尿包置于患者两腿之间，打开外层包布，用无菌持物钳打开内包布，取出小药杯，倒 0.05% ~ 0.1% 碘伏于小药杯中浸湿棉球，戴无菌手套 | |
| 7. 铺巾润管 | 铺无菌洞巾，使洞巾和内层包布衔接成一个无菌区。选择合适导尿管并用注射器注气检查，用润滑油棉球润滑导尿管前端，置于治疗碗内，按顺序排列好用物 | |
| 8. 再次消毒 | 弯盘置会阴下，左手拇指、示指分开并固定小阴唇，右手持血管钳夹取消毒液棉球，自上而下依次消毒：尿道口→两侧小阴唇→尿道口。消毒毕将盛污棉球的弯盘、小药杯及消毒用的血管钳移至包布内层右后侧 | 由内向外，由上而下，每个棉球只用一次。消毒尿道口时停留片刻 |

续表

| 操作流程 | 步骤说明 | 行为要求 |
|---|---|---|
| 9. 插导尿管 | 左手固定小阴唇，右手将无菌治疗碗或弯盘移至会阴下，嘱患者张口呼吸，持血管钳夹导尿管，对准尿道口轻轻插入尿道4～6cm（图10-1），见尿液流出再插入1～2cm（气囊导尿管见尿后需再插入5～7cm），松开左手，固定导尿管 | 观察反应，指导配合 |
| 10. 放尿倒尿 | 将尿液引入治疗碗或弯盘内（图10-1），如治疗碗或弯盘内盛满尿液，夹住导尿管末端，倒尿液于便盆内，再继续放尿 | 尿管末端低于耻骨联合，勿过分牵拉 |
| 11. 留取标本 | 若需作尿培养，用无菌试管接取中段尿液5ml，盖好塞子放置妥当 | 标本勿污染 |
| 12. 拔管整理 | 夹住导尿管末端，轻轻拔出，撤下洞巾，擦净外阴，撤用物置治疗车下层，脱手套。助患者穿裤，取舒适卧位，整理床单位 | |
| 13. 记录送检 | 按隔离消毒原则分类处理用物，洗手，记录，尿标本及时送检 | 健康教育，谢谢合作 |

**2. 男患者导尿术** 见表10-2

**表11-2 男患者导尿术**

| 操作流程 | 步骤说明 | 行为要求 |
|---|---|---|
| 1～4 | 同女患者导尿术 | |
| 5. 初次消毒 | 消毒液棉球依次消毒阴阜→腹股沟→阴茎背侧、腹侧→阴囊。用无菌纱布裹住阴茎将包皮向后推，暴露尿道外口，自尿道口向外向后旋转擦洗尿道口、龟头及冠状沟，脱下手套置于弯盘内，并将弯盘、治疗碗一并移至床尾或治疗车下层 | 每个棉球限用一次由外向内，污棉球置弯盘内 |
| 6. 开包倒液 | 同女患者导尿术 | |
| 7. 铺巾润管 | 同女患者导尿术 | |
| 8. 再次消毒 | 左手用无菌纱布裹住阴茎并提起，同时，将包皮向后推，暴露尿道口，右手用消毒液棉球如前法消毒尿道口、龟头及冠状沟 | 严格无菌，操作有序由内向外，每个棉球只用一次。消毒尿道口时停留片刻 |
| 9. 插导尿管 | 左手用无菌纱布固定阴茎并提起，将其与腹壁成60°角（图10-2），右手将无菌治疗碗或弯盘置洞巾口旁，嘱患者张口呼吸，用血管钳夹持导尿管前端，对准尿道口轻轻插入约20～22cm，见尿液流出后，再插入约1～2cm（气囊导尿管见尿后再插入5～7cm），将尿液引流入治疗碗或弯盘内 | |
| 10～13 | 同女患者导尿术 | |

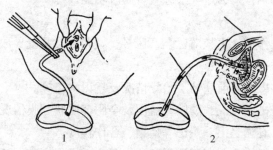

1　　　　　　　　2

图10-1 女患者导尿术

**3. 注意事项**

（1）严格无菌操作，预防泌尿系感染。

（2）选择光滑和粗细适宜的导尿管。插管时动作要轻，以免损伤尿道黏膜。

（3）为女患者导尿时，如误入阴道应立即拔出，并更换另一根无菌导尿管重插。

（4）为膀胱高度充盈并极度衰弱的患者导尿时，放尿的速度不可太快，首次放尿不应超过1000ml。因急速大量放尿，可导致腹腔内压力突然降低，大量血液滞留于腹腔血管内，引起脑部供血不足，产生虚脱；还可使膀胱内压突然降低而引起膀胱黏膜急剧充血，发生血尿。

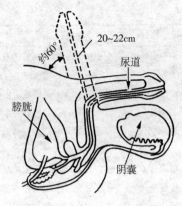

图 10 - 2　男患者导尿术

**4. 健康教育**　向患者讲解导尿的目的和意义；教会患者配合方法，减少污染；介绍相关疾病的知识。

【评价】

（1）患者无不适感，无不良反应，达到预期效果。

（2）操作者有较强的无菌观念，操作过程无污染。

（3）护士能与患者或家属有效沟通，得到理解与配合。

（二）留置导尿术

留置导尿管术（retention catheterization）是指在导尿后，将导尿管保留在膀胱内，持续引流尿液的方法。

【目的】

**1. 观察病情**　正确记录每小时尿量，测量尿比重，为抢救危重或休克患者及时做好病情判断。

**2. 持续引流尿液**　为盆腔手术患者排空膀胱，使膀胱持续保持空虚，避免术中误伤；为尿失禁、昏迷、会阴或肛门附近有伤口者留置导尿管，以保持局部清洁干燥；某些泌尿系疾病手术后留置导尿管，便于引流和冲洗，并减轻手术切口的张力，利于切口的愈合。

**3. 进行膀胱功能训练**　为尿失禁患者行膀胱功能训练。

【评估】

**1. 核对医嘱**　操作前认真核对医嘱、床号、姓名以及留置导尿目的。

**2. 患者评估**

（1）全身情况：患者目前病情、治疗情况及意识状态等。

（2）局部情况：排尿情况，膀胱充盈度及会阴部皮肤黏膜情况。

（3）心理状态：有无恐惧、焦虑等情绪，合作程度。

（4）健康知识：对疾病与留置导尿的认知程度，操作中配合的知晓度。

【计划】

**1. 护士准备** 衣帽整洁，洗手，戴口罩，熟悉留置导尿管术操作流程及注意事项。

**2. 用物准备**

备无菌双腔气囊导尿管 1 根、10ml 注射器 1 副、0.9% 氯化钠溶液 10～20ml，无菌集尿袋 1 只，安全别针 1 个，普通导尿管需备蝶形胶布。其他用物同导尿术。

**3. 环境准备** 清洁、干燥、温度适宜、光线明亮，符合无菌操作要求。酌情关闭门窗，拉上床帘或屏风遮挡。

**4. 患者准备** 患者和家属了解留置导尿的目的、注意事项、操作中的配合。

【实施】

**1. 操作方法** 见表 10－3

表 10－3 留置导尿术

| 操作流程 | 步骤说明 | 行为要求 |
| --- | --- | --- |
| 1. 核对解释→插导尿管 | 同导尿术 | |
| 2. 气囊导尿管固定 | 向气囊注入 0.9% 氯化钠溶液 5～10ml（根据导尿管上注明的气囊容积），轻拉导尿管有阻力感，导尿管已固定膀胱内（图 10－3） | 气囊勿卡在尿道内口，以防压迫，造成黏膜损伤 |
| 3. 橡胶导尿管固定 | 女性患者用宽胶布固定于会阴（图 10－4）；男性患者用蝶形胶布固定于阴茎上（图 10－5） | 女性患者剃净阴毛；男性患者禁止作环形固定。胶布长 12cm、宽 4cm，下 2/3 剪成三条 |
| 4. 接集尿袋 | 导尿管末端与集尿袋引流管连接，用别针或橡皮圈将集尿袋固定于床缘下，开放导尿管（图 10－6） | 集尿袋应低于膀胱高度 |
| 5. 安置体位 | 协助患者穿裤，取舒适卧位 | 询问患者感觉及需要 |
| 6. 整理归位 | 整理床单位，按隔离消毒原则分类处理用物，洗手、记录 | 健康教育，谢谢合作 |

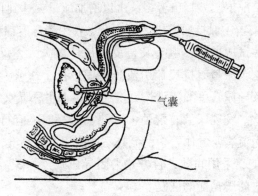

气囊

图 10－3 带气囊导尿管的固定法

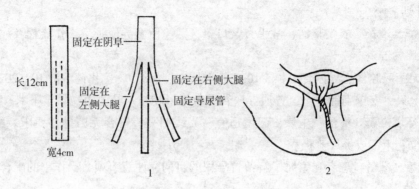

图 10-4　女患者胶布固定法

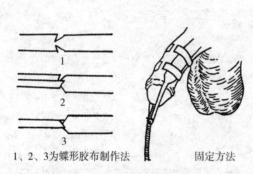

1、2、3为蝶形胶布制作法　　固定方法

图 10-5　男患者胶布固定法

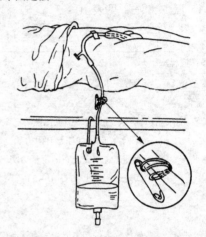

图 10-6　集尿袋固定法

**2. 留置导尿患者的护理**

（1）保持引流通畅：①引流管应妥善放置，避免受压、扭曲、堵塞；②协助变换卧位；在病情允许的情况下，鼓励患者多饮水以增加尿量，达到自然冲洗的目的。

（2）防止逆行感染：①保持尿道口清洁，女患者用消毒液棉球擦拭外阴及尿道口，男患者用消毒液棉球擦拭尿道口、龟头及包皮，每日 2 次；②及时排空引流袋，每日更换引流袋 1 次，并记录尿量。抗反流引流袋每周更换 1 次或参考产品要求；③每周更换导尿管 1 次，硅胶导尿管可酌情延长更换周期；④注意听取患者主诉，观察尿液，每周做尿常规检查 1 次。发现尿液有混浊、沉淀和结晶时，应行膀胱冲洗；⑤患者离床活动时，妥善固定引流袋及导尿管，引流袋不能高于膀胱高度，以防逆行感染。

（3）训练膀胱功能，采用间歇夹管方式夹闭导尿管，每 3~4h 开放一次，使膀胱定时充盈和排空，促进膀胱功能的恢复。

**【评价】**

（1）患者无不适感，无不良反应，达到预期效果。

（2）操作者无菌观念强，操作过程无污染。

（3）护士与患者或家属沟通有效，患者、家属能进行相应的自我护理。

### (三）膀胱冲洗术

膀胱冲洗术（bladder irrigation）是利用三通导尿管，将溶液灌入到膀胱内，再借用虹吸原理将灌入的液体引流出来的方法。

【目的】

（1）保持留置导尿管患者的尿液引流通畅。

（2）清除膀胱内的血凝块、黏液、细菌等异物，预防感染。

（3）治疗某些膀胱疾病如膀胱炎，膀胱肿瘤。

【评估】

**1. 核对医嘱** 操作前认真核对医嘱、床号、姓名以及膀胱冲洗的目的。

**2. 患者评估**

（1）全身情况：患者目前病情、临床诊断、治疗及意识状态等。

（2）局部情况：排尿情况，膀胱充盈度及会阴部皮肤黏膜情况。

（3）心理状态：有无恐惧、焦虑等情绪，合作程度。

（4）健康知识：对疾病与膀胱冲洗的认知程度，操作中配合的知晓度。

【计划】

**1. 护士准备** 衣帽整洁、洗手、戴口罩，熟悉膀胱冲洗术操作流程及注意事项。

**2. 用物准备**

（1）开放式膀胱冲洗术：①无菌治疗盘内置：治疗碗两个、镊子1把、70%～75%的乙醇棉球数个、纱布2块、无菌膀胱冲洗器；②弯盘、便盆及便盆巾。

（2）密闭式膀胱冲洗术：①无菌治疗盘内置：治疗碗1个、镊子1把、0.5%的碘伏棉球数个、无菌膀胱冲洗装置1套、血管钳1把；②输液器1副、输液架、输液瓶套、开瓶器、便盆及便盆巾。

（3）常用冲洗溶液：0.9%氯化钠溶液、0.02%呋喃西林液、3%硼酸液、氯己定液、0.1%新霉素溶液。溶液的温度为38℃～40℃，若为前列腺肥大摘除术后患者，用4℃ 0.9%氯化钠溶液灌洗。

**3. 环境准备** 清洁、干燥，符合无菌操作要求。酌情屏风或床帘遮挡。

**4. 患者准备** 患者及家属了解膀胱冲洗的目的、过程、注意事项及操作时的配合。

【实施】

**1. 操作方法** 见表10－4

表10－4 膀胱冲洗术

| 操作流程 | 步骤说明 | 行为要求 |
|---|---|---|
| 1. 插管留置 | 行导尿管留置术 | |
| 2. 核对解释 | 携用物至床旁，核对床号、姓名并解释膀胱冲洗目的 | |
| 3. 排空膀胱 | 打开引流管开关，排空膀胱，夹闭引流管 | |
| 4. 冲洗膀胱 | ◆开放式膀胱冲洗术 | 集尿袋应低于膀胱高度 |
| | （1）消毒：分开导尿管与集尿袋引流管连接处，用0.5%的碘伏棉球分别消毒导尿管口和引流管接头，用无菌纱布包裹引流管接头放妥 | 抽吸出的液体不得再入膀胱 |

| 操作流程 | 步骤说明 | 行为要求 |
|---|---|---|
|  | （2）冲洗：用膀胱冲洗器向膀胱内缓缓注入 200～300ml 冲洗液，取下冲洗器，让冲洗液自行流出或缓慢吸出，如此反复冲洗，直至流出液澄清为止 |  |
|  | ◆密闭式膀胱冲洗术 |  |
|  | （1）插管排气：查对冲洗液瓶签，开启瓶盖后套上网袋，常规消毒瓶塞，将输液器针头插入瓶塞，挂于输液架上，排气 | 冲洗过程中，询问患者感受，观察患者反应、引流液性状 |
|  | （2）消毒连接：用 0.5% 的碘伏棉球消毒导尿管口和引流管接头。将导尿管和引流管分别与"Y"形管的两个分管相连接（用三腔导尿管时，可免用"Y"形管），"Y"形管的主管连接冲洗导管（如图 10-7） |  |
|  | （3）引流冲洗：开放引流管，排空膀胱，夹闭引流管。开放冲洗管，调节滴速，使溶液滴入膀胱。待患者有尿意或滴入溶液 200～300ml 后，夹闭冲洗管，放开引流管，如此反复冲洗，直至流出液澄清为止 | 严格无菌操作 |
| 5. 注药整理 | 冲洗毕，取下冲洗管，消毒导尿管口及引流接头并连接，如需注入药物，根据医嘱注药后连接。清洁外阴部，固定导尿管和集尿袋。协助患者取舒适卧位，整理床单位，清理用物 | 关爱患者，健康教育致谢 |
| 6. 洗手记录 | 洗手。记录冲洗液名称和量、引流量和性质及患者的反应等 | 记录及时、准确 |

### 2. 注意事项

（1）严格无菌操作，防止泌尿系感染。

（2）滴入药物治疗时，药物应在膀胱内保留 30min 后再引流出体外，以保证药物疗效。

（3）每天冲洗 3～4 次，每次冲洗量 500～1000ml。滴速一般为 60～80 滴/分，不宜过快，以防患者尿意强烈，膀胱收缩，迫使冲洗液从导尿管侧溢出尿道外。

（4）保持引流通畅，"Y"形管须低于耻骨联合，以便引流彻底。若流出量少于灌入的液体量，应考虑是否有血块或脓液阻塞，可增加冲洗次数或更换导尿管。

（5）观察患者反应及引流液量、性状，冲洗时若患者感觉不适，出现腹痛、膀胱剧烈收缩、流出血性液体，应停止冲洗，通知医生给予处理。

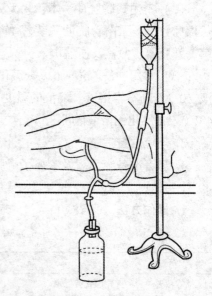

图 10-7　膀胱冲洗

### 3. 健康教育

（1）向患者及家属解释膀胱冲洗的护理方法，并鼓励其主动配合。

（2）向患者说明摄取足够水分的重要性，每天饮水量应维持在 2000ml 左右，以产生足够的尿量起到冲洗作用，预防感染的发生。

【评价】

（1）患者无不适感，无不良反应，达到预期效果。

（2）操作者无菌观念强，操作过程无污染。

（3）护士与患者、家属沟通有效，患者、家属知道有关护理知识，能进行相应的自我护理。

# 第二节 排便的护理

## 一、与排便有关的解剖与生理

### （一）大肠的解剖

大肠全长 1.5m，起自回肠末端止于肛门，分盲肠、结肠、直肠和肛管四个部分。

**1. 盲肠** 为大肠与小肠的衔接部分，其内有回盲瓣，起括约肌的作用，既可控制回肠内容物进入盲肠的速度，又可防止大肠内容物逆流。

**2. 结肠** 分升结肠、横结肠、降结肠和乙状结肠，围绕小肠周围。

**3. 直肠** 全长约16cm，从矢状面上看，有两个弯曲，骶曲和会阴曲。会阴曲是直肠绕过尾骨尖形成凸向前方的弯曲，骶曲是直肠在骶尾骨前面下降形成凸向后方的弯曲。

**4. 肛管** 肛管上续直肠下止于肛门，长约4cm，为肛门内外括约肌所包绕，肛门内括约肌为平滑肌，有协助排便作用；肛门外括约肌为骨骼肌，是控制排便的重要肌束。

### （二）大肠的生理功能

（1）吸收水分、电解质和维生素。

（2）形成粪便并排出体外。

（3）利用肠内细菌制造维生素。

### （三）大肠的运动

大肠的运动形式有以下几种。

**1. 袋状往返运动** 是空腹时最常见的一种运动形式，主要是由环行肌无规律的收缩引起。使结肠袋中内容物向前后两个方向作短距离移动，并不向前推进。

**2. 分节或多袋推进运动** 是进食后较多的一种运动形式，由一个结肠袋或一段结肠收缩推移肠内容物至下一结肠段。

**3. 蠕动** 是一种推进运动，由一些稳定的收缩波组成，波前面的肌肉舒张，波后面的肌肉则保持收缩状态，使肠管闭合排空。蠕动对肠道排泄起重要作用。

**4. 集团蠕动** 是一种进行很快且前进很远的蠕动，起源于横结肠，强烈的蠕动波可将肠内容物推至乙状结肠和直肠。此蠕动每天发生 3～4 次，最常发生在早餐后的60min 内。

## 二、排便的评估

（一）影响排便的因素

**1. 生理因素**

（1）年龄：2~3岁的婴幼儿，由于神经肌肉系统发育不全，不能控制排便；老年人由于腹部肌张力降低，肠蠕动减弱，肛门括约肌松弛等导致肠道控制能力下降而出现排便功能异常。

（2）饮食：是影响排便的主要因素，摄入富含纤维的饮食可提供必要的粪便容积，有助于增加排便反射。如果食物中缺少纤维素或摄入的液体不足等，均会引起排便困难或便秘。

（3）活动：适度的活动有助于维持肌肉张力，刺激肠蠕动，维持正常的排便功能。长期卧床或缺乏活动使腹部和盆腔张力降低、肠蠕动减慢，易发生排便困难。

**2. 疾病相关因素**

（1）疾病：如肠道感染时，肠蠕动增加可导致腹泻；肠道肿瘤等可引起阻塞，导致便秘和粪便形态的改变；脊髓损伤、脑卒中等可引起排便失禁。

（2）药物：缓泻药可刺激肠蠕动，减少肠道水分吸收，促进排便；麻醉剂或止痛药，可使肠运动能力减弱而导致便秘。

（3）治疗与检查：某些治疗和检查会影响个体的排便活动。例如腹部、肛门部位手术，会因为肠壁肌肉的暂时麻痹或伤口疼痛而造成排便困难；胃肠 X 线检查常需灌肠或服用钡剂，也可影响排便。

**3. 心理因素**　精神抑郁时，身体活动减少，肠蠕动减慢而导致便秘；情绪紧张焦虑时，迷走神经兴奋性增强，肠蠕动增加而致腹泻。

**4. 社会文化因素**

（1）排便环境：社会文化教育影响个人的排便观念。在现代社会，排便被认为是一项个人隐私行为。排便环境缺乏隐蔽性可能引起排便困难。如个体因疾病或治疗的限制需要求助于他人时，个体就可能抑制或减少排便的次数，从而影响正常排便，易引起便秘。

（2）排便习惯：日常生活中，许多人有定时排便的习惯。一旦个体日常生活的规律性受到影响，如作息时间的改变，排便姿势以及环境的改变等都会影响正常排便。

（二）粪便的评估

食物通过消化吸收后，存留在大肠内的食物残渣经细菌的发酵和腐败作用而形成了粪便。粪便的量与性状可以反映消化系统的功能状况。故护士通过对患者排便活动及粪便性状的观察，可以帮助了解机体消化系统的功能活动情况，为确定诊断和制定治疗、护理措施提供依据。

**1. 排便次数与量**　正常成年人每天排便 1~3 次，每次平均量为 150~300g；婴幼儿每天排便 3~5 次。成人每天排便超过 3 次或每周少于 3 次均为排便异常。大便量的多少与饮食有关，进食肉类及蛋白质者量较少，素食者量较多。当消化器官功能紊乱时可出现排便量的改变。

**2. 形状与软硬度**　粪便形状可分为成形、不成形。软硬度可分为硬便、软便、稀便、水样便。正常成人的粪便是成形软便。消化不良或急性肠炎者，粪便稀薄或呈水样便且排便次数增多；便秘时，粪便坚硬、呈粟子样；肠道部分梗阻或直肠狭窄，粪便呈扁条形或带状。

**3. 颜色**　正常成人粪便呈黄褐色或棕黄色；婴幼儿粪便为黄色或金黄色。大便颜色与饮食有关。如排除饮食的影响，大便颜色发生改变则提示消化系统存在病理变化，如柏油样便提示上消化道出血；白色陶土样便提示胆道梗阻；暗红色便提示下消化道出血；果酱样便见于肠套叠、阿米巴痢疾；粪便表面黏有鲜血或便后滴血，见于肛裂或痔疮出血；白色米泔水样便见于霍乱、副霍乱。

**4. 气味**　气味是由食物残渣与结肠中细菌发酵而产生，并与食物种类及肠道疾病有关。肉食者味重，素食者味轻。严重腹泻患者因未消化的蛋白质与腐败菌的作用，气味恶臭；下消化道溃疡、恶性肿瘤患者粪便呈腐臭味；上消化道出血的柏油样便呈腥臭味；消化不良者粪便呈酸臭味。

**5. 内容物**　粪便的内容物主要为食物的残渣、细菌、大量脱落的肠上皮细胞及机体代谢后的废物。若粪便中混入或表面附有血液、脓液或肉眼可见的黏液，提示消化道感染或出血。肠道寄生虫感染者粪便中可查见蛔虫、蛲虫、绦虫节片。

（三）排便活动异常的评估

正常情况下排便活动受意识所控制，但许多生理和心理因素可以影响肠道的活动，而引起排便活动异常。

**1. 便秘（constipation）**　是指正常的排便形态改变，排便次数减少，排出过于干硬的粪便，且排便不畅、困难。可出现腹痛、腹胀、消化不良、乏力、食欲减退等症状，腹部触诊较硬实且紧张，有时可触及包块。引起便秘常见的原因有：患者精神紧张；排便习惯不良；饮食中水分或纤维摄入量不足；长期卧床缺乏活动；环境或生活习惯的突然改变；滥用缓泻剂造成药物依赖。此外，各类直肠肛门手术后以及器质性病变，如肠梗阻、神经系统疾病、全身性疾病及肛周疾病等，均可抑制肠道功能而导致便秘的发生。

**2. 腹泻（diarrhea）**　是指正常排便形态改变，肠蠕动增快，排便次数增多，粪便稀薄不成形，甚至水样便。常伴有肠痉挛、腹痛、恶心、呕吐、乏力、肠鸣音亢进等症状和体征。腹泻是一种保护性反应，有助于将肠道内刺激物或有害物质排出。但严重腹泻可造成大量胃肠液丧失而发生水、电解质和酸碱平衡紊乱。常见的原因有：饮食不当（如进食过冷、过油腻、不洁或过敏的食物）；胃肠道疾病；情绪紧张、焦虑；某些药物的作用；营养障碍或吸收不良综合症，免疫力降低等。

**3. 排便失禁（fecal incontinence）**　是指肛门括约肌不受意识控制而不自主地排便。任何引起肛门括约肌功能完整性受损的情况均可导致大便失禁。常见的原因有神经肌肉病变或损伤、胃肠道疾患、情绪失调等。

**4. 肠胀气（flatulence）**　是指胃肠道内有过多的气体积聚而不能排出。表现为腹胀、痉挛性疼痛、呃逆、腹部膨隆、叩诊呈鼓音、肛门排气增多。当肠胀气压迫膈肌和胸腔时，可出现气急和呼吸困难。引起肠胀气的主要原因有：肠道功能异常、摄入过多产气性食物、肠梗阻及肠道手术后、药物的不良反应等因素引起。

### 三、排便异常的护理

（一）便秘患者的护理

**1. 心理护理** 针对患者紧张不安的情绪给予解释、指导，减轻顾虑。

**2. 提供排便环境** 创造一个安全舒适的隐蔽环境，适当调整查房和治疗时间，以提供充裕的排便时间。

**3. 选择适宜的排便姿势** 病情允许时下床排便。手术患者，术前训练床上使用便盆，如无特殊禁忌，最好采取蹲式或抬高床头，利用重力作用增加腹内压，促进排便。

**4. 腹部按摩** 用单手或双手的示指、中指和无名指重叠在左下腹乙状结肠部深深按下，由近心端向远心端作环状按摩，以刺激肠蠕动，帮助排便。

**5. 按医嘱给予缓泻剂** 如蕃泻叶、硫酸镁等，指导患者使用，并观察药物疗效。

**6. 指导或协助患者** 使用简易通便法，如使用开塞露或甘油栓等。必要时给予灌肠、人工取便。

**7. 健康教育** ①生活规律，定时排便。②合理饮食，多摄蔬菜、水果、粗粮等高纤维素食物，多饮水，病情允许时每天可饮水 2000ml 以上。③适当运动，如散步、做操、打太极拳等，卧床患者可进行床上活动。

（二）腹泻患者的护理

**1. 心理护理** 主动关心安慰患者，消除其焦虑不安的情绪，保持床褥、衣物清洁、干燥。

**2. 卧床休息** 以减少体力消耗。提供安静、舒适的休息环境，并注意保暖。

**3. 饮食护理** 鼓励患者多饮水，酌情给予低脂少渣、清淡的流质或半流质饮食，腹泻严重时暂禁食。

**4. 防止水电解质紊乱** 遵医嘱给药，如止泻剂、抗感染药物、口服补液盐或静脉输液等。

**5. 保护肛周皮肤** 每次便后用软纸轻擦，温水清洗，并在肛门周围涂油膏，以保护局部皮肤。

**6. 观察排便情况** 观察并记录排便的性质、次数等，必要时留标本送检，疑为传染病时，按肠道隔离原则护理。

**7. 健康教育** ①向患者解释引起腹泻的原因和防治措施；②教育患者饮食宜清淡并注意饮食卫生；③指导患者观察排便情况，有异常时能及时与医护人员联系。

（三）排便失禁患者的护理

**1. 心理护理** 排便失禁患者常感自卑和忧郁，护士应尊重、理解患者，给予安慰和鼓励，帮助其树立信心，配合治疗和护理。

**2. 皮肤护理** 床上铺橡胶单、中单或一次性中单。每次便后用温水洗净肛周及臀部皮肤，保持局部皮肤清洁干燥。必要时肛周皮肤涂油膏保护，防止破损感染。

**3. 排便功能训练**　建立条件反射，重建正常的排便功能，帮助患者恢复对粪便的控制能力。①观察排便的习惯，在排便前给患者使用便盆。无规律可循者，可每隔 2 ~ 3h 让患者试行排便，每次试行排便时间限制在 15 ~ 20min。②指导患者进行肛门括约肌及盆底肌收缩锻炼，先慢慢收紧，再缓缓放松，连续 10 遍，每天 5 ~ 10 次，以逐步恢复肛门括约肌的控制能力。

**4. 提供舒适的环境**　及时更换污染的衣、被，定时开窗通风、去除不良气味，保持室内空气清新。

**5. 健康教育**　合理饮食，适当摄入液体，进行适当的运动。

### （四）肠胀气患者的护理

**1. 养成良好的饮食习惯**　进食时细嚼慢咽，勿食产气多的食物和饮料。

**2. 适当活动**　协助患者下床活动，卧床患者可做床上活动或变换体位，以促进肠蠕动。

**3. 积极治疗**　肠道疾患等。

**4. 轻微肠胀气时**　可进行腹部热敷、按摩和针刺疗法；严重肠胀气时，遵医嘱给予药物治疗或肛管排气。

## 四、与排便有关的技术

### （一）灌肠法

灌肠法（enema）是将一定量的液体由肛门经直肠灌入结肠，以帮助患者清洁肠道、排出粪便和积气或由肠道供给药物及营养，达到确定诊断和治疗目的的方法。根据灌肠的目的可分为不保留灌肠和保留灌肠。不保留灌肠根据灌入的液量又分为大量不保留灌肠和小量不保留灌肠。为了达到清洁肠道的目的而反复进行的大量不保留灌肠称为清洁灌肠。

**1. 大量不保留灌肠**

【目的】

1. 排便排气　软化和清除粪便，驱除肠内积气。
2. 清洁肠道　为肠道手术、检查或分娩做准备。
3. 减轻中毒　稀释并清除肠道内的有害物质。
4. 高热降温　灌入低温溶液，为高热患者降温。

【评估】

**1. 核对医嘱**　操作前认真核对医嘱、床号、姓名以及大量不保留灌肠的目的。

**2. 患者评估**

（1）全身情况：患者目前病情、治疗、意识状态等。

（2）局部情况：排便情况，肛门及肛周皮肤黏膜情况。

（3）心理状态：有无恐惧、焦虑等，合作程度。

（4）健康知识：对疾病、灌肠目的与操作中配合的认知程度。

**[计划]**

**1. 护士准备**  着装整洁、洗手、戴口罩，熟悉大量不保留灌肠操作流程及注意事项。

**2. 用物准备**

（1）治疗盘内备：无菌用物（灌肠筒一套或一次性灌肠袋、肛管、血管钳、润滑剂棉签）；其他：弯盘、卫生纸、橡胶单、治疗巾、水温计、一次性手套。

（2）便盆、便盆巾、输液架、屏风。

（3）灌肠溶液：常用0.1%~0.2%的肥皂液、0.9%氯化钠溶液。成人每次用量为500~1000ml，小儿200~500ml。溶液温度一般为39℃~41℃，降温时为28℃~32℃，中暑者降温为4℃。

**3. 环境准备**  安静、清洁、宽敞，关闭门窗，屏风或床帘遮挡，调节适宜的室温。

**4. 患者准备**  了解灌肠的目的、过程和注意事项，患者排尿、配合操作，。

**[实施]**

**1. 操作方法**  见表10-5

表10-5  大量不保留灌肠

| 操作流程 | 步骤说明 | 行为要求 |
|---|---|---|
| 1. 携物核对 | 备齐用物携至床旁，核对床号姓名，解释操作目的及配合方法，嘱患者排尿 | 尊重患者，严格查对耐心解释，患者配合 |
| 2. 安置卧位 | 取左侧卧位，双膝屈曲，脱裤至膝部，臀部移至床沿。不能自行控制排便的患者可取仰卧位，盖好被子，暴露臀部，垫橡胶单和治疗巾于臀下，置弯盘于臀边 | 保护隐私，防止受凉 |
| 3. 挂筒调压 | 灌肠筒挂于输液架上，液面距肛门约40~60cm（图10-8）。伤寒患者液面距肛门小于30cm，液体量少于500ml | 依据病情调整高度和液量 |
| 4. 润管排气 | 戴手套、连接肛管，润滑肛管前端。排尽气体，夹管或关调节器 | |
| 5. 插入肛管 | 护士一手执卫生纸分开臀裂显露肛门，嘱患者深呼吸，另一手将肛管轻轻插入直肠7~10cm，小儿插入深度约4~7cm | 如插入受阻，退出少许，再缓慢插入 |
| 6. 灌液观察 | 固定肛管，松钳或打开调节器，灌入液体。如液面下降过慢或停止，多因粪块阻塞肛管前端，可移动肛管或挤捏肛管使粪块松动脱落；如患者诉腹胀或有便意，可嘱其深呼吸以减轻腹压，同时降低灌肠筒高度以减慢流速，或暂停片刻；如患者出现面色苍白、脉速、出冷汗、剧烈腹痛、心慌气促等，应立即停止灌肠，与医生联系，及时给予处理 | 流速要慢，观察液面下降情况及患者反应 |
| 7. 拔出肛管 | 灌肠液将流尽时夹管，用卫生纸包裹肛管轻轻拔出。分离肛管置于弯盘内。用卫生纸擦净肛门，将一次性灌肠袋置入医用垃圾桶， | 避免空气进入肠道 |
| 8. 保留溶液 | 嘱患者尽量保留5~10min，以利粪便软化；降温灌肠，液体应保留30min，排便后30min测量体温并记录 | |
| 9. 协助排便 | 不能下床的患者，给予便盆，将卫生纸放于易取处；对危重患者应等候至排便完毕，清洁局部，取出便盆、橡胶单及治疗巾，脱套、洗手 | 保证患者安全 |

续表

| 操作流程 | 步骤说明 | 行为要求 |
|---|---|---|
| 10. 整理归位 | 整理床单位，开窗通风，去除异味，清理用物，分类浸泡消毒 | 健康教育，谢谢合作 |
| 11. 观察记录 | 观察大便性质、颜色、量，必要时留取标本送检。在体温单大便栏目内记录灌肠结果。灌肠后排便一次记为1/E；灌肠后未排便记为0/E；自行排便一次，灌肠后又排便一次记为1，1/E | 仔细观察，及时记录 |

**2. 注意事项** ①正确选用灌肠溶液，掌握溶液的温度、浓度、量和灌入压力；②肝昏迷患者禁用肥皂液灌肠，以减少氨的产生和吸收；充血性心力衰竭和水钠潴留患者禁用0.9%氯化钠溶液灌肠；③伤寒患者灌肠时用0.9%氯化钠溶液，灌肠筒内液面不得高于肛门30cm，液体量不得超过500ml；④腹症、消化道出血、妊娠、严重心血管疾病等患者禁忌灌肠；⑤灌肠过程中随时观察患者的病情变化，如发现脉速、面色苍白、出冷汗、剧烈腹痛、心慌气急时，应立即停止灌肠，报告医生给予及时处理。

**3. 健康教育** 向患者及家属讲解维持正常排便习惯的重要性，并指导患者及家属保持健康的生活习惯以维持正常排便。

【评价】

（1）患者排便通畅，无不适感，无不良反应，达到预期效果。

（2）护士与患者、家属沟通有效，患者、家属配合，并知道有关护理知识，能进行相应的自我护理。

**2. 小量不保留灌肠**

【目的】 为腹部或盆腔手术后、危重患者、年老体弱、小儿、孕妇等患者解除便秘和肠胀气。

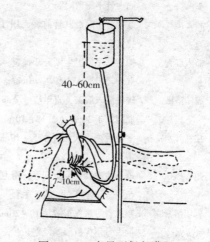

图10-8 大量不保留灌肠

【评估】

**1. 核对医嘱** 操作前认真核对医嘱、床号、姓名以及小量不保留灌肠的目的。

**2. 患者评估**

（1）全身情况：患者目前病情、治疗，意识状态等。

（2）局部情况：排便情况，肛门及肛周皮肤黏膜情况。

（3）心理状态：有无恐惧、焦虑等情绪，合作程度。

（4）健康知识：对疾病、灌肠目的及操作中配合的认知程度。

【计划】

**1. 护士准备** 着装整洁、洗手、戴口罩，熟悉小量不保留灌肠操作流程及注意事项。

**2.** 用物准备

（1）治疗盘内备：无菌注洗器、量杯或小容量灌肠筒、肛管（12~16 号）、血管钳、润滑剂、棉签、弯盘、卫生纸，5~10ml 温开水、橡胶单、治疗巾、一次性手套。

（2）便盆、便盆巾、屏风。

（3）常用灌肠液："1、2、3"溶液（50% 硫酸镁 30ml、甘油 60ml、温开水 90ml）；甘油或液体石蜡 50ml 加等量温开水；各种食用植物油 120~180ml。液体温度为 39℃~41℃。

**3.** 环境准备　同大量不保留灌肠。

**4.** 患者准备　同大量不保留灌肠。

【实施】

**1.** 操作方法　见表 10-6

表 10-6　小量不保留灌肠

| 操作流程 | 步骤说明 | 行为要求 |
| --- | --- | --- |
| 1~2 | 同大量不保留灌肠 | |
| 3. 润管排气 | 戴手套，润滑肛管前端、用注洗器吸药（图 10-9），连接肛管，排气 | 防止污染肛管<br>关心体贴患者 |
| 4. 插入肛管 | 护士一手持卫生纸分开臀裂，暴露肛门，嘱患者深呼吸，另一手将肛管轻轻插入直肠 7~10cm | |
| 5. 灌注溶液 | 缓慢注入溶液，直至溶液全部注入。如使用小容量灌肠筒，液面距肛门低于 30cm（图 10-10A） | 灌注不宜过快。用注洗器抽吸溶液时，应反折肛管 |
| 6. 注温开水 | 灌液后再注入温开水 5~10ml，抬高肛管尾端，使管内溶液全部流入 | |
| 7. 拔管擦拭 | 取下注洗器，反折肛管，用卫生纸包住肛管轻轻拔出，肛管放入弯盘内，擦净肛门，脱下手套 | |
| 8. 保留溶液 | 嘱患者尽量保留溶液 10~20min，充分软化粪便，以利排便 | |
| 其余步骤 | 同大量不保留灌肠 | |

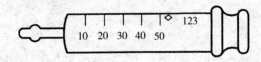

图 10-9　注洗器

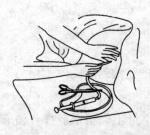

图 10-10A 注洗器灌肠法

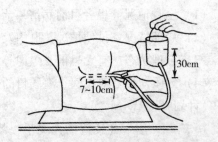

图 10-10B 小容量灌肠筒灌肠法

**2. 注意事项** ①正确选用灌肠溶液，掌握溶液的温度、浓度和量。②如用小容量灌肠筒，液面距肛门低于 30cm（图 10 - 10B）。③其他同大量不保留灌肠的（4）和（5）。

**3. 健康教育** 同大量不保留灌肠。

【评价】同大量不保留灌肠。

**3. 清洁灌肠**

【目的】 彻底清除滞留在结肠内的粪便，为直肠、结肠镜检和手术前作肠道准备。

【方法】 反复多次进行大量不保留灌肠，首次用肥皂水，以后用 0.9% 氯化钠溶液，直到排出液澄清无粪质为止。

**4. 保留灌肠**

【目的】将药液灌入到直肠或结肠内，通过肠粘膜吸收达到治疗的目的。常用于镇静、催眠和治疗肠道感染。

【评估】

**1. 核对医嘱** 操作前认真核对医嘱、灌肠药物、量以及保留灌肠的目的。

**2. 患者评估**

（1）全身情况：患者目前病情（肠道病变部位）、治疗、意识状态等。

（2）局部情况：排便情况，肛门及肛周皮肤黏膜情况。

（3）心理状态：有无恐惧、焦虑等情绪，合作程度。

（4）健康知识：对疾病、保留灌肠的目的及操作中配合的认知程度。

【计划】

**1. 护士准备** 着装整洁、洗手、戴口罩，熟悉保留灌肠操作流程及注意事项。

**2. 用物准备**

（1）同小量不保留灌肠。

（2）常用溶液：药物及剂量遵医嘱准备。镇静催眠用 10% 水合氯醛；治疗肠道感染用 2% 小檗碱、0.5% ~1% 新霉素或其他抗生素溶液。灌肠溶液量不超过 200ml，液温 39℃ ~41℃。

（3）环境准备：安静、清洁、宽敞、光线充足，关闭门窗，屏风或床帘遮挡。调节室温。

（4）患者准备：了解保留灌肠的目的、过程和注意事项，排空大小便，配合操作。

【实施】

**1. 操作方法** 见表 10 - 7

表 10 – 7　保留灌肠

| 操作流程 | 步骤说明 | 行为要求 |
|---|---|---|
| 1. 查对解释 | 携用物至床旁，核对解释。嘱患者排便、排尿 | 尊重患者，严格查对 |
| 2. 安置卧位 | 依据病情取左或右侧卧位，双膝屈曲，脱裤至膝部，臀部移近床沿。臀下垫小枕抬高臀部 10cm，枕上垫橡胶单及治疗巾于，置弯盘于臀边 | 减少暴露，保护隐私 |
| 3. 润管排气 | 戴手套，润滑肛管前端、用注洗器抽吸药液。连接肛管排气 | |
| 4. 插入肛管 | 护士一手持卫生纸分开臀裂显露肛门，嘱患者深呼吸，轻轻插入肛管 10 ~ 15cm | 动作轻，插入深 |
| 5. 灌注溶液 | 抬高注洗器高于肛门 30cm 内，缓慢注入药液，注药后再注入温开水 5 ~ 10ml，抬高肛管尾端，使管内溶液全部流入 | 注药慢，注洗器抽取药液时，反折肛管，防止空气进入肠腔 |
| 6. 拔管保留 | 取下注洗器，反折肛管末端，用卫生纸包住肛管轻轻拔出，擦净肛门，嘱患者保留药液在 1h 以上，取下手套<br>协助取舒适卧位，排便后取出治疗巾及橡胶单。整理床单位 | |
| 7. 整理归位 | 清理用物，污染用物分类浸泡消毒 | |
| 8. 观察记录 | 洗手，观察患者反应，记录结果 | 健康教育，谢谢合作 |

**2. 注意事项**　①慢性细菌性痢疾，病变部位多在直肠或乙状结肠，应取左侧卧位；阿米巴痢疾病变多在回盲部，取右侧卧位；②为提高疗效，宜选晚上睡前灌肠，且肛管要细、插入要深、药量要少、注入药液速度要慢、液面距肛门不超过 30cm。以便有效保留药液，使肠黏膜充分及收；③肛门、直肠、结肠等手术后患者及排便失禁者不宜保留灌肠。

**3. 健康教育**　向患者及家属讲解有关的疾病知识，指导配合，提高治疗效果。

【评价】

（1）患者无不适感，无不良反应，达到预期治疗效果。

（2）护士与患者、家属沟通有效，患者配合。

# 附

## （一）口服高渗溶液清洁肠道

【目的】高渗溶液，在肠道内不吸收而造成高渗环境，使肠道内水分大量增加，从而软化粪便，刺激肠蠕动，加速排便，达到清洁肠道的目的。适用于直肠、结肠检查和手术前肠道准备。

【方法】

**1. 甘露醇法**　患者术前 3 天进半流质饮食，术前 1 日进流质饮食，术前 1 日下午 2 时至 4 时口服甘露醇溶液 1500ml（20% 甘露醇 500ml + 5% 葡萄糖 1000ml 混匀）。一般服用后 15 ~ 20min 即反复自行排便。

**2. 硫酸镁法**　患者术前 3 天进半流质饮食，每晚口服 50% 硫酸镁 10 ~ 30ml。术前 1 日进流质饮食，术前 1 日下午 2 时至 4 时，口服 25% 硫酸镁 200ml（50% 硫酸镁 100ml + 50% 葡萄糖盐水 100ml），然后再口服温开水 1000ml。一般服后 15 ~ 30min，即可反复自行排便，2~3h 内可排便 2~5 次。

【注意事项】　服药速度不宜过快，以免引起呕吐。服药中护士应观察患者的一般情况，注意排便次数及粪便性质并记录，确定是否达到清洁肠道的目的。

（二）简易通便术

【目的】使用简易通便剂，通过软化粪便、润滑肠壁、刺激肠蠕动而促进排便。此法简单易行，经济有效。适用于老人、体弱和久病卧床患者。

【评估】

**1. 核对医嘱**　操作前认真核对医嘱、临床诊断以及简易通便的目的。

**2. 患者评估**

（1）全身情况：患者目前病情、治疗、意识状态等。

（2）局部情况：排便情况，肛门及肛周皮肤黏膜情况。

（3）心理状态：有无恐惧、焦虑等情绪，合作程度。

（4）健康知识：对疾病、简易通便及剂操作中配合方法的认知程度。

【计划】

**1. 护士准备**　着装整洁、洗手、戴口罩，熟悉简易通便术操作流程及注意事项。

**2. 用物准备**　通便剂、卫生纸、剪刀。

**3. 环境准备**　环境安静、清洁、宽敞、光线充足，必要时拉好床帘或屏风遮挡。

**4. 患者准备**　了解简易通便的目的、过程和注意事项，配合操作。

【实施】

**1. 操作方法**

（1）开塞露法：开塞露用甘油或山梨醇制成，装在塑料容器内。使用时将封口端剪去，先挤出少许液体润滑开口处。患者取左侧卧位，放松肛门括约肌，将开塞露的前端轻轻插入肛门，再将药液全部挤入直肠内（图 10-11），保留 5~10min 后排便。

（2）甘油栓法：甘油栓是用甘油和明胶制成的栓剂。使用时手垫纱布或戴手套捏住甘油栓底部，轻轻插入肛门至直肠内（图 10-12），抵住肛门处轻轻按摩，保留 5~10min 后排便。

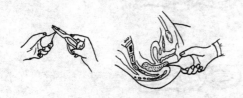
图 10-11　开塞露简易通便法

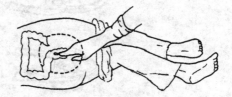
图 10-12　甘油栓简易通便法

（3）肥皂栓法：将普通肥皂削成圆锥形（底部直径约 1cm、长约 3~4cm）使用时手垫纱布或戴手套，将肥皂栓蘸热水后轻轻插入肛门。有肛门黏膜溃疡、肛裂及肛门剧烈疼痛者，不宜使用肥皂栓通便。

**2. 注意事项**

（1）操作时，手法要轻柔，避免损伤肠黏膜或引起肛门水肿。

（2）对大便嵌塞者，经灌肠或通便后仍无效时，可采取人工取便法，以解除患者痛苦。

（3）发现患者面色苍白、出汗、疲倦等不适时，应暂停操作，并报告医生处理。

【评价】

（1）患者排出大便，无不良反应，达到预期效果。

（2）护士能与患者或家属有效沟通，得到理解与配合。患者、家属学会有关知识，能进行相应的自我护理。

（三）肛管排气法

将肛管从肛门插入直肠，以排除肠腔内积气的方法。

【目的】 排出肠腔积气，减轻腹胀。

【评估】

**1. 核对医嘱** 操作前认真核对医嘱、临床诊断，肛管排气的目的。

**2. 患者评估**

（1）全身情况：患者的意识状态、生命体征、腹胀情况、临床诊断。

（2）局部情况：排便情况，肛门及肛周皮肤黏膜情况。

（3）心理状态：有无恐惧、焦虑等情绪，合作程度。

（4）健康知识：对疾病、肛管排气及操作中配合方法的认知程度。

【计划】

**1. 护士准备** 着装整洁，洗手、戴口罩。熟悉肛管排气法操作流程及注意事项。

**2. 用物准备** 治疗盘内备：肛管，玻璃接头，橡胶管，玻璃瓶（内盛水 3/4 满，瓶口系带；见图 10-13），润滑油，棉签，胶布（1cm×15cm），别针，卫生纸，弯盘，屏风。

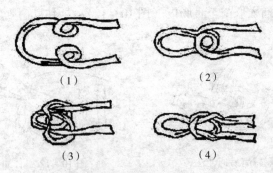

（1）　　　　　　　　　　（2）

（3）　　　　　　　　　　（4）

图 10-13　瓶口系带法

**3. 环境准备** 安静、清洁、宽敞、光线充足，关闭门窗，屏风或床帘遮挡。

**4. 患者准备** 了解肛管排气的目的、过程和注意事项，配合操作。

【实施】

**1. 操作方法** 见表10-8

表10-8 肛管排气

| 操作流程 | 步骤说明 | 行为要求 |
|---|---|---|
| 1. 核对解释 | 携用物至床旁，核对床号、姓名，并解释操作目的、过程和注意事项 | 尊重患者，严格查对，耐心解释，患者配合 |
| 2. 安置体位 | 取左侧卧位或仰卧位，双膝屈曲，脱裤至膝部 | 减少暴露，保护隐私 |
| 3. 系瓶连管 | 将玻璃瓶系在床边，橡胶管一端插入玻璃瓶液面下，以便于观察气体排出量；另一端与肛管相连接 | |
| 4. 润管插入 | 戴手套，润滑肛管前端，嘱患者张口呼吸，将肛管轻轻插入直肠15~18cm | 插管动作轻 |
| 5. 妥善固定 | 固定肛管，连接玻璃管和橡胶管，橡胶管用别针固定在床单上（图10-14） | 留足长度，便于翻身 |
| 6. 观察排气 | 观察气体排出情况。如排气不畅，帮助患者更换体位或按摩腹部，以促进排气，保留肛管不超过20min | 询问患者腹胀情况，控制时间 |
| 7. 拔管处理 | 拔出肛管，分离肛管置于弯盘内，擦净肛门，取下玻璃瓶及橡胶管，脱下手套，协助患者取舒适体位，整理床单位 | |
| 8. 清理记录 | 清理用物。污染用物分类浸泡消毒，垃圾分类处理；洗手，记录排气与腹胀改善情况 | 健康教育，致谢 |

**2. 注意事项**

（1）保留肛管不得超过20min，长时间留置肛管，会降低肛门括约肌的反应，甚至导致肛门括约肌永久性松弛。

（2）需重复进行时，需间隔2~3h后再行。

**3. 健康教育** 养成良好的饮食习惯，进食时细嚼慢咽，勿食产气多的食物和饮料；适当活动，以促进肠蠕动。

【评价】

（1）患者排气通畅，腹胀减轻，无不良反应，达到预期效果。

（2）护士能与患者或家属有效沟通，得到理解与配合。患者、家属学会有关知识，能进行相应的自我护理。

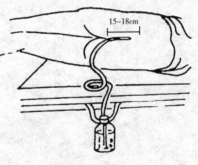

图10-14 肛管排气

（刘美萍）

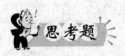
思考题

1. 怎样护理便秘和腹泻的患者？

2. 怎样预防留置导尿管患者的逆行感染？

3. 患者王某，50 岁，入院时诊断为"大叶性肺炎"。测量 T39. 5°C，P102 次/分，采用灌肠法为其降温。请问：

（1）选择哪种灌肠法？

（2）操作中可能出现哪些异常情况？如何处理？

（3）请列表比较这种灌肠法与其他灌肠法的异同点？

# 第十一章 | 药物疗法和药物过敏试验法

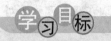

掌握：给药原则；口服给药的注意事项；超声波雾化、氧气雾化吸入的方法及注意事项；注射原则；常用注射方法；常见药物过敏试验的操作方法及结果的判断，青霉素过敏反应的预防及过敏性休克的急救措施。

熟悉：给药途径、给药时间；口服给药方法；微量注射泵的应用；青霉素过敏性休克的临床表现。

了解：药物的种类、领取和保管的方法；青霉素过敏性休克发生的机理

药物疗法（administering medication）是临床最常用的一种治疗手段，通过不同途径的给药，达到预防疾病、治疗疾病、减轻症状、协助诊断及维持机体正常生理功能的目的。执行药物治疗是护士重要的职责之一，护士既是各种药物治疗的实施者，也是用药过程的监护者。为了保证患者安全、有效地用药，护士必须了解有关用药的基本知识，掌握药物疗法的技术，评估患者用药后的疗效和反应，使患者得到最佳的药物治疗效果。

## 第一节 给药的基本知识

### 一、概述

（一）药物的种类
常用的药物可根据给药的途径不同分为：
1. **内服药** 片剂、丸剂、胶囊、散剂、颗粒、水剂、乳液及纸型等。
2. **注射药** 溶剂、粉剂、油剂、结晶及混悬剂等。
3. **外用药** 软膏、滴剂、酊剂、洗剂、擦剂及栓剂等。
4. **其他类** 粘贴敷片、植入慢溶药片及胰岛素泵等。

（二）药物的领取
领取的方式各医院的规定不一，通常有以下几种情况：
1. **常用药物** 病区设有药柜，存放一定数量的常用药物，由专人负责，并按期根

据消耗量填写领药单，护士长签名后到中心药房领取补充。

**2. 贵重药物或特殊药物**　患者使用的贵重药物或特殊药物，凭医生处方领取。

**3. 剧毒药和麻醉药**　病区内有固定基数，加双锁保管，每班交接。用后保留安瓿，凭医生专用处方领取补充。

**4. 日常口服药**　有些医院设有中心药房，根据医嘱由中心药房负责核对、配药，病区护士负责领回，经再次核对无误后发药。

**5. 联网管理**　已实行计算机联网管理的医院，患者的用药从医生开写医嘱到医嘱处理、药物计价、药物登帐、药品消耗、费用结算等各环节均在联机网络上处理，各部门专人负责。

### （三）药物的保管

**1. 药柜放置**　应放在光线明亮、干燥、通风处，避免阳光直射。药品按需要定基数，适量领取，防止积压。

**2. 分类放置**　按内服、外用、注射、静脉用药分类放置。按药物有效期的先后顺序排列，所有针剂和口服药必需存放在原装盒（瓶）内，计划使用，以防失效。毒、麻、限制性药等要求如下：

（1）剧毒药、限制性药设专柜（屉）存放并加锁，按需要固定基数，使用后由医生开出处方从药房领取，每班交接清楚。

（2）麻醉药品、第一类精神药品应固定基数，专柜存放加双锁保管，药柜钥匙单独保管，专人随身携带。做到五专：专用处方、专用账册、专本登记、专人管理和专柜加锁。账物相符，如有误差及时查清。

（3）麻醉药品、第一类精神药品使用后保留空安瓿，与处方一同每班交接。如有余液，需经两人核对后方可废弃并登记。对未用完的最小包装剩余药进行销毁，销毁应有2人在场并签字。

**3. 单独存放**　10%氯化钾、10%氯化钠等高浓度制剂、肌肉松弛剂应单独存放，有醒目标识；患者个人的专用药应单独存放，注明床号、姓名，必要时列入交班内容。

**4. 标签清楚**　所有药瓶上应有明显标签，标明药品名称（中英文对照）、剂量、用法和有效期。标签颜色分明，内服药用蓝色边，外用药用红色边，剧毒药用黑色边。

**5. 定期检查**　药物应定期进行检查，保证药物质量。凡没有标签或标签字迹模糊、药物已过有效期、药物有变色、混浊、发霉和沉淀等现象，均不可使用。

**6. 按质保管**

（1）各类药物应根据药物的不同性质，采取相应的保存方法。

易氧化和遇光变质的药物：口服药应装在有色密盖的瓶中，针剂放盒内用黑纸遮盖，放阴凉处保存，如硝酸甘油、盐酸肾上腺素、氨茶碱、维生素C等。

易挥发、潮解或风化的药物：须置于密封瓶内保存，如乙醇、过氧乙酸、糖衣片、酵母片等。

易被热破坏的药物：须放冰箱内（2℃～10℃）保存，如各种疫苗、胎盘球蛋白、抗毒血清和青霉素皮试液等。

易燃易爆的药物：应远离火源，密闭置阴凉处，单独存放，如环氧乙烷、乙醚等。

（2）患者个人的专用药应单独存放，注明床号、姓名，必要时列入交班内容。

## 二、安全给药原则

安全给药的原则是一切用药的总则，护士执行药疗工作中，必须严格遵守。

### （一）严格遵医嘱给药

护士应严格按照医嘱给药，医嘱必须明确、清楚，有医生本人签名。在用药前必须认真核对医嘱，对医嘱有疑问时应及时与医生沟通，询问清楚后再执行，切不可盲目执行，更不得擅自更改医嘱；口头医嘱只有在抢救时、手术中才执行，护士须经口头复述一遍，经双方确认无误后方可执行。记录执行时间，保留用过的空安瓿，以备复查，并要求医生及时补写口头医嘱。

### （二）严格执行查对制度

给药过程中，护士必须严格执行三查、八对制度及注意。

1. "三查"　指操作前、操作中、操作后均需认真查对。

2. "八对"　指核对患者床号、姓名、药名、浓度、剂量、用法、用药时间及药物有效期。

3. "注意"　注意检查药物质量，对于疑有变质或已变质药物及超过有效期的药物不得使用；注意药物之间无配伍禁忌；注意观察用药后的反应。

### （三）正确实施给药

1. 准确备药　做到"五准确"，即药物准确、剂量准确、方法准确、时间准确和患者准确，同时注意避免药液污染或药效降低。

2. 及时给药　给药前与患者进行有效的沟通，取得患者的合作，并给予患者相应的用药指导，提高其自我合理用药的能力。

3. 做过敏试验　使用过敏性药物应详细询问过敏史、用药史和家族史，根据需要进行过敏试验，阴性者方可用药。

### （四）观察疗效和反应

给药后要注意观察药物的疗效和不良反应，尤其对容易引起过敏反应、中毒反应及不良反应较大的药物，要注意用药前的询问，用药后更要注意加强观察，必要时做好记录。

### （五）做好用药指导

给药过程中向患者介绍用药的基本知识，提高患者用药的能力和自我保护意识。

## 三、影响药物疗效的因素

药物疗效的产生不仅取决于药物本身，同时还受机体内外诸多因素的影响。为了保证每位患者都能达到最佳的治疗效果，最大程度减少不良反应的发生，护士必须掌握可能影响药物作用的各种因素。

（一）药物因素

**1. 药物剂量**　药物必须达到一定的剂量才能产生效应，且剂量大小与效应强弱之间呈一定关系。在一定范围内，药物的剂量增加，其效应相应增加，但效应的增强是有限度的，当剂量超过一定限度时则会产生中毒反应。另外，有的药物可在不同的剂量下产生不同性质的作用，如阿托品在逐渐增加剂量时，可依次出现心悸、散瞳、腹胀、面部潮红、兴奋躁动、神经错乱等效应。

**2. 药物剂型**　同一药物的不同剂型其吸收量与速度不同，从而影响药物作用的快慢和强弱。例如口服药中，溶液比片剂、胶囊容易吸收；注射剂中，水溶性制剂比油剂、混悬液吸收快。

**3. 给药途径**　不同的给药途径能影响药物吸收的速度和生物利用度。药物吸收速度由快到慢比较，顺序为：动脉＞静脉＞吸入＞舌下含化＞直肠黏膜＞肌内＞皮下＞口服＞皮肤。另外，有的药物，给药途径不同，会产生不同的效应。如硫酸镁口服时，可产生导泻和利胆作用，肌内或静脉注射时则会产生降压和镇静作用。

**4. 给药时间**　给药的时间和间隔是由药物的半衰期决定的，同时也要考虑药物的特性，选择是空腹服用还是饭后服用，应以维持药物在血中的有效浓度为最佳选择。医院常用的外文缩写及中文译意见表11 - 1，常用给药时间见表11 - 2。

**5. 联合用药**　药物联合应用时，会产生一定的相互影响，主要表现为协同作用和拮抗作用。临床上联合用药的目的主要是发挥药物的协同作用增强疗效，减少彼此的剂量和不良反应；利用拮抗作用减少药物的不良反应。

（二）机体方面

**1. 生理因素**

（1）年龄与体重：一般情况下，药物用量与体重成正比。但少儿和老年人对某些药物的反应与成年人不同。少儿的许多脏器和功能尚未发育完善，应用某些药物时容易引起中毒，如氯霉素主要在肝脏内代谢，早产儿和新生儿的肝功能未发育完善，对氯霉素代谢缓慢，用后极易引起中毒（灰婴综合征）。老年人的生理功能尤其肝肾功能的衰退也影响药物的代谢和排泄，对药物的耐受力降低，故用量应比成年人量减少。

（2）性别：男女性别不同对药物的反应一般无明显差异。值得注意的是，女性有月经期、妊娠期和哺乳期等特点。在月经期和妊娠期子宫对泻药或其他强刺激性药比较敏感，用药不慎，易引起月经过多、流产或早产；某些药物能通过胎盘进入胎体或经乳汁被乳儿吸入体内，有引起中毒的可能。故女性在月经期、妊娠期和哺乳期用药一定要慎重。

**2. 病理因素**　肝肾是代谢药物的重要器官。在病理因素中，肝肾功能受损程度具有重要意义。肝功能受损时，肝脏对药物的灭活能力降低，药物代谢速度变慢，造成药物作用时间延长或增强，如吗啡、苯巴比妥等，要减量、慎用或禁用。肾功能受损时，药物排泄减慢，半衰期延长，如氨基甙类抗生素、呋塞米等，可在体内蓄积引起中毒，故应减量或禁用。

**3. 心理、行为因素**　患者的精神状态、情绪变化、对待疾病的态度、暗示作用等都和药物的治疗效果有密切关系。如果能以乐观的态度正确对待疾病，积极配合治疗，不仅可以减轻患者对疾病痛苦的主观感受，还可以增加免疫力，增强患者对疾病的抵抗能力，有利于疾病的治愈。所以，在临床护理工作中，护士应重视患者的心理护理，善于应用心理学知识和技术，帮助患者达到最佳的身心健康状态。

4. 其他因素 患者对药物的感应性、病原体的耐药性、患者的饮食状况、医疗环境等，也都对药物疗效有一定影响，也应给予足够的重视。

表 11-1 医院给药常用的外文缩写及中文译意

| 外文缩写 | 中文意译 | 外文缩写 | 中文意译 |
|---|---|---|---|
| qd | 每日1次 | st | 即刻 |
| bid | 每日2次 | DC | 停止 |
| tid | 每日3次 | ac | 饭前 |
| qid | 每日4次 | pc | 饭后 |
| qh | 每小时1次 | 12n | 中午12点 |
| q2h | 每2小时1次 | 12mn | 午夜12点 |
| q4h | 每4小时1次 | hs | 临睡前 |
| q6h | 每6小时1次 | prn | 需要时（长期） |
| qm | 每晨1次 | sos | 需要时（临时1次，12h内有效） |
| qn | 每晚1次 | po | 口服 |
| qod | 隔日1次 | ID | 皮内注射 |
| qw | 每周1次 | H | 皮下注射 |
| biw | 每周2次 | IM 或 im | 肌内注射 |
| am | 上午 | IV 或 iv | 静脉注射 |
| pm | 下午 | ivdrip | 静脉滴注 |

表 11-2 给药时间缩写（外文）与时间安排

| 缩写 | 时间安排 | 缩写 | 时间安排 |
|---|---|---|---|
| qm | 6am | q2h | 6am、8am、10am、12n、2pm… |
| qd | 8am | q3h | 6am、9am、12n、3pm、6pm… |
| bid | 8am、4pm | q4h | 8am、12n、4pm、8pm、12mn… |
| tid | 8am、12n、4pm | q6h | 8am、2pm、8pm、2am |
| qid | 8am、12n、4pm、8pm | qn | 8pm |

# 第二节 口服给药法

口服给药（administering oral medication）是将药物经患者口服或胃管内灌入后，经胃肠道黏膜吸收入血，作用于局部或全身，以达到诊断、防治疾病的作用，是最常用、最方便、经济、安全的给药方法。但因口服给药吸收慢，疗效易受胃肠内容物的影响，而且某些药物会对胃肠产生不良刺激作用，使用时有一定的局限性。故不适用于急救、意识障碍、吞咽功能障碍、呕吐不止和禁食患者。

## 一、安全有效用药指导

对需服药的患者做好健康教育是临床护士工作的重要职责之一，为提高药物疗效，减少不良反应，护士在给口服药中，需要教会患者如下常识：

（1）抗生素及磺胺类药物应按时服药，以保持血液内的有效浓度。

（2）磺胺类药物服后要多饮水，可减少磺胺类结晶引起肾小管堵塞。发汗类药物服后多饮水，以增强药物疗效。

（3）服用酸类、铁剂时，因其对牙齿有腐蚀作用，应用吸水管且服后漱口。服用铁剂时，还应忌饮茶，以免形成铁盐，妨碍铁剂的吸收。

（4）止咳糖浆服后不宜立即饮水（一般15min后方可饮水），以防降低疗效。若同时服用多种药，则最后服用止咳糖浆。

（5）健胃药在饭前服，可刺激味觉感受器，使消化液分泌增多，增加食欲。

（6）助消化药和对胃黏膜有刺激性的药宜在饭后服，有利于食物消化，减少药物对胃粘膜的刺激。

（7）强心甙类药物服用前应先测试脉搏，如脉率低于60次/分或节律出现异常时，应停止服药并立即与医生联系。

（8）某些药物不能同时或在短时间内服用，如胃蛋白酶与碳酸氢钠、胃舒平忌同时服用，因前者在碱性环境里能迅速失去活性。

## 二、中心药房配药

规模较大的医院设有中心药房，提供全院各病区住院患者的日间用药。由中心药房的药剂师配药，以减少用药错误，减轻病区取药、退药、保管等繁琐工作。同时集中使用可避免积压浪费。

病区护士于每天上午处理医嘱后，服药单和医嘱核对无误后，将药盘、服药单一起送到中心药房，由药房的药剂师负责配药、核对，每次配一天的药量，再由病区护士核对后取回，按时分发给患者用药。

## 三、病区配药、发药

病区的药柜备有一定数量的常用药品，有专人负责，定期清点药品存量，按规定进行领取和补充。已过期或变质的药物，应及时退回药房处理。

［评估］

1. 核对医嘱　护士将服药单与小药卡进行核对，核实床号、姓名、药名、浓度、剂量、方法、时间。

2. 患者评估

（1）全身情况：患者病情、年龄、意识状态及活动能力，既往用药史、过敏史及家族史。

（2）局部情况：患者的吞咽能力，有无口腔、食道疾患、恶心、呕吐症状，有无因检查、手术需禁食。

（3）心理状况：心理反应及合作程度等。

（4）健康知识：患者的教育文化程度，服药的认知程度。

【计划】

**1.** 护士准备   着装整齐，洗手，剪指甲。

**2.** 用物准备   药柜内常用药物、药匙、量杯、滴管、研钵、药杯、服药卡、服药本、发药车、水壶、纸巾或湿纱布、治疗巾、饮水管、包药纸。

**3.** 环境准备   环境安静、整洁，光线充足。

**4.** 患者准备   了解服药目的及用药注意事项并能积极配合。

【实施】

**1.** 操作方法   见表 11 – 3

表 11 – 3   口服给药法

| 操作流程 | 步骤说明 | 行为要求 |
| --- | --- | --- |
| 配药 | 核对医嘱，洗手、戴口罩，备齐用物 | |
| 1. 认真查对 | 核对药卡与服药本（查八对内容），按床号顺序将小药卡插入药盘内，放好药杯 | 严格查对，一丝不苟 |
| 2. 正确配药 | 按床号顺序配药。检查药物质量，先配固体药，后配水剂和油剂 | 认真细致，剂量准确 |
| | （1）取固体药：用药匙，药粉或含化药应用纸包好 | |
| | （2）取液体药：摇匀后用量杯倒取，刻度与视线同一水平，倒药时药瓶瓶签贴掌心，倒药液至所需刻度处（图 11 – 1），用纸巾擦净瓶口，药瓶放回原处。同时配几种药液时，应分别倒入不同药杯。每次更换药液品种时应先洗净量杯 | |
| | （3）药液不足 1ml、油剂、按滴计算的药液：应用滴管吸取药液。药杯内先加少量温开水，以免药液附着杯壁，影响剂量；滴药时应稍倾斜滴管，以保证药量准确，1ml 按 15 滴计算 | |
| 3. 核对签名 发药 | 配药完毕配药者核对一遍，请另一护士再次核对并签名。整理药柜 | 体贴患者，细致周到 |
| 1. 核对分发 | 按给药时间备温开水，携服药本、药车，核对后床号、姓名，将药发给患者 | 细心观察，耐心解释 沟通良好，配合协调 |
| | （1）合作患者：查对后，确认患者服下后方可离开。 | |
| | （2）不能合作患者：危重、儿童、患者应喂服，鼻饲患者应将药研碎，用温开水溶解后，从胃管内灌入，再注入少量温开水冲管 | |
| | （3）遇有听觉或语言障碍患者，必须认真确认患者，用文字或非 | |
| 2. 观察反应 | 语言交流技巧协助患者将药服下。 | |
| 3. 整理用物 | 观察患者服药后反应，按需要向患者或家属解释服药目的及注意事项 药杯：消毒 – 清洁 – 消毒（一次性药杯集中消毒处理）；清洁药盘 | |

**2. 注意事项**

（1）取药时注意方法要正确，确保患者用药剂量准确。

（2）配药时要严格执行查对制度，防止差错事故的发生。

（3）发药前应了解患者的有关情况，如因特殊检查、手术需禁食或暂离病区者，暂不发药，做好交班。

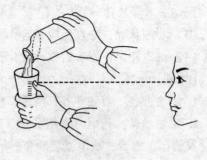

图 11-1  量取药液的方法

（4）发药时，同一患者所有药物应一次取离药盘，以减少错漏；对患者提出的疑问，护士应认真听取，重新核对，确认无误后耐心给予解释。

（5）发药后应看服到口，尤其麻醉药、催眠药、抗肿瘤药更应重点观察；随时观察患者的服药反应，有异常情况应及时与医生联系，酌情处理。

**3. 健康教育**

（1）向患者及其家属讲解所用药物的相关知识，做好安全用药指导。

（2）对出院后需继续服药的患者，做好有关药物使用的指导，说明遵医用药的重要性，不可随意增减药量或更改用药时间，尤其对高血压和糖尿病患者，以保证用药安全、有效。

**【评价】**

（1）患者用药安全、有效，不良反应减低到最低限度。

（2）护士操作中每个环节注意认真查对，做到准确给药。

（3）护患沟通有效，患者能积极主动配合服药。

# 第三节　雾化吸入法

雾化吸入法（inhalation）是指用雾化装置将药液分散成细小的雾滴喷出，经鼻、口吸入呼吸道，达到防治疾病目的的方法。吸入的药物除了对呼吸道产生局部作用外，还可通过肺组织吸收，对全身产生疗效。由于雾化吸入用药具有奏效快、药物用量少、不良反应轻等优点，故临床应用日渐广泛。临床常用的雾化器种类较多，本书介绍超声雾化吸入、手压式雾化器雾化吸入、压缩空气雾化吸入、氧气雾化吸入四种常用的雾化吸入法。

**【评估】**

**1. 核对医嘱**　核对"八对"内容。

**2. 患者评估**

（1）全身情况：患者年龄、意识状态，病情、自理能力等情况，有无吸烟嗜好。

（2）局部情况：患者呼吸道是否通畅，有无痰液黏稠、支气管痉挛、呼吸道黏膜水肿，患者面部及口腔黏膜有无感染、溃疡。

（3）心理状况：患者是否愿意配合。

（4）健康知识：患者对接受吸入治疗的认识，是否有治疗的相关知识。

【计划】

**1. 护士准备**　洗手、戴口罩、着装整齐；熟悉雾化吸入技术。

**2. 用物准备**

（1）雾化吸入装置：超声波雾化吸入器；手压式雾化吸入器；压缩空气雾化吸入器；氧气雾化吸入器。

（2）按医嘱备药，常用药物有以下 5 类。

抗生素：常用庆大霉素、卡那霉素、红霉素等。

祛痰药：常用 α－糜蛋白酶、易咳净（痰易净）、乙酰半胱氨酸等。

平喘药：常用氨茶碱、沙丁胺醇（舒喘灵）等。

糖皮质激素：常用地塞米松与抗生素同时使用。

（3）其他用物：治疗车、药杯、弯盘、治疗巾、纸巾、水温计、0.9% 氯化钠溶液、冷蒸馏水、电源插座等。

**3. 环境准备**　安静、整洁、安全、温湿度适宜。

**4. 患者准备**　向患者解释操作以取得合作，取坐位、半坐卧位或侧卧位。

【实施】

**1. 超声波雾化吸入法**　是应用超声波声能将药液变成细微的气雾，由呼吸道吸入，达到治疗目的的给药方法。其雾量大小可以调节，雾滴小而均匀，直径在 $5\mu m$ 以下，药液可随深而慢的吸气达到终末支气管和肺泡。同时雾化器的电子部分产热，可使药液起到轻度加热作用，使患者吸入的气雾温暖而舒适。由于操作方便、效果显著，是临床常用的一种雾化吸入给药方法。

（1）超声雾化吸入器结构：超声波雾化吸入器（图 11-2）由超声波发生器、水槽、晶体换能器、雾化罐、透声膜、螺纹管和口含嘴（或面罩）组成。

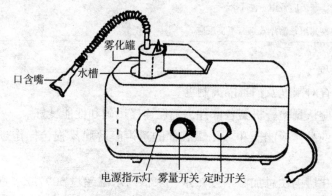

图 11-2　超声波雾化吸入器

（2）工作原理：超声波发生器接通电源后输出高频电能，通过水槽底部晶体换能器将高频电能转化为超声波声能，声能振动雾化罐底部的透声膜，作用于罐内的药液，破坏其表面张力和惯性，使药液变成微细的雾滴，通过连接管（螺纹管和口含嘴）随患者深而慢的吸气进入呼吸道。

（3）目的

①预防和控制呼吸道感染：通过吸入抗生素、祛痰药物等，预防和消除炎症，减轻呼吸道黏膜水肿、祛痰。常用于呼吸道感染、胸部手术前后患者。

②湿化呼吸道：通过吸入温暖、湿润的气体，稀释痰液，帮助祛痰，减少呼吸道的刺激。常用于呼吸道湿化不足、痰液黏稠者、气管切开术后。

③解除支气管痉挛：改善通气功能，保持呼吸道通畅。常用于支气管哮喘等患者。

④治疗肺癌：间歇吸入抗癌药物达到治疗目的。

（4）操作方法：见表11 - 4。

表11 - 4　超声雾化吸入法

| 操作流程 | 步骤说明 | 行为要求 |
|---|---|---|
| 1. 备雾化器 | 检查并连接雾化器各部件，关上所有开关。在水槽内加入冷蒸馏水约250ml，浸没雾化罐底部透声膜 | 认真检查，安全有效 |
| 2. 核对加药 | 核对医嘱，将药液稀释至30 ~ 50ml 后，加入雾化罐内，旋紧水槽盖 | 严格核对，操作规范 |
| 3. 核对解释 | 备齐用物，携至患者床旁，核对患者，向患者解释治疗的目的和配合要求，协助患者取坐位、半坐卧位或侧卧位 | 尊重患者，耐心解释 |
| 4. 开机调节 | 接通电源，打开电源开关，调整定时开关至15 ~20min 处，调节雾量开关（大档3ml/min、中档2ml/ml、小档1ml/ml），药液呈雾状喷出 | 操作规范，安全有效 |
| 5. 吸入药液 | 协助患者将口含器或面罩放置好，指导患者闭嘴作深呼吸15 ~20min | |
| 6. 关机整理 | 治疗毕，取下口含器或面罩，先关闭雾化开关，再关闭电源开关。协助患者擦净面部，取舒适卧位 | |
| 7. 处理用物 | 倒净水槽内余水并擦干，雾化罐、螺纹管、口含嘴浸泡消毒1h，洗净晾干后备用。洗手 | |
| 8. 观察记录 | 观察并记录治疗效果与不良反应 | |

（5）注意事项

①严格执行查对制度及消毒隔离制度。

②治疗前，应认真检查机器各部件，确保连接正确和性能良好。

③水槽底部的晶体换能器和雾化罐底部的透声膜薄脆易损，操作过程中应动作轻稳，以免损坏。

④水槽和雾化罐内切忌加温水或热水，水槽内水温超过50℃或水量不足，应先关机，再更换冷蒸馏水；如雾化罐内药量过少，需加药液时不必关机，可直接从盖上小孔内添加。

⑤连续使用超声雾化器时，中间应间隔30min。

（6）健康教育：向患者介绍超声雾化吸入器的基本结构，并教会其正确的使用方法。指导患者用深呼吸配合雾化吸入。

**2. 压式雾化器雾化吸入法**　手压式雾化吸入技术是利用手压法将预置于雾化器内的送雾器中的药液，喷洒到口腔和咽部的方法。操作简单，方便。

（1）作用原理：药液预置于雾化器内的送雾器中，送雾器内腔为高压，将其倒置，用拇指按压雾化器顶部时，其内的阀门即打开，药液便会以雾滴的形式从喷嘴内直接喷洒到口腔及咽部黏膜，经黏膜吸收。雾滴平均直径为 $2.8 \sim 4.3\mu m$，其喷出的速度甚快，80% 的雾滴会被吸收。

（2）目的：主要用于吸入拟肾上腺素类药、氨茶碱或沙丁胺醇等解痉药，改善通气功能。适用于支气管哮喘和喘息性支气管炎的对症治疗。

（3）操作方法：见表 11 - 5。

**表 11 - 5　手压式雾化器雾化吸入法**

| 操作流程 | 步骤说明 | 行为要求 |
|---|---|---|
| 1. 核对加药 | 取下雾化器的保护盖，充分摇匀药液 | 严格核对，备好药液 |
| 2. 吸入药液 | （1）雾化器倒置，接口端放入双唇间，平静呼气（图 11 - 3） | 操作规范，安全有效 |
| | （2）在吸气开始时，按压雾化器瓶顶部，使之喷药，药雾随着深吸气经口吸入 | |
| | （3）尽可能延长屏气时间（10s 左右最好），然后呼气。每次喷 1 ~ 2 次，两次使用间隔时间不少于 3 ~ 4h | |
| 3. 整理用物 | 观察并记录治疗效果。喷雾器使用后应放在阴凉处（30℃ 以下）保存。其塑料外壳应定期用温水清洁 | 观察疗效，清理用物 |

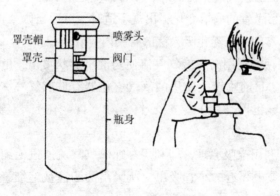

图 11 - 3　手压式雾化器雾化吸入

（4）健康教育

①教会患者正确使用手压式雾化器的方法。

②告知患者疗效不满意时，不可随意增减用药量和更改用药间隔时间。

③指导患者选用适当的运动方式，增强体质，预防呼吸道感染。

**3. 压缩空气雾化吸入法**　是利用压缩空气将药液分散成细微的气雾（直径 $3\mu m$ 以下），随吸气进入患者终末支气管、肺泡而发挥疗效的方法。对药物损坏较轻，操作简单，喷雾量精确节省药物。是近年来开展的治疗急、慢性呼吸系统疾病的主要方法之一。

（1）目的：①预防和控制呼吸道感染，消除炎症、祛痰、止咳。②解除支气管痉挛，改善通气功能。

（2）操作方法：见表11-6。

表11-6　压缩空气雾化吸入法

| 操作流程 | 步骤说明 | 行为要求 |
|---|---|---|
| 1. 备吸入器 | 连接雾化吸入器电源，关上开关。各部件连接准确、紧密，无漏气 | 认真检查，安全有效 |
| 2. 核对加药 | 核对医嘱，抽取药物注入雾化器的药杯内，将喷雾器与压缩机相连接 | 严格核对，备好药液 |
| 3. 核对解释 | 备齐用物，携至患者床旁，向患者解释治疗目的和配合要求，协助患者取舒适体位，铺治疗巾于患者颌下，指导患者做深呼吸 | |
| 4. 开机吸药 | 接通电源，打开压缩机，调节雾量适当，指导患者口含吸嘴器，深吸气吸入药物，然后用鼻缓慢呼气，直至药液雾化吸入完毕 | 操作规范，安全有效 |
| 5. 关机整理 | 治疗毕，取下口含器或面罩，关闭电源开关，协助患者擦净面部，取舒适卧位 | |
| 6. 处理用物 | 口含嘴、雾化罐、螺纹管浸泡消毒1h，再洗净晾干备用，洗手 | 认真清理，杜绝交叉 |
| 7. 观察记录 | 观察并记录治疗效果与不良反应 | 及时观察，认真记录 |

（3）注意事项

①使用前检查电源电压是否与压缩机吻合，雾化器连接是否漏气。

②压缩机应放置平稳。

③定期检查压缩机的空气过滤器内芯，喷雾器应定期清洗。

④治疗中注意观察患者的病情变化，出现不适时，可适当休息或平静呼吸。

（4）健康教育：参阅超声雾化吸入法的有关内容。

**4. 氧气雾化吸入法**　利用高速氧气气流使药液呈雾状喷出，由呼吸道吸入达到治疗目的的雾化吸入法。目前临床上使用的氧气雾化器有玻璃氧气雾化器、吸嘴式氧气雾化器、面罩式氧气雾化器（图11-4A，11-4B，11-4C），主要由口含嘴或面罩、储药罐构成。

（1）工作原理：利用空吸原理，即利用高速氧气气流通过毛细管管口时在管口附近产生的负压，将药液由邻近的小管吸出，所吸出的药液被毛细管口高速气流冲击成细小的雾滴。

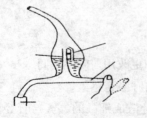 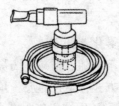 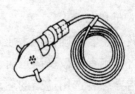

A 玻璃氧气雾化器　　　　B 吸嘴式氧气雾化器　　　　C 面罩式氧气雾化器

图11-4　氧气雾化器

（2）目的：稀释痰液，消除炎症，止咳解痉，减轻局部水肿。

（3）操作方法：见表 11 - 7。

表 11 - 7　氧气雾化吸入法

| 操作流程 | 步骤说明 | 行为要求 |
|---|---|---|
| 1. 配备药物 | 按医嘱抽取药液，用蒸馏水稀释至 5ml 注入雾化罐内 | 规范操作，剂量准确 |
| 2. 核对解释 | 携用物至床旁，对床号、姓名并解释，协助其取合适体位 | |
| 3. 雾化吸入 | 连接雾化器的接气口于氧气装置，调节氧流量至 6～8 L/min，将口含嘴放入患者口中，指导其紧闭口唇深呼吸，用鼻呼气 | 尊重患者，耐心指导 |
| 4. 停止治疗 | 取下口含嘴，关闭氧气开关，协助患者清洁口腔，取舒适卧位。观察并记录治疗效果 | |
| 5. 用物处理 | 将雾化器浸泡消毒 1h，再洗净晾干备用（一次性雾化吸入器按规定处理） | 爱惜物品，消毒严格 |

（4）注意事项

①严格执行查对制度及消毒隔离制度。

②使用前检查雾化器各部件是否连接好，有无松动、脱落等异常现象。使用时应避免火源，保证用氧安全；氧气湿化瓶内勿盛水，以免液体进入雾化器内使药液稀释影响疗效。

③观察患者痰液排出情况，如痰液仍未咳出，可予以拍背、吸痰等方法协助排痰。

# 第四节　注射给药法

注射给药是用注射器将无菌药液或生物制剂注入体内，达到诊断和防治疾病目的的方法。注射给药具有吸收快、药效迅速等优点，适用于需要药物迅速发挥作用或因各种原因不能经口服用药的患者。注射给药是一种侵入性操作，可引起疼痛，因吸收快，药物不良反应发生迅速。因此，护士应掌握各种注射给药的操作规程，确保安全用药。常用注射法包括皮内注射、皮下注射、肌内注射和静脉注射四种。

## 一、注射原则

### （一）严格执行查对制度

**1. 认真执行三查八对制度**　在注射前、中、后均应仔细查对患者的床号、姓名，药物的名称、剂量、浓度、有效期及注射时间、用法，并随时注意观察患者的反应。

**2. 仔细检查药液质量**　如发现药液变色、沉淀、混浊、失效、安瓿有裂痕或瓶盖松动等现象，均不能使用。

**3. 同时注射多种药物时**　应注意无配伍禁忌。

### （二）严格遵守无菌操作原则

（1）环境整洁、宽敞、明亮，操作前 30min 停止清扫工作，减少走动。空气、台面细菌培养指数达标。

（2）护士在注射前必须洗手、戴口罩，衣帽整洁。

（3）保持注射器的活塞体、空筒内壁、乳头、针梗与针头无菌。

（4）严格消毒注射部位皮肤 ①用棉签蘸2%碘酊，以注射点为中心，由内向外螺旋式旋转涂擦，消毒范围直径>5cm，待干后，用70%~75%乙醇同法脱碘，范围大于碘酊消毒面积，待干后方可注射。② 0.5%碘伏或安尔碘消毒两遍，方法同上。

### （三）选择合适的注射器和针头

根据药液的性质、药量、刺激性的强弱、注射部位、注射方法及患者的个体情况选择合适的注射器和针头。空筒与活塞要无裂缝、不漏气；针头要锐利、无钩、无弯曲、型号合适；注射器与针头衔接紧密；一次性注射器的包装应密封，且在有效期内。

### （四）选择合适的注射部位

注射部位应避开大神经和血管处；注射部位皮肤应无炎症、化脓感染、硬结、瘢痕、损伤及皮肤病等。对需要长期注射的患者，应经常更换注射部位。

### （五）药物现配现用

注射药液应在注射前临时抽取，应现用现配，防止放置过久引起污染和药物失效。

### （六）进针前排尽空气

进针前应排尽注射器内空气，以防空气进入血管引起空气栓塞，排气同时应避免浪费药液。

### （七）注药前检查回血

进针后注入药液前，应抽动活塞，检查有无回血。皮下及肌内注射无回血方可注药，若有回血，应拔出针头重新进针；静脉、动脉注射必须见到回血方可推药。

### （八）掌握进针深度和角度

各种注射法进针深度和角度有不同的要求（图11-5），操作者应准确掌握。进针时不可将针梗全部刺入皮肤内，以防断针。

### （九）应用无痛注射技术

（1）做好解释和安慰工作，消除或减轻患者的顾虑和恐惧，分散其注意力；指导患者作深呼吸，尽可能放松身心。

（2）协助患者取合适体位，使肌肉松弛。

（3）做到"两快一慢"，即进针和拔针要快、推药液要慢，且注药速度均匀。

（4）同时注射多种药物时应先注射无刺激性或刺激性弱的药液，后注射刺激性强的药液，且刺激性强的药液应选择长针头、深部注射，防止形成硬结和疼痛。

### （十）严防交叉感染

注射用物要做到一人一物一消毒，包括注射器、针头、止血带、小枕。操作者每次注射前后均应洗手。一次性物品按规定分类处理，注射器用后应毁形，针头放入专用锐器盒，不可随意丢弃。

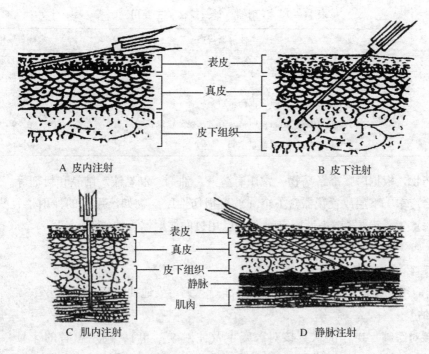

图 11 - 5 各种注射法的进针深度

## 二、注射前的准备

### (一) 注射用物

**1. 基础注射盘** 内置无菌持物钳及罐、无菌纱布缸、无菌棉签、砂轮、弯盘、启瓶器，速干手消毒剂、皮肤消毒液 (2% 碘酊或 0.5% 碘伏或安尔碘等)、75% 乙醇。

**2. 注射器和针头** 注射器有玻璃和一次性塑料类两种，常用一次性注射器。

(1) 注射器的构造：由空筒和活塞两部分组成 (图 11 - 6)，空筒前端为乳头，空筒上标有容量刻度，活塞包括活塞体、活塞轴、活塞柄。

(2) 针头的构造：由针尖、针梗、针栓三部分组成 (图 11 - 6)。

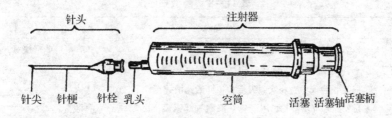

图 11 - 6 注射器及针头的构造

(3) 注射器、针头规格及主要用途见表 11 - 7

表11-7　注射器、针头规格及主要用途

| 用途 | 注射器规格 | 针头规格 |
|------|-----------|----------|
| 皮内注射 | 1ml | 4~4½ |
| 皮下注射 | 2ml | 5~5½ |
| 肌内注射 | 2ml、5ml、10ml（视药量定） | 5½~7 |
| 静脉注射 | ml、10ml、20ml、30ml、50ml（视药量定） | 6~9 |
| 静脉采血 | 2ml、5ml（视采血量定） | 9~16 |

**3. 药物**　根据医嘱准备药物，常用有溶液、油剂、混悬液、结晶和粉剂等。

**4. 治疗车**　下层放置锐器盒1个（放置损伤性废弃物如已用过的注射器针头等）。污物桶2个：一个放置感染性废弃物（如已用过的注射器、棉签等），另一个放置生活废弃物（如一次性物品的外包装等）。

（二）药液抽吸技术

是指应用无菌技术从安瓿或密封瓶内准确、无污染地抽吸药液的方法。

【评估】

**1. 核对医嘱**　操作前认真核对医嘱本及注射本（单），确定患者的床号、姓名、药物的名称、剂量、浓度、用法、注射时间及药物有效期。确认用药合理。

**2. 药物评估**　核对药物瓶签，检查药物质量，如发现药物有浑浊、沉淀、变色、絮状物，瓶身有裂缝，瓶盖有松动，超过有效期等现象，均不可使用。

**3. 一次性物品的评估**　检查一次性物品（一次性注射器、棉签）的名称、型号、有效期及包装密闭性。

【计划】

**1. 护士准备**　着装整洁、洗手、戴口罩，熟悉药液抽吸技术。

**2. 用物准备**　基础注射盘、注射器、药物、注射本（单）等。

**3. 环境准备**　清洁、舒适、安静、安全、宽敞、光线充足，符合无菌技术操作要求。

【实施】

**1. 操作方法**　见表11-8

表11-8　药液抽吸法

| 操作流程 | 步骤说明 | 行为要求 |
|---------|---------|---------|
| 1. 核对铺盘 | 核对医嘱，检查药液质量，铺无菌盘 | 严格核对，防止污染 |
| 2. 抽吸药液 | ◆自安瓿内吸取药液法（包括大安瓿和小安瓿）<br>（1）消毒安瓿：将安瓿尖端和颈部的药液弹至体部，0.5%碘伏消毒安瓿颈部及砂轮，用砂轮在安瓿颈部锯痕，用75%乙醇消毒锯痕处并去屑<br>（2）折断安瓿：用无菌纱布包裹包住安瓿颈部，折断安瓿（其颈部上方有一蓝点标记或在颈、体之间有一环形凹痕，属免锯标志，可消毒后直接折断安瓿） | |

续表

| 操作流程 | 步骤说明 | 行为要求 |
|---|---|---|
| | （3）抽吸药液检查并打开注射器包装袋，旋转针栓使针头斜面与空筒刻度相反（刻度朝上），并拧紧针栓，抽动活塞柄，一手持安瓿，一手持注射器并以示指固定针栓，将针尖斜面向下放入安瓿内的液面下，抽动活塞，吸尽药液（图11-7） | 针栓不得进入安瓿内，手不可触及活塞体部 |
| | ◆自密封瓶内吸取药液法<br>（1）常规消毒：用启瓶器开启铝盖中心部分，消毒瓶塞顶部及周围2遍，待干<br>（2）抽吸药液：注射器内抽入与所需药液等量的空气，以示指固定针栓，将针头刺入瓶内，注入空气，倒转药瓶，一手持瓶和注射器，一手抽动活塞，吸取所需药量。用手指固定针栓，拔出针头（图11-8） | |
| 3. 排尽空气 | 一手持注射器并用食指固定针栓，另一手持活塞柄，将针头垂直向上，轻拉活塞回抽针头内的药液流入注射器内，向上轻推活塞使气泡聚集于乳头口，轻推活塞驱尽气体 | |
| 4. 保管盘内 | 排气后，针头套上安瓿，或使用重新盖帽装置将针头插入针头保护套，再次核对后，放入无菌盘中备用 | 严格核对，做好防护 |
| 5. 处理用物 | 用物放于原处，垃圾分类处理，洗手 | |

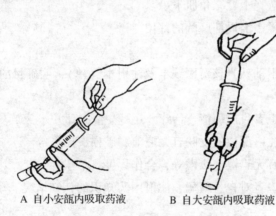

A 自小安瓿内吸取药液　　　B 自大安瓿内吸取药液

图11-7　自安瓿内吸取药液

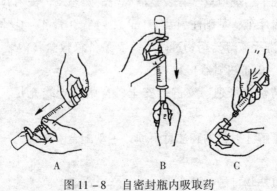

A　　　　　　B　　　　　　C

图11-8　自密封瓶内吸取药

**2. 注意事项**

（1）严格执行无菌操作原则。抽吸药液时，手不可触及针头和注射器的活塞。

（2）严格执行三查七对制度。注射前不要弃掉空药瓶。

（3）排气时不可浪费药液。

（4）操作中要仔细谨慎，防止针刺伤。

（5）结晶和粉剂需按要求先用无菌生理盐水或注射用水等溶媒充分溶解，然后再吸取；混悬液先摇匀再吸取。油剂和混悬液吸取时，需选用较粗的针头。抽吸方法与自安瓿、密封瓶内吸取药液法相同。

（6）药液抽取后要及时注射，放置时间不可过长。

【评价】护士操作熟练、规范。无药液浪费现象，无针刺伤发生。

## 三、常用注射法

### （一）皮内注射法

皮内注射法（intradermal injection，ID）是将少量药液注入患者表皮和真皮之间的方法。

【目的及部位】

**1. 药物过敏试验**　常用前臂掌侧下段内侧。

**2. 预防接种**　常选择上臂三角肌下缘。

**3. 局麻的先驱步骤**　需局部麻醉的部位。

【评估】

**1. 核对医嘱**　注射前认真核对医嘱本及注射本（单），明确目的，确认用药合理。

**2. 患者评估**

（1）全身情况：患者目前病情、治疗、用药史、过敏史、家族史、意识状态等。

（2）局部情况：注射部位的皮肤有无疤痕、破损、感染等。

（3）心理状态：有无恐惧、焦虑等，合作程度。

（4）健康知识：患者对自身疾病、注射用药知识的认知情况。

【计划】

**1. 护士准备**　洗手、戴口罩、着装整洁规范。熟悉皮内注射技术。

**2. 用物准备**　治疗车、基础注射盘、1ml 注射器（带 $4 \sim 4\frac{1}{2}$ 号针头）、注射用药液、注射本（单）、洗手液等。药物过敏试验需另备急救盒（内装 0.1% 盐酸肾上腺素 1 支、地塞米松 1 支、2ml 注射器）。

**3. 环境准备**　清洁、舒适、安静、安全、宽敞、光线充足，符合无菌技术操作要求。

**4. 患者准备**　了解注射目的和注意事项，主动配合。

【实施】

**1. 操作方法**　以药物过敏试验为例（表 11-9）

表 11 – 9　皮内注射法

| 操作流程 | 步骤说明 | 行为要求 |
|---|---|---|
| 1. 查对备药 | 核对医嘱和注射卡，检查用物，铺无菌盘，抽吸药液，排气后将针尖斜面调至与空筒刻度一致，套安瓿放入无菌盘内 | 认真查对，备药准确 |
| 2. 解释询问 | 备齐用物，携至患者床旁。核对医嘱，向患者解释注射目的和注意事项，询问其用药史、过敏史和家族史 | 耐心解释，仔细询问 |
| 3. 定位消毒 | 协助患者取坐位或卧位，选择前臂掌侧下段内侧，用 70% ~ 75% 乙醇消毒皮肤两遍，待干 | 消毒规范，安全有效 |
| 4. 进针注药 | 再次核对，操作者左手绷紧注射部位皮肤，右手持注射器，针尖斜面向上与皮肤呈 5° 角刺入皮内，待针头斜面全部进入皮内后，放平注射器，左手拇指固定针栓，右手推注药液 0.1ml，使局部隆起形成一圆形皮丘（隆起的皮丘处皮肤发白，毛孔显露），快速拔出针头（图 11 – 9） | 掌握进针深度，药量准确 |
| 5. 记时交待 | 再次查对，询问观察患者有无不适，记录注射时间并签名。协助患者取舒适体位，告知患者原地休息 20min 后观察结果，勿按压注射部位，如有不适立即呼叫 | 记时准确，交待清楚 |
| 6. 处理用物 | 整理用物，垃圾分类处理，洗手 | |
| 7. 观察结果 | 20min 后护士观察判断结果，记录结果，并向患者及家属说明结果 | 观察结果及时 |

**2. 注意事项**

（1）严格执行无菌操作原则、消毒隔离及查对制度。

（2）药物过敏试验前应详细询问用药史、过敏史和家族史，备 0.1% 盐酸肾上腺素；如对所用药物有过敏史者，应不作皮试，并及时与医生联系。

（3）药物过敏试验忌用碘剂消毒皮肤，以防影响局部反应的观察和对结果的判断。对酒精过敏者，可用洗必泰消毒皮肤。

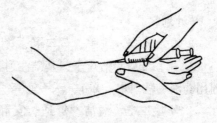

图 11 – 9　皮内注射

（4）把握好进针角度和深度，以免药液注入皮下。

（5）皮试液应现用现配，剂量要准确，同时备好相应的急救药品。

（6）如对试验结果有怀疑，应另取一副注射器，在对侧前臂掌侧下段内侧注入 0.9% 氯化钠溶液 0.1ml，20min 后，对照观察结果。

**3. 健康教育**

（1）向患者和家属介绍皮试的目的和注意事项。注射后，告知患者注意事项。

（2）对皮试结果阳性的患者，应告知患者和家属，今后不宜使用同类药物。

[评价]

（1）护士操作熟练、规范。

（2）护患沟通有效，患者了解有关知识，配合良好。

（3）按时观察皮试结果，判断准确，并规范记录。

（二）皮下注射法

皮下注射（hypodermic injection）是指将少量药液注入皮下组织的方法。

【目的及注射部位】

用于不能或不宜经口服给药的患者，或要求较口服给药产生作用迅速而又较肌内注射、静脉注射吸收较慢的情况，如预防接种或局部麻醉，胰岛素、阿托品等药物的注射。

常用部位：上臂三角肌下缘、大腿前侧和外侧、两侧腹壁、后背等（图11－10）。

【评估】

**1. 核对医嘱** 注射前认真核对医嘱本及注射本（卡），明确"八对"内容及注射目的，确认用药合理。

**2. 患者评估**

（1）全身情况：患者目前病情、用药史、意识状态等。

（2）局部情况：注射部位的皮肤有无疤痕、感染等。

（3）心理状态：有无恐惧、焦虑等，是否合作及合作程度。

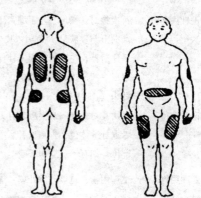

图11－10 皮下注射常用部位

（4）健康知识：患者对自身疾病、皮下注射知识、用药目的及注意事项的认识程度。

【计划】

**1. 护士准备** 洗手、戴口罩、着装整洁规范。熟悉皮内注射技术。

**2. 用物准备** 治疗车、基础注射盘、1ml或2ml注射器（带 $5\frac{1}{2}$ ~6号针头）、注射用药液、注射本（单）、洗手液等。

**3. 环境准备** 清洁、舒适、安静、安全、宽敞、光线充足，符合无菌技术操作要求。

**4. 患者准备** 了解注射的目的和注意事项，主动配合。

【实施】

**1. 操作方法** 见表11－10

表11－10 皮下注射法

| 操作流程 | 步骤说明 | 行为要求 |
|---|---|---|
| 1. 查对备药 | 同皮内注射 | 认真检查，备药准确 |
| 2. 核对解释 | 备齐用物，携至患者床旁。核对医嘱，向患者解释注射目的和注意事项 | |
| 3. 定位消毒 | 协助患者取坐位或卧位，根据目的选择注射部位，常规消毒注射部位皮肤；用2%碘酊消毒待干后，再以70%乙醇脱碘（或用安尔碘消毒2遍） | 操作规范，安全有效 |

续表

| 操作流程 | 步骤说明 | 行为要求 |
|---|---|---|
| 4. 核对进针 | 再次核对后，操作者左手绷紧皮肤，右手持注射器，示指固定针栓，针尖斜面向上与皮肤呈30°~40°角快速刺入皮下，深度为针梗的1/2~2/3长度（图11-11） | 角度准确，深度适宜 |
| 5. 回抽推药 | 右手固定注射器，左手抽动活塞柄，抽吸无回血，缓慢推注药液 | 如有回血，拔针止血，更换部位注射 |
| 6. 拔针按压 | 注射完毕，无菌干棉签放于针刺处，快速拔针，用棉签按压针刺处片刻至确认止血 | 注射规范，二快一慢 |
| 7. 核对记录 | 再次查对，询问观察患者有无不适，记录注射时间并签名。协助患者取舒适体位，交待注意事项 | 观察细致，健康教育 |
| 8. 处理用物 | 整理用物，垃圾分类处理，洗手 | |

**2. 注意事项**

（1）严格执行查对制度、无菌操作原则及消毒隔离原则。

（2）进针角度不宜超过45°（胰岛素专用针除外），以免刺入肌层。过瘦者或小儿可捏起注射部位皮肤，并适当减小进针角度。

（3）皮下注射不宜用于刺激性较强的药物。

（4）注射药量少于1ml时应用1ml注射器，以保证注入剂量准确。

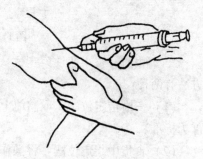

图11-11 皮下注射

（5）需长期皮下注射者，应有计划地更换注射部位，避免出现皮下硬结，影响药物吸收。

**3. 健康教育** 向患者和家属介绍皮下注射的目的和注意事项。向预防接种的患者和家属讲解接种的有关知识和注意事项。

【评价】

（1）护士操作熟练、规范，注射部位未发生硬结和感染。

（2）护患沟通有效，患者了解有关知识，配合良好，患者满意。

**（三）肌内注射法**

肌内注射（intramuscular injection）指将一定量的药液注入肌肉组织的方法。人体肌肉组织有丰富的毛细血管网，毛细血管壁是多孔的类脂质膜，药物透过的速度比透过其他生物膜快。因此，自肌内注射吸收较完全且生效迅速。

【目的】

用于需要快速产生疗效，且不宜或不能口服、皮下注射、静脉注射的药物。

【部位选择】

一般选择肌肉较丰厚、远离大神经和大血管的部位进行肌内注射。常用臀大肌、臀中肌、臀小肌、股外侧肌和上臂三角肌。

**1. 臀大肌注射定位**　臀大肌起自髂后上棘与尾骨尖之间，肌纤维平行向外下方至股骨上部。定位方法有两种：

（1）"十"字法：从臀裂顶点向左或右侧作一条水平线，然后从髂嵴最高点作一条垂直线，将一侧臀部分为四个象限，其外上象限避开内下角为注射部位（图11-12A）。

（2）联线法：取髂前上棘与尾骨联线的外上1/3处为注射部位（图11-12B）。

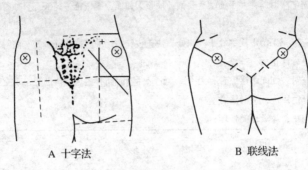

A 十字法　　　　　　　　　　B 联线法

图11-12　臀大肌注射定位法

**2. 臀中肌、臀小肌注射定位**　该处血管和神经分布较少，且脂肪组织较薄。定位方法有两种：

（1）三横指定位法：取髂前上棘外侧三横指处为注射部位（用患者自己的手指宽度为标准）。

（2）食指中指定位法：将操作者的示指尖和中指尖分别置于患者的髂前上棘和髂嵴下缘处，两指和髂嵴便构成一个三角区域，两指构成的内角即为注射部位（图11-13）。

**3. 股外侧肌注射定位法**　在大腿中段外侧，一般成人在膝上10cm、髋关节下10cm，约7.5cm宽处为注射部位。该处大血管、神经干很少，且范围较广，可供反复多次注射用。

**4. 上臂三角肌注射定位法**　取上臂外侧，肩峰下2~3横指处（图11-14）。此部位注射方便，但肌肉较薄，只能用于小量药液注射。

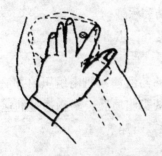

图11-13　臀中、小肌注射定位法

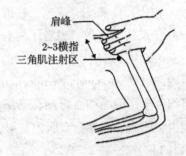

肩峰

2~3横指

三角肌注射区

图11-14　三角肌注射定位法

**［评估］**

**1. 核对医嘱**　注射前认真核对医嘱本及注射本（卡），明确"八对"内容及注射目的，确认用药合理。

**2. 患者评估**

（1）全身情况：患者目前病情、用药史、意识状态等。

（2）局部情况：注射部位的皮肤有无疤痕、感染等。

（3）心理状态：有无恐惧、焦虑等，是否合作及合作程度。

（4）健康知识：患者对自身疾病、用药目的及注意事项认识程度。

**【计划】**

**1. 护士准备**　洗手、戴口罩、着装整洁规范。熟悉肌内注射技术。

**2. 用物准备**　治疗车、基础注射盘、2ml 或 5ml 注射器（6～7 号针头）、注射用药液、注射本（单）、洗手液等。

**3. 环境准备**　清洁、舒适、安静、安全、隐蔽、光线充足，符合无菌技术操作要求。

**4. 患者准备**　了解注射的目的和注意事项，主动配合。根据患者情况取适宜的体位。

（1）侧卧位：上腿伸直并放松肌肉，下腿稍屈曲。

（2）俯卧位：两足尖相对，足跟分开，头偏向一侧。

（3）仰卧位：臀中肌、臀小肌注射时采用，常用于危重及不能翻身的患者。

（4）坐位：坐椅稍高，以便于操作。为门诊患者注射时常用的体位。

**【实施】**

**1. 操作方法**　见表 11 - 11

表 11 - 11　肌内注射方法

| 操作流程 | 步骤说明 | 行为要求 |
| --- | --- | --- |
| 1. 查对备药 | 核对医嘱和注射卡，检查用物，铺无菌盘，抽吸药液，排气，针头套安瓿放入无菌盘内 | 认真检查，备药准确性 |
| 2. 核对解释 | 备齐用物，携至患者床旁。核对医嘱，向患者解释注射目的和注意事项 | |
| 3. 定位消毒 | 根据病情选择坐位或卧位，常规消毒注射部位皮肤，直径≥5cm，待干 | 操作规范，安全有效 |
| 4. 核对进针 | 再次核对后，操作者左手绷紧皮肤，右手持注射器，示指固定针栓，如握毛笔姿势，针头和皮肤呈 90°角，快速刺入针梗的 1/2～2/3（图 11 - 15） | 如有回血，马上拔针压迫止血，更换部位 |
| 5. 回抽推药 | 右手固定注射器，左手抽动活塞柄，抽吸无回血，缓慢推注药液 | 注射规范，二快一慢 |
| 6. 拔针按压 | 注射完毕，无菌干棉签放于针刺处，快速拔针，用棉签按压针刺处片刻至确认止血 | |
| 7. 核对记录 | 再次查对，询问、观察患者有无不适，记录注射时间并签名。协助患者取舒适体位，交待注意事项 | 观察细致，健康教育 |
| 8. 处理用物 | 整理用物，垃圾分类处理，洗手 | |

**2. 注意事项**

（1）严格执行查对制度、消毒隔离制度、无菌操作原则及注射原则。

（2）2 岁以下婴幼儿不宜选用臀大肌注射，因其臀部肌肉较薄，有损伤坐骨神经或致肌肉萎缩的危险。宜选用臀中肌、臀小肌处注射。

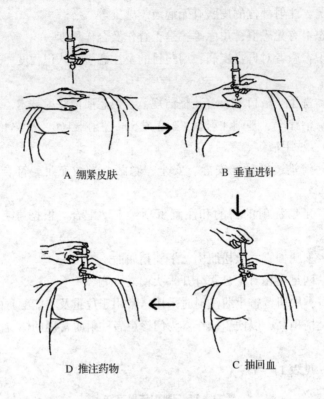

A 绷紧皮肤　　　　　　　　　　B 垂直进针

D 推注药物　　　　　　　　　　C 抽回血

图 11 - 15　肌内注射

（3）两种以上药物同时注射，须注意配伍禁忌。

（4）注射刺激性强的药物应选用长针头深部注射。

（5）对需长期注射者，要有计划地更换注射部位。以避免硬结的发生，必要时可热敷或进行理疗。

（6）进针时切勿将针梗全部刺入，以防针梗折断难以取出。若发生断针，嘱患者保持原位不动，立即用手捏紧局部肌肉，防止针头移位，并尽快用止血钳夹紧外露端拔出针梗。若断端全部埋入皮下，即请外科医生处理。

**3. 健康教育**　向患者和家属介绍肌内注射的目的和注意事项，讲解适宜的体位可使肌肉放松、疼痛减轻。

【评价】同皮下注射法。

**附 1**　留置气泡技术是较新的一种技术，用于肌内注射，方法是用注射器抽吸适量药液后，再吸进 0.2~0.3ml 的空气。注射时，使气泡在上，当全部药液注入后，再注入空气。其原理是该方法可使针头部位的药液全部进入肌肉组织内，并可预防拔出针头时药液渗入皮下组织，从而减轻组织受刺激的程度，减轻患者不适。此外，还可将药液限制在所注射的肌内局部，以利其吸收。

**附 2**　Z 型肌内注射法目的是为了防止药液外渗，减轻注射中和注射后的疼痛，尤其适用于需要长期接受肌内注射的患者，如同时配合使用留置气泡技术，效果更好。其操作方法如下：常规吸取药液后更换一个无菌针头，将皮肤和皮下组织向一侧牵拉后，按常规方法刺入注射部位并推注药液；注药完毕拔出针头，错动向一侧的皮肤和皮下组织复位，针刺通道随即闭合。

### （四）静脉注射法

静脉注射（intravenousinjection）是自静脉注入药液的方法。

**【目的】**

（1）药物不宜口服、皮下或肌内注射时，需要快速产生疗效者。

（2）由静脉注入药物，协助诊断性检查。

（3）静脉输液或输血。

（4）静脉高营养治疗者。

**【静脉选择】** 选择粗、直、弹性好、易于固定的静脉，避开关节及静脉瓣。

**1. 四肢浅静脉** 肘部的贵要静脉、正中静脉、头静脉；腕部及手背静脉；下肢的足背、踝部静脉等（图11－16）。

**2. 股静脉** 位于股三角区，在髂前上棘和耻骨结节连线的中点与股动脉相交，在股神经和股动脉内侧（11－17）。

**3. 小儿头皮静脉** 额上静脉、颞浅静脉、眶上静脉、耳后静脉和枕后静脉（图11－18）。头皮静脉表浅易见，不易滑动。但使用时，应注意与头皮动脉相鉴别（表11－12）。

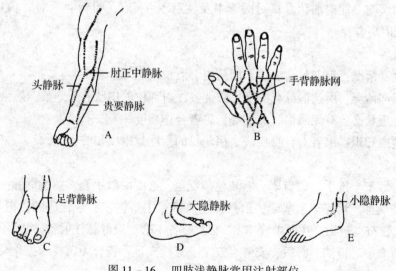

图11－16 四肢浅静脉常用注射部位

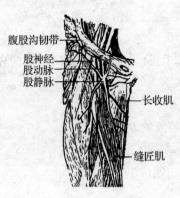

图 11 - 17 股静脉的解剖位置

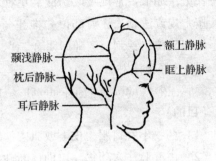

图 11 - 18 小儿头皮静脉分布

表 11 - 12 头皮动脉与静脉的鉴别

| 鉴别项目 | 头皮静脉 | 头皮动脉 |
| --- | --- | --- |
| 外观 | 微蓝 | 暗红或与皮肤同色 |
| 搏动 | 无 | 有 |
| 管壁 | 薄、易压瘪 | 厚、不易压瘪 |
| 血流方向 | 向心 | 离心 |
| 回血颜色 | 暗红 | 鲜红 |
| 注药 | 阻力小 | 阻力大、局部血管树枝状突起，颜色苍白；患儿疼痛，尖叫 |

【评估】

**1. 核对医嘱** 注射前认真核对医嘱本及注射本（卡），明确"八对"内容及注射目的，确认用药合理。

**2. 患者评估**

（1）全身情况：患者目前病情、用药史、意识状态等。

（2）局部情况：所选静脉充盈度、弹性，注射部位的皮肤有无疤痕、感染等。

（3）心理状态：有无恐惧、焦虑等，患者合作程度。

（4）健康知识：患者对自身疾病、用药目的及注意事项知晓程度。

【计划】

**1. 护士准备** 洗手、戴口罩、着装整洁规范，必要时戴手套。熟悉静脉注射技术。

**2. 用物准备** 治疗车、基础注射盘、止血带、小垫枕、型号合适的注射器、针头或头皮针、胶布、药物、注射本（卡）。必要时备手套，股静脉注射备砂袋。

**3. 环境准备** 清洁、舒适、安静、安全、光线充足，符合无菌技术操作要求。

**4. 患者准备**

（1）向患者和家属解释，消除其顾虑以取得主动配合。

（2）协助患者取合适的体位，常见的有以下3种。

四肢浅静脉注射：协助患者取坐位或卧位。

小儿头皮静脉注射：患儿取仰卧位或俯卧位，必要时剃去注射部位的头发。

股静脉注射：取仰卧位，下肢伸直略外展，必要时，臀下垫砂袋以充分暴露注射局部（如给小儿做股静脉穿刺，需用尿布覆盖其会阴，以防排尿弄湿穿刺部位）。

【实施】

1. 操作方法 见表11－13，表11－14，表11－15。

**表11－13 四肢浅静脉注射法**

| 操作流程 | 步骤说明 | 行为要求 |
|---|---|---|
| 1. 查对备药 | 同皮内注射 | 认真检查，备药准确性 |
| 2. 核对解释 | 备齐用物，携至患者床旁。核对医嘱，向患者解释注射目的和注意事项 | |
| 3. 定位消毒 | 根据病情选择坐位或卧位，选择合适的静脉，戴手套，在被穿刺部位肢体下垫小枕，在穿刺点上方约6cm处扎止血带，常规消毒注射部位皮肤，待干 | 止血带松紧适宜 消毒严格 |
| 4. 核对进针 | 再次核对后，嘱患者握拳，排尽空气，左手拇指绷紧静脉下端皮肤，右手持注射器或头皮针小柄，针尖斜面向上与皮肤呈约20～25°角，从静脉上方或侧方刺入皮下，再沿静脉走向潜行刺入，见回血后，再顺静脉推进0.5～1cm（图11－19A） | 根据静脉深浅把握进针角度 |
| 5. 缓慢推药 | 松开止血带，嘱患者松拳，固定针头，缓慢推注药物（图11－19B） | |
| 6. 拔针按压 | 注射完毕，无菌干棉签放于进针处，快速拔针，用棉签按压进针处至确认止血，脱去手套 | |
| 7. 核对记录 | 再次查对，询问、观察患者有无不适，记录注射时间并签名。协助患者取舒适体位，交待注意事项 | 观察细致，健康教育 |
| 8. 处理用物 | 整理用物，止血带及小枕套浸泡消毒，垃圾分类处理，洗手 | |

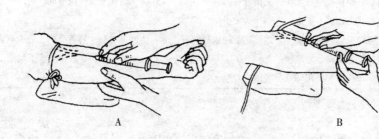

A                                    B

图11－19 静脉注射法

**表11－14 小儿头皮静脉注射法**

| 操作流程 | 步骤说明 | 行为要求 |
|---|---|---|
| 1. 查对备药 | 核对医嘱和注射卡，检查用物，铺无菌盘，抽吸药液，更换型号合适的头皮针，排气后放入无菌盘内 | 认真检查，备药准确 |
| 2. 核对解释 | 备齐用物，携至患者床旁。核对医嘱，向患儿家属解释注射目的、配合方法和注意事项 | 耐心解释，取得家属支持 |
| 3. 选择静脉 | 选择合适的静脉，注意头皮静脉与头皮动脉的鉴别，患儿平卧 | 固定患儿头部和针头 |
| 4. 剃发消毒 | 剃除穿刺部位的毛发，戴手套，用70%～75%乙醇消毒皮肤两遍，待干 | |

续表

| 操作流程 | 步骤说明 | 行为要求 |
|---|---|---|
| 5. 进针推药 | 再次核对，排尽空气，助手固定小儿头部。操作者左手拇指、示指固定静脉两端，右手持头皮针柄，以静脉最清晰点后约 0.1cm 处与皮肤成 15°~20°角刺入静脉（向心方向），见回血推药少许，无异常胶布固定，缓慢注入药液，注毕用干棉签放于穿刺点上方，快速拔出针头按压至不出血 | |
| 6. 核对记录 | 脱手套，再次查对，记录注射时间并签名 | |
| 7. 观察交待 | 观察患儿有无不适，向家属交待注意事项 | 观察细致，健康教育 |
| 8. 整理用物 | 整理病床单位，用物放于原处备用，垃圾分类清理 | |

表 11-15　股静脉注射法

| 操作流程 | 步骤说明 | 行为要求 |
|---|---|---|
| 1. 查对备药 | 备药同皮内注射 | 认真检查，安全有效 |
| 2. 核对解释 | 备齐用物，携至患者床旁。核对医嘱，向患者解释注射方法、注射目的和注意事项 | |
| 3. 定位消毒 | 协助患者取仰卧位，下肢伸直略外展，臀下垫砂袋，操作者左手示指和中指扪及股动脉搏动处，其内侧 0.5cm 处为进针点，常规消毒注射部位皮肤和操作者左手示指和中指，待干 | 定位准确，严格消毒 |
| 4. 核对进针 | 再次核对后，操作者在腹股沟中部（图 11-17），用左手示指触摸到股动脉搏动最明显处，并固定，右手持注射器，在股动脉内侧 0.5cm 处，针头与皮肤呈 45°或 90°角刺入 | 动作轻、快、准 |
| 5. 注药或抽血 | 抽动活塞见暗红色回血，固定针头，注入药物或抽取所需血量 | 认真观察回血颜色 |
| 6. 拔针按压 | 注射毕，快速拔出针头，以无菌纱布按压针刺处 3~5min，确认无出血后然后用胶布固定 | 按压准确，时间充足 |
| 7. 观察记录 | 再次查对，询问患者有无不适，记录注射时间并签名；协助患者取舒适体位，交待注意事项 | 观察反应，健康教育 |
| 8. 处理用物 | 整理床单位，归还用物，分类清理垃圾 | |

**2. 注意事项**

（1）需长期静脉给药的患者，应注意保护血管，由远心端向近心端选择血管进行注射。

（2）根据药物性质、作用、治疗目的及病情，掌握推药速度，随时观察患者的用药反应及注射局部情况，注意听取患者的主诉。某些药物如洋地黄类强心药和硫酸镁，注射速度尤其要均匀、缓慢。

（3）注射对组织有强烈刺激的药物，应另备一副盛有无菌生理盐水的注射器，穿刺后，先注入少量生理盐水，确认针头在血管内后，再换接有药液的注射器（针头不动）推注，以防药液外溢而发生皮下组织坏死。

（4）有出血倾向的患者不宜采用股静脉注射。

（5）针头误刺入动脉的处理，小儿头皮静脉注射时如回血呈鲜红色，推药阻力大，局部血管树枝状突起，患儿疼痛、尖叫，提示误入动脉，应立即拔出针头，按压至少5～10min；股静脉注射时，如有鲜红血液涌入注射器，并随脉搏波动，提示针头刺入股动脉，应立即拔出针头，用无菌纱布按压穿刺点5～10min，直至无出血。

**3. 静脉穿刺失败的常见原因及处理**

（1）针头刺入过浅，因针头固定不好或松压脉带用力过大，至静脉滑出血管外，推药局部隆起并有痛感，抽吸无回血。

（2）针头斜面未全部进入血管，部分药液溢出至皮下，可有回血，但推注药物时针头处局部隆起并有痛感。

（3）针头刺入过深，针尖部分穿透对侧的血管壁，部分在血管内，可有回血，但推注药物时局部有痛感，注入少量药物时局部可无隆起。

（4）针头刺入过深，针尖完全穿透对侧的血管壁，抽吸无回血。

发生以上情况，应立即拔针，以无菌棉签压迫局部更换针头后再选择血管重新穿刺（图11－20）。

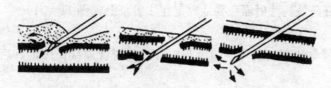

图11－20　静脉注射失败的常见原因

**4. 提高静脉穿刺成功率的方法**

（1）肥胖患者：此类患者皮下脂肪较厚，静脉比较深，一般不显露。可先扎上止血带，找到合适的静脉，摸清其走向后再松开止血带，常规消毒皮肤后重新扎上止血带，消毒左手示指指腹，用该指摸准静脉位置和走向，右手持注射器与针头，稍加大进针角度（约为30°～40°），顺静脉走向从血管的正上方刺入。

（2）水肿患者：此类患者可按压肢体浅静脉走行位置，先用手指按压局部将皮下组织间液暂时推开使血管显露，然后尽快消毒皮肤扎上止血带后进针。

（3）休克患者：此类患者因静脉充盈不良而使穿刺困难。可在扎上止血带后，由穿刺部位的远心端向近心端方向反复推揉局部皮肤，以使血管充盈后再进针。

（4）老年人：老年患者因生理原因，皮下脂肪一般较少，且血管硬化易滑动，或脆性较大使针头不易刺入或易被穿破。对血管滑动者，可先以一手示指和拇指分别置于所选静脉段的上下端固定静脉后，再沿其走向穿刺；对血管脆性大者，进针时可适当减小角度和减慢速度。

（5）天气寒冷浅表静脉收缩，可先用热毛巾或热水袋热敷局部使局部血管充盈显露便于进针。

**5. 健康教育**

（1）向患者及家属介绍静脉注射的目的和注意事项。

（2）向需长期进行静脉注射的患者讲解保护血管的知识，如静脉出现烧灼感、触痛或其他异常感觉时用50%硫酸镁湿敷的方法和目的。皮肤应清洁,以防发生感染。

(3) 告知患者及家属按压穿刺部位的方法及时间,以防注射部位出现血肿或出血不止。

【评价】

(1) 护士操作正确、熟练、规范,无菌观念强。注意保护静脉。

(2) 护患沟通有效,患者了解有关知识、配合良好、无不良反应。

(五) 微量注射泵的应用

微量注射泵是将少剂量(定量)药液持续、均匀、缓慢地输入人体静脉的注射装置。临床上常用于升压药物和抗心律失常药物的治疗、重症监护患者、尤其是小儿监护患者。如毛花甙丙、胰岛素、多巴胺、硝普钠等静脉注射。

注射泵的种类很多,其主要组成与功能大体相同。操作步骤如下:

(1) 将注射泵放在床头桌或仪器车上。

(2) 插好电源,打开开关。

(3) 将抽吸好药液的注射器稳妥地固定在注射泵上(图11-21)。

(4) 按医嘱设定注射速度。

(5) 将注射器与已穿刺成功的静脉头皮针或留置针连接,固定好后,按"开始"键即开始注射。

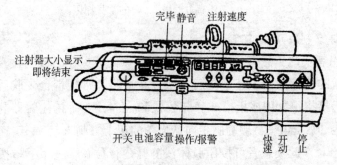

图 11-21　注射泵

(6) 当药液即将注射完毕时,注射泵会发出报警音,此时注射继续进行。

(7) 药液注射完毕,注射泵会发出连续报警铃声并自动停止运行。

(8) 按压"消音键"消除报警音。

(9) 松开注射器与静脉穿刺针的连接。取下注射器,关闭注射泵,切断电源。

## 附3　胰岛素笔的使用

胰岛素注射是治疗糖尿病的重要手段。胰岛素注射器有注射器、胰岛素注射笔、胰岛素泵等,目前胰岛素注射笔在糖尿病患者中使用日趋广泛。在此介绍胰岛素注射笔的使用方法及使用注意事项

(一) 使用方法

1. 注射前准备胰岛素笔、其他用物同一般皮下注射法。

2. 按照胰岛素笔的使用说明书正确安装笔芯和针头。

3. 胰岛素检查检查笔芯中药液的剂型、外观和失效期等。

4. 排气调整 2 个单位的剂量，将笔垂直竖起，针头向上，轻轻用手指敲打笔芯使气泡聚集在上部，推动注射按钮，看到有药液流出，则排气成功。

5. 转动剂量调节旋钮，选择所需剂量，按照皮下注射法选择注射部位和消毒，垂直进针，先用拇指放在注射按钮上，然后缓慢推注药物，直至按钮不能再向前推进，此时剂量窗口显示为"0"，继续按住注射按钮 5 秒，拔出针头，按照皮下注射法要求按压局部片刻，然后按要求处理针头、盖上笔帽、保存胰岛素笔和笔芯。

(二) 胰岛素笔使用注意事项

1. 胰岛素笔与其笔芯必须匹配使用。目前国内常见的胰岛素注射笔主要有诺和笔、优伴笔和得时笔 3 种。

2. 装笔芯前应确保其无破裂或折断，且笔芯架必须安装到位后方可使用。

3. 如所注射的胰岛素为混悬液，应将胰岛素笔轻轻摇动、上下颠倒 10 次左右，直到药液混合均匀时方可注射。

4. 每次安装新笔芯和针头时必须排气。排气时，如没有药液流出，则需重复排气程序，如果多次排气后仍未看到药液流出，可能针头发生堵塞，此时应更换针头重新排气。

5. 每次注射前必须检查是否有足够剂量的胰岛素，注射后，剂量窗口应显示为"0"。

6. 注射完后应妥善处理针头及保存胰岛素。注射后，套上内针帽，旋下针头，按照消毒隔离要求丢弃。胰岛素应放置在 2℃ ~ 8℃ 的冰箱冷藏室内，不能冰冻，冰冻后的胰岛素药液容易失去生物活性。胰岛素如发生颜色改变，或出现不均匀悬浮颗粒时，则不能使用。

7. 一套用物只能供一人使用，以防发生交叉感染。

# 第五节　药物过敏试验及过敏反应的处理

临床使用某些药物时，可因患者的过敏体质而引起不同程度的过敏反应。药物过敏反应是异常的免疫反应，其发生与药物的剂量、剂型和用药途径无关。与患者的过敏体质有关。其反应的轻重程度不同，严重时可发生过敏性休克，危及患者生命。因此，在使用易引起过敏反应药物前，应先做药物过敏试验，以避免或减少过敏反应的发生。护士应掌握药物过敏试验方法，熟悉药物过敏反应的临床表现及处理原则。

## 一、青霉素过敏试验及过敏反应的处理

青霉素是临床常用抗生素之一，具有疗效高，毒性低的特点。但易引起过敏反应，发生率为 5% ~6%。常发生于多次接受青霉素治疗者，初次用药者少见。对青霉素过敏者，可发生于任何年龄，不受给药途径、药物剂型、剂量、给药时间的限制。因此，

在使用青霉素前应先做过敏试验，试验结果阴性者方可用药。

（一）青霉素过敏反应的原因

过敏反应系抗原与抗体在致敏细胞上相互作用而引起的。青霉素是一种半抗原，本身不具有免疫原性。进入机体后，其降解产物（如青霉烯酸、青霉噻唑酸等）与组织蛋白结合形成全抗原，刺激机体产生特异性抗体 IgE。1gE 吸附在某些组织的肥大细胞上和血液中的白细胞表面，使机体呈致敏状态；当青霉素再次进入机体，形成全抗原，与特异性抗体 IgE 结合，发生抗原抗体反应，导致细胞破裂，释放组胺、缓激肽、慢反应物质、5-羟色胺等血管活性物质。这些物质分别作用于效应器官，使平滑肌痉挛、微血管扩张、毛细血管通透性增高、腺体分泌增多，产生一系列过敏反应。

（二）青霉素过敏反应的临床表现

**1. 过敏性休克**　是最严重的过敏反应，发生迅猛，可发生在青霉素过敏试验过程中，或注射青霉素后数秒、数分钟内呈闪电式发生，也有发生在用药后 30min 后。主要表现：

（1）呼吸系统症状：患者胸闷、气促、发绀，喉头堵塞伴濒危感。由于喉头水肿、支气管痉挛，肺水肿所致。

（2）循环系统症状：面色苍白、冷汗、脉搏细弱，血压下降。由于周围血管扩张导致有效循环量不足所致。

（3）中枢神经系统症状：头晕、眼花、面部及四肢麻木、烦躁不安、意识丧失、抽搐或大小便失禁等。因脑组织缺氧所致。

（4）皮肤过敏症状：皮肤瘙痒、荨麻疹及其他皮疹。

**2. 血清病型反应**　一般于用药后 7～12 天发生，临床表现和血清病相似，患者有发热、腹痛、皮肤瘙痒、荨麻疹、关节肿痛、全身淋巴结肿大等症状。

**3. 各器官或组织反应**

（1）皮肤过敏反应：出现皮疹（荨麻疹）、皮炎，严重者可发生剥脱性皮炎。

（2）呼吸系统反应：可引起哮喘或诱发原有哮喘发作。

（3）消化系统反应：可引起过敏性紫癜，以腹痛和便血为主要症状。

（三）青霉素过敏性休克的处理

（1）立即停药、平卧、就地抢救，同时报告医生、护士长。

（2）遵医嘱立即皮下或静脉注射 0.1% 盐酸肾上腺素 0.5～1ml，小儿剂量酌减。症状如不缓解，可每隔半小时重复给药，直至脱离危险期。盐酸肾上腺素是抢救过敏性休克的首选药物，具有收缩血管、增加血管外周阻力、提升血压、兴奋心肌、增加心输出量及松弛支气管平滑肌等作用。

（3）开放呼吸道、吸氧、维持有效通气。呼吸受抑制时，应立即进行人工呼吸，并肌内注射尼可刹米、山梗菜碱等呼吸兴奋剂。喉头水肿影响呼吸时，应尽快协助医生施行气管插管或气管切开术。

（4）迅速建立静脉通路。根据医嘱给予地塞米松 5～10mg 静脉注射或氢化可的松 200～400mg 加入 5%～10% 葡萄糖溶液 500ml 内静脉滴注；应用抗组胺类药物，如肌内注射盐酸异丙嗪 25～50mg 或苯海拉明 40mg。此外，根据病情遵医嘱给予血管活性药物（多巴胺、去甲肾上腺素等）和扩充血容量治疗等。

（5）若心跳骤停，则立即进行人工复苏抢救（CPR）。

（6）密切观察病情，记录患者意识、瞳孔、体温、呼吸、脉搏、血压和尿量等变化。注意保暖。患者未脱离危险时不宜搬动。

（7）安抚患者和家属，并告知其以后避免使用该类药物。

（四）青霉素过敏反应的预防

（1）使用青霉素前必须先做药物过敏试验，试验前应详细询问患者的用药史、过敏史、家族史。患者如有青霉素过敏史，禁止做过敏试验；患者进行青霉素治疗已停药 3 天、用药途中更换药物批号，均应重新做药物过敏试验。结果阴性方可使用。

（2）青霉素皮试液和注射液应现用现配。因青霉素溶液极不稳定，特别是在常温下易产生降解产物导致过敏反应。

（3）进行青霉素过敏试验及每次注射青霉素前均应做好急救准备工作，备好盐酸肾上腺素和一次性注射器等。

（4）护士应加强责任心，严格执行"三查八对"制度。

（5）严密观察患者，首次注射后应观察 30min，以免发生迟缓性过敏反应。注意倾听患者主诉，观察局部和全身反应。

（6）皮试结果阳性者禁止使用青霉素，及时报告医生，在体温单、医嘱单、床头卡、注射卡、病历卡、门诊卡上注明过敏药物名称，并告知患者及其家属。

（五）青霉素过敏试验方法

【评估】

（1）详细询问患者青霉素用药史、过敏史、家族史。

（2）其他同皮内注射。

【计划】同皮内注射

【实施】

**1. 操作步骤**

（1）皮内试验药液配制：皮内试验药液的标准为每 1ml 含青霉素 200～500U 的生理盐水溶液，注入剂量为 20U～50U（0.1ml）。以 80 万 U/瓶青霉素为例，具体配制方法见表 11 - 16。

表 11 - 16　青霉素试验药液配制法（以 200U/ml 为例）

| 青霉素 | 加入 0.9% 氯化钠溶液 | 青霉素含量 | 要求 |
|---|---|---|---|
| 80 万 U | 4.0 ml | 20 万 U/ml | 充分溶解 |
| 取上液 0.1 ml | 0.9 ml | 2 万 U/ml | 摇匀 |
| 取上液 0.1 ml | 0.9 ml | 2000U/ml | 摇匀 |
| 取上液 0.1 ml | 0.9 ml | 200U/ml | 摇匀 |

（2）皮内试验：核对无误，再次询问患者无过敏史后，于前臂内侧皮内注射上述皮试溶液0.1ml（含青霉素20U），20min后观察并判断皮试结果。

（3）皮试结果判断标准

阴性：皮丘无改变、周围无红肿及红晕，无自觉症状。

阳性：皮丘隆起增大，出现红晕，直径 > 1cm，或红晕周围有伪足、局部痒感；或有头晕、胸闷、心慌、气短、冷汗等全身症状，严重者可发生过敏性休克。

（4）皮试结果的记录：将皮试结果记录在病历、医嘱单、注射卡上，阴性用蓝笔标注，阳性用红笔标注。

**2. 注意事项**

（1）患者不宜空腹时进行皮试。个别人于空腹时注射，会发生眩晕、恶心等反应，易与过敏反应相混淆。

（2）皮试结果阳性者不可使用青霉素。如对皮试结果有怀疑，应在对侧前臂皮内注射生理盐水0.1ml，以作对照，确认青霉素皮试结果为阴性方可用药。

（3）皮试阴性者，在用药过程中个别患者也还有出现过敏反应的可能，故于注射药物后仍需密切观察20min为宜。

（4）皮试液的配制和注射剂量必须准确。配制试验液或稀释青霉素的0.9%氯化钠溶液应专用。

**3. 健康教育**

（1）向患者和家属讲解青霉素的作用、不良反应及用药后的注意事项。

（2）对皮试结果阳性的患者，应告知患者和家属，今后不宜使用同类药物。

【评价】

（1）护士操作正确、熟练、规范，实验结果判断正确。

（2）护患沟通有效，患者及家属了解有关知识，配合良好。

## 二、链霉素过敏试验及过敏反应的处理

链霉素由于本身的毒性作用及所含杂质（链霉素胍及二链霉胺）具有释放组织胺的作用，由此可引起中毒反应和过敏反应。其不良反应（毒性反应）以对第八对脑神经的损害为多见。链霉素还可导致皮疹、发热、荨麻疹、血管性水肿等较常见的过敏反应。过敏性休克发生率较青霉素低，但死亡率很高，故使用链霉素前，应作皮肤过敏性试验。

（一）链霉素过敏试验法

**1. 皮试药液配制**　皮内试验药液的标准为每1ml含链霉素2500 U的生理盐水溶液，注入剂量为250 U（0.1ml）。以100万U（1g）/瓶链霉素为例，具体配制方法见表11 – 17。

**表 11 - 17    链霉素试验药液配制法**

| 链霉素 | 加 0.9% 氯化钠溶液 | 每 ml 链霉素含量 | 要求 |
|---|---|---|---|
| 100 万 U（即 1g） | 3.5 ml（溶解后为 4ml） | 25 万 U/ml | 充分溶解 |
| 取上液 0.1 ml | 0.9 ml | 2.5 万 U/ml | 摇匀 |
| 取上液 0.1 ml | 0.9 ml | 2500U/ml | 摇匀 |

**2. 皮内试验**   取上述皮试药液 0.1ml（含链霉素 250 U）作皮内注射，20min 后判断并记录结果，其结果判断标准与青霉素的相同。

**（二）链霉素过敏反应及其处理**

链霉素过敏反应较少见，其临床表现与青霉素过敏反应相同。但链霉素的毒性反应较过敏反应更常见，主要表现为全身麻木、肌肉无力、抽搐、眩晕、耳鸣、耳聋等。

链霉素过敏反应处理与青霉素过敏反的处理相同。同时，可缓慢静脉注射 10% 葡萄糖酸钙或 5% 氯化钙的溶液 10ml，因链霉素可与钙离子络合，使毒性症状减轻或消失。

## 三、破伤风抗毒素过敏试验法及过敏反应的处理

破伤风抗毒素（TAT）是一种免疫血清，能中和患者体液中的破伤风毒素。临床常用于救治破伤风患者和有感染破伤风危险的外伤伤员的被动免疫。TAT 对人体是一种异性蛋白，有抗原性，注射后可引起过敏反应。故首次使用 TAT 前，或以往注射过 TAT 但停药时间超过 1 周者，必须作过敏试验。结果阴性才能注射 TAT。另外，TAT 是一种特异性抗体，没有可以代替的药物，皮试结果即使阳性，仍需考虑使用，但要采用脱敏注射法，注射过程要密切观察，发现异常，立即采取有效措施。

**（一）TAT 过敏试验法**

**1. 皮试液 TAT 含量**   每毫升含破伤风抗毒素 150IU，注入剂量为 0.1ml（含 15IU）。

**2. TAT 皮试液配制**   用 1ml 注射器吸取 TAT 药液（每支含 1500IU/ml）0.1ml 加 0.9% 氯化钠稀释至 1ml，则 1ml 内含 TAT 150IU，即可供皮试使用。

**3. 皮内试验**   在前臂掌侧下段皮内注射皮试液 0.1ml（内含 TAT 15IU），20min 后判断并记录皮试结果。

**4. 皮试结果判断标准**

阴性：局部皮丘无红肿，全身无异常反应。

阳性：局部皮丘红肿、硬结，直径 >1.5cm，红晕直径 >4cm，有时出现伪足、有痒感；全身过敏反应、血清病型反应与青霉素过敏反应相同。

如皮试结果为阴性，可将余液一次肌内注射。皮试结果不能肯定时应做对照试验。如皮试结果为阳性需采用脱敏注射法。

**（二）TAT 脱敏注射法**

脱敏注射法是给过敏试验阳性者分次、少量将所需 TAT 剂量注入体内，以达到脱敏的目的。脱敏的基本原理是：短时间内连续多次注射药物，可以逐渐消耗

268

体内已经产生的抗体，小剂量注射时变应原所致生物活性介质的释放量少，不引起临床症状，最终可全部注入所需药量而不致产生过敏反应。具体方法为分4次（见表11-18），小剂量并逐渐增加，每隔20min肌内注射1次，每次注射后均应密切观察。

表 11 – 18　破伤风抗毒素脱敏注射法

| 次数 | TAT （ml） | 加 0.9% 氯化钠 |
|---|---|---|
| 1 | 0. 1 ml | 0.9 |
| 2 | 0. 2 ml | 0.8 |
| 3 | 0. 3 ml | 0.7 |
| 4 | 余量 | 稀释至 1ml |

也可将1ml破伤风抗毒素用0.9%氯化钠稀释至10ml，分别以1ml、2ml、3ml、4ml做4次肌内注射。

（三）TAT 过敏反应及其处理

TAT 过敏反应表现一般较轻，主要表现为发热，速发型或迟缓型血清病，偶尔可见过敏性休克。在脱敏注射的过程中，应密切观察患者反应。如发现患者有面容苍白、气促、发绀、荨麻疹、头晕、心慌等不适或过敏性休克时，应立即停止注射并配合医生进行抢救，处理方法同青霉素过敏抢救法。若过敏反应轻微可待症状消退后酌情将剂量减少、注射次数增加，同时密切观察患者的反应使脱敏注射顺利完成。

## 四、头孢菌素类药物过敏试验法

头孢菌素类抗生素是临床广泛使用的抗生素，具有抗菌作用强、临床疗效高、毒性低等优点。但可引起过敏反应，头孢菌素类药物间可有交叉过敏现象，故使用某一种头孢菌素类药物有过敏现象者，一般不可使用其他品种。头孢菌素类与青霉素之间存在不完全交叉过敏反应，一般对青霉素过敏者约有10% ~30%对头孢菌素也过敏，而对头孢菌素过敏者中绝大多数对青霉素过敏。故在用药前需做过敏试验。

**1. 试验液含量要求**　每毫升含先锋霉素 500μg，注入剂量为 0. 1ml （含 50μg）。

**2. 试验液配制方法**　以每瓶先锋霉素Ⅵ 0.5g，用 0.9% 氯化钠溶液稀释为例，具体配制方法见表11 – 19。

表 11 – 19　头孢菌素试验药液配制法 （以 500ug/ml 为例）

| 先锋霉素 | 加 0.9% 氯化钠溶液 | 先锋霉素含量 | 要求 |
|---|---|---|---|
| 0.5g | 2ml | 250mg/ml | 充分溶解 |
| 取上液 0. 2 ml | 0.8ml | 50 mg /ml | 摇匀 |
| 取上液 0. 1 ml | 0. 9 ml | 5mg /ml | 摇匀 |
| 取上液 0. 1 ml | 0.9ml | 500ug/ml | 摇匀 |

3. 皮试方法　结果判断以及过敏反应的处理，同青霉素过敏试验。

## 五、碘过敏试验法

临床上常用碘化物造影剂做肾脏、胆囊、膀胱、支气管、心血管、脑血管等造影，此类药物可发生过敏反应，重者可引起过敏性休克和惊厥，所以造影前 1~2 天应做过敏试验。结果为阴性者，方可做碘造影检查。

1. 点眼试验　取碘造影剂 1~2 滴滴入一侧眼内，10min 观察结果，如结膜充血、水肿即为阳性。

2. 皮内注射试验　取碘造影剂 0.1ml 作皮内注射，20min 后观察结果，如局部无反应为阴性；局部有红肿、硬结、直径 >1cm 为阳性。

3. 静脉注射试验　按静脉注射法将碘造影剂（30% 泛影葡胺）1ml 缓慢注入静脉。注射后观察 5~10min，判断结果。如有恶心、呕吐、手足麻木、出现荨麻诊或有血压、脉搏、呼吸、面色等改变为阳性。此种方法临床上最常使用。其过敏反应处理同青霉素过敏反应。少数人过敏试验为阴性者，在注射碘造影剂时仍可发生过敏反应，故在造影时需备好急救药品。

## 六、普鲁卡因过敏试验法

普鲁卡因（procaine）为一种常用局部麻醉药，偶有轻重不一的过敏反应发生，故首次应用前须先作皮肤过敏试验，结果阴性才可使用。

1. 皮试液的含量要求　每毫升含普鲁卡因 2.5mg，注入剂量为 0.1ml（含 0.25mg）。

2. 皮试液的配制方法　以 1% 普鲁卡因 1ml（10mg）1 支为例，用 1ml 注射器抽取 0.25ml 药液，加 0.9% 氯化钠溶液稀释至 1ml，则每毫升含 2.5mg，即为普鲁卡因皮试液。

3. 皮试方法　结果判断、过敏反应处理同青霉素过敏试验。

## 七、细胞色素 C 过敏试验法

细胞色素 C 是一种辅酶，可引起过敏反应。用药前须做过敏试验，结果为阴性者方可用药。

1. 皮试液的含量要求　每毫升含细胞色素 C 0.75mg，注入剂量为 0.1ml（含 0.075mg）。

2. 皮试液的配制方法　以每支 2ml 含 15mg 细胞色素 C 为例，用 1ml 注射器抽取出 0.1ml 原液，加 0.9% 氯化钠溶液稀释至 1ml，则每毫升含细胞色素 C 0.75mg，即为细胞色素 C 皮试液。

3. 皮试的方法

（1）皮内试验：取配制好的细胞色素 C 皮试液，在患者前臂掌侧下段按皮内注射的方法注射 0.1ml（含细胞色素 C 0.075mg），20min 后观察结果。

（2）划痕试验：取细胞色素 C 原液（每毫升含 7.5mg），在前臂掌侧下段皮肤上滴 1 滴，并用无菌针头透过药液，在表皮划痕两道，长约 0.5cm，深度以微量渗血为宜，20min 后观察结果。

**4. 皮试结果的判断**　局部发红，直径大于 1cm，有丘疹者为阳性。

（董翠红）

## 思考题

1. 给口服药时，如何对患者进行安全有效的用药指导？

2. 简答"三查"、"八对"的内容。

3. 比较各种注射方法的目的、注射部位、操作方法上的不同点。

4. 如何运用无痛注射技术？

5. 简要说明超声雾化吸入的原理、常用药物和注意事项。

6. 青霉素 1 支 80 万 U，如何配制成每毫升含 500U 的青霉素皮试液？

7. 如何提高静脉穿刺成功率？

8. 列出青霉素皮试阳性结果的判断依据。

9. 抢救链霉素过敏性休克时，为什么要选用钙剂？

10. 小儿头皮动、静脉如何区别？

11. 为 2 岁以下患儿肌内注射应取何部位？为什么？

12. 患者李某，男，40 岁，因上呼吸道感染，医嘱拟给予肌内注射青霉素 80 万 U，每日两次，在护士做青霉素皮试后约 5 分钟，患者突然感到胸闷、气促、面色苍白、出冷汗、脉细弱，测血压 9/6kPa，请问患者发生了什么情况？如何急救？

13. 患者王某，38 岁。因足部被铁钉扎伤，需注射破伤风抗毒素，皮试结果：皮丘红肿，直径 1.7cm，有伪足，患者无不适感觉。请问：

（1）此患者的 TAT 能否注射？

（2）如必须注射，怎样进行？

# 第十二章 | 静脉输液与输血

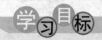

掌握：输液原则及注意事项；静脉输液速度与时间计算公式；输液故障及其处理；安全静脉输液概念；输液和输血反应的预防及护理。

熟悉：静脉输液、输血的目的；输液反应的临床表现；静脉输液治疗质量控制；输血反应的临床表现；血型和交叉相容配血试验。

了解：静脉输液的原理、常用溶液的种类及其作用；静脉输液治疗环境；常用血液制品的种类及作用。

静脉输液与输血是临床抢救和治疗疾病的重要措施之一。通过静脉输液与输血能及时、有效地补充丧失的体液、电解质，纠正电解质及酸碱平衡失调；增加血容量，改善微循环，维持机体内环境的稳定；输注药物，达到治疗疾病的目的。因此，护理人员必须熟练掌握静脉输液与输血操作及相关知识，密切观察患者的反应，预防和控制不良反应的发生，以确保患者的治疗安全有效。

## 第一节　静脉输液

静脉输液（intravenous infusion）是利用大气压和液体静压原理将大量无菌溶液或药物直接输入静脉的治疗方法。

### 一、静脉输液的目的

1. 补充水和电解质，调节或维持人体内水、电解质及酸碱的平衡。常用于脱水、酸碱代谢紊乱等患者。

2. 增加循环血量，改善微循环，维持血压。用于严重烧伤、大出血和休克患者的抢救。

3. 输入药物，治疗疾病。如输入抗生素控制感染；输入解毒药物达到解毒作用。

4. 补充营养，供给热能，促进组织修复，获得正氮平衡。常用于慢性消耗性疾病、胃肠道吸收障碍及不能进食的患者。

## 二、常用溶液和作用

### （一）晶体溶液

晶体溶液（crystalloid solution）分子量小，在血管内存留时间短，对维持细胞内外水分的相对平衡有重要作用，可有效纠正体内的水、电解质失调。临床常用的晶体溶液见表12－1。

**表12－1　常用的晶体溶液**

| 种类 | 用途 | 常用溶液 |
|---|---|---|
| 葡萄糖溶液 | 补充水分和热量，减少蛋白质消耗，防止酮体产生，促进钠（钾）进入细胞内。常用作静脉给药的载体和稀释液 | 5%～10%葡萄糖溶液 |
| 等渗电解质溶液 | 补充水分和电解质，维持体液容量和渗透压平衡 | 0.9%氯化钠溶液<br>5%葡萄糖氯化钠溶液<br>复方氯化钠溶液<br>（林格等渗溶液） |
| 碱性溶液 | 纠正酸中毒，调节酸碱失衡 | 4%或1.4%碳酸氢钠溶液<br>11.2%乳酸钠溶液 |
| 高渗溶液 | 利尿脱水，可迅速提高血浆渗透压，回收组织水分进入血管内，消除水肿。同时可以降低颅内压，改善中枢神经系统的功能 | 20%甘露醇<br>25%山梨醇<br>25%～50%葡萄糖溶液 |

### （二）胶体溶液

胶体溶液（colloidal solution）分子量大，在血液内存留时间长，能有效维持血浆胶体渗透压，增加血容量，改善微循环，提高血压。临床常用的胶体溶液有：

**1. 右旋糖酐**　为水溶性多糖类高分子聚合物。常用溶液有中分子右旋糖酐和低分子右旋糖酐。中分子右旋糖酐能提高血浆胶体渗透压，扩充血容量；低分子右旋糖酐有降低血液粘稠度，改善微循环和抗血栓形成的作用。

**2. 代血浆**　作用与低分子右旋糖酐相似，扩容效果好，输入后循环血量和心输出量均增加，急性大出血时可与全血共用。多用于失血性休克、严重烧伤等患者。常用代血浆有羟乙基淀粉（706代血浆）、氧化聚明胶、聚乙烯吡咯酮等。

**3. 血液制品**　能提高胶体渗透压，增加循环血量，补充蛋白质和抗体，有助于组织修复和增强机体免疫力。常用血液制品有5%白蛋白和血浆蛋白等。

### （三）静脉高营养液

高营养液能供给患者热能，维持正氮平衡，补充各种维生素和矿物质。其主要成分有氨基酸、脂肪酸、维生素、矿物质、高浓度葡萄糖以及水分。常用溶液有复方氨基酸、脂肪乳剂等。

输入溶液的种类及量应根据患者水、电解质及酸碱平衡紊乱的程度来确定，一般遵循"先晶后胶、先盐后糖、宁酸勿碱、宁少勿多"的原则。

### 三、输液部位

静脉输液部位的选择，应根据患者的病情缓急、年龄、神志、体位和输入溶液的性质及量，选择合适的输液部位，常用的输液部位有：

**1. 四肢浅静脉** 上肢常用的浅静脉有手背静脉网、肘正中静脉、贵要静脉、头静脉。手背静脉网是3岁以上小儿及成人患者输液时的首选部位。下肢常用的浅静脉有足背静脉网、小隐静脉和大隐静脉，因下肢静脉有静脉瓣，容易形成血栓，故下肢浅静脉不作为静脉输液的首选部位。

**2. 头皮静脉** 常用头皮静脉有颞浅静脉、额静脉、枕静脉和耳后静脉，常用于3岁以下小儿。

**3. 中心静脉**

（1）经颈外静脉和锁骨下静脉中心静脉插管：将导管从锁骨下静脉和颈外静脉插入，远端留置于上腔静脉内（中心静脉）。

（2）经外周中心静脉置管：将导管经贵要静脉、肘正中静脉、头静脉、腋静脉插入，其导管末端留置于上腔静脉内。

### 四、常用静脉输液法

（一）周围静脉输液法

静脉输液分为全密闭式静脉输液和半开放式静脉输液。根据静脉穿刺针头不同又分为普通头皮针静脉输液法和静脉留置针输液法。

【评估】

**1. 核对医嘱** 静脉输液前认真核对医嘱，确定床号、姓名、药物及输液目的。

**2. 患者评估**

（1）全身情况：患者目前病情、治疗、用药情况、意识状态等。

（2）局部情况：注射部位的皮肤有无疤痕、感染等，静脉是否显露、有无炎症及肢体活动情况。

（3）心理状态：有无恐惧、焦虑等情绪，配合程度。

（4）健康知识：对疾病与输液作用的认知程度。

【计划】

**1. 操作者准备** 着装整齐，修剪指甲，洗手，戴口罩，熟悉所用药物、液体的作用及操作流程。

**2. 用物准备**

（1）基础治疗盘用物一套、输液卡、液体和药物（按医嘱准备）、一次性注射器、无菌纱布、止血带、止血钳（视需要而定）、输液贴或胶布、瓶套、输液器、笔、一次性手套。静脉留置针输液法需另备静脉留置针一套、敷贴（图12-1）、封管液（0.9%氯化钠溶液或稀释肝素溶液）。

（2）治疗车下备：锐器回收器、垃圾桶、洗手液。

（3）必要时备夹板、棉垫和绷带。

**3. 环境准备**　环境整洁、安静、安全、宽敞、光线充足，符合静脉输液要求。

**4. 患者准备**　了解输液目的、注意事项及配合方法；排空大小便；取舒适体位。

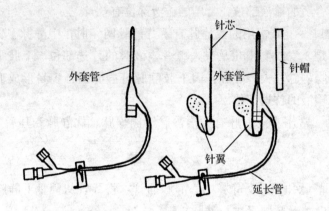

图 12 - 1　静脉留置针

【实施】

**1. 密闭式静脉输液法**　密闭式静脉输液法是利用原装密闭瓶（袋）插管输液的方法，其操作简便，污染机会少，广泛应用于临床。其操作方法见表 12 - 2。

表 12 - 2　密闭式静脉输液法

| 操作流程 | 步骤说明 | 行为要求 |
| --- | --- | --- |
| 1. 核对检查 | 根据医嘱三查八对输液卡，填写瓶签并核对无误，检查药物及所输液体质量，将瓶签倒贴于输液瓶（袋）上 | 严格查对，无配伍禁忌 |
| 2. 加药插管 | 套上瓶套，去除输液瓶铝盖中心部分，常规消毒瓶口，按医嘱加药，加药后再次检查溶液，检查输液器的有效期和包装，关闭调节器，将带输液器针头插入瓶塞至针头根部 | 严格无菌，加药后液体无变化 |
| 3. 再次核对 | 操作者再次查对，并请另一护士核对无误并签名 | 2 人查对 |
| 4. 核对挂瓶 | 携用物至床旁，再次核对床号、姓名，解释，安置合适体位，将输液瓶倒挂于输液架上并固定通气管，备输液贴，戴手套 | 尊重患者，严格查对耐心解释，取得合作 |
| 5. 初次排气 | 取出输液管，手执针柄旋紧乳头部，倒置茂菲滴管，打开调节器，待滴管内液面达 1/2～2/3 时，折叠滴管根部，迅速校正滴管，并松开折叠部，使液体流至输液管和头皮针交接处，关闭调节器检查茂菲滴管液面以下输液管内无空气（图 12 - 2） | 排尽空气，液体无浪费 |
| 6. 扎带消毒 | 选择合适血管，肢体下垫小枕，在穿刺点上方 6cm 处扎止血带，按常规消毒穿刺部位皮肤，待干，嘱患者握拳 | 止血带尾端朝上 |
| 7. 穿刺固定 | 再次核对，取下针帽，打开调节器，排尽空气。关调节器，检查无气泡。手持针柄使针头斜面朝上，针头与皮肤呈 10°～20°角进针，穿刺静脉，见回血放平针头，再沿血管走向平行送入少许。嘱患者松拳，松止血带、调节器，液体滴入通畅，患者无不适，用胶布固定针柄（图 12 - 3），必要时夹板固定 | 严格无菌，动作稳准，针头斜面全部进入血管，一次成功 |

续表

| 操作流程 | 步骤说明 | 行为要求 |
|---|---|---|
| 8. 调节记录 | 调节滴速。取下止血带和垫枕，协助患者取舒适卧位，再次核对无误后，记录输液时间、滴速并签全名，挂输液卡于输液架上 | 动作轻稳，妥善固定<br>成人40～60滴/分 |
| 9. 指导交待 | 脱手套，速干洗手液洗手，脱口罩，置呼叫器于患者易取处，交代注意事项，进行健康教育 | 儿童20～40滴/分<br>严格消毒用物 |
| 10. 用物处理 | 垃圾分类处理，压脉带、小枕套等物品浸泡消毒，洗手 | |
| 11. 巡视观察 | 输液中加强巡视，认真听取主诉，观察输液局部情况，保持输液通畅。如发现异常立即处理，必要时终止输液，通知医生 | 加强巡视，及时处理 |
| 12. 换液拔针 | 严格三查八对，常规消毒瓶塞后，从输完液体瓶内拔出输液器针头，插入下一瓶内，液体输入通畅后记录执行时间、滴速、签名。24h持续输液者，每日更换输液器。确认输液完毕，关闭调节器，轻揭胶布，用无菌干棉签或无菌纱布轻压穿刺点上方，快速拔针，按压至不出血，协助患者取舒适卧位，整理床单位 | 及时换液体，及时拔针，防空气进入 |
| 13. 用物处理 | 垃圾分类处理，洗手，记录 | 观察用药效果及反应 |

**2. 静脉留置针输液法**　静脉留置针输液法是将导管留置针置入周围静脉输液的方法。可以减少反复静脉穿刺给患者造成的痛苦和血管损伤，保护静脉，同时保持静脉通道畅通，便于抢救和治疗。减轻护理人员的工作压力，有利于提高工作效率和质量。故目前在临床广泛使用。

（1）适用范围：①须按时多次静脉注射药物的患者；②输液疗程在1个月内且输入刺激性药物的患者；③危重患者转运途中；④老年及小儿患者。

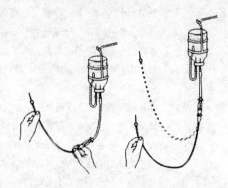

图12-2　静脉输液排气法

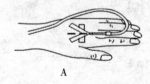 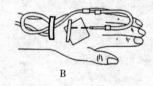 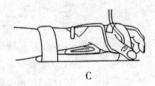

A　　　　　　　　B　　　　　　　　C

图12-3　静脉输液胶布固定法

（2）选用静脉留置针的一般原则：静脉留置针外套管与静脉相容性好，且柔软无刺激。根据输液目的和患者情况选择小型号的静脉留置针。临床选择静脉留置针见表12-3。

表 12 – 3　静脉留置针型号的临床选择

| 国际型号 | 国内型号 | 流速 | 临床用途 |
|---|---|---|---|
| 18G | 12 号 | 76ml/min | 快速、大剂量输液，常规手术、输血 |
| 20G | 9 号 | 50ml/min | 常规手术、输血，常规成人输液 |
| 22G | 7 号 | 33ml/min | 常规成人、小儿输液，小而脆的静脉 |
| 24G | 5 号、2 号 | 22ml/min | 小而脆的静脉，常规小儿输液 |

表 12 – 4　静脉留置针输液法

| 操作流程 | 步骤说明 | 行为要求 |
|---|---|---|
| 1 ~ 5 | 同密闭式输液法 | 检查静脉留置针和敷贴 |
| 6. 扎带消毒 | 选择合适血管，在穿刺肢体下方垫小枕，穿刺点上方 10cm 处扎止血带，常规消毒穿刺部位皮肤直径达 8cm | 的型号合适 |
| 7. 穿刺固定 | ①备针：取出静脉留置针，将备好的输液器的头皮针全部刺入肝素帽内，取下针套，转动针芯松动外套管，使针头斜面向上，排尽空气，关闭调节器。②进针：嘱患者握拳，左手绷紧静脉下端皮肤，固定静脉，右手拇指与示指捏紧套管针的两翼，针头斜面向上，与皮肤呈 15° ~ 30°角由静脉上方穿刺，见回血降低角度再将穿刺针推进 0.2 ~ 0.5cm。③送外套管：左手固定导管针，右手拔出针芯 0.5 ~ 1cm；左手绷紧皮肤，右手持针座将针芯与外套管一起送入静脉内。④撤针芯：左手固定套管针，右手迅速抽出针芯放入锐器回收器中 | 严格无菌，动作轻稳一次成功 |
| | 左手继续固定，右手松开止血带，嘱患者松拳，打开调节器，见液体滴入通畅，用专用敷贴固定留置针，用胶布固定好肝素帽（图 12 – 4），并在敷贴上记录留置日期和时间 | 动作轻稳，妥当固定 |
| 8 ~ 11 | 同密闭式输液法 | 听取主诉，观察局部 |
| 12. 正压封管 | 输液完毕拔出肝素帽上头皮针头，消毒肝素帽，将抽有封管液的注射器刺入肝素帽内，边推注边退出针头，夹闭留置针硅胶管 | 严格无菌，正压封管交待注意事项 |
| 13. 再次输液 | ①松开留置针硅胶管，常规消毒肝素帽，将抽有 0.9% 氯化钠溶液的注射器刺入肝素帽内，抽到回血，再推注 5 ~ 10ml 0.9% 氯化钠溶液。②将输液器头皮针刺入肝素帽内，点滴通畅，调节滴速，再次查对无误，记录执行时间、滴速、签名 | 严格查对，及时记录 |
| 14. 拔针按压 | 停止输液，轻揭胶布及敷贴，用无菌干棉签或无菌纱布轻压穿刺点上方，关闭调节器，快速拔出套管针并按压 3 ~ 5min，协助患者取舒适卧位，整理床单位 | |
| 15. 处理用物 | 垃圾分类处理，洗手，记录 | |

3. 注意事项

（1）严格执行无菌操作及查对制度。防止交叉感染，做到一人一带一巾。

（2）合理安排输液顺序，输液瓶内加入药物时，注意药物配伍禁忌，应根据治疗原则，按急、缓和药物在血液中维持的有效浓度、时间等情况进行合理安排输液顺序。

（3）根据患者病情、年龄及药物性质调节滴速。一般成人 40 ~ 60 滴/分，儿童

20~40 滴/分。对年老体弱、心、肺、肾功能不良者和婴幼儿或输入刺激性较强的药物时速度宜慢；对严重脱水、血容量不足、心肺功能良好者输液速度适当加快。

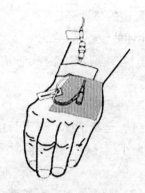

图 12 - 4 　静脉留置针固定法

（4）合理使用静脉。长期输液者，一般从远端小静脉开始。输入刺激性强及特殊药物，应确保针头在血管内后再输入药物以保护静脉。

（5）昏迷、不合作的患者输液时可选择静脉留置针输液，如选择四肢静脉输液时，需用夹板固定。

（6）加强巡视，注意观察。输液过程中严密观察输液情况及倾听患者主诉，观察滴入是否通畅，针头及输液管有无漏水、针头有无脱出、阻塞或移位，输液管有无扭曲受压；溶液滴入速度；局部皮肤有无肿胀、疼痛；有无输液反应发生。发现异常及时处理与报告，并做好记录。

（7）防止空气栓塞。输液前，排尽管内空气；输液过程中及时更换输液瓶；输液完毕及时拔针，严防造成空气栓塞。

（8）持续输液 24h 以上者，需每天更换输液器。

（9）静脉留置针一般可保留 3~5 天，最长不超过 7 天。注意保护置有留置针的肢体，尽量减少肢体的活动，避免肢体呈下垂姿势和被水沾湿。

（10）静脉留置针每次输液前先用吸有 0.9% 氯化钠溶液的注射器抽回血，再用 0.9% 氯化钠溶液冲洗导管。如无回血，冲洗有阻力时，考虑导管堵塞，应立即拔管，不可用力推注，以免将凝固血栓推进血管，造成栓塞。常用封管液有：①0.9% 氯化钠溶液：每次 5~10ml，每隔 6~8h 重复一次；②稀释肝素溶液：1 支肝素 1.25 万 U 稀释于 125~1250ml 0.9% 氯化钠溶液中，即每毫升含 10~100U 肝素，每次用量 2~5ml，可维持 12h。

4. 健康教育

（1）向患者解释不可自行调节输液滴速的原因。向患者介绍常见输液反应的症状及防治方法，告知患者一旦出现输液反应的表现，应及时使用床旁呼叫器。

（2）对于需要长期输液的患者，应做好患者的心理护理，消除患者的焦虑和烦躁情绪。

【评价】

（1）护士正确执行无菌操作和查对制度，操作规范、熟练、轻稳。

（2）患者理解输液的目的，知晓药物的有关知识，主动配合，无不良反应。

（二）经外周中心静脉置管输液法

经外周中心静脉置管输液法（peripherally inserted central catheter, PICC）是从周围静脉插入导管，使导管末端留置于中心静脉的深静脉置管技术。该导管具有三向瓣膜，可防止血液反流和气体进入血管，并可长期留置，避免了以往深静脉穿刺引起的血胸、气胸等并发症，无需局部麻醉、缝针，创伤小，留置时间可保留 6 个月以上。

【适应证】 　适用于需长期静脉输液、胃肠外营养、输注刺激性强药物、缺乏外周静脉通道的患者等。

【评估】

**1. 核对医嘱**　输液前认真核对医嘱，确定患者床号、姓名、药物及 PICC 操作目的。

**2. 患者评估**

(1) 全身情况：患者目前病情、治疗、用药情况、意识状态、生命体征、营养状况、血小板计数、出凝血时间等；既往有无术侧手术史、化疗史、外伤史、穿刺置管史等。

(2) 局部情况：穿刺部位皮肤有无瘢痕、感染等；肢体活动度；穿刺血管的解剖位置、弹性、充盈程度、有无静脉瓣等情况。首选贵要静脉，因该静脉具有粗、直、静脉瓣少的特点，其次为肘正中静脉和头静脉。在儿科常选用腋静脉，因腋静脉管径粗、血流量大、血流速度快，而且位置隐蔽不易被小儿抓脱，可减少脱管的发生。

(3) 心理状态：有无恐惧、焦虑等，是否合作。

(4) 健康知识：对疾病及 PICC 置管的认知程度。

【计划】

**1. 操作者准备**　着装整洁、洗手、戴口罩。熟悉患者病情及 PICC 操作程序和注意事项。

**2. 用物准备**

(1) 基础治疗盘用物一套、输液卡、液体和药物（按医嘱准备）、止血带、胶布、无菌透明敷贴、10ml 或 20ml 注射器 2 支、0.9% 氯化钠溶液、软尺、无菌手套 2 副、一次性无菌手术衣 2 件、PICC 导管（图 12 - 5）1 套、密闭无针正压接头 1 个或肝素帽 1 个、输液器 1 套、静脉穿刺包（包括棉球数个、纱布数块、镊子、弯盘 2 个、小药杯 2 个、孔巾、治疗巾等）。

(2) 输液架、笔、手表、锐器回收器、垃圾桶。

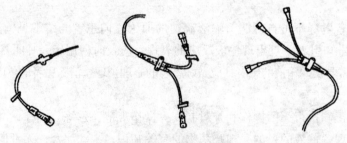

图 12 - 5　外周中心静脉导管

**3. 环境准备**　环境整洁、安静、安全、宽敞、光线充足，符合无菌操作要求。

**4. 患者准备**　了解 PICC 的目的、注意事项及配合要点，并在知情同意书上签字，排空大小便，取舒适体位。

【实施】

**1. 操作方法**　见表 12 - 5

### 表 12 – 5  外周中心静脉置管输液法（PICC）

| 操作流程 | 步骤说明 | 行为要求 |
|---|---|---|
| 1 ~ 5 | 同密闭式输液法 | 严格查对，耐心解释 |
| 6. 测量定位 | 协助患者取平卧位，手臂外展呈 90°，选择静脉，确定穿刺点，避开肘关节，测量导管尖端所在位置（从预穿刺点沿静脉走向测量至胸锁关节再向下至第三肋间，使导管末端位于上腔静脉的中下 1/3 处）；测量臂围（位置为肘关节上四横指处） | 动作轻稳，定位准确 |
| 7. 开包铺巾 | 穿好无菌衣，打开穿刺包、PICC 配套盒，去除注射器、手套外包装后放入穿刺包内，将 0.9% 氯化钠溶液和消毒液倒入弯盘和药杯内，戴手套，铺治疗巾于患者手臂下 | 严格无菌，动作轻稳 |
| 8. 消毒皮肤 | 用 75% 乙醇以穿刺点为中心环形消毒 3 遍，范围为穿刺点上下 10cm，两侧至臂缘；再用 0.5% 碘伏消毒 3 遍，待干 | |
| 9. 穿衣铺巾 | 更换无菌手术衣、无菌手套，用 0.9% 氯化钠溶液冲洗手套，用纱布擦干，铺无菌孔巾及治疗巾，扩大无菌区 | |
| 10. 预冲导管 | 抽吸 0.9% 氯化钠溶液，预冲导管，撤出导丝至比预计长度短 0.5 ~ 1cm 处，剪去多余部分导管 | |
| 11. 穿刺置管 | ①穿刺：请助手扎止血带，嘱患者握拳，使静脉充盈。操作者取下针套和活动套管，一手绷紧皮肤，另一手以 15° ~ 30° 角进针，见回血后降低穿刺角度，推入导入针 0.1 ~ 0.2cm，确保导引套管的尖端进入静脉。②退出穿刺针：让助手松开止血带，患者松拳。操作者左手拇指固定导入鞘以免移位，示指或中指轻压在套管尖端所处的血管上，减少出血，另一手拔出针芯。③置入 PICC 导管：一手固定插管鞘，一手均匀缓慢的将 PICC 导管送入静脉，当导管进入肩部时，嘱咐患者头部转向穿刺侧下颌靠肩，以防导管误入颈静脉，导管顺利通过后，头恢复原位。④退出导引套管：当导管置入预计长度时，指压套管端静脉稳定导管，从静脉内退出套管，使其远离穿刺部位。⑤撤出导引钢丝：一手固定导管，一手移去导丝。修正导管长度，保留 5cm 导管以便安装连接器 | 规范操作，动作轻稳 观察反应，防止损伤 |
| 12. 固定输液 | 连接注射器抽吸回血，用 ≥10ml 的注射器（以免注入压力过大）抽吸 0.9% 氯化钠溶液冲管，确定导管通畅；连接肝素帽或正压接头；连接输液装置，观察点滴通畅后，再次消毒插管口及周围皮肤；用无菌胶布固定 PICC 连接器，穿刺点置无菌纱布或明胶海绵，透明无菌贴膜加压粘贴，在衬纸上标明穿刺日期 | 动作轻稳，妥善固定 |
| 13. 调节滴速 | 根据患者病情、年龄及药液性质调节滴速。撤出止血带和治疗巾，脱手套，洗手，取口罩，协助患者取舒适卧位 | 控制速度，防止反应 |
| 14. 核对记录 | 再次核对，记录导管名称、型号、编号、置入长度，穿刺静脉的名称、臂围、穿刺过程、穿刺日期、固定状况等 | 严格查对，记录完整 |
| 15. 指导患者 | 置呼叫器于患者易取处，向患者或家属交待注意事项，进行健康教育，处理用物 | 关心患者，健康教育 |
| 16. 巡视观察 | 经常巡视，观察有无输液反应或故障发生，询问患者感觉，如有异常立即处理，并通知医师。 | 加强巡视，及时处理 |
| 17. 正压封管 | 同静脉留置针输液法 | |

续表

| 操作流程 | 步骤说明 | 行为要求 |
|---|---|---|
| 18. 拔管培养 | ①解释，摆体位，患者平卧，手臂外展90°。②自上而下撕去透明贴膜，检查穿刺点有无红肿渗出。③沿血管走向缓慢平行拔出。拔管后仔细检查并对照穿刺记录以确定有无残留导管，尖端常规送细菌培养，穿刺点盖无菌纱布 | 动作轻稳，防折断导管 |
| 19. 整理用物 | 整理床单位及用物，垃圾分类处理，洗手，记录拔管日期、原因、穿刺部位情况等 | |

**2. 注意事项**

（1）严格遵守无菌操作原则，预防感染。保持穿刺部位清洁、干燥，伤口敷料在置管后24h必须更换1次，此后每周更换1次，如污染随时更换。肝素帽或正压接头每周更换1次。禁止在导管上贴胶布，以免损伤导管的强度和完整性。

（2）对老年有高凝倾向的患者，置管前使用肝素钠稀释液预冲导管、穿刺针，并尽可能缩短穿刺置管时间，防止因凝血堵塞穿刺针而导致穿刺失败。如有导管留置时间超过两个月者，避免选择同侧肘静脉置管，以减少因前端血管狭窄而导致的置管失败。

（3）置管过程中如遇送管不畅，表明静脉有阻塞或导管位置有误，勿强行置入，可向后撤导丝、导管少许再继续送管。整个置管过程中严密观察患者病情变化及穿刺部位有无渗血等。必要时X线拍片确定导管尖端位置。

（4）置管后注意：①每天注意观察体温变化及穿刺部位有无渗血、红肿、疼痛等情况，并做好记录；②避免穿刺侧肢体剧烈运动及用力过度，睡眠时避免压迫穿刺血管。尽量避免肢体下垂以免由于重力作用造成回血堵塞导管。

（5）拔管时应动作轻稳，不可强行用力拔管，如因血管痉挛而拔管困难，可局部热敷后再拔管。

**3. 健康教育**

（1）向患者介绍PICC置管应注意的问题，可能出现的并发症及处理办法，告知患者一旦出现反应，及时通知医护人员。

（2）对于需要长期置管或带管回家的患者，护士要做好患者心理护理，消除其焦虑和恐惧情绪；向患者及家属做好宣教工作，让其掌握携带PICC导管的日常生活注意事项、保管和使用方法，防止出现并发症。告知定期来医院进行穿刺部位的换药。

【评价】

（1）护士操作规范、熟练、动作轻柔，正确执行无菌操作和查对制度。

（2）插管顺利，输液通畅，无并发症发生。

（3）患者理解PICC置管的目的，学会PICC置管护理的相关知识，积极配合。

（三）中心静脉置管输液法

中心静脉穿刺置管输液用于长期持续输液、输入高浓度或有刺激性的药物、静脉高营养、抢救危重患者以及周围静脉穿刺困难的患者，常选用的中心静脉有颈内静脉、颈外静脉、锁骨下静脉。

**1. 颈外静脉穿刺置管术**　颈外静脉为颈部最大浅静脉，其位置表浅且恒定，易于穿刺。穿刺部位在下颌角和锁骨上缘中点连线上 1/3 处，颈外静脉外缘为穿刺点（图 12-6）。

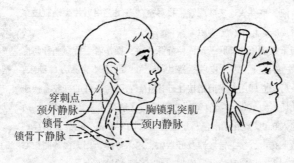

穿刺点
颈外静脉
锁骨
锁骨下静脉
胸锁乳突肌
颈内静脉

图 12-6　颈外静脉穿刺点示意图

【目的】

（1）需要长期输液，周围静脉不宜穿刺患者。

（2）周围循环衰竭需测量中心静脉压者。

（3）长期静脉输注高浓度、刺激性强的药物。

（4）采用静脉营养疗法的患者。

【评估】同围静脉输液法。

【计划】

**1. 操作者准备**　着装整洁、洗手、戴口罩。熟悉患者病情及颈外静脉穿刺操作程序和注意事项。

**2. 用物准备**

（1）基础治疗盘：另加 1% 普鲁卡因注射液、0.9% 氯化钠溶液、无菌手套、无菌敷巾、无菌穿刺包。

（2）其他用物同周围静脉输液法。

**3. 环境准备**　环境整洁、安静、安全、宽敞、光线充足，符合无菌操作要求。

**4. 患者准备**　了解颈外静脉输液的目的、注意事项及配合要点，并在知情同意书上签字，排空大小便，取舒适体位。

【实施】

**1. 颈外静脉输液方法**　见表 12-6

表 12-6　颈外静脉输液方法

| 操作流程 | 步骤说明 | 行为要求 |
|---|---|---|
| 1~5 | 同密闭式输液法 | |
| 6. 定位消毒 | 协助患者取去枕仰卧位，头部转向对侧，肩下垫小枕，取下颌角和锁骨上缘中点连线上 1/3 处，颈外静脉外缘为穿刺点，常规消毒局部皮肤，打开无菌穿刺包，戴无菌手套，铺好孔巾 | |

续表

| 操作流程 | 步骤说明 | 行为要求 |
|---|---|---|
| 7. 麻醉局部 | 用1%普鲁卡因在预定穿刺处作局部麻醉，10ml注射器抽0.9%氯化钠溶液，平针头连接硅胶管，排尽空气备用，用刀片尖端刺破穿刺部位皮肤，以减少穿刺阻力 | |
| 8. 穿刺固定 | 助手用手指按压颈静脉三角，使静脉充盈，操作者手持穿刺针与皮肤呈45°角进针，进入皮肤后降为25°角，沿颈外静脉方向刺入，见回血后，立即用左手拇指按住针栓孔，右手持备好的硅胶管快速由针孔插入约10cm，插管同时，助手持注射器，一边抽回血一边缓慢注入0.9%氯化钠溶液，确定硅胶管确实在血管内，退出穿刺针，撤下孔巾，接上输液器及肝素帽，输入液体，用无菌透明敷贴覆盖穿刺点，固定针栓及肝素帽，调节合适输液速度 | 严格无菌，动作轻稳 把握进针角度 动作轻稳，妥当固定 |
| 9. 输毕封管 | 输液完毕，按静脉留置针输液法进行封管，并妥善固定，再次输液时，先检查导管是否在静脉内，再常规消毒肝素帽，接上输液器即可 | 听取主诉，观察局部 严格无菌，正压封管 |
| 10. 拔管消毒 | 停止输液拔管时，接上注射器，边抽吸、边拔管，拔管后用无菌纱布加压按压穿刺点至不出血，用70%乙醇消毒穿刺点，覆盖无菌纱布，协助患者取舒适卧位，整理床单位 | 交待注意事项 |
| 11. 处理用物 | 垃圾分类处理，洗手，记录 | |

**2. 锁骨下静脉穿刺置管术** 锁骨下静脉管径粗大，常处于充盈状态，周围有结缔组织固定，较易穿刺，硅胶管插入后可保留较长时间。通常用于长期不能进食或需迅速补充大量液体、较长时间接受化疗者、测定中心静脉压、需紧急放置心内起搏导管者和长期输液而周围静脉穿刺困难者。穿刺部位为胸锁乳突肌外侧缘与锁骨上缘所形成的夹角平分线上，距顶点0.5~1cm处（图12-7）。

## 五、输液速度的计算、调节

### （一）输液速度的计算

在输液过程中，每毫升溶液的滴数为该输液器的滴系数。滴系数一般记录在输液器外包装上。目前常用的输液器滴系数有10、15、20三种型号。静脉输液的速度和时间可按下列公式计算：

①已知每分钟滴数与输液总量，计算输液所需的时间。

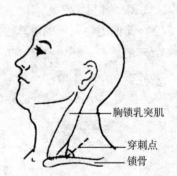

图12-7　锁骨下静脉穿刺点示意图

$$输液时间（h）=\frac{液体总量（ml）\times 点滴系数}{每分钟滴数\times 60（min）}$$

例：某患者需要输1000ml液体，每分钟滴数为50滴，所用输液器的滴系数为15，请问需用多长时间输完？

$$输液时间（h）=\frac{1000\times 15}{50\times 60}=5h$$

②已知输液总量与计划所用输液时间，计算每分钟滴数。

$$每分钟滴数 = \frac{液体总量（ml）\times 点滴系数}{输液时间（min）}$$

例：一脑水肿的患者静脉滴注20%甘露醇50ml，要求在5min滴完，所用输液器的滴系数为15，问输液速度为多少？

$$每分钟滴数 = \frac{50 \times 15}{5} = 150 滴$$

### (二) 输液辅助装置输液泵的使用

电脑微量输液泵（infusion pump）是电子输液控制装置，它通过作用于输液导管达到控制输液速度的目的，能将药液长时间微量、均匀衡定、精确地输入体内。常在需严格控制输液速度和药量的情况下使用，如危重患者、心血管疾病患者的治疗与抢救、应用升压药、抗心律失常药、婴幼儿静脉输液和静脉麻醉。输液泵的种类很多，其主要操作程序大至相同。

**1. 输液泵的结构**　见图12-8。

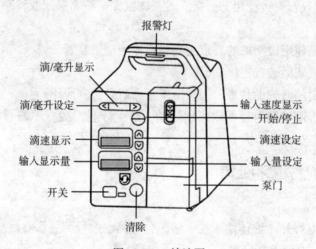

图12-8　输液泵

**2. 输液泵的使用方法**

（1）将输液泵固定在输液架上或放置在床旁桌上。接通电源，打开电源开关。

（2）按常规排尽输液管内的空气。打开"泵门"，将输液管放置在输液泵的管道槽中，关闭"泵门"。设定输液速度及输液量。

（3）按静脉输液方法穿刺固定静脉后，将穿刺针与输液泵内的输液管连接。

（4）确认输液泵设置无误后，按"开始/停止"键，启动输液。

（5）当输液量接近预先设定的"输液量限制"时，"输液量显示"键闪烁，提示输液结束。

（6）输液结束时，再次按"开始/停止"键，停止输液。按"开关"键，关闭输液泵，打开"泵门"，取出输液管。

（7）消毒、保养输液泵。

**3. 使用输液泵的注意事项**

（1）了解输液泵的工作原理，熟练掌握其使用方法。

（2）使用输液泵控制输液的过程中，护士应加强巡视。

（3）对患者及家属进行正确的指导：①告知患者，一旦输液泵出现报警，应及时拉呼叫器求助护士，以便及时处理。②不要随意搬动输液泵，防止输液泵电源线因牵拉而脱落。③输液肢体不要剧烈运动，防止输液管道被牵拉脱出。④输液泵内有蓄电池，如需入厕，可以请护士帮忙暂时拔掉电源线，返回后重新插好。

**（三）输液辅助装置肝素帽、输液接头、三通接头的使用**

**1. 操作方法**

（1）根据治疗及管路维护需要选择肝素帽、输液接头、三通接头。

（2）将肝素帽、输液接头、三通接头与输液器无菌连接，常规排气。

（3）连接输液通路。

（4）使用肝素帽和输液接头输液结束后，脉冲正压式封管，当封管液剩余 0.5～1ml 时边推边关闭导管夹；使用三通接头时，输液完毕按需关闭或移除三通接头。

**2. 注意事项**

（1）按照产品使用说明书的要求定期更换输液辅助装置。

（2）保证输液辅助装置连接紧密。

（3）妥善固定输液辅助装置，预防由于重力所致导管脱出。

（4）指导患者避免用力过度或剧烈活动，防止导管滑脱。不随意触碰输液辅助装置，如有液体渗出立即通知护士。

## 六、常见输液故障和处理

**（一）溶液不滴**

**1. 针头滑出血管外**  液体注入皮下组织，可见注射局部肿胀有疼痛，检查无回血。应将针头拔出另选血管重新穿刺。

**2. 针头斜面紧贴血管壁**  液体滴入不畅。应调整针头位置或适当变换肢体位置，直至点滴通畅。

**3. 针头阻塞**  液体不滴，轻轻挤压近针头端输液管，感觉有阻力，松手后又无回血，则表明针头阻塞。应拔出后更换针头重新穿刺。

**4. 压力过低**  液体滴入不畅。由于输液瓶位置过低、患者肢体抬举过高或患者周围循环不良所致，适当抬高输液瓶或放低肢体位置即可点滴通畅。

**5. 静脉痉挛**  液体滴入不畅。由于肢体暴露在冷环境中时间过长或输入的液体温度过低所致。用热水袋或热毛巾热敷注射部位上端皮肤，或将输液器下端置于恒温器上，即可解除静脉痉挛。

**（二）茂菲滴管内液面过高**

**1. 滴管侧壁有调节孔**  先夹紧滴管上端的输液管，再打开调节孔，待滴管内液体降至所需高度时，关闭调节孔，松开滴管上端的输液管，点滴通畅时即可。

**2. 滴管侧壁无调节孔**　将输液瓶取下，倾斜瓶身，使插入瓶内的针头露出液面，待溶液缓缓流下至滴管露出液面，再将输液瓶挂于输液架上。

（三）茂菲滴管内液面过低

**1. 滴管侧壁有调节孔**　先夹紧滴管下端的输液管，再打开调节孔，当滴管内液面升至所需高度时关闭调节孔，松开下端输液管。

**2. 滴管侧壁无调节孔**　夹住滴管下端输液管，用手挤压滴管，迫使液体下流至滴管内，当液面升至所需高度时，停止挤压，松开滴管下端的输液管，点滴通畅时即可。

（四）茂菲滴管内液面自行下降

输液过程中，如茂菲滴管内液面自行下降，应检查滴管上端输液管与针头的衔接是否松动，滴管有无漏气或裂隙，必要时更换输液器。

## 七、常见输液反应及护理

输液反应是指输液过程中，因某种原因发生一系列原发疾病所没有的症状和体征。

（一）发热反应

**1. 原因**　发热反应是输液反应中最常见的反应。常因输入致热源所致。

（1）药物方面：输入的溶液或药物制剂不纯；药物在运输、贮存、使用中导致瓶口松动而使药物污染；临床上合并用药产生热原叠加；联合用药出现不良的药物配伍及不溶性药物微粒的增加。

（2）输液器具方面：一次性输液器和注射器的质量不合格、已过有效期。

（3）输液环境及操作方面：输液环境及配药室空气洁净度不符合要求；护士操作未严格执行无菌原则；不溶性微粒进入药液，如配药时反复多次针刺橡胶塞及涤纶薄膜，安瓿折断时产生的玻璃碎屑等被吸入药液；输液速度不当致单位时间内进入机体致热源超标等可增加发热反应发生的机率。

（4）患者方面：如体质过弱或患有血栓性疾病血液处于高凝状态、高龄、儿童、危重、特殊体质患者对致热源的耐受程度明显降低。

**2. 临床表现**　多发生于输液后数分钟至 1h，患者出现与原发病无关的畏冷、寒战、发热。轻者发热常在 38℃左右，严重者初起寒战，继之高热达 40℃以上，并有恶心、呕吐、头痛、脉速等全身不适症状。

**3. 护理**

（1）预防：输液前严格检查药液质量、输液用具的包装及灭菌有效期；严格执行无菌操作；避免多种药物联用；加药后认真检查药液的澄清度，发现异常现象，立即弃去。

（2）处理：①轻者立即减慢滴速，重者停止输液，立即报告当班医生、护士长。②对高热患者给予物理降温，必要时按医嘱给予抗过敏药物或激素治疗。③及时记录发热反应发生的时间、输入液体（名称、容量、批号）、药物（名称、剂量、批号、产地）、剩余液体量、患者主要症状、生命体征及意识状态等，密切观察病情变化和治疗效果。④及时与患者和家属沟通，由医、护、患三方当场对剩余溶液和输液器采用无菌技术封存，三方签字，立即送制剂室和检验科进行细菌培养。如不能立即送检，置于4℃冰箱内保存，并尽快联系送检。⑥由护士长上报护理部、医院感染管理科、药剂科等部门，填报输液反应报告单。⑦遵医嘱抽血做血培养及药物敏感试验。

**(二) 循环负荷过重 (急性肺水肿)**

**1. 原因** 短时间内输入过多液体，使循环血容量急剧增加，心脏负担过重；患者原有心肺功能不良。

**2. 临床表现** 患者突然出现呼吸困难、胸闷、咳嗽、呼吸急促、出冷汗、面色苍白，咯白色或粉红色泡沫样痰，严重时可由口鼻涌出，患者心前区有压迫感或疼痛，听诊肺部有广泛湿啰音，心率快且节律不齐。

**3. 护理**

(1) 预防：输液前了解患者病情、年龄、心肺功能，了解所输液体总量及药物的性质；输液过程中，密切观察患者情况，控制输液速度和量，尤其对年老体弱、婴幼儿及心肺功能不全的患者加强观察。

(2) 处理：①立即停止输液，通知医生，如病情允许，协助患者取端坐位，两腿下垂，以减少下肢静脉回流，减轻心脏负担。安慰患者，缓解其紧张情绪。②给予高流量氧气吸入，一般氧流量为 6~8L/min，以提高肺泡内氧分压，使肺泡内毛细血管渗出液的产生减少，增加氧的弥散，改善低氧血症。可用20%~30%乙醇湿化氧气，因乙醇可以降低肺泡内泡沫表面的张力，使泡沫破裂消散，改善肺部的气体交换。③按医嘱给予镇静、强心、利尿、平喘、扩血管等药物，以增强心脏收缩力，加速液体排出，舒张周围血管，减少回心血量，减轻心脏负荷。④必要时进行四肢轮扎，用橡胶止血带或血压计袖带在四肢适当部位适当加压，以阻断静脉回流，但动脉血流仍通畅。每 5~10min 轮流放松一肢体上的止血带，可有效减少静脉回心血量，待症状缓解后逐渐解除止血带。

**(三) 静脉炎**

**1. 原因**

(1) 化学因素：主要与输入药物的性质有关，如药物的酸碱度、渗透压、药物浓度、药物的刺激性过高，药物本身的毒性及Ⅰ型变态反应等的影响。

(2) 物理因素：①环境温度过低，溶液中出现不溶性微粒。②液体输入量、速度、时间、温度、压力与静脉管径舒缩状态不相符。③针头对血管的刺激，如多次静脉穿刺、固定针头不当，尤其是拔针时按压过重对血管的损害较大。④静脉留置针留置时间过长，套管针在血管内来回移动可损伤血管内皮等均可引起静脉炎。

(3) 解剖因素：下肢静脉回流较上肢静脉回流不易，其发生静脉炎的程度及概率均较上肢高。指间等处细小血管壁薄，耐受性差，体液易渗出，肘窝、手腕等关节处感觉迟钝，早期渗漏不易及时发现等，均易导致静脉炎的发生。

(4) 其他因素：如无菌操作不当致感染。

**2. 临床表现** 沿静脉走向出现条索状红线，局部组织有红、肿、热、痛，可伴有畏寒、发热等全身症状。美国静脉输液协会 (INC) 将静脉炎按照严重程度分为五级：

0级：无临床症状。

1 级：输液部位发红，伴有或无疼痛。

2 级：输液部位疼痛，伴有发红和（或）水肿。

3 级：输液部位疼痛，伴有发红和（或）水肿；条索样物形成；可触摸到条索状的静脉。

4 级：输液部位疼痛，伴有发红和（或）水肿；条索样物形成；可触及条索状的静脉长度>2.54cm（1 英寸）；有脓液流出。

**3. 护理**

（1）预防：①输液前认真评估患者全身及穿刺部位血管状况，避免在感染、瘢痕、皮肤色素沉着部位选择血管。②有计划的合理使用血管，避免同一部位多次长时间输液。③选择合适的输液工具，尽量选用最短、最细的穿刺针，减少穿刺时造成的血管创伤。拔针时可先拔出针头，再立即用棉球按压穿刺点，同时以中指和示指按血管走向按压穿刺点上约 3~4cm 的距离，一般按压 2~3min，输注抗肿瘤药、凝血机制障碍患者或静脉留置针，按压时间适当延长。④输注高酸碱度、高渗透压的液体时，应充分稀释，并减慢输液滴速。同时输注几种刺激性强的药物时，可两瓶中间输入少量 0.9% 氯化钠溶液，防止药物相互作用而引起静脉炎。⑤加强巡视，避免药物漏至血管外，及时发现静脉炎的先兆表现，尽早处理。⑥严格无菌技术操作，在治疗室、配药间、病室等输液环境中增加有效的空气进气过滤装置，减低微粒对血管的损伤。

（2）处理：①发生急性静脉炎应立即停止在该处输液，及时报告医生和护士长。②患肢抬高并制动，查找静脉炎发生的原因，必要时拔除导管进行导管尖端培养。③判断严重程度并制定相应的治疗措施。可使用 33% 的硫酸镁局部湿热敷或活血化瘀中药湿敷，紫外线照射及理疗；抗肿瘤药物、血管活性药引起的静脉炎，可局部使用特异性解毒剂、拮抗剂局部封闭治疗。局部组织坏死时，应及时清除坏死组织、抗感染等，促进创面愈合。④与患者及家属多沟通，取得他们的信任和理解，避免纠纷发生。

**（四）空气栓塞**

空气栓塞是由于空气进入静脉形成气栓，随血流进入到右心房，再进入右心室。如空气量少，则随心脏的收缩被右心室压入肺动脉，并分散到肺小动脉内，最后经毛细血管吸收，损害较小；如空气量大，空气在右心室内阻塞肺动脉入口，使血液不能进入肺内（图12-9），气体交换发生障碍，引起机体严重缺氧而致患者立即死亡。

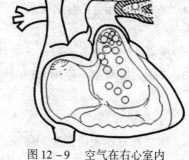

图 12-9 空气在右心室内
阻塞肺动脉入口

**1. 原因**

（1）输液导管内空气未排尽，导管连接不紧，有漏气。

（2）加压输液、输血时无人监护，液体输完未及时更换药液或拔针。

（3）拔出较粗、近胸腔的深静脉导管后，穿刺点封闭不严密。

2. 临床表现　输液中患者感到胸部异常不适或胸骨后疼痛，随之出现呼吸困难和严重发绀，有濒死感。听诊心前区可闻及响亮的、持续的"水泡声"，心电图呈现心肌缺血和急性肺源性心脏病的改变。

3. 护理

（1）预防：输液前认真检查输液器的各衔接部位是否紧密，排尽输液导管内空气；输液过程中加强巡视，及时处理输液故障，及时更换输液瓶，加压输液、输血时应有专人守护；输液完毕及时拔针，深静脉插管输液结束拔除导管时，必须严密封闭穿刺点。

（2）处理：①发生空气栓塞应立即停止输液，保留输液通道，立即置患者于左侧头低脚高位。此体位在吸气时可增加胸内压力，减少空气进入静脉，同时使肺动脉入口低于右心室，气泡向上漂移到右心室尖部，避开肺动脉入口（图12-10），并随着心脏的舒缩，空气被振荡成泡沫，可分次小量进入肺动脉内，以逐渐被吸收。②立即通知医生，进行紧急救护处理。③立即给予高流量氧气吸入，流量可达到10L/min，以提高患者的血氧浓度，纠正严重缺氧状态。④有条件者可通过中心静脉导管抽出空气。⑤严密观察病情变化，如有异常及时对症处理，作好记录。⑥做好心理护理，减轻患者恐惧感。

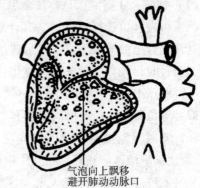

气泡向上飘移
避开肺动脉口

图12-10　患者置于左侧头低足高卧位，使气泡避开肺动脉入口

## 八、安全静脉输液与质量控制

（一）安全静脉输液的概念

安全静脉输液是指通过静脉将药液安全地输入患者体内，在输液的整个过程中无人为的意外情况发生，患者无不良反应。其包含了三层含义：

1. 患者　对接受治疗者无害，不发生输液反应，有效留置，减少院内交叉感染的发生。

2. 医务人员　减少医务人员被针刺伤或血液污染等意外事故的发生。

3. 其他人或环境　使用合理的收集工具，不让静脉输液废弃物对他人或环境造成危害。

（二）静脉输液质量控制

1. 建立静脉输液质量控制体系　安全静脉输液质量控制体系包括：使用优质的输液制剂及一次性输液器；采取密闭式输液方式；掌握输液制剂应用指征；输液全过程监护。

2. 加强专业静脉治疗护士队伍建设　引入国际输液标准，建立专业化组织，从专业角度研究制定完善的输液管理制度和操作流程，构建输液安全执行模式，实施有效的风险管理。专业静脉治疗护士不仅要全面掌握专业知识技能与输液标准，与患者进行有效沟通，而且还需根据患者病情、家庭社会支持、治疗方案、药物性质、患者静脉状况等因素进行综合评估计划，选择正确的输液通路与穿刺工具，进行规范的操作和维护。

**3. 建立静脉输液配制中心**　静脉药物配置中心（PIVAS）是在符合国际标准、依据药物特性设计的洁净操作环境下，由受过专门培训的药学技术人员（包括护理人员）严格按照操作程序进行静脉注射药物集中配置的工作机构。

**4. 预防输液微粒污染**　输液微粒（infusion particle）是指输入液体中的非代谢性颗粒杂质，其直径一般为 $10 \sim 15\mu m$，少数较大的输液微粒直径可达到 $50 \sim 300\mu m$。输液微粒污染是指在输液过程中，将输液微粒带入人体，对人体造成危害的过程。微粒进入人体后可造成血管栓塞、肉芽肿、过敏反应、热源反应、静脉炎、血小板减少等，最易受损的脏器有肺、脑、肝、肾等器官。预防输液微粒污染的具体措施如下：

（1）制剂生产方面：严格执行制剂生产操作规程，选用优质原材料，采用先进工艺和设备，保证生产车间空气净化合格，提高检验技术，确保药液质量。

（2）掌握药物配伍禁忌：配药时要查对配伍禁忌表，表明确时按药物说明书要求配药，配药后检查药液质量；中草药注射液应单独输注。

（3）输液环境及操作方面：①净化操作环境：配液室或静脉输液药物配置中心采用100级净化工作台，病室内安装空气净化装置，以达到净化空气、消除微粒污染。②采用密闭式一次性输液器：合理选择输液配置针头，避免选择大针头，因针头越大，液体中的胶屑越大。安装输液终端过滤器截留任何途径污染的输液微粒。③严格执行无菌技术操作，遵守操作规程：药液现配现用，避免污染。正确切割与擦拭玻璃安瓿，忌用镊子等物品敲开，对"非易折"型安瓿锯痕应小于颈段的 1/4 周，开启前用75%乙醇擦拭颈段以减少微粒污染；抽吸药物时不倒置安瓿，将针头置于安瓿中部；不反复使用注射器、针头和反复穿刺橡胶塞；加药速度不宜过快，因大于 $50\mu m$ 以上的微粒沉淀较快，可沉淀于针管内，减少微粒进入药液。

# 第二节　静脉输血

静脉输血（blood transfusion）是将全血或成分血通过静脉输入体内的方法。静脉输血是急救和疾病治疗的重要措施之一。

## 一、静脉输血目的与适应证

（一）目的

**1. 补充血容量**　增加有效循环血量，改善心排出量和全身血液灌流，提高血压，促进循环。用于失血、失液引起的血容量减少或休克患者。

**2. 补充血红蛋白**　促进携氧功能。用于纠正各种原因所致贫血或慢性消耗性疾病患者。

**3. 补充血小板和各种凝血因子**　改善凝血机制，有助于止血。用于凝血功能障碍患者。

**4. 补充抗体、补体**　增强机体免疫能力。用于严重感染患者。

**5. 补充白蛋白**　维持胶体渗透压，减轻组织渗出和水肿。用于低蛋白血症患者。

（二）适应证

**1. 各种原因引起的大出血**　为静脉输血的主要适应证。一次性出血量 <500ml 时，机体可自我代偿，不必输血。失血量在 500ml ~ 800ml 时，一般首选晶体溶液、胶体溶液或少量血浆增量剂输注。失血量 >1000ml 时，应及时补充全血或血液成分。

**2. 贫血或低蛋白血症**　输注浓缩红细胞、血浆、清蛋白。

**3. 严重感染**　输入新鲜血以补充抗体和补体，切忌使用库存血。

**4. 凝血功能障碍**　根据凝血异常的原因补充相关的血液成分。

## 二、血液制品的种类

（一）全血

全血指采集的血液未经任何加工而保存于保存液中的血液。全血可分为新鲜血和库存血两类。

**1. 新鲜血**　指在 4℃ 环境下用抗凝保养液保存一周内的血液。它基本保留了血液的所有成分，可以补充各种血细胞、凝血因子和血小板。适用于血液病患者。

**2. 库存血**　指在 4℃ 环境下保存 2 ~ 3 周的血液。库存血虽含有血液的所有成分，但其有效成分随保存时间的延长而发生变化。其中，白细胞、血小板、凝血酶原等成分破坏较多，钾离子含量增多，酸性增高。大量输注时，可引起高钾血症和酸中毒。库存血主要适用于各种原因引起的大出血。

（二）成分血

成分输血是将血液中各种细胞成分、血浆和血浆蛋白成分用科学的方法加以分离、提纯，制成高浓度、高纯度、低容积的制剂，根据患者病情需要，有针对性的输入。其优点为节约血源、针对性强、治疗效果好、不良反应少。

**1. 血浆**　全血分离后所得的液体部分。主要成分为血浆蛋白，不含血细胞，无凝集原。可用于补充血容量、蛋白质和凝血因子。血浆可分为以下几种：

（1）新鲜血浆：含正常量的全部凝血因子，适用于凝血因子缺乏者。

（2）保存血浆：用于血容量及血浆蛋白较低的患者。

（3）冰冻血浆：在 -30℃ 环境下保存，有效期 1 年，用时放在 37℃ 温水中融化，并于 6h 内输入。

（4）干燥血浆：是将冰冻血浆放在真空装置下加以干燥而成，保存期限为 5 年，用时加适量等渗盐水或 0.1% 枸橼酸钠溶液溶解。

**2. 红细胞**

（1）浓缩红细胞：新鲜全血经离心或沉淀去除血浆后的剩余部分，适用于携氧功能缺陷和血容量正常的贫血患者。

（2）洗涤红细胞：红细胞经 0.9% 氯化钠溶液洗涤数次后，再加入适量 0.9% 氯化钠溶液，含抗体物质少，适用于对血浆蛋白有过敏反应的贫血患者、免疫性溶血性贫血患者、器官移植及反复输血者等。应在 6h 内输完，因故未能及时输注者只能在 4℃ 环境下保存 12h。

（3）红细胞悬液：提取血浆后的红细胞加入等量红细胞保养液制成，适用于战地急救及中小手术者使用。

**3. 白细胞浓缩悬液** 新鲜全血经离心后取其白膜层的白细胞，于4℃环境下保存，48h内有效，用于粒细胞缺乏伴严重感染的患者。

**4. 血小板浓缩悬液** 全血离心所得，22℃环境下保存，24h内有效，用于血小板减少或功能障碍性出血的患者。

**5. 各种凝血制剂** 如凝血酶原复合物等，适用于各种原因引起的凝血因子缺乏的出血疾病。

**（三）其他血液制品**

**1. 白蛋白液** 从血浆提纯而得，能提高机体血浆蛋白和胶体渗透压，用于低蛋白血症患者。常用5%白蛋白液。

**2. 纤维蛋白原** 适用于纤维蛋白缺乏症，弥散性血管内凝血（DIC）患者。

**3. 抗血友病球蛋白浓缩剂** 适用于血友病患者。

## 三、血型和交叉相容配血试验

**（一）血型**

血型（blood group）是指红细胞膜上特异性抗原的类型。由于此类抗原能促成红细胞凝集，在凝血反应中起抗原作用，故又称为凝集原（agglutinogen）。与临床关系最密切是 ABO 血型系统和 Rh 血型系统。

**1. ABO 血型系统** 人类红细胞膜上含有 A、B 两种类型的凝集原，根据红细胞膜上所含凝集原的不同，将血型分为 A、B、AB、O 四型。血清中含有与 A、B 凝集原起反应的特异性抗体称为凝集素，分别称为抗 A 凝集素和抗 B 凝集素（表12－6）。

表 12－6 ABO 血型系统

| 血型 | 红细胞膜上的抗原（凝集原） | 血清中的抗体（凝集素） |
|------|------------------|-------------------|
| A | A | 抗 B |
| B | B | 抗 A |
| AB | A、B | 无 |
| O | 无 | 抗 A + 抗 B |

**2. Rh 血型系统** 人类红细胞除含 AB 抗原外，还有 C、c、D、d、E、e 六种抗原，称为 Rh 抗原（也称为 Rh 因子）。其中 D 抗原的抗原性最强。医学上通常将红细胞膜上含有 D 抗原者称为 Rh 阳性，而缺乏 D 抗原者称为 Rh 阴性。汉族人中，约99%为 Rh 阳性，1%左右为 Rh 阴性。

**（二）血型鉴定和交叉相容配血试验**

为保证输血安全，受血者与献血者之间必须进行血型鉴定和交叉配血试验。血型鉴定主要是鉴定 ABO 血型和 Rh 血型；交叉配血试验是检查受血者与供血者之间有无不相合抗体。

**1. 血型鉴定**

（1）ABO 血型鉴定：通常是采用已知的抗 A、抗 B 血清来检测红细胞的抗原并确定血型。若被检血液在抗 A 血清中发生凝集，而在抗 B 血清中不发生凝集，说明被检血液为 A 型；若被检血液在抗 B 血清中发生凝集，而在抗 A 血清中不发生凝集，说明被检血液为 B 型；若被检血液在抗 A 血清和抗 B 血清中均凝集，说明被检血液为 AB 型；若被检血液在抗 A 血清和抗 B 血清中均不凝集，则被检血液为 O 型（表 12 - 7）。

表 12 - 7　ABO 血型鉴定

| 血型 | 与抗 A 血清的反应（凝集） | 抗 B 血清 |
| --- | --- | --- |
| A | + | - |
| B | - | + |
| AB | + | + |
| O | - | - |

**2. 交叉相容配血试验**

（1）直接交叉相容配血试验：用受血者血清和供血者红细胞进行配合试验，检查受血者血清中有无破坏供血者红细胞的抗体。要求绝对不能有凝集或溶血现象。

（2）间接交叉相容配血试验：用供血者血清和受血者红细胞进行配合试验，检查供血者血清中有无破坏受血者红细胞的抗体。

直接交叉和间接交叉试验结果都没有凝集反应，即为配血相容，可以输血（表 12 - 8）。

表 12 - 8　交叉相容配血试验

| | 直接交叉相容配血试验 | 间接交叉相容配血试验 |
| --- | --- | --- |
| 供血者 | 红细胞 | 血清 |
| 受血者 | 血清 | 红细胞 |

## 四、输血原则和输血前准备

### （一）输血原则

1. 输血前必须检验血型及做交叉配血试验。

2. 无论是输全血还是输成分血，均应选用同型血液输注。但在紧急情况下，输全血时如无同型血，可选用 O 型血输给患者；AB 型血的患者可接受其他血型血，但直接交叉配血试验无凝集，间接交叉配血试验可有凝集。因输入量少，输入血清中的抗体被受血者体内大量的血浆稀释，不足以引起受血者的红细胞凝集，一般不出现反应。因此，在紧急特殊情况下，一次输入最多不超过 400ml，且输入速度要慢。输注血浆时在特殊情况下可 ABO 血型相容输注，相容关系为 AB 型血浆可输给任何受血者；A 型血浆可输给 A 型和 O 型受血者；B 型血浆可输给 B 型和 O 型受血者；O 型血浆只能输给 O 型受血者。

3. 患者如果需要再次输血,则必须重新做交叉配血试验,以排除机体已产生抗体的情况。

(二)输血前准备

1. **知情同意** 输血前告知患者或患者家属输血的必要性及不良后果,获得患者或患者家属理解,并在输血协议书上签字,以减少医患纠纷的发生。

2. **备血** 根据医嘱抽取患者静脉血标本 2~5ml,与填写完整的输血申请单和配血单一起送往血库做血型鉴定和交叉配血试验。禁止同时采集两位患者的血标本,以免发生混淆。

3. **取血** 根据输血医嘱,护士凭取血单到血库取血,并和血库人员共同做好"三查八对"。"三查"即查血液有效期、血液质量和输血装置是否完好;"八对"即对床号、姓名、住院号、血瓶(袋)号(储血号)、血型、交叉配血试验结果、血液种类、血量。核对完毕,确认血液无过期,血袋完整无破漏。血液分为明显的两层(上层为浅黄色的血浆,下层为暗红色的红细胞,两者边界清楚,无红细胞溶解),血液无变色、浑浊,无凝块、气泡或其他异常物质,护士签名方可取血。

4. **取血后** 血液取出后勿剧烈震荡,以免红细胞大量破坏而引起溶血。如为库存血,应在室温下放置 15~20min 后再输入。血液不能加温,防止血浆蛋白凝固变性而引起输血反应。

5. **输血前** 须与另一护士两人再次进行核对,确定无误方可输入。

## 五、静脉输血法

目前临床常采用间接静脉输血法和直接静脉输血法两种方式。

【评估】

1. **核对医嘱、输血卡、配血单** 输血前认真核对医嘱、输血卡、配血单,查对患者姓名、床号、住院号、血型、交叉配血试验结果、血液种类和血量。

2. **患者评估**

(1)全身情况:患者目前病情、治疗情况(作为合理输血的依据);血型、输血史、过敏史(作为输血时查对及用药的参考)。

(2)局部情况:穿刺部位皮肤有无疤痕、破损、发红、硬结、皮疹等现象。根据病情、输血量、年龄等情况选择静脉:一般采用四肢浅静脉;急症输血时多采用肘部静脉;周围循环衰竭时可采用颈外静脉或锁骨下静脉。

(3)心理状态:有无恐惧、焦虑等,合作程度。

(4)健康知识:对输血相关知识的了解程度。

【计划】

1. **操作者准备** 着装整齐、修剪指甲、洗手、戴口罩;熟悉输血相关基本知识及操作程序和注意事项。

2. **用物准备**

(1)间接静脉输血法:同密闭式输液,将输液器换为输血器(滴管内有滤网,9号静脉穿刺针头）。

（2）直接静脉输血法：同静脉注射，另备一无菌盘、50ml 注射器数副（根据输血量多少而定）、3.8% 枸橼酸钠溶液。

（3）0.9% 氯化钠溶液、血液制品（根据医嘱准备）、一次性手套。

**3. 环境准备**　环境安静、清洁、宽敞、光线充足，细菌培养指数达标，符合输血要求。

**4. 患者准备**　明白或了解输血的目的、方法、注意事项及配合要点；签写知情同意书；排空大小便；取舒适体位。

【实施】

**1. 操作方法**　见表 12 – 9

表 12 – 9　静脉输血法

| 操作流程 | 步骤说明 | 行为要求 |
|---|---|---|
| 间接输血法 | 将血液按静脉输液法输给患者的方法 | |
| 1. 三查八对 | 核对医嘱，对血袋进行三查八对，携用物至床旁，两名护士一起再次三查八对。协助患者安置合适体位，将 0.9% 氯化钠溶液瓶和血袋挂于输液架上并固定通气管，备胶布、戴手套 | 尊重患者，严格查对耐心解释，取得合作 |
| 2. 静脉输液 | 按静脉输液法先输少量的 0.9% 氯化钠溶液，冲洗输血器管道 | 动作轻稳，严格无菌 |
| 3. 输入血液 | 血袋托于手上，以旋转式动作将血液轻轻摇匀。打开贮血袋封口，常规消毒开口处塑料管，将输血器针头从 0.9% 氯化钠溶液瓶上拔下，插入贮血袋塑料管内，缓慢将储血袋倒挂于输液架上 | |
| 4. 调节记录 | 调节输血速度，开始应少于 20 滴/分，观察 10 ~ 15min，如无不良反应，再根据患者病情、年龄及血液种类调节滴速。助患者取舒适卧位再次核对无误后，记录输血时间、滴速、签全名 | 成人 40 ~ 60 滴/分，老人、儿童酌减 |
| 5. 指导患者 | 脱手套，洗手，脱口罩，置呼叫器于患者易取处，交待注意事项 | |
| 6. 巡视观察 | 输血中加强巡视，观察生命体征及病情变化，仔细询问和倾听患者主诉，保持输血通畅 | 注意有无输血反应，及时处理 |
| 7. 拔针按压 | 输血完毕，再输入少量 0.9% 氯化钠溶液，将输血器内的血液全部输入患者体内拔针按压，协助患者取舒适卧位 | 严格查对，耐心解释，取得合作 |
| 8. 整理用物 | 整理床单位及用物，垃圾分类处理，血袋保留 24h，洗手，记录 | |
| 直接输血法 | 将供血者的血液抽出后立即输给患者的方法。适用于无库血而患者又急需输血及婴幼儿的少量输血 | 防止凝血 |
| 1. 三查八对 | 核对医嘱，认真进行"三查八对"，确认无误后，向供血者和受血 | |
| 2. 备注射器 | 者解释，取得合作；请供血者和患者分别仰卧于床上，并露出一侧手臂护士戴手套，用 50ml 一次性注射器抽入 3.8% 枸橼酸钠溶液 5ml，并轻轻转动，使针筒内壁沾上 3.8% 枸橼酸钠溶液，排气后放入无菌盘内备用 | |
| 3. 选择静脉 | 选择粗大静脉（一般为肘正中静脉），将血压计袖带缠于供血者上臂并充气（压力维持在 100mmHg 左右），常规消毒穿刺部位皮肤 | |

续表

| 操作流程 | 步骤说明 | 行为要求 |
|---|---|---|
| 4. 抽血输血 | 再次查对供血者和患者的姓名、血型及交叉配血结果，三人合作：一人按静脉穿刺法抽取血液，一人传递，另一人按静脉注射法缓慢输注给受血者，如此连续进行。连续抽血时，不必拔针头，只需更换注射器，在更换期间放松袖带，并用手指压迫穿刺部位前端静脉，以减少出血 | 严格无菌操作，缓慢输血，认真听取受血者主诉 |
| 5. 拔针按压 | 输血毕，拔出针头，用无菌纱布按压穿刺点至无出血，安置患者及供血者，整理床单位，向受血者、供血者交待注意事项 | 动作轻稳，谢谢合作规范处理 |
| 6. 整理用物 | 清理用物，垃圾分类处理，洗手，记录 | |

### 2. 注意事项

（1）根据医嘱及输血申请单采集血标本，每次只能采集一位患者的标本，禁止同时采集两个患者的血标本，避免差错事故的发生。

（2）严格执行无菌操作和查对制度，输血时必须由两名护士核对无误后方可输入。

（3）血制品内不得加入其他药品，如钙剂、高渗或低渗溶液，并避免和其它溶液相混，以防血液凝集或溶解。冷藏血制品不能加温，以免血浆蛋白凝固变性而引起不良反应。

（4）库存血输入前认真检查血液质量，正常库存血分为两层，上层为血浆呈淡黄色、半透明，下层为红细胞呈均匀暗红色，两层界限清楚，无凝块。如血细胞呈暗紫色，血浆变红，两层之间界限不清，有明显血凝块，提示溶血，不可再用。

（5）输血前后及输入两袋血液之间，需输入少量0.9%氯化钠溶液，以防发生不良反应。

（6）严格控制输血速度，输血时遵循先慢后快的原则。输血开始前15min宜慢（不超过20滴/分），并严密观察病情变化，若无不良反应，再根据病情需要调节速度；一般情况下输血速度为5~10ml/min；急性大量失血需快速输血时，输血速度可达50~100ml/min；年老体弱、婴幼儿及有心肺功能障碍者，输血速度宜慢1~2ml/min；血红蛋白小于40g/L的严重贫血患者输注时输入量控制在1ml/kg·h；血小板输注速度要快，以患者能耐受为准，一般80~100滴/分；新鲜血浆输注速度不超过5~10ml/min，融化后的冰冻血浆应在4h内输完；凝血因子输注速度以患者能耐受的最快速度为宜，凝血酶原复合物每瓶（用30ml 0.9%氯化钠溶液融化）应在3~5min内快速静脉注射。1个单位的全血或成分血应在4h内输完。

（7）输血过程中，加强巡视，观察有无输血反应的征象，并询问患者感觉。一旦出现异常情况立即停止输血，及时报告并进行处理。

（8）输血后，血袋放入4℃左右冰箱中保存24h，以备患者出现输血反应时检查分析原因，如24h后无输血反应发生再放入医用垃圾袋中集中焚化处理。有关化验单存入病历保存。

### 3. 健康教育

（1）向患者解释静脉输血的目的、血型的有关知识及输血的适应证和禁忌证。

（2）向患者说明输血速度的调节依据，告知勿擅自调节滴速。

（3）向患者介绍常见输血反应的症状及防治方法。并告知患者，一旦出现不适症状，应及时使用呼叫器。

【评价】

（1）护士坚持"三查八对"，无菌观念强，操作正确熟悉；护士能与患者有效沟通。

（2）患者满意，输血通畅，无输血反应发生。

## 六、自体输血法

自体输血（autotransfusion）是指采集患者自己的血液或术中失血，经过洗涤、加工，再回输给本人的输血方法。自体输血是最简便、最安全的输血方法，不需做血型鉴定和交叉配血试验，不会产生免疫反应，既节省血源又防止发生输血反应，同时避免了因输血而引起的疾病传播。

**1. 保存式自体输血**  应用于手术前预存自体血。对符合条件的择期手术患者，于术前抽取自体血，放于血库低温保存，待手术时再输还给患者。一般于术前 3～5 周开始，每周或隔周采血一次，直至手术前 3 天为止，以利机体血浆蛋白水平恢复正常水平。

**2. 稀释式自体输血**  于手术日手术开始前采集患者一定量的血液，并同时补充晶体或胶体溶液，以达到正常血容量。血液处于稀释状态，减少了术中红细胞的丢失。采集的血液在术中或术后再回输给患者。

**3. 回收式自体输血**  分为外伤时回收式自体输血、术中回收式自体输血和术后回收式自体输血。目前临床常采用自体血回收装置（血液回收机）收集失血回输给患者。如脾破裂、输卵管破裂，血液流入腹腔 6 h 内无污染和凝血时，可将血液收集起来，加入适量抗凝剂，经过滤后输还给患者。血液回收机操作简便、易于消毒，能控制收集和回收自体血的速度，不易引起溶血。

## 七、常见输血反应及护理

输血因个体体质不同，可引起输血反应。操作不当可危及患者生命。为保证患者安全，护士应掌握常见输血反应发生的原因、临床表现、预防和护理措施，以有效预防和控制输血反应的发生。

### （一）发热反应

**1. 原因**  血液、保养液、贮血器和输血器等被致热源污染；输血时未严格遵守无菌操作原则，造成污染；多次输血后，受血者血液中产生白细胞抗体和血小板抗体，当再次输血时发生免疫反应而引起发热。

**2. 临床表现**  可发生在输血中或输血后 1～2h 内，患者出现与原发病无关的发冷、寒战、发热。体温可达 38～41℃左右，并伴有恶心、呕吐、头痛、肌肉酸痛、皮肤潮红、脉速等全身症状，一般无血压下降。发执持续时间不等，轻者持续 1～2h 可缓解。

3. 护理

（1）预防：严格管理血库保养液和输血用具，有效控制致热源，在输血过程中严格执行无菌操作。

（2）处理：①反应轻者，减慢滴速即可使症状减轻；②严重者立即停止输血，并通知医生；对症处理：畏寒、寒战者保暖，高热者行物理降温；必要时按医嘱给予解热镇痛药和抗过敏药；密切观察生命体征；③将输血器、剩余血和贮血袋一并送检。

### （二）过敏反应

1. 原因　患者为过敏体质，对输入血液中的某些成分过敏，如输入血液中的异体蛋白质和机体内的蛋白质结合形成全抗原使机体致敏；输入血液中含有致敏物质。如供血者在采血前服用过可致敏的药物和食物；多次输血的患者，体内可产生过敏性抗体，当再次输血时，抗原、抗体相互作用而发生过敏反应；供血者血液中的变态反应性抗体随血液输给受血者，一旦与相应抗原接触，即可发生过敏反应。

2. 临床表现　症状轻重不一，症状出现越早，反应越严重。轻度过敏有皮肤瘙痒、荨麻疹、轻度血管神经性水肿（表现为眼睑、口唇水肿）；重者可发生喉头水肿、支气管痉挛而引起呼吸困难，两肺可闻及哮鸣音；甚至出现过敏性休克。

3. 护理

（1）预防：①正确管理血液和血制品；②勿选用有过敏史的供血员；③供血者在采血前4h内不宜食高蛋白质和高脂肪食物，可用清淡饮食或饮糖水，以免血中含有致敏物质；④对有过敏史的患者输血前遵医嘱给予抗过敏药物。

（2）处理：按过敏反应程度给予对症处理。①反应轻者可减慢输血速度，重者立即停止输血，通知医生；②对症处理：呼吸困难者给予氧气吸入；喉头水肿伴严重呼吸困难应配合气管插管或气管切开；遵医嘱皮下注射0.1%的盐酸肾上腺素0.5~1ml，给抗过敏药物地塞米松、苯海拉明、异丙嗪；③循环衰竭者给予抗休克治疗；④严密观察病情及监测生命体征变化。

### （三）溶血反应

溶血反应是指受血者或供血者的红细胞发生异常破坏或溶解而引起的一系列临床症状。是最严重的输血反应。

1. 原因

（1）输入异型血：供血者和受血者血型不符而造成血管内溶血，反应发生快，输入10~15ml即出现症状，后果严重。

（2）输入变质血：输血前红细胞即被破坏溶解，如血液贮存过久、保存温度过高、血液被剧烈震荡或被细菌污染、血液内加入高渗或低渗溶液或影响pH值的药物等，均可导致红细胞破坏溶解。

（3）Rh因子所致溶血：Rh阴性者首次输入Rh阳性血液时不发生溶血反应，但输血2~3周后体内即产生抗Rh阳性的抗体。如再次接受Rh阳性血液，即可发生溶血反应。Rh因子不合所引起的溶血反应发生较慢，可在输血后几小时至几天后才发生，并且较少见。

**2. 临床表现**

一般在输入 10～15ml 血液时即可出现症状，临床表现通常分为三个阶段：

（1）第一阶段：患者出现头部胀痛、心前区压迫感、四肢麻木、腰背部剧痛、面部潮红、恶心、呕吐等反应。是因为受血者血清中的凝集素与输入血中红细胞表面的凝集原发生凝集反应，使红细胞凝集成团，阻塞部分小血管而导致组织缺血缺氧。

（2）第二阶段：患者出现黄疸和血红蛋白尿（呈酱油色），同时伴有寒战、高热、呼吸困难和血压下降等休克症状。由于凝集的红细胞发生溶解，大量血红蛋白释放入血浆而导致。

（3）第三阶段：患者出现少尿或无尿，管型尿和蛋白尿，高钾血症、酸中毒等急性肾功能衰竭症状，严重者因尿毒症而导致死亡。其原因，一方面是由于大量血红蛋白从血浆进入肾小管，遇酸性物质后形成结晶，阻塞肾小管所致。另一方面是由于抗原和抗体的相互作用，引起肾小管内皮缺血、缺氧、坏死脱落而进一步加重肾小管的阻塞。

**3. 护理**

（1）预防：①加强责任心，认真作好血型鉴定和交叉配血试验；②输血过程中严格执行查对制度和操作规程；③加强管理，严格执行血液采集、保存制度，防止血液变质。

（2）处理：①立即停止输血，通知医生、护士长和科主任；②更换输血器，输注 0.9％氯化钠溶液，给予氧气吸入；③抽取患者血标本和血袋剩余血一并送输血科检验；④遵医嘱碱化尿液：静脉滴注碳酸氢钠，促进血红蛋白结晶溶解，防止肾小管阻塞；⑤保护肾功能：双侧腰部封闭并用热水袋热敷，以解除肾血管痉挛而保护肾脏；⑥严密观察生命体征及尿量，对尿少、无尿者，遵医嘱按急性肾功能衰竭处理；有休克症状者配合医生进行抗休克治疗和护理；⑦心理护理，关心和安慰患者，消除其紧张恐惧心理。

**（四）与大量输血有关的反应**

大量输血一般指在 24h 内输血量大于或相当于患者总血容量。常见的反应有循环负荷过重、出血倾向、枸橼酸钠中毒等。

**1. 循环负荷过重**　其原因、症状及护理同静脉输液反应。

**2. 出血倾向**

（1）原因：长期反复输血或超过患者原血液总量的大量输血，由于库血中的血小板、凝血因子已基本破坏，使凝血功能障碍，而引起出血。

（2）临床表现：输血中或输血后，患者出现皮肤、粘膜瘀点，穿刺部位大块淤血，或手术切口、伤口渗血，牙龈出血等。

（3）护理：①短时间内输入大量库血时，密切观察患者意识、血压、脉搏等变化，注意观察皮肤、黏膜或手术伤口有无出血等；②严格掌握输血量，根据医嘱间隔输入新鲜血或血小板悬液，每输入 3～5 个单位库存血，应补充 1 个单位的新鲜血，以补充血小板和凝血因子，防止出血倾向的发生。

**3. 枸橼酸钠中毒反应**

（1）原因：大量输血使过量的枸橼酸钠进入体内，如果患者肝功能不全，枸橼酸钠不能完全被氧化和排出，而与血中游离钙结合使血钙下降，致凝血功能障碍、毛细血管张力减低、血管收缩不良和心肌收缩无力等。

（2）临床表现：手足抽搐、出血倾向、血压下降、心率缓慢，心室纤维颤动，甚至发生心跳停止。

（3）护理：严密观察患者的反应。遵医嘱常规输入库血1000ml时，静脉注射10%葡萄糖酸钙或氯化钙10ml，防止发生低血钙。

**（五）其他反应**

如空气栓塞，细菌污染反应，远期观察还可有因输血引起的传染性疾病，如病毒性肝炎、疟疾、艾滋病等。

严格控制采血、贮血和输血操作的各个环节，是预防输血反应的关键。

（蒲　雁）

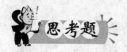思考题

1. 患者刘某，男，78岁，因慢性阻塞性肺气肿住院治疗。当日上午9时起开始静脉输入5%葡萄糖溶液500ml及0.9%氯化钠溶液500ml。滴速为70滴/分。10时左右，当护士来巡房时，发现患者咳嗽、咳粉红色泡沫样痰，呼吸急促，大汗淋漓。

（1）根据患者的临床表现，此患者可能出现了什么反应？

（2）护士立即应采取的措施有哪些？为什么？

2. 患者张某 女，37岁，阑尾炎术后第3天，腋温37.2℃，刀口无渗血渗液。当日上午9时许，继续静脉点滴抗生素治疗，30min后，患者突然寒战，继之高热，体温40℃，并伴有头痛，恶心，呕吐。

（1）根据上述表现，判断此患者可能出现了哪种情况？

（2）上述反应产生的主要原因可能是什么？

（3）如何护理患者？

3. 患者胡某，男，45岁，因大叶性肺炎住院。医嘱为某患者输入液体1500ml，从上午9时开始，计划5小时输完，点滴系数为15滴/毫升，请问护士应如何为其调节滴速？

4. 患者王某，男，41岁，因车祸致内脏大出血而欲行急诊手术治疗。进手术室前，护士遵医嘱迅速为患者建立了一条静脉通道并进行输血治疗，护士从血库冷藏室取回血后，为了尽早将血输给患者，便将血袋放在热水中升温，10min后为患者输入。当输入10min后，患者感到头部胀痛，并出现恶心呕吐，腰背部剧痛。

（1）患者可能出现了什么反应？

（2）此反应发生的可能的原因是什么？

（3）应如何抢救护理？

# 第十三章 | 标本采集

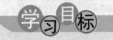

掌握：标本采集原则；血、尿、大便、痰标本的采集方法及注意事项；防腐剂的选用。

熟悉：咽拭子标本的采集方法及注意事项；血、痰、尿、粪便标本容器的选用。

了解：标本采集的意义。

标本检验是临床基本的诊断方法之一，检验结果是反映机体功能状态、病因、病理变化或治疗结果的客观资料。正确采集标本是获得正确的检验结果的保证，因此护士必须了解各种标本检验的临床意义，熟练掌握采集标本的基本知识和技能，以确保检验结果的准确性。

## 第一节 标本检查的意义和采集原则

### 一、标本检查的意义

标本是指采集患者少许的血液、体液（胸水、腹水）、排泄物（尿、粪）、分泌物（痰、鼻咽分泌物）、呕吐物以及组织细胞等样本，经过物理、化学、生物学的实验室技术和方法进行检验，其检验结果可作为判断患者机体功能和结构有无病理变化的客观依据。因此，标本检查具有如下意义：①协助明确疾病诊断；②观察病情变化，推测病程进展；③作为制定治疗、护理措施的依据；④进行疗效评价，判断预后。

### 二、标本采集的原则

#### （一）按医嘱采集标本

采集各种标本均应按医嘱执行。医生填写检验申请单，要求项目填写完整，目的明确，字迹清楚，医生签全名。护士根据医嘱核实化验单后进行采集，凡对医嘱、检验单有疑问者必须核准后方可执行。

#### （二）采集前准备充分

1. 采集标本前应明确检验项目、目的、选择采集方法、确定采集标本的量，了解注意事项。

2. 应认真评估患者的病情、心理反应与合作程度。耐心向患者解释检验的目的及注意事项，消除患者顾虑，取得信任和合作。

3. 根据检验目的准备物品，选择适当容器，容器外按要求贴上标签，注明患者的科别、病室、床号、姓名、住院号、检查目的和送检日期。

4. 护士操作前做好自身准备，衣帽整齐，修剪指甲，洗手，戴好口罩及手套。

**（三）严格执行查对制度**

采集前认真查对医嘱及化验单，核对申请项目、患者姓名、科室、床号、住院号等，如有疑问，核实后方可执行。采集后和送检前再次查对核实申请项目，确保标本采集无误。

**（四）确保标本质量**

1. 要确保标本质量，必须掌握正确的采集方法、采集时间、采集的量。如作妊娠试验要留晨尿，因为晨尿内绒毛膜促性腺激素的含量高，容易获得阳性检验结果。

2. 培养标本的采集应严格执行无菌操作技术，标本须应放入无菌容器内，且容器无裂缝，瓶塞干燥，不可混入防腐剂、消毒剂及其他药物，培养基应足量，无浑浊、变质，以免影响检验结果的准确。尽量在使用抗生素之前采集，如已经使用抗生素，应在血药浓度最低时采集，并在检验单上注明已使用的抗生素的名称。

**（五）及时送检**

标本采集后应及时送检，不能放置过久，避免污染或变质而影响检验结果，特殊标本还应注明采集时间或加入防腐剂。

# 第二节 各种标本的采集

## 一、血液标本采集

血液检查是判断机体各种功能及异常变化的重要指标之一，是临床最常用、重要的检验项目。临床上血液标本采集方法包括：毛细血管采血法、静脉采血法以及动脉采血法。毛细血管采血法主要用于血常规检查，一般由检验人员执行，临床护理人员要求掌握静脉及动脉采血法。血液标本分全血标本、血清标本、血培养标本。

【目的】

1. **全血标本** 用于作血常规检查、血沉及测定血液中某些物质的含量，如血糖、尿素氮、肌酐、尿酸、肌酸、血氨。

2. **血清标本** 用于测定血清酶、脂类、电解质和肝功能等。

3. **血培养标本** 用于查找血液中的病原微生物。

【评估】

1. **核对医嘱** 标本采集前认真核对医嘱及化验单，核对患者床号、姓名以及申请项目，明确检验目的。

**2. 患者评估**

（1）全身状况：患者年龄、病情、诊断及治疗用药情况。

（2）局部状况：穿刺部位的血管及皮肤情况。

（3）心理方面：心理状态和合作程度。

（4）健康知识：对疾病、标本采集的目的及注意事项的认知程度。

【计划】

**1. 护士准备**　衣帽整齐，洗手，戴口罩及手套，掌握血标本采集操作方法。

**2. 用物准备**

（1）根据检验项目选择容器及注射器，容器外应贴好标签，注明科别、床号、姓名、性别、检验目的和送检日期。

（2）根据不同检验项目准备用物。

**3. 环境准备**　安静、整洁、宽敞、光线充足，符合采血要求。

**4. 患者准备**　采血局部皮肤清洁，患者明确采血目的，能主动配合。作生化检查时患者应空腹。

【实施】

（一）静脉血标本采集法

**1. 目的**　协助诊断疾病、为临床治疗疾病提供依据。

**2. 用物**　检验单、治疗盘内放置 5ml 或 10ml 一次性注射器（按采血量选择）、标本容器（干燥试管、抗凝试管、血培养瓶）、一次性手套、皮肤消毒剂、棉签、止血带、弯盘、小垫枕、必要时备无菌纱布、酒精灯、火柴（采集培养标本时用）。

**3. 部位选择**　常选择四肢浅静脉、股静脉（见静脉注射法）。

**4. 操作方法**　见表 13－1

表 13－1　静脉血标本采集法

| 操作流程 | 步骤说明 | 行为要求 |
| --- | --- | --- |
| 1. 核对解释 | 备齐用物至床旁，核对床号、姓名，向患者解释采血目的和配合方法，以取得合作。安置合适体位，戴手套 | 严格查对，尊重患者耐心解释，患者配合 |
| 2. 选择血管 | 选择合适的静脉，垫上小枕，在静脉穿刺点上方约 6cm 处扎止血带，常规消毒皮肤 2 遍 | |
| 3. 穿刺抽血 | 嘱患者握拳，按静脉穿刺法穿刺血管，见回血后固定好针头，抽取所需血量 | 规范操作，穿刺成功 |
| 4. 拔针按压 | 松止血带，嘱患者松拳，迅速拔针，干棉签按压（一般 1～2min，凝血功能差的时间稍长）至不出血。将注射器活塞略向后抽以免血液凝固堵塞针头 | 正确按压 |

续表

| 操作流程 | 步骤说明 | 行为要求 |
|---|---|---|
| 5. 留取标本 | ◆血培养标本：注入密封瓶，先除去铝盖中心部分，常规消毒瓶盖，更换无菌针头后将血液注入瓶内，轻轻摇匀；注入三角烧瓶时，先点燃酒精灯，将瓶口纱布松开，取出瓶塞，迅速在酒精灯火焰上消毒瓶口，取下针头，将血液注入瓶内，轻轻摇匀，再将瓶塞和瓶口经火焰消毒后盖紧，扎紧封瓶纱布 | 严格无菌操作 |
| | ◆全血标本：取下针头，将血液顺管壁缓慢注入抗凝试管内，立即轻轻转动试管，使血液和抗凝剂混匀 | 防止血液凝固 |
| | ◆血清标本：取下针头，将血液沿管壁缓慢注入干燥试管内。勿注入泡沫，不可摇动，防止红细胞破裂造成溶血 | 避免震荡、防止溶血 |
| 6. 再次核对 | 操作后再次核对床号、姓名、检验项目 | |
| 7. 安置患者 | 脱手套，整理患者衣物、被服，协助患者取舒适体位 | |
| 8. 用物处理 | 按消毒隔离原则处理用物，预防交叉感染。洗手，记录 | 用物分类处理 |
| 9. 及时送检 | 将血标本分类，连同化验单及时送检，特殊标本注明采集时间 | 健康教育、致谢 |

**5. 注意事项**

（1）做生化检验需抽取空腹血时，应提前通知患者禁食，避免因进食而影响检验结果。

（2）根据不同的检验目的计算采血量。一般血培养采血为5ml，对亚急性细菌性心内膜炎患者应采血10~15ml，以提高细菌培养阳性率。

（3）严禁在输液、输血的针头处抽取血标本，应选择对侧肢体采集。

（4）根据检验目的选择标本容器，采集血清标本时，需用干燥试管；采集全血标本时，需用抗凝试管；采集血培养标本时，需用无菌培养瓶，如同时抽取不同种类的血标本，应先注入血培养瓶，然后注入抗凝试管，最后注入干燥试管。

（5）采集血标本前应严格执行无菌操作，培养液的种类及量符合要求，且无污染，瓶塞保持干燥；间歇性寒战患者应在寒战或体温高峰前取血，当预测寒战或高热时间有困难时，应在寒战或发热时尽快采集血培养标本；已使用过抗生素治疗的患者，应在下次使用抗生素前采集血培养标本。成人每次采集10~20ml，婴儿和儿童1~5ml。

**6. 健康教育**

（1）向患者及家属解释静脉采血的目的和注意事项，消除患者的思想顾虑，取得配合。

（2）向患者及家属介绍血标本化验项目的正常值。

**（二）真空采血系统采血法**

真空采血器为全封闭的真空储血管，是利用真空负压吸引原理将血液回抽入采血管。真空采血管头盖密闭性好，在采血的过程中避免了注入血标本时可能发生的血液外漏现象，采集血液标本具有自动定量、安全可靠、高效方便等优点。目前在临床上广泛应用。

**1. 常用采血针和真空储血管**

（1）采血针

双向采血针（直刺式）：适用于较粗大静脉采血（图 13 - 1）。

蝶翼采血针（头皮针式）：适用于小静脉及婴幼儿采血（图 13 - 2）。

（2）持针器分卡式及螺旋式两种，用来固定直刺式双向采血针头（图 13 - 4）。

（3）真空采血管（图 13 - 3）预制了准确的真空量，采血时自动将血液吸入试管，采用了国际统一的头盖颜色标记（表 13 - 2）。

**表 13 - 2 真空试管分类及用途**

| 试管名称 | 头盖颜色 | 检验项目 | 分类 | 采血量（ml） |
|---|---|---|---|---|
| 普通血清管 | 红色 | 血清生化、血库和血清学相关检验 | 血清 | 3.0 ~ 5.0 |
| 快速血清管 | 橘红色 | 急诊血清生化实验 | 血清 | 3.0 ~ 5.0 |
| 肝素抗凝管 | 绿色 | 血浆生化、血液流变学实验 | 血浆 | 3.0 ~ 5.0 |
| 血浆分离管 | 浅绿色 | 常规和急诊血浆生化检验 | 血浆 | 3.0 ~ 5.0 |
| 血清分离胶促凝管 | 金黄 | 急诊血清生化、血库和血清学相关检验 | 血清 | 3.0 ~ 5.0 |
| EDTA 抗凝管 | 紫色 | 全血实验、血型鉴定、交叉配血 | 全血 | 2.0 ~ 5.0 |
| 枸橼酸钠凝血管 | 蓝色 | 血液凝固实验 | 血浆 | 1.8 ~ 3.6 |
| 枸橼酸钠血沉管 | 黑色 | 血细胞沉降率实验 | 全血 | 1.6 ~ 2.4 |

**2. 操作方法** 见表 13 - 3

**表 13 - 3 真空采血系统采血法**

| 操作流程 | 步骤说明 | 行为要求 |
|---|---|---|
| 1. 核对解释 | 备齐用物至床旁，核对床号、姓名，向患者解释采血目的和配合方法，协助患者取舒适体位。操作者戴手套 | 严格查对，尊重患者 |
| 2. 选择血管 | 选择合适的静脉，垫上小枕，在静脉穿刺点上方约6cm处扎止血带，常规消毒皮肤2遍 | 耐心解释 |
| 3. 穿刺抽血 | （1）旋开双向采血针取下针套，暴露针的后端，将双向针后端按顺时针方向旋入持针器中 | 规范操作 |
| | （2）嘱患者握拳，操作者左手绷紧皮肤，右手持针（斜面向上）与皮肤呈20°角穿刺；示指和中指钩住持针器的凸缘，拇指将采血管推到持针器顶端，观察回血 | 穿刺成功 |
| | （3）见回血即将瓶塞穿刺针刺入真空管内，管内负压会将所需血量吸入管中，如需采集多管采血标本，第一管采完后，拔出瓶塞穿刺针再刺入另一真空管，如此反复进行多管采血 | 动作熟练 |
| 4. 拔针按压 | 松止血带，嘱患者松拳，迅速拔针，用无菌干棉签按压1 ~ 2min（凝血功能差的时间稍长） | |
| 5. 标本处理 | 如为抗凝标本，采集完后，立即将真空管颠倒6 ~ 8次，使血液和添加剂充分混匀 | 防止溶血 |
| 6. 再次核对 | 操作后再次核对床号、姓名、检验项目 | |
| 7. 安置患者 | 脱手套，整理患者衣物、被服，协助患者取舒适体位 | |
| 8. 用物处理 | 按消毒隔离原则处理用物，预防交叉感染。洗手，记录 | 用物分类处理 |
| 9. 及时送检 | 将血标本分类，连同化验单及时送检，特殊标本注明采集时间 | 健康教育，致谢 |

**3.** 注意事项

（1）采血前核对检验项目，明确标本采集要求，正确选择真空采血管。

（2）当真空采血管插入双向针时，要固定好持针器，防止针头移动而刺破血管壁。

（3）多管采集时，采集顺序为：血培养标本→无添加剂标本→凝血试验标本→含抗凝剂标本→含促凝剂标本。

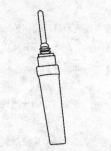

图 13 – 1 双向采血针（直刺式）

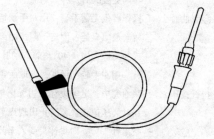

图 13 – 2 蝶翼采血针（头皮针式）

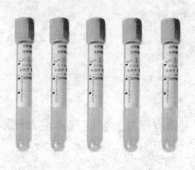

图 13 – 3 真空采血管

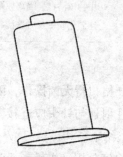

图 13 – 4 持针器

**（三）动脉血标本采集法**

**1.** 目的 进行血液气体分析。

**2.** 用物 治疗盘内放置无菌干燥的 2ml 或 5ml 一次性注射器和 7 号针头、无菌手套、无菌纱布、无菌软木塞、皮肤消毒剂、棉签、砂轮、弯盘、肝素、标本容器、检验单。

**3.** 部位选择

（1）桡动脉：前臂掌侧腕关节上 2cm，动脉搏动明显处。

（2）股动脉：股三角区，髂前上棘与耻骨联合连线中点，股动脉搏动明显处。

**4.** 操作方法 见表 13 – 4

表13-4　动脉血标本采集法

| 操作流程 | 步骤说明 | 行为要求 |
|---|---|---|
| 1. 核对解释 | 备齐用物至床旁，核对患者床号、姓名及检验项目，解释采血标本目的、注意事项，协助患者取舒适体位 | 严格查对，尊重患者 |
| 2. 选择动脉 | 选择合适的动脉，充分暴露穿刺部位，如选用股动脉时，协助患者仰卧，下肢稍屈膝外展，可垫沙袋于腹股沟下，常规消毒局部皮肤2遍，抽吸肝素0.5ml入注射器，抽动活塞和转动注射器，使注射器内壁湿润后，弃去余液 | 耐心解释，患者配合<br>准确定位 |
| 3. 穿刺抽血 | 操作者戴无菌手套，用左手示指和中指在已消毒的范围内摸到动脉搏动最明显处，固定于两指间，右手持注射器，在两指间垂直刺入或与动脉走向呈40°角刺入动脉，见鲜红色回血后，右手固定穿刺针，用左手轻抽活塞，抽取所需血量 | 操作熟练、规范<br>穿刺成功 |
| 4. 拔针按压 | 采血完毕，迅速拔针，用无菌纱布按压穿刺点5~10min，必要时用沙袋压迫止血，防止出现皮下血肿 | 防止出现皮下血肿 |
| 5. 隔绝空气 | 拔出针头后立即将针头刺入无菌软木塞内以隔绝空气，用手搓动注射器使血液与抗凝剂混匀 | 避免凝血 |
| 6. 安置患者 | 脱手套，整理患者衣物、被服，协助患者取舒适体位 | |
| 7. 用物处理 | 用物按消毒、隔离原则处理，预防交叉感染。洗手，记录 | 用物分类处理 |
| 8. 及时送检 | 连同化验单及时送检 | 健康教育，致谢 |

5. 注意事项

（1）严格执行无菌操作，防止感染。

（2）注射器与针头应连接紧密，注射器内不可留有空气，防止气体混入标本，以免影响检验结果。

（3）血气分析采血量一般为0.5~1ml。

（4）有出血倾向的患者，谨慎使用动脉采血。

6. 健康教育

（1）同静脉血标本采集法。

（2）指导患者拔针后的按压方法和时间，防止皮下出血的发生。

[评价]

1. 严格按照无菌技术操作采集标本，采集的血标本符合检验要求。

3. 患者配合，对操作满意。

## 二、尿标本采集

尿液是由血液经肾小球滤过，肾小管和集合管的重吸收和分泌产生的终末代谢产物，尿液的成份和性状，不仅与泌尿系统疾病直接相关，而且反应机体其它系统的功能状态和机体的代谢状况。临床上常采集尿液标本作物理、化学、细菌学等检查，以了解病情，协助疾病诊断和观察疗效。尿标本分常规标本、培养标本和12h或24h标本。

【目的】

**1. 常规标本**　检查尿液的颜色、透明度、比重、细胞和管型等，尿蛋白、尿糖定性。

**2. 尿培养标本**　采集未被污染的尿液作细菌学检查或药物敏感试验。

**3. 12h 或 24h 尿标本**　用于各种尿生化、激素检查和尿浓缩查结核杆菌，如钠、钾、氯、肌酐、肌酸、17－羟类固醇、17－酮类固醇等。

【评估】

**1. 核对医嘱**　认真核对医嘱及化验单，确定患者床号、姓名、检验的目的。

**2. 患者评估**

（1）全身状况：患者病情、意识状态、诊断、治疗及自理能力。

（2）局部状况：排尿情况。

（3）心理方面：心理状态、理解能力和合作程度。

（4）健康知识：对疾病及采集尿标本目的及注意事项的认知程度。

【计划】

**1. 护士准备**　衣帽整齐，洗手，戴口罩及手套，掌握尿标本采集方法。

**2. 用物准备**　根据检验目的选择适当容器，贴化验单副联于容器上，注明科别、床号、姓名、性别、检验目的和送检时间。根据检验目的准备：

（1）常规标本：一次性尿杯或清洁玻璃瓶1个（容积在100ml以上），必要时备便盆或尿壶。

（2）尿培养标本：无菌试管、试管夹、酒精灯及火柴、无菌手套、外阴冲洗及消毒用物，必要时备导尿包（见导尿术）。

（3）12h 或 24h 尿标本：清洁带盖的集尿瓶（容量为3000～5000ml）、防腐剂（表13－6）。

**3. 环境准备**　安静、舒适、安全、隐蔽，注意保护患者的隐私。

**4. 患者准备**　患者能理解采集尿标本目的、方法及注意事项，主动配合。

【实施】

**1. 操作方法**　见表13－5

表13－5　尿标本采集方法

| 操作流程 | 步骤说明 | 行为要求 |
| --- | --- | --- |
| 1. 核对解释 | 备齐用物至床旁，核对患者床号、姓名及检验项目，向患者或家属解释留取尿标本目的、方法及注意事项，取得合作。协助患者取舒适体位 | 严格查对，尊重患者　耐心解释，患者配合 |

续表

| 操作流程 | 步骤说明 | 行为要求 |
|---|---|---|
| 2. 标本采集 | ◆常规标本<br>（1）自理的患者，给予标本容器，嘱其留取清晨第一次尿液约50ml于标本瓶内（测量尿比重留取100ml）。因晨尿浓度高，未受饮食的影响，检验结果准确<br>（2）行动不便的患者，协助患者在床上使用便器或尿壶，再收集尿液于标本容器中<br>（3）留置导尿的患者，于集尿袋下方引流孔处打开橡胶塞收集尿液<br>◆培养标本<br>（1）中段尿留取法：用于清醒合作者，屏风遮挡，协助患者取舒适卧位，妥善放置便器，按导尿法清洁、消毒外阴；嘱患者自行排尿，弃去前段尿液，用试管夹夹住无菌试管，并在酒精灯上消毒试管口后，留取中段尿约5ml，再将无菌试管口及棉塞在酒精灯火焰上消毒，立即盖紧棉塞，防止污染，熄灭酒精灯；操作完毕，协助患者穿裤，整理用物，及时送验<br>（2）导尿术留取法：用于昏迷、不合作者。按照导尿术插入导尿管将尿液引出，留取尿标本<br>◆12h或24h尿标本<br>检验单副联注明留取尿液起止时间，贴于集尿瓶上：12h尿标本，嘱患者于晚7时排空膀胱，弃去尿液后，开始留取尿液至次晨7时留取最后一次尿液；24h尿标本，嘱患者于清晨7时排空膀胱，弃去尿液后，开始留取尿液至次晨7时留取最后一次尿液<br>请患者先将尿液排在便盆或便壶内，再倒入集尿瓶，留取最后一次尿液后，测总量 | 不可混入粪便，以免粪便中的微生物使尿液变质<br>保护患者隐私<br><br><br><br><br><br><br>确认患者膀胱充盈<br>膀胱内存留4~6h或以上的尿液为佳<br><br><br><br><br><br>严格无菌操作<br><br>根据检验的要求不同加入相应的防腐剂（见表13-6） |
| 3. 安置患者 | 协助患者穿裤、整理床单位，协助患者取舒适体位 | |
| 4. 用物处理 | 用物按消毒、隔离原则处理，洗手 | 健康教育，致谢 |
| 5. 记录送检 | 记录尿液总量、颜色、气味等，将标本连同化验单及时送检 | |

**表 13-6  常用防腐剂的作用及用法**

| 名称 | 作用 | 用法 | 检查项目 |
|---|---|---|---|
| 甲醛 | 固定尿液中有机成分，防腐 | 每30ml尿液中加40%甲醛1滴 | 艾迪计数 |
| 浓盐酸 | 使尿液保持在酸性环境中，防止尿液中激素被氧化，防腐 | 24h尿液中加5~10ml | 17-羟类固醇、17-酮类固醇 |
| 甲苯 | 可形成一薄膜盖于尿液表面，防止细菌污染，以保持尿液的化学成分不变 | 应在第一次尿液倒入后再加，按每100ml尿液加0.5%~1%甲苯10ml | 尿蛋白定量、尿糖定量及钾、钠、氯、肌酐、肌酸定量 |

**2. 注意事项**

（1）女性患者在月经期不宜留取尿标本，必要时先清洁外阴，再用无菌干棉球塞住阴道后留取。

（2）不可将粪便混于尿液中，以防粪便中的微生物使尿液变质。会阴部分泌物过多时，应先清洗或冲洗，再留尿标本。

（3）小孩或尿失禁患者可用尿袋、尿套或集尿器等协助收集。

（4）昏迷或尿潴留患者可导尿留取标本，男性患者可用假性导尿套固定接尿。留置导尿者于集尿袋内收集尿液。

（5）留取 12h 或 24h 尿标本，应根据检验要求加入相应防腐剂，并将集尿瓶放置于阴凉通风处。

（6）留取尿培养标本，应严格无菌操作，以防污染尿液标本，而影响检验结果。

（7）尿胆原检测：以留取 14：00～16：00 时间段的尿液为宜。

（8）尿管尿液采集法：尿潴留者用导尿管弃去前段后，留取 10～15ml 尿液置于灭菌容器内送检；留置导尿患者应先夹闭尿管 30s，消毒导尿管外部及尿管口，用注射器通过导尿管抽取尿液，防止带入消毒剂；长期留置尿管者，应在更换新导尿管后留取尿标本。

**3. 健康教育**

（1）根据不同检验目的向患者介绍留尿标本的方法及注意事项，消除紧张情绪，取得患者的理解。

（2）说明正确留取尿标本对检验结果的重要性，教会患者正确留取方法。

【评价】

（1）留取标本符合检验的要求，无污染。

（2）能与患者进行有效的沟通，取得配合，患者无不适。

## 三、粪便标本采集

正常粪便是由已经消化的和未消化的食物残渣、消化道分泌物、大量细菌以及水分组成。粪便标本的检验结果有助于临床评估患者的消化系统功能、协助诊断、观察疗效。根据不同的检验目的，粪便标本分为常规标本、培养标本、隐血标本和寄生虫或虫卵标本。

【目的】

**1. 常规标本**　用于检查粪便颜色、性状、其中的混合物和细胞等。

**2. 培养标本**　用于检查粪便中的病原微生物。

**3. 寄生虫或虫卵标本**　用于检查粪便中的寄生虫、幼虫及虫卵。

**4. 隐血标本**　用于检查粪便中肉眼不能观察到的微量血液。

【评估】

**1. 核对医嘱**　认真核对医嘱及化验单，确定患者床号、姓名及检验目的。

**2. 患者评估**

（1）全身状况：意识状态、病情、诊断、治疗及自理能力。

（2）局部状况：排便情况。

（3）心理方面：心理状态、理解能力和合作程度。

（4）健康知识：对疾病、采集粪便标本的目的及注意事项的认知程度。

【计划】

**1. 护士准备** 衣帽整齐、洗手，戴口罩及手套，掌握粪便标本采集方法。

**2. 用物准备** 根据检验目的选择适当容器，贴化验单副联于容器上，注明科别、床号、姓名、性别、检验目的和送检日期。

（1）常规标本或隐血标本：检便盒（内附检便匙或棉签）、清洁便盆。

（2）寄生虫或虫卵标本：检便盒（内附检便匙或棉签）、清洁便盆、透明胶带及载玻片。

（2）培养标本：无菌培养瓶、无菌棉签、消毒便盆。

**3. 环境准备** 安静、舒适、安全、隐蔽，注意保护患者隐私。

**4. 患者准备** 患者理解采集粪便标本目的、方法及注意事项，能主动配合。

【实施】

**1. 操作方法** 见表 13 – 7

表 13 – 7　粪便标本采集方法

| 操作流程 | 步骤说明 | 行为要求 |
| --- | --- | --- |
| 1. 核对解释 | 备齐用物至床旁，核对患者床号、姓名及检验项目，向患者及家属解释留取粪便标本目的、方法及注意事项，协助患者取舒适体位 | 严格查对，尊重患者耐心解释，患者配合 |
| 2. 标本采集 | ◆常规标本和隐血标本<br>嘱患者排尿后，排便于清洁便盆内，用检便匙取粪便中央部分或黏液、脓血等异常粪便5g左右（相当于蚕豆大小），放于检便盒内。（重症患者由护士协助留取，腹泻患者应将水样便盛于容器中送检） | 保护患者隐私<br>勿混入尿液 |
|  | ◆寄生虫或虫卵标本<br>（1）检查寄生虫卵：嘱患者排便于清洁便盆内，用检便匙取不同部位带血或粘液粪便约5～10g，放于检便盒内。如患者服用驱虫药或做血吸虫孵化检查，应留取全部粪便 |  |
|  | （2）检查蛲虫：嘱患者在睡前或清晨未起床前，将透明胶带贴在肛门周围，取下胶带，将粘有虫卵的一面贴在载玻片上或相互对合。也可在23时左右，患者感觉肛门周围发痒时，用无菌棉签蘸生理盐水，自肛门周围皱壁处拭取，然后插入试管内，塞好管口 |  |
|  | （3）检查阿米巴原虫：在采集标本前，应先将便盆加温，再嘱患者排便于便盆内，并连同便盆立即送检，以保持阿米巴原虫的活动状态，因阿米巴原虫排在低温环境中可失去活力，难以查找 | 保温送检，防止阿米巴原虫死亡 |
|  | ◆培养标本<br>嘱患者排便于消毒的便盆内，用无菌棉签在粪便中央或取黏液、脓血等异常粪便约2～5g，放于无菌培养瓶内盖紧瓶塞。如患者无便意，可用无菌长棉签蘸0.9%生理盐水，轻轻插入肛门约6～7cm，沿肛周壁旋转一周退出，将棉签放于无菌培养瓶中，盖紧瓶塞 | 无菌操作，防止污染 |
| 3. 安置患者 | 再次核对，协助患者穿裤、整理床单位，协助患者取舒适体位 |  |
| 4. 用物处理 | 用物按消毒、隔离原则处理，洗手 |  |
| 5. 记录送检 | 记录粪便颜色、量、性状、气味。将标本连同化验单及时送检 | 健康教育，致谢 |

**2. 注意事项**

（1）采集隐血标本时，嘱患者检查前3天禁食肉类、动物肝脏、动物血、绿叶蔬菜以及含铁丰富的药物和食物，第4天采集标本，以避免出现假阳性。

（2）采集寄生虫标本时，如患者服用驱虫药或作血吸虫孵化检查，应将大便排于清洁便盆内，留取全部粪便送检。

**3. 健康教育**

（1）根据不同检验目的向患者或家属介绍留取粪便标本的方法及注意事项，消除紧张情绪，取得患者的理解。

（2）教会患者观察粪便、正确留取标本的方法，确保检验结果的准确性。

（3）指导患者注意饮食卫生与营养，防止消化系统疾病的发生。

【评价】

（1）留取粪便标本无污染符合检验的要求。

（2）与患者进行有效沟通，取得配合，患者无不适。

## 四、痰标本采集

痰液是由肺泡、支气管和气管所产生的分泌物。正常情况下，呼吸道分泌物很少，不引起咳嗽和咳痰。当呼吸道发生病变时，呼吸道黏膜和肺泡受刺激时，分泌物增多，痰液增多。并有性状和成分的改变。唾液、鼻咽部分泌物可混入痰液内，但不属于痰液的组成部分。临床通过收集痰标本，观察痰液的性状和检查痰液内容物，协助诊断、观察疗效。痰标本按检验目的分为常规痰标本、痰培养标本、24h痰标本三种。

【目的】

**1. 常规标本**　检查痰液的一般性状，涂片后经特殊染色，查细菌、虫卵和癌细胞。

**2. 培养标本**　用于检查痰液中的致病菌。

**3. 24h痰标本**　用于观察24h的痰液的量和性状。

【评估】

**1. 核对医嘱**　认真核对医嘱及检验单，确定患者床号、姓名、检验目的。

**2. 患者评估**

（1）全身状况：目前的病情、意识状态、症状、体征、诊断、治疗情况及自理能力。

（2）局部状况：口腔黏膜及咽部情况，听诊肺部呼吸音、痰鸣音。

（3）心理方面：心理状态、理解能力和合作程度。

（4）健康知识：对疾病、采集痰标本目的及注意事项的认知程度。

【计划】

**1. 护士准备**　衣帽整齐、洗手，戴口罩及手套，掌握痰标本采集方法。

**2. 用物准备**　查对医嘱及化验单，选择适当容器，贴化验单副联于容器上，注明科别、床号、姓名、性别、送检时间。

（1）常规标本：一次性痰盒。

（2）培养标本：无菌培养盒或无菌集痰器，漱口溶液 200ml。

（3）24h 痰标本：痰杯或清洁的玻璃广口瓶，容量为 500ml。

**3. 环境准备** 整洁、安静、舒适、安全。

**4. 患者准备** 患者明确采集痰标本目的、方法及注意事项，能主动配合。

【实施】

**1. 操作方法** 见表 13 - 8

表 13 - 8　痰标本采集方法

| 操作流程 | 步骤说明 | 行为要求 |
|---|---|---|
| 1. 核对解释 | 备齐用物至床旁，核对患者床号、姓名及检验项目，向患者及家属解释留取粪便标本目的、方法及注意事项，取得合作 | 严格查对，尊重患者<br>耐心解释，患者配合 |
| 2. 标本采集 | ◆常规标本<br>（1）能自行咳痰患者：嘱患者清晨醒来未进食前，用清水漱口去除口腔中杂质，深呼吸数次后用力咳出气管深处的痰液盛于痰盒内<br>（2）无法咳痰或不合作的患者：协助患者取合适体位，叩击胸背部（自下而上），使痰液松动，然后将集痰器分别连接吸引器和吸痰管吸痰（集痰器开口高的一端接吸引器，开口低的一端接吸痰管），置痰液于集痰器中，加盖（图 13 - 5）<br>◆培养标本<br>（1）能自行咳痰的患者，嘱患者清晨醒来未进食前，先用朵贝尔溶液漱口，去除口腔细菌，再用清水漱口，以清洁口腔，在深呼吸数次后用力咳出气管深处的痰液，留于无菌集痰器内，加盖<br>（2）无力咳痰或不合作的患者：取合适体位，叩击胸背部 3～5 min（自下而上），使痰液松动，戴无菌手套，将无菌集痰器分别连接吸引器和吸痰管（集痰器开口高的一端接吸引器，开口低的一端接吸痰管），按吸痰法吸入 2～5ml 痰液于集痰器中（图 13 - 5）<br>◆24h 痰标本<br>清洁广口瓶内加少量清水，贴好标签，注明起止时间，并作好交接班，嘱患者清晨起来，漱口后，将晨 7 时开始至次日清晨 7 时的全部痰液留在容器中。交待患者不可将漱口液、唾液等混入 | 留晨起后第一口痰<br>有效咳嗽咳痰<br><br>严格无菌操作<br><br>耐心指导 |
| 3. 安置患者 | 协助患者漱口，必要时做口腔护理，整理床单位 | 健康教育，致谢 |
| 4. 记录送检 | 洗手，记录痰液的量、颜色和性状，将标本连同化验单及时送检 | |
| 5. 用物处理 | 用物按消毒、隔离原则处理，防止交叉感染 | |

**2. 注意事项**

（1）如留痰标本查找癌细胞，应立即送检，或用 10% 甲醛溶液或 95% 乙醇溶液固定后送验。

（2）采集标本过程中，应嘱患者不可将唾液、漱口水、鼻涕等混入痰液中。

（3）收集痰液时间宜选择在清晨，因此时痰量较多，痰内细菌也较多，以提高阳性率。

（4）采集痰培养标本，应严格无菌操作，以免影响检验结果。

（5）记录24h痰标本量时，应减去所加入的清水量。

3. 健康教育

（1）采集标本前向患者说明正确留取痰标本的重要性，介绍留取方法及注意事项，取得患者的理解配合。

（2）教会患者进行有效咳嗽的方法，正确咳痰，保证检验结果的准确。

【评价】

（1）留取标本无污染，符合检验要求。

（2）与患者进行有效沟通，取得合作，患者无不适。

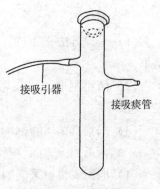

接吸引器　　接吸痰管

图13-5　集痰器

## 五、咽拭子标本采集

【目的】从咽部或扁桃体采集分泌物作细菌培养或病毒分离，以协助临床诊断、治疗和护理。

1. 核对医嘱　认真核对医嘱及化验单，确定患者床号、姓名、检验目的。

2. 患者评估

（1）全身状况：患者病情、症状、体征、诊断、治疗情况及自理能力。

（2）局部状况：口腔、咽喉部黏膜有无破损、出血、溃疡、炎症等。

（3）心理方面：心理状态、理解能力和合作程度。

（4）健康知识：对疾病、采集标本目的及注意事项的认知程度。

【计划】

1. 护士准备　衣帽整齐，洗手、戴口罩。掌握咽拭子标本采集方法。

2. 用物准备　无菌咽拭子培养试管（试管外贴标签，注明科别、床号、姓名、性别、检验目的）、酒精灯、火柴、手套、压舌板、手电筒、检验单。

3. 环境准备　整洁、舒适、光线充足。

4. 患者准备　患者明确采集咽拭子标本目的、方法及注意事项，能主动配合。

【实施】

1. 操作方法　见表13-9

表13-9　咽拭子标本采集方法

| 操作流程 | 步骤说明 | 行为要求 |
| --- | --- | --- |
| 1. 核对解释 | 备齐用物至床旁，核对患者床号、姓名及检验项目，向患者及家属解释留取标本目的、方法及注意事项，取得合作，操作者戴手套 | 严格查对，尊重患者<br>耐心解释，患者配合 |
| 2. 标本采集 | 点燃酒精灯，嘱患者张口发"啊"音（必要时用压舌板）<br>取出培养管内的无菌长棉签，快速擦拭腭弓两侧、咽、扁桃体的分泌物。在酒精灯火焰上消毒试管口，将棉签插入试管，塞紧试管口 | <br>动作轻稳、敏捷 |
| 3. 安置患者 | 整理床单位，协助患者取舒适体位 | 防止标本污染 |
| 4. 用物处理 | 用物按消毒、隔离原则处理，防止交叉感染，洗手 | |
| 5. 记录送检 | 记录采集时间，将标本连同化验单及时送检 | 健康教育，致谢 |

**2. 注意事项**

（1）采集方法要正确，注意棉签不要触及其他部位，防止污染标本，影响检验结果。

（2）防止呕吐，采集咽拭子标本应避免在患者进食后 2h 内进行，同时动作应轻、稳。

（3）采集真菌培养标本，应在口腔溃疡面上取分泌物。

**3. 健康教育**

（1）向患者讲解采集咽拭子标本的目的，消除紧张情绪，取得患者的理解。

（2）指导患者正确配合留取咽拭子标本的方法及注意事项，保证结果的准确性。

【评价】

（1）留取标本无污染，符合检验标要求。

（2）与患者进行有效沟通，取得配合，患者无不适。

（王红梅）

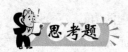

**思考题**

1. 标本采集时，应遵循哪些原则？

2. 患者李某，男，70 岁，为明确诊断，需采集血标本查肌酐、肝功能和做血培养，护士在采集前应做哪些准备，采集标本时应注意哪些事项？

3. 12h 及 24h 的尿标本应如何防腐？

# 第十四章 | 病情观察及危重患者的抢救

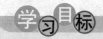

掌握：病情观察的方法及内容；各类患者病情观察的重点及危重患者的支持性护理；洗胃法和人工呼吸器的使用。

熟悉：抢救工作的组织管理；抢救设备的准备和使用。

了解：病情观察的意义及对护理人员的要求。

病情观察（clinical observation）是指医务人员在诊疗和护理工作中运用视觉、听觉、嗅觉和触觉及辅助工具，有目的、有计划地观察患者的生理、病理变化和心理反应的过程。危重患者病情变化快，护士及时、准确的病情观察，可为诊断、治疗、护理提供依据，为抢救患者生命赢得抢救时间，对患者的预后和转归起着重要的作用。因此，护士应掌握病情观察的方法、内容和常用抢救技术。保证抢救工作及时、准确、有效地进行。

## 第一节　病情观察

病情观察是一个连续、系统的过程，贯穿于患者疾病过程的始终。对患者的观察，应从体征到症状、从躯体到心理的全面观察。这样才能及时准确掌握病情变化。

### 一、病情观察的意义及要求

（一）病情观察的意义

1. 为诊断疾病和制定治疗、护理方案提供依据。

2. 有助于预测疾病的发展趋势和转归。

3. 可以及时了解治疗、护理效果。

4. 有助于及时发现危重症患者或并发症，防止病情恶化。

（二）病情观察的要求

1. 护士必须具备扎实的专业知识、严谨的工作作风、高度的责任心及敏锐的观察力。

2. 做到"四勤"，即勤巡视、勤观察、勤询问、勤思考。耐心听取患者主诉。

3. 认真及时记录观察结果，发现特殊病情变化时，及时通知医生并进行积极的处理。

## 二、病情观察的方法和内容

### （一）病情观察的方法

病情观察中护士利用感觉器官观察患者，通过视诊、听诊、触诊、叩诊和嗅诊达到观察的目的。

1. 视诊（inspection）　指利用视觉观察患者的全身和局部情况。视诊能观察到全身的体征，如年龄、性别、发育、营养状态、肢体活动、姿势体位、意识状态、面容表情、皮肤黏膜颜色等。了解患者分泌物、引流物、呕吐物、排泄物的颜色、性质、量等。视诊时需要光线充足。

2. 触诊（palpation）　通过手的感觉感知患者身体某部位的情况，可用手直接触摸或按压患者某些部位。通过触诊可了解患者皮肤的温湿度、弹性、光滑度和脉搏；某些脏器的大小和形状；肿瘤的位置、大小和性质等。触诊时需要患者放松受检部位。

3. 叩诊（percussion）　指利用手指叩击或手掌拍击患者身体某部，使之震动产生音响，以此来确定局部有无病变和病变的性质的观察方法。主要用于观察及确定患者的脏器大小、形状、位置及密度，有无腹水及腹水的量等。

4. 听诊（auscultation）　指利用耳直接或借助听诊器或其他设备来分辨患者身体不同部位所发出的声音有无异常。主要用于观察患者的语调、咳嗽声、呼吸音、心音、肠鸣音等。

5. 嗅诊（smelling）　指利用嗅觉来辨别患者的各种气味，以了解其临床意义的观察方法。如来自皮肤黏膜、呼吸道、胃肠道的排泄物、分泌物、呕吐物、脓液的气味。

6. 查询　是通过查阅病历、检验报告、会诊报告及其他相关文献资料，以及通过与患者及家属的交流，床边和书面交接班，获取信息的观察方法。

### （二）病情观察的内容

1. 患者的一般情况

（1）发育与体型（habitus）：通常用年龄、身高、体重、智力及第二性征之间的关系来判断发育是否正常。正常发育与遗传、营养代谢、体育锻炼、生活条件等内外因素有密切关系。成人发育正常的判断标准为：胸围等于身高的一半，坐高等于下肢的长度，两上肢展开的长度约等于身高。临床上的病态发育和内分泌的关系最为密切。如在发育成熟前垂体前叶功能亢进时，体格可异常高大称为巨人症。反之，垂体功能减退时，体格可异常矮小，称为垂体性侏儒症。体型是身体各部发育的外观表现，包括骨骼肌肉的成长与脂肪分布状态等。临床上成人体型有三种：①匀称型/正力型：身体各部分匀称适中，一般正常人多为此型。②瘦长型/无力型：身体瘦长，颈长肩窄，胸廓扁平，腹上角小于90°。③矮胖型/超力型：身短粗壮，颈粗肩宽，胸廓宽厚，腹上角常大于90°。

（2）饮食与营养：饮食在疾病治疗方面起着重要作用。护士应观察患者的食欲、食量、饮食习惯和特殊嗜好或偏食等。营养状况可通过体重指数、皮下脂肪厚薄、肌肉的发育、皮肤弹性和毛发指甲的光泽度等进行判断。临床上用良好、中等、不良三个等级来判断营养状态。

（3）表情与面容：健康人表情自然，神态安详。疾病可使人的表情与面容发生变化，通常可表现为痛苦、忧虑、疲惫和烦躁等面容与表情。因病情轻重缓急的不同，可出现特征性面容，如①急性病容：患者表现为面色潮红、烦躁不安、呼吸急促、表情痛苦等，多见于急性感染性疾病。②慢性病容：常表现为面容憔悴、面色苍白或灰暗、消瘦无力、精神萎靡等，常见于恶见于恶性肿瘤晚期、结核、肝硬化等慢性消耗性疾病。③病危面容：表现为表情淡漠、双目无神、反应迟钝、面容枯槁、面色苍白或发绀等，常见于休克、脱水、大出血等患者。④二尖瓣面容：常表现为双颊紫红、口唇紫绀，见于风湿性心脏病患者。⑤贫血面容：表现为面色苍白、结膜色淡、疲乏无力，见于各种贫血患者。⑥甲亢面容：表现为表情惊愕，眼裂增大，眼球突出，兴奋、烦躁。

（4）体位：体位是指患者在休息时身体所处的状态。患者体位与疾病联系密切，且对某些疾病的诊断具有一定意义。如多数患者可采取主动体位；极度衰竭或意识丧失患者，由于不能自行调整和变换肢体的位置常呈被动体位；心肺功能不全的患者常采用被迫体位。

（5）姿势与步态：姿势是指举止的状态。步态是指患者走路时所表现出的姿态。正常行走自如，步态平稳。某些疾病可表现出特征性的步态，如小脑疾患、巴比妥中毒的患者走路时躯干重心不稳、步态紊乱如醉酒状为醉酒步态；双侧先天性髋关节脱位、进行性肌营养不良的患者，走路时身体左右摇摆称为蹒跚步态。突然的步态改变是病情变化的征兆之一，如高血压患者突然出现跛行，则提示有发生脑血管意外、偏瘫的可能。

（6）皮肤与黏膜：皮肤黏膜的异常改变常是某些全身疾病的体征之一。主要观察其弹性、颜色、温度、湿度、有无出血、溃疡、皮疹、水肿、黄疸和紫绀等情况。如贫血患者皮肤苍白；胆道梗阻、溶血性疾病患者巩膜、皮肤黄染；缺氧患者口唇、耳廓、指端皮肤紫绀；休克患者皮肤湿冷；脱水患者皮肤干燥且弹性减弱；出血性疾病患者皮肤粘膜可出现瘀点、瘀斑、紫癜、血肿；心源性水肿多表现为下肢水肿；肾性水肿，多于晨起眼睑、颜面水肿等。

（7）睡眠：睡眠是各种休息形式中最重要、最自然的方式。影响睡眠的因素包括生理因素、心理因素、病理因素、环境因素等，应注意观察患者有无失眠、睡眠过度等异常现象。

（8）呕吐物、排泄物、引流物：应观察呕吐物、排泄物、引流物的颜色、性状、量和气味。注意呕吐的时间和方式，妊娠呕吐多发生在晨起时，幽门梗阻引起的呕吐多发生在夜间或凌晨。颅内压升高引起的呕吐为喷射性呕吐，麻痹性肠梗阻引起的呕吐多为溢出性。

**2. 生命体征**　详见第十章。

**3. 意识**　意识是大脑功能活动的综合表现，是对内外环境的知觉状态。凡能影响大脑功能的疾病，都会引起不同程度的意识障碍。意识障碍是指个体对外界环境刺激缺乏正常反应的一种精神状态。表现为对自身及外界环境的知觉、记忆、思维、情感的不同程度的异常改变。根据意识障碍的程度一般可分为嗜睡、意识模糊、昏睡、昏迷。也可出现谵妄，谵妄是一种以兴奋性增高为主的高级神经中枢的急性失调。

（1）嗜睡（somnolence）：是最轻的意识障碍，患者处于持续睡眠状态，可被轻度刺激或语言唤醒，醒后能正确、简单而缓慢地回答问题，反应迟钝，停止刺激后又很快入睡。

（2）意识模糊：表现为思维和语言不连贯，表情淡漠，对时间、地点、人物的定向力完全或部分发生障碍，可有错觉、幻觉、烦躁不安、谵语或精神错乱表现。

（3）昏睡：患者处于熟睡状态，不易唤醒，可被强刺激（压迫眶上神经，摇动身体）等强烈刺激唤醒，醒后答话含糊或答非所问，停止刺激很快又进入熟睡状态。

（4）昏迷：是最严重的意识障碍，也是病情危重的信号。按程度不同又可分为浅昏迷、深昏迷。①浅昏迷：意识大部分丧失，无自主活动，对周围事物及光、声刺激无反应，对强烈刺激（如压迫眶上神经）可有痛苦表情或肢体退缩等防御反应。角膜反射、瞳孔对光反射、眼球运动、吞咽反射，咳嗽反射等可存在。生命体征一般无明显改变，可有大小便潴留或失禁。②深昏迷：意识完全丧失，指对各种刺激均无反应，全身肌肉松弛，各种深浅反射消失，机体仅能维持呼吸与循环的最基本功能。如呼吸不规则，血压下降。大小便潴留或失禁。也可用格拉斯哥昏迷评分量表（GCS）判断患者意识障碍程度（表14–1），量表最高分是15分，最低分是3分，分数越高，意识状态越好。总分低于7分者为浅昏迷，低于3分者为深昏迷。

表14–1　格拉斯哥昏迷评分量表

| 项目 | 状态 | 分数 |
|---|---|---|
| 睁眼反应 | 自发性的睁眼反应 | 4 |
|  | 声音刺激有睁眼反应 | 3 |
|  | 疼痛刺激有睁眼反应 | 2 |
|  | 任何刺激均无睁眼反应 | 1 |
| 语言反应 | 对人物、时间、地点等定向问题清楚 | 5 |
|  | 对话混淆不清，不能准确回答有关人物、时间等定向问题 | 4 |
|  | 言语不流利，但可分辨字意 | 3 |
|  | 言语模糊不清，对字意难以分辨 | 2 |
|  | 任何刺激均无语言反应 | 1 |

续表

| 项目 | 状态 | 分数 |
|------|------|------|
| 运动反应 | 可按指令动作 | 6 |
| | 能确定疼痛部位 | 5 |
| | 对疼痛刺激有肢体退缩反应 | 4 |
| | 疼痛刺激时肢体过屈（去皮质强直） | 3 |
| | 疼痛刺激时肢体过伸（去大脑强直） | 2 |
| | 疼痛刺激时无反应 | 1 |

**4. 瞳孔** 瞳孔变化是颅内疾病、药物中毒、昏迷等病情变化的一个重要指征。观察瞳孔要注意以下两个方面：

（1）大小和形状：正常人瞳孔呈圆形，边缘整齐，两侧对等，在自然光下直径为2～5mm。瞳孔直径大于5mm，称为瞳孔散大。双侧瞳孔散大多见于颅内压增高、颅脑损伤、颠茄类药物中毒及濒死状态；一侧瞳孔散大、固定，常提示同侧颅内病变导致的小脑幕切迹疝发生。瞳孔直径小于2mm，称为瞳孔缩小，小于1mm为针尖样瞳孔。双侧瞳孔缩小，多见于有机磷农药、氯丙嗪、吗啡等药物中毒；一侧瞳孔缩小，常提示存在早期同侧小脑幕切迹疝。有时瞳孔的形状改变因眼科疾病引起，瞳孔呈椭圆形散大常见于青光眼、呈不规则形常见于虹膜粘连。

（2）对光反射：正常人瞳孔对光反射灵敏，如果瞳孔大小不随光线刺激的变化而变化时，称瞳孔对光反应消失。见于深昏迷患者。

**5. 心理状态** 应从患者对疾病的认识、对住院的反应等方面，观察患者的语言和非语言行为，判断患者的认知能力、情绪状态等有无异常。如：有无记忆力减退、思维混乱、反应迟钝等，有无焦虑、忧郁、绝望、恐惧等异常情绪。

**6. 自理能力** 指患者进行自我照顾的能力。通过观察患者的活动能力及耐力，如能否自己完成进食、入厕、穿衣、上下床等自理程度，间接反映病情的程度。

**7. 中心静脉压（central venous pressure，CVP）** CVP代表了右心房或胸腔段腔静脉内的压力，它反映全身血容量与右心功能。CVP的正常值是5～12cmH$_2$O。当CVP<5cmH$_2$O时，表示血容量不足；CVP>15cmH$_2$O时，表示心功能不全、静脉血管床过度收缩或肺循环阻力增高；CVP>20cmH$_2$O时，表示存在充血性心力衰竭。

**8. 其他** 如疼痛、咳嗽、咳痰、咯血和特殊检查、治疗前后的观察等。

## 三、各类患者的观察重点及要求

### （一）新入院患者

**1. 初步估计病情的轻重，确定重点观察的内容** 新入院患者病情轻重缓急不一，诊断也不尽明确，护士应根据患者的病史、各种检查结果，结合患者的入院方式和一般情况等，对病情及轻重作出初步估计，确定重点观察的内容。如对大面积烧伤、创伤患者应重点观察生命体征尤其是血压的变化，以警惕早期休克的发生。

**2. 注意观察潜在或继发病症** 新入院的患者往往是诊断尚未明确，所以护士应注意观察潜在或继发病症。如有些创伤患者在外观上只表现为机体局部组织的损伤，但护士仍应密切观察其血压和神志变化，警惕内脏有潜在或继发出血的可能。

**3. 心理状态的观察** 新入院患者对医院环境、规章制度、周围人员、生活习惯等都很陌生，对自身疾病的诊治期望很高，容易出现很多复杂的心理问题。护士应注意观察，给予相应的心理疏导，使患者尽快适应住院生活。

**（二）老年患者**

**1. 症状、体征不典型的病情** 老年人新陈代谢低下，感觉迟钝，患重病时往往反应不明显，状态不典型。如有些老年人患肺炎时，体温、白细胞计数常常不高。因此，护士对于一些症状、体征不典型的病情也要做到细致、全面的观察。

**2. 先兆症状** 老年患者容易发生心、脑血管意外，如冠心病患者频繁发作心绞痛，且程度加重，持续时间延长，服用硝酸甘油无效，则应警惕心肌梗死的发生，需严密观察和及时处理。因此，护士应注意观察先兆症状，以便采取防治措施。

**3. 并发症** 老年患者抵抗力差，恢复慢，容易出现并发症。如对卧床患者应密切注意有无压疮的发生等。

**4. 注意观察和疏导心理问题** 老年患者的心理状态复杂多变，护士应做到尊重患者，耐心倾听患者主诉，细心观察，给予针对性的疏导。

**（三）小儿患者**

护士应重点观察患儿的体温变化、精神状态、饮食量、大小便的性状及颜色、啼哭的声音等。

**（四）危重患者**

危重患者病情重、复杂、变化快，若不及时发现病情变化，则可能延误抢救而影响预后，甚至威胁生命。因此，护士应重点观察其生命体征及相关的症状、体征，以尽早发现病情变化，采取相应的措施，抢救患者生命。

**（五）手术后患者**

对手术后的患者应重点观察麻醉清醒的时间、生命体征、伤口有无出血、引流液的颜色及有无其他并发症。

**（六）特殊检查或药物治疗后的观察**

**1. 特殊检查后的观察** 临床上，对未明确诊断的患者，常要作一些特殊检查，如冠状动脉造影、脑血管造影、胃镜、乙状结肠镜、胸腔穿刺、腹腔穿刺等，这些检查均会对患者产生不同程度的创伤，护士应重点了解其注意事项，观察生命体征、倾听患者的主诉，防止并发症的发生。如腹穿术后应密切观察患者的神志、血压、尿量、穿刺点有无渗液及其他不良反应，如水电解质紊乱的发生，警惕诱发肝性脑病。

**2. 特殊药物治疗患者的观察** 药物治疗后护士应注意观察其疗效、副作用及毒性反应。如使用胰岛素治疗时，观察有无心慌、出冷汗、神志不清等低血糖反应；使用易产生过敏反应的血清类和青霉素类药物时应注意有无过敏反应等。

# 第二节　危重患者的抢救和护理

危重患者（critical clients）是指病情严重，随时可能发生生命危险的患者。护士必须熟练各种抢救设备的管理和掌握各种抢救技术，确保抢救工作顺利进行。

## 一、抢救工作的组织管理与抢救设备管理

### （一）抢救工作的组织管理

**1. 成立抢救小组**　抢救小组分为全院性和科室性两种。全院性抢救小组一般由院长亲自指挥，全院各科室医护人员参与，用于大型灾难等突发情况。科室性抢救小组由科主任或护士长负责，参与抢救的各级医护人员，必须服从指挥，在抢救过程中态度要严肃、认真，动作要迅速准确，既要分工明确，又要密切配合。

**2. 制定抢救方案和护理计划**　护士应与医生共同制定并实施抢救方案，明确护理诊断与预期目标，制定有针对性的护理计划，解决患者存在的健康问题。

**3. 严格查对、规范记录**　各种急救药物须严格查对无误后方可使用。口头医嘱须向医生复述一遍，双方确认无误后方可执行，抢救完毕及时由医生补写医嘱和处方。抢救用各种药物空瓶应集中放置，以便查对。抢救记录要按要求及时书写，字迹清晰、正确、无涂改，且注明执行时间与执行者。

**4. 密切观察病情**　责任护士应随医生参加每次查房、会诊、病例讨论，了解治疗方案。注意抢救后的病情观察，随时掌握病情的动态变化。

**5. 抢救药品和物品管理**　抢救室内应备有充足的抢救药品和功能完好的抢救设备，严格执行"五定"制度，即定数量品种、定点安置、定专人管理、定期消毒灭菌、定期检查维修。护士应熟悉抢救物品性能和使用方法，并能排除一般故障。抢救药品和物品使用后按要求及时清理，归还原处，及时补充。

**6. 做好交接班工作**　包括物品交接和患者交接。抢救室内物品完好率要求达100%，且物品一律不得外借，值班护士要班班交接，并作记录；患者交接包括床边交接、书面交接和口头交接，以保证抢救工作和护理措施的连续性。

### （二）抢救设备和用物

抢救室应邻近护士办公室。以1~2张抢救床为宜，床间距≥2m，以床帘隔开。抢救室要宽敞、明亮、安静、整洁。抢救室设备如下：

**1. 抢救仪器**　中心给氧装置、电动吸引器或中心负压吸引装置、呼吸机、心电监护仪、电除颤仪、自动洗胃机、简易呼吸器等、木板等。

**2. 抢救车内备下列药品和物品**

（1）急救药品：见表14-2。

（2）无菌物品：各种型号注射器及针头、输液器、输血器、静脉留置针、静脉切开包、气管切开包、气管插管包、开口器、舌钳、牙垫、氧气导管、吸痰管、胃管、各种穿刺包、缝合包、导尿包、无菌手套及敷料。

（3）其他物品：血压计、听诊器、止血带、皮肤消毒用物、手电筒、玻璃接头、夹板、多用插座等。

3. 其他　墙壁上张贴抢救流程图，安装空气消毒设备，配有自动传呼机、电话、对讲机等通讯设备。

表 14 – 2　常用急救药品

| 类别 | 药物 |
| --- | --- |
| 呼吸兴奋药 | 尼可刹米（可拉明）、山梗菜碱（洛贝林）等 |
| 升压药 | 去甲肾上腺素、盐酸肾上腺素、异丙肾上腺素、间羟胺、多巴胺等 |
| 降压药 | 硝普钠、利血平、乌拉地尔、硝酸甘油、硫酸镁注射液等 |
| 强心剂 | 去乙酰毛花苷丙（西地兰）、毒毛花苷 K 等 |
| 脱水利尿药 | 20% 甘露醇、呋塞米（速尿）、25% 山梨醇等 |
| 抗心律失常药 | 利多卡因、氨碘酮、心律平（普罗帕酮）、异搏定（维拉帕米）、普鲁卡因酰胺 |
| 止血药 | 安特诺新（卡巴克洛）、氨甲苯酸、垂体后叶素、立止血（巴曲酶） |
| 解毒药 | 阿托品、解磷定、氯磷定、亚甲蓝、硫代硫酸钠等 |
| 抗过敏药 | 异丙嗪、苯海拉明、氯苯那敏（扑尔敏）等 |
| 抗惊厥药 | 地西泮（安定）、苯巴比妥钠、硫酸镁、阿米妥钠等 |
| 碱性药 | 5% 碳酸氢钠、11.2% 乳酸钠 |
| 其他 | 地塞米松、氨茶碱、氯化钾、各种浓度的葡萄糖溶液、右旋糖酐代血浆、氯化钾、氯化钙、代血浆、盐酸纳洛酮等 |

## 二、常用抢救技术

### （一）洗胃法

洗胃法（gastric lavage）是将胃管由口腔或鼻腔插入胃内，反复灌入和吸出一定量的洗胃液，以冲洗胃腔并排出胃内容物的方法。

【目的】

1. 解毒　清除胃内毒物或刺激物，还可利用不同的灌洗溶液进行中和解毒，用于急性食物或药物中毒的患者，服毒后 6h 内洗胃最佳。

2. 减轻胃黏膜水肿　幽门梗阻患者通过洗胃能将胃内潴留食物洗出，减少潴留物对胃黏膜的刺激，从而消除或减轻胃黏膜水肿与炎症。

3. 手术或某些检查前的准备　如食管下段、胃十二指肠手术前准备。

【评估】

1. 核对医嘱　操作前认真核对医嘱，明确患者及其洗胃目的。

2. 患者评估

（1）全身情况：年龄、诊断、病情、意识状态、生命体征、中毒时间及途径、毒物名称及量、手术时间及部位等。

（2）局部情况：口腔黏膜有无损伤、有无活动义齿、近期有无上消化道出血。

（3）心理状态：患者有无焦虑、恐惧，合作程度。

（4）健康知识：对疾病的认识、洗胃的目的及注意事项是否了解。

【计划】

**1. 护士准备** 衣帽整洁、洗手、戴口罩。熟悉洗胃技术的操作程序。

**2. 用物准备**

（1）洗胃设备：根据患者病情和抢救现场条件准备全自动洗胃机或电动吸引器。

（2）治疗盘：根据不同的洗胃方法准备下列用物：①口服洗胃法准备：治疗盘内置量杯、压舌板、毛巾、塑料围裙、水温计、盛水桶2个（分别盛洗胃溶液和污水）。②胃管洗胃法准备：无菌洗胃包（内置胃管或漏斗洗胃管、镊子、液状石蜡、纱布、压舌板、开口器）、棉签、10ml注射器、胶布、弯盘、听诊器、手电筒、水温计、橡胶单、治疗巾、试管等。③注洗器洗胃法：50ml注洗器，14号吸管，其他用物同胃管洗胃法。

（3）洗胃溶液：根据毒物性质准备25℃～38℃洗胃液10000～20000ml。常用洗胃液见表14-3。毒物不明时，备生理盐水或温开水。

表14-3 常用洗胃溶液和禁忌药物

| 毒物种类 | 灌洗溶液 | 禁忌药物 |
| --- | --- | --- |
| 酸性物 | 镁乳、蛋清水①、牛奶 | 强酸药物 |
| 碱性物 | 5%醋酸、白醋、蛋清水、牛奶 | 强碱药物 |
| 氰化物 | 3%过氧化氢溶液②引吐后，1:15000～20000高锰酸钾洗胃 | |
| 巴比妥类（安眠药） | 1:15000～20000高锰酸钾洗胃，硫酸钠导泻 | 硫酸镁导泻③ |
| 敌敌畏 | 2%～4%碳酸氢钠、1%盐水、1:15000～1:20000高锰酸钾洗胃 | |
| 1605、1059、4049（乐果） | 2%～4%碳酸氢钠 | 高锰酸钾④ |
| 敌百虫 | 1%盐水或清水、1:15000～1:20000高锰酸钾洗胃 | 碱性药物⑤ |
| DDT、666 | 温开水或生理盐水洗胃，50%硫酸镁导泻 | 油性泻药 |
| 灭鼠药（磷化锌） | 1:15000～20000高锰酸钾洗胃；0.5%硫酸铜溶液洗胃或催吐 | 牛奶、鸡蛋、脂肪及其它油类食物⑥ |
| 发芽马铃薯、毒蕈、河豚、生物碱 | 1%～3%鞣酸、1%活性炭悬浮液 | |
| 异烟肼 | 1:15000～20000高锰酸钾洗胃，硫酸钠导泻 | |
| 百草枯 | 碱性溶液洗胃，口服白陶土、活性炭等吸附 | 高浓度氧疗 |

注：①蛋清水、牛奶等可保护胃黏膜，减轻胃部疼痛；②氧化剂可将化学性毒物氧化，改变其性能，从而减轻或去除其毒性；③硫酸镁对心血管和神经系统有抑制作用，可加重巴比妥类中毒；④1605、1059、4049（乐果）等禁用高锰酸钾洗胃，因能氧化形成毒性更强的物质；⑤敌百虫遇碱性药物可分解出毒性更强的敌敌畏，其分解过程随碱性的增强和温度的升高而加速；⑥磷化锌易溶于油类物质，故禁用脂肪类食物。

3. 环境准备　整洁，温度适宜，宽敞明亮，用床帘或屏风遮挡患者。

4. 患者准备　向清醒患者解释操作目的、程序、所需时间、操作过程中的感觉和配合方法。根据病情和洗胃法的要求取合适卧位，如为拒绝治疗的服毒患者洗胃，可给予必要的约束。有活动义齿者应取下。

【实施】　评估患者，根据患者的病情、配合程度、抢救条件选择洗胃方法。

1. 操作方法　见表 14 - 4

表 14 - 4　常用的洗胃方法

| 操作流程 | 步骤说明 | 行为要求 |
| --- | --- | --- |
| 1. 核对解释 | 携用物至床边，核对床号、姓名，解释目的及配合方法，取得合作 | 严格查对，尊重患者 |
| 2. 选择卧位 | 根据患者情况选择适当的卧位 | |
| | 口服催吐法：坐位 | |
| | 胃管洗胃：中毒较轻取坐位或半坐位；中毒较重取左侧卧位，因左侧卧位可减慢胃排空，延缓毒物进入十二直肠的速度；昏迷患者取去枕平卧位，头偏向一侧并用压舌板、开口器撑开口腔，置牙垫于上下磨牙之间，如有舌后坠，可用舌钳将舌拉出 | |
| 3. 安全洗胃 | (1) 口服催吐法：用于清醒合作患者 | |
| | ①安置患者：患者取坐位，胸前围好塑料围裙，盛水桶置于患者坐位前；②催吐洗胃：嘱患者自饮洗胃液约 300～500ml，然后用压舌板压其舌根催吐，反复进行直至吐出的灌洗液澄清无味为止 | |
| | (2) 漏斗胃管洗胃法：利用虹吸原理 | |
| | ①安置患者：协助患者取合适体位，胸前围塑料围裙，弯盘置口角处，盛水桶放于床头下方；②插管抽吸：将胃管前端涂石蜡油后自口腔插入，证实胃管在胃内后用胶布固定，置漏斗低于胃部的位置，挤压橡胶球抽尽胃内容物，必要时送检；③反复灌洗：举漏斗高过头部约 30～50cm，将洗胃液缓慢倒入漏斗约 300～500ml，当漏斗内尚余少量溶液时，迅速将漏斗降至低于胃的位置，倒置于盛水桶内，反复灌洗直至洗出液澄清无味为止（图 14 - 1） | 插管长度为 45～55cm<br>每次灌入量 <500ml |
| | (3) 电动吸引器洗胃：负压吸引原理 | |
| | ①安装检查：接电源，检查电动吸引器性能，将输液管与 Y 形管主管相连，洗胃管和储液瓶的引流管分别与 Y 形管两分支连接，输液瓶内倒入灌洗液，夹紧输液管，挂输液架上。②插管固定：协助患者取合适体位，胸前垫治疗巾，弯盘置口角处，将胃管前端涂石蜡油后自口腔或鼻腔插入，证实胃管在胃内后用胶布固定③抽吸胃液：开动吸引器，抽尽胃内容物后关闭，必要时取胃内容物送检 | 控制负压在 100mmHg内，防止损伤胃黏膜 |

续表

| 操作流程 | 步骤说明 | 行为要求 |
|---|---|---|
| | ④反复灌洗：夹住引流管，开放输液管，使溶液流入胃内约300～500ml，夹住输液管，开放引流管，开动吸引器，吸出灌入液体，反复灌洗直至洗出液澄清无味为止（图14－1） | |
| | （4）自动洗胃机洗胃：是利用电磁泵作为动力源，通过自控电路的控制，使电磁阀自动转换动作，完成洗胃过程（图14－2）<br>①检查连管：接通电源，打开开关，检查调试自动洗胃机，将3根橡胶管分别与机器的进水接口、排水接口、胃管相连。进水接口的另一端放入洗胃液桶内，排水接口的另一端放入空水桶内<br>②插管固定：同电动吸引器洗胃<br>③抽吸胃液：按"手吸"键吸出胃内容物，必要时送检<br>④反复冲洗：按"自动"键，反复冲洗直至洗出的液体澄清无味，再按"停机"键，机器停止工作<br>（5）注洗器洗胃法：适用于胃手术前和幽门梗阻患者的洗胃<br>将胃管由鼻腔插入胃内并固定，用注洗器抽尽胃内容物后注入洗胃液200ml，再抽吸，反复进行，直至洗净 | 选用28号胃管 |
| 4. 拔管整理 | 洗胃毕，反折胃管末端快速拔出，协助患者漱口、洗脸，取舒适卧位，整理床单位 | 防止胃管内液体滴入气管 |
| 5. 用物处理 | 机器及管道清洗：将3根橡胶管同时放入消毒液中，按"清洗"键，反复冲洗消毒洗胃机容量及各管路30min，而用清水冲洗5min，完毕，将3根橡胶管提出，待机器内的水完全排净后，按"停机"键，关机。清理用物 | 健康教育 |
| 6. 观察记录 | 洗手，记录洗胃液的名称、量，洗出液的性质、气味、颜色和量，观察询问患者反应 | |

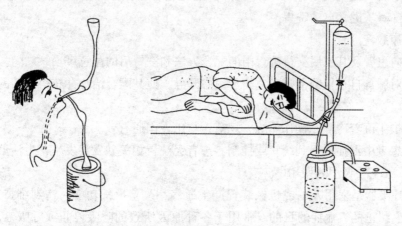

图14－1　漏斗胃管洗胃法、电动吸引器洗胃法

## 2. 注意事项

（1）急性中毒患者应迅速采取口服催吐法，必要时进行洗胃，以减少毒物的吸收。当中毒物不明时，先抽出胃内容物送检，洗胃液可选用温开水或0.9%氯化钠溶液。

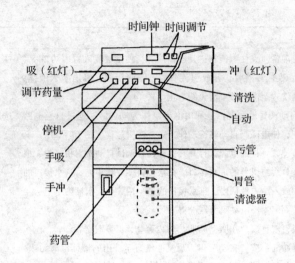

图 14 - 2　自动洗胃机

（2）肝脏疾病伴有食管胃底静脉曲张、上消化道大出血、胃穿孔、胃癌、吞服强酸或强碱等腐蚀性药物者禁忌洗胃。吞服强酸或强碱等腐蚀性药物应按医嘱给予物理性对抗剂，如牛奶、豆浆、蛋清、米汤等保护胃黏膜。昏迷患者洗胃需谨慎。

（3）洗胃过程中要严密观察患者的面色、生命体征、意识、瞳孔变化情况，如有腹痛、血性液体洗出、急性胃扩张等现象发生，应立即停止洗胃。

（4）每次灌入量成人以 300～500ml 为宜，婴幼儿以 100～200ml 为宜，保持进出液量的平衡，以免造成窒息或急性胃扩张。

（5）为幽门梗阻的患者洗胃宜在饭后 4～6h 或睡前进行，并记录胃内潴留量。

（6）使用自动洗胃机洗胃，若食物堵塞管道，水流变慢或不流时，可交替按"手冲"和"手洗"键重复冲洗数次，直到管道通畅，再按"手吸"键，吸出胃内容物后，按"自动"键，自动洗胃。

**3. 健康教育**

（1）向患者及其家属交待洗胃中的配合方法和洗胃后的注意事项。

（2）对服毒自杀拒绝治疗者应给予耐心开导，使其配合治疗并获得生活的信心。

**【评价】**

（1）护士沉着冷静，操作熟练、规范；与患者沟通有效。

（2）患者中毒症状得到缓解或控制，患者无洗胃相关并发症发生；生活信心增强。

**（二）人工呼吸器的使用**

人工呼吸器是采用人工或机械装置产生通气，改善换气功能，达到维持和增加机体通气量，纠正低氧血症的目的。常用于各种原因所致的呼吸停止或呼吸衰竭的抢救以及麻醉期间的呼吸管理。

**1. 简易呼吸器**　简易呼吸器是急救必备的设备之一，由于其结构简单，携带方便，特别适宜于现场急救。一般在未建立人工气道或呼吸机突然发生故障的情况下使用。简易呼吸器由呼吸囊、呼吸活瓣、面罩和衔接管组成（图 14 - 3）。

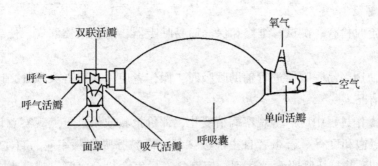

图 14 - 3 简易呼吸器

【评估】患者评估。

**1. 全身情况** 包括患者的年龄、意识、生命体征、病情等。

**2. 局部情况** 有无自主呼吸、呼吸型态，呼吸道是否通畅。

**3. 心理状态** 有无紧张、恐惧情绪，合作程度。

**4. 健康知识** 对疾病的认识情况，对人工呼吸器使用的目的及注意事项能否了解。

【计划】

**1. 护士准备** 着装整洁，洗手，戴口罩，熟悉简易呼吸器的使用方法。

**2. 用物准备** 简易呼吸器、备用面罩、氧气装置。

**3. 环境准备** 确定抢救环境安全、宽敞，整洁。

**4. 患者准备** 患者去枕仰卧于床上或地面上，取下活动义齿，开放呼吸道；解开患者的领扣、领带、腰带；清除患者上呼吸道的分泌物和呕吐物。

【实施】

**1. 操作方法** 见表 14 - 5

表 14 - 5 简易呼吸器的使用方法

| 操作流程 | 步骤说明 | 行为要求 |
| --- | --- | --- |
| 1. 准备工作 | 评估患者，根据患者的病情、抢救条件准备用物 | 确认患者，准备用物 |
| 2. 安置患者 | 患者去枕平卧于床或地上，头颈躯干平直无扭曲，双手放躯干两侧；解开患者的领扣、领带、腰带 | |
| 3. 开放气道 | 清除口鼻腔分泌物，取下活动的假牙，操作者站在患者头侧，托起下颌使患者头后仰 | |
| 4. 挤压通气 | （1）将面罩紧扣于口鼻部<br>（2）一手以"EC"手法固定面罩，另一手有规律地挤压简易呼吸器气囊，使空气或氧气自气囊进入肺部；然后放松气囊，肺内气体经呼气活瓣排出，反复有规律地挤压与放松，一般挤压频率16～20次/分，每次送气 500～1000ml（挤压1L成人球囊1/2～2/3量或2L成人球囊1/3量），每次送气时间应长于1s，频率16～20次/分 | 操作规范，安全有效潮气量应控制在产生可见的胸廓起伏，有自主呼吸，挤压气囊应与自主呼吸同步 |

2. 注意事项

（1）要定时检查、测试、维修和保养简易呼吸器，防止活瓣漏气，使患者得不到有效通气。

（2）在使用简易呼吸器进行辅助呼吸时，操作者应站在患者头顶处，以方便操作和观察患者情况。

（3）在操作过程中应严密观察病情变化，评价抢救效果。重点观察意识变化、自主呼吸、血氧饱和度等。若患者自主呼吸恢复，简易呼吸器频率应与自主呼吸同步，即患者吸气初顺势挤压呼吸囊，达到一定潮气量后完全松开气囊，让患者自行完成呼气动作。

3. 健康教育

（1）在病情未稳定前，患者应继续接受治疗。

（2）向清醒患者及其家属介绍使用简易呼吸器的目的、必要性和暂时性，以减轻患者及家属的思想负担。

【评价】

（1）护士沉着冷静，判断准确、操作熟练、规范。

（2）患者自主呼吸恢复或呼吸困难缓解。

2. 人工呼吸机　是利用机械动力建立肺泡与气管道口的压力差。当气道通口的压力高于肺泡压，气体流向肺内，产生吸气动作，当释放气管通口的压力时，肺泡压高于大气压，肺泡气体排出体外，达到呼气的作用。人工呼吸机对通气障碍患者进行辅助呼吸，对无呼吸患者进行强迫通气。常用人工呼吸机分为三类：

（1）定压型：此类型呼吸机送气压力是一定的，通过压力的预定值自动控制吸气、呼气运动的转换。多有同步装置，有无自主呼吸均可应用，但不能保证通气量。

（2）定容型：送气量恒定，将预定潮气量的气体送入肺内，使肺泡扩张而吸气，停止送气后，肺弹性回缩而呼气。此类机型多无同步装置，用于无自主呼吸或自主呼吸微弱者。

（3）混合型：属于电动、电控、时间转换型。以间歇正压方式提供通气，即通气时以正压将气体送入肺内，压力为零时形成呼气。潮气量较恒定，有定压和定容两类的特点。

【评估】同简易呼吸器的使用。

【计划】同简易呼吸器的使用。

【实施】

1. 操作方法　见表14-6

表14-6　人工呼吸机的使用操作流程

| 操作流程 | 步骤说明 | 行为要求 |
|---|---|---|
| 1~3 | 同简易呼吸器使用方法 | |
| 4. 连接机器 | ①连机准备：连接呼吸机各导管，氧气装置与呼吸机相连接 | 操作规范，安全有效 |
| | ②开机检查：接通电源、开关，开氧气阀门，检查机器有无漏气和启动运转情况 | |
| | ③调节参数：根据患者的病情调节各预置参数（表14-7） | |
| | ④连接气道：呼吸机与患者气道紧密相连（面罩法、气管插管法、气管切开法） | |
| 5. 观察护理 | ①观察病情及呼吸机运行情况，若患者两侧胸廓运动对称，呼吸音一致，且机器与患者的呼吸同步，提示呼吸机已进入正常工作；②及时清理呼吸道分泌物，定时翻身、叩背、吸痰，保持呼吸道通畅，必要时进行雾化吸入 | 观察各参数是否符合病情 需要严格无菌吸痰 |
| 6. 逐步撤机 | 根据医嘱撤机。撤机前做好心理护理，先适当减少呼吸机通气量，降低患者对呼吸机的依赖，循序渐进地进行撤机。分离导管或面罩、拔管、吸氧。关闭呼吸机电源开关 | |
| 7. 暂留备用 | 撤离呼吸机后，呼吸机和急救物品应暂留置床边，以备急用 | |
| 8. 消毒保养 | 呼吸机接口、集水瓶、螺纹管等进行消毒灭菌，保养其它部件 | 定期消毒，预防感染 |
| 9. 及时记录 | 记录呼吸机参数、时间、效果及患者反应 | 健康教育 |

表14-7　呼吸机主要参数选择

| 项目 | 数值 |
|---|---|
| 呼吸频率（R） | 10~16次/min |
| 每分钟通气量（VE） | 8~10L/min |
| 潮气量（Vr） | 10~15ml/kg（范围在600~800ml） |
| 吸/呼对比（1/E） | 1:1.5~1:2.0 |
| 通气压力（EPAP） | 0.147~1.96kPa（一般应<2.94kPa） |
| 呼气末正压（PEEP） | 0.49~0.98kPa（渐增） |
| 供氧浓度（$FiO_2$） | 30%~40%（一般应<60%） |

**2. 注意事项**

（1）密切观察病情变化：密切观察患者自主呼吸、生命体征、血气分析结果等。有无压力损伤、循环障碍、肺不张、气管损伤等并发症发生。

（2）观察呼吸机工作情况：注意呼吸机参数、吸氧浓度，通气量是否合适，呼吸机工作是否正常，是否与患者自主呼吸同步，有无脱落、漏气等。及时、准确作好记录和交接班。

（3）观察通气量是否合适：若通气量合适，吸气时能看到胸廓起伏，双肺呼吸音清楚，生命体征恢复并稳定；若通气量不足，出现二氧化碳滞留时，患者烦躁不安、皮肤潮红、多汗、血压升高、脉搏加速；若通气量过度，患者可出现昏迷、抽搐等碱中毒症状。

（4）预防医源性感染：每日更换呼吸机的雾化器、接口、螺纹管等，并用消毒液浸泡消毒。病房空气、地面、家具每天消毒 2 次/天。严格无菌吸痰技术，常规作痰培养。

（5）掌握呼吸机的撤离指征：患者神志清楚，呼吸衰竭的原发病因得到有效控制，缺氧完全纠正，咳嗽反射良好，血气分析基本正常，心功能良好，生命体征稳定，无威胁生命的并发症，可遵医嘱撤离呼吸机。

【评价】

（1）患者能适应所选用的辅助呼吸的方法，各检测数据支持通气良好，气体交换有效。

（2）患者呼吸通畅，无压力损伤、循环障碍、肺不张、气管损伤等并发症发生。

## 三、危重患者的支持性护理

危重患者身体极度衰弱，抵抗力低，治疗措施多，易引起各种并发症，护士应针对患者各种具体情况，加强各方面的护理，预防并发症的发生。必要时设专人护理，制订护理计划，并于护理记录单上详细记录观察结果、治疗经过、护理措施，以供医护人员进一步诊疗、护理时作参考。

（一）病情观察与记录

护士须密切观察患者的生命体征、意识、瞳孔及其他情况，随时了解心、肺、脑、肝、肾等重要脏器的功能及治疗反应与效果，并做好记录。如出现呼吸与心跳骤停，应立即采取人工呼吸、胸外心脏按压等措施，同时立即通知医生，以免延误抢救时机。

（二）保持呼吸道通畅

清醒患者应鼓励定时翻身、做深呼吸运动或轻拍背部，以助分泌物咳出；舌后坠者，用舌钳拉出，保持功能位；昏迷患者常因咳嗽反射、吞咽反射减弱或消失，呼吸道分泌物及唾液等积聚喉头，而引起呼吸困难甚至窒息，故应使患者头偏向一侧，及时吸出呼吸道分泌物，保持呼吸道通畅；并通过呼吸咳嗽训练、肺部物理治疗、吸痰等，预防坠积性肺炎及肺不张等并发症。

（三）加强临床护理

**1. 眼睛护理**　眼睑不能自行闭合的患者，由于眨眼少，角膜干燥，易发生溃疡、角膜炎，可涂金霉素眼膏或盖凡士林纱布，以保护角膜。

**2. 口腔护理**　保持口腔清洁、湿润，能刺激食欲，增进舒适，预防并发症的发生。对不能经口腔进食者，更应做好口腔护理，防止发生口腔炎症、口腔溃疡、腮腺炎、中耳炎、口臭等。

**3. 皮肤护理**　危重患者由于长期卧床、大小便失禁、大量出汗、营养不良及应激等因素，有发生皮肤完整性受损的危险。故应加强皮肤护理，做到"六勤一注意"，即：勤观察、勤翻身、勤按摩、勤擦洗、勤更换、勤整理，注意交接班。

**4. 肢体被动锻炼**　卧床患者应将肢体摆放于功能位，病情平稳后，应尽早协助患者进行肢体被动运动，每天 2～3 次，轮流将患者的肢体进行伸屈、内收、外展、内旋、外旋的全范围关节活动，并同时作受压部位按摩，以促进血液循环，增加肌肉张力，帮助恢复功能，防止肌腱、肌肉萎缩、关节僵直、静脉血栓和足下垂的发生。

**（四）补充营养及水分**

危重患者机体分解代谢增强、消耗大，对营养物质的需要量增加，而患者多食欲不佳，消化功能减退，为保证患者有足够营养和水分，维持体液平衡，应设法增进患者饮食。协助自理缺陷的患者进食，对不能经口进食者，可采用鼻饲或完全胃肠外营养；对大量引流或额外体液丧失等水分丢失较多的患者，应注意补充足够的水分。

**（五）维持排泄功能**

如发生尿潴留，可采取诱导排尿的方法，以减轻患者的痛苦，必要时导尿。如留置导尿者，要保持引流的通畅，防止泌尿系统感染。便秘者可给予缓泻药物或灌肠，必要时护士可戴手套帮助取出粪块。

**（六）保持各类导管通畅**

危重患者身上常置有多种引流管，如导尿管、胃肠减压管、伤口引流管等，应注意妥善固定、安全放置，做好标记。防止扭曲、受压、堵塞、脱落，保持通畅，使其发挥其效能。同时注意严格执行无菌操作技术，防止逆行感染。

**（七）确保患者安全**

对意识丧失者，要有识别标识，如腕带等，谵妄或躁动的患者要保证其安全，必要时可使用保护具；牙关紧闭、抽搐的患者，可用牙垫或开口器放于上下臼齿之间，以免因咀嚼肌痉挛而咬伤舌。室内光线宜柔和，工作人员动作要轻稳，避免因外界刺激而引起抽搐。准确及时执行医嘱，确保患者的医疗安全。

**（八）心理护理**

危重患者常常会表现出各种各样的心理问题，如突发意外事件或急性病患者常表现为恐惧、焦虑、悲伤、过分敏感等；慢性病加重的患者，常表现为消极、多疑、绝望等。因此，在抢救危重患者生命的同时，护理人员还须努力做好心理护理。密切观察患者的心理变化，多陪伴患者，鼓励患者表达引起其不安的因素，并表示同情与理解，及时向患者和家属解释各种抢救措施的目的及作用。当疗效不佳时，更应鼓励和安慰患者，以增强其对治疗的信心。

（林晓燕）

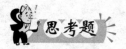

**思考题**

1. 李某，男，50 岁，因"病毒性心肌炎入院"，为初次入院。护士应观察该患者哪些一般情况？

2. 患者王某，男性，55 岁，诊断为"蛛网膜下腔出血"，体温 39.5℃，脉搏 100 次/分，呼吸 24 次/分，血压 25/15.5kPa，神志模糊，时有躁动，左侧肢体感觉、运动丧失，有痰鸣音，尾骶部皮肤潮红，大小便失禁。请问该患者应如何护理？

3. 李某，女，21 岁，大学三年级学生。因失恋情绪低落，在未引起他人注意的情况下，将敌百虫杀虫药 300ml 服下，舍友发现后立即将其送往医院急诊室。假如你是一名急诊室值班护士，请问：

(1) 如何评估该患者？

(2) 给该患者洗胃应选用哪种洗胃液？禁用哪种洗胃液？请说明原因。

(3) 洗胃时应注意哪些事项？

4. 为下列中毒患者写出正确的洗胃溶液：敌敌畏、1059、敌百虫、666、发芽马铃薯、灭鼠药（磷化锌）。

5. 请比较常用几种洗胃方法的异同点？

# 第十五章 | 临终护理

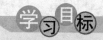

　　**掌握**：临终关怀的概念；临终患者的心理反应及护理；现代死亡的判断标准；死亡过程的分期及各期的临床表现；尸体护理的操作方法及注意事项。

　　**熟悉**：临终患者的生理反应及护理；临终患者家属的护理以及丧亲者的健康教育；临终关怀的理念。

　　**了解**：临终关怀的历史及发展；临终关怀的组织形式；各国对濒死的观点。

　　生、老、病、死是人类发展的客观自然规律，完整的生命过程包括死亡过程。死亡是生命历程的最后阶段、是无法抗拒的，任何人都不可能逃避死亡。在护理工作过程中，护士既面临着新生命的到来，又面对着生命的逝去，生与死的感受及护理使得护理工作更加的艰巨和神圣。在护理临终患者时，要求护士不但应具备熟练的护理技能，而且还应树立正确的生死观和高度的职业情操，尊重患者、尊重生命的价值，富有爱心和责任心，为临终患者实施身心两方面的人性化护理，从而提高生命和生活的质量，使其安静、坦然的面对死亡，有尊严的到达人生的终点站。同时给予家属安慰和指导，使其早日释怀痛苦得以解脱。

## 第一节 概 述

### 一、临终关怀

#### （一）临终关怀的概念

　　临终关怀（hospice care），又称善终服务、安宁照顾、安息所等。临终关怀是向临终患者及其家属提供一种全面的照顾，包括生理、心理、社会等方面，使临终患者的生命得到尊重，症状得到控制，生命质量得到提高，家属的身心健康得到维护和增强，使患者在临终时能够无痛苦、安宁、舒适地走完人生的最后旅程。临终关怀不仅是一种服务，而且也是一门依据临终患者的生理、心理发展，为其提供全面照料，减轻患者家属精神压力为研究对象的新兴学科。

## （二）临终关怀的历史与发展

临终关怀的概念起源于西方，Hospice 一词原意为"收容院"、"救济院"的意思，中世纪西欧的修道院和济贫院内设有 Hospice，旨在为长途劳累或患病的朝圣者提供休息和照料，为濒死的患者提供关怀和照顾，使其得到最后的安宁。现代临终关怀创始于 20 世纪 60 年代，创始人桑德斯博士（Dame Cicely Saunders），1967 年，她在英国创办了世界上第一所"圣·克里斯多弗临终关怀院"（St Christopher's Hospice），被誉为"点燃了世界临终关怀运动的灯塔"。从此以后，美国、法国、日本、加拿大、荷兰、瑞典、挪威、以色列等近百个国家相继建立了多种形式的临终关怀机构。

在中国则追溯到两千多年前春秋战国时期人们对濒死者、年老者的照顾和关怀。1986 年在中国香港成立了善终服务中心。1990 年在中国台湾马偕医院成立了台湾第一家安宁病房。1988 年 7 月我国天津医学院在美籍华人黄天中博士的资助下，成立了中国第一个临终关怀研究中心，同年 10 月在上海诞生了中国第一家临终关怀医院——南汇护理院。1992 年在北京成立了中国大陆第一所民办临终关怀医院——松堂医院。1993 年成立了"中国心理卫生协会临终关怀委员会"，1996 年创办了"临终关怀杂志"。这些都标志着我国已跻身于世界临终关怀研究与实践的行列。此后，沈阳、北京、南京、河北、西安、广州、深圳等省市相继建立了临终关怀机构。从 2001 年开始，知名实业家李嘉诚先生在北京、天津、上海、广州等全国 20 家重点医院设立了免费宁养医疗服务机构。

## （三）临终关怀的组织形式

**1. 临终关怀专职医院**　配备完善的医疗、护理设备。具有一定的娱乐设施。照护人员技术专业化、规范化、人性化、组织管理科学化，能独立为临终患者提供专业化服务。

**2. 综合型医院内附设临终关怀病房**　是目前最主要的临终关怀形式。指根据医院的条件，利用现有资源，组建临终关怀病房或病区，为临终患者提供医疗、护理和生活照料，避免临终患者及家属产生被遗弃的不良感觉。如天津二医院开设的"安宁病房"。

**3. 居家照护关怀服务**　根据临终患者病情，医护人员进行多次探视，为其提供医疗、护理、心理支持、生活照料等服务，使患者在人生的最后旅途依然感受着家人对他的关心和体贴，从而缓解患者生理和心理痛苦，家属也尽到了最后一份孝心，使生者无愧。

## （四）临终关怀的理念

**1. 以治愈（cure）为主的治疗转变为以对症为主的照料（care）**　临终关怀是针对处于各种疾病的末期、晚期肿瘤治疗不再有效，生命即将结束的患者。对这些患者不以延长其生命时间为主，而是对其提供姑息性治疗，施行全面的身心照料，控制症状，解除痛苦，获得心理、社会支持，使其得到最后安宁。

**2. 以延长患者的生存时间转变为提高患者的生命质量**　临终关怀不是以延长患者生存时间为主，而是让临终患者在有限的生存时间里，接受关怀，有意义、有尊严的生活，以提高其生命质量为宗旨。为临终患者营造一种舒适、宁静、安详的生活，临终关怀充分显示了人类对生命的热爱与尊重。

**3. 尊重临终患者的尊严和权利**　临终患者是临近死亡而尚未死亡的人，只要他意识没有丧失，思维、情感、个人的尊严和权利就仍然存在。医护人员应该维护临终患者的尊严，尊重他们的权利。不能因生命活力降低而忽视了个人尊严、身体衰弱而剥夺了个人权利。应尽量满足患者的合理需求，鼓励患者参与医护方案的制定，保留患者原有的生活方式等。

**4. 注重临终患者家属的心理支持**　临终患者及其家属在面对死亡时心理都是十分复杂的，在全面照料临终患者的同时，也应对其家属进行生死观教育，提供心理、社会支持，使家属作好心理准备，坦然接受和面对患者的死亡。

## 二、濒死及死亡的定义

### （一）濒死

濒死（dying）即临终。是生命活动的最后阶段。指患者已接受治疗性和姑息性的治疗后，虽然意识清楚，但病情加速恶化，各种迹象显示生命即将终结。临终的时限可长可短，目前世界上尚无统一的界定标准，各个国家都有自己的观点。

**1. 美国**　将临终定义为患者已无治疗意义，估计只能存活 6 个月。

**2. 日本**　以患者只有 2 个月至 6 个月存活时间为临终阶段。

**3. 英国**　以患者估计存活期 1 年或不到 1 年为临终期。

**4. 其他**　不少国家倾向于以垂危患者住院治疗至死亡平均 17.5 天为标准。

**5. 中国**　我国学者提出当患者处于疾病末期、死亡在短期内（估计存活时间为2～3 个月）将不可避免地发生时，属于临终阶段。并指出对晚期癌症患者，只要出现生命体征和代谢方面的紊乱即可开始实施临终护理。

### （二）死亡

死亡（death）是个体生命活动和新陈代谢永久性的终止。美国《布莱克法律辞典》（1951）定义死亡为："生命之终结，人之不存在。即自医生确定血液循环全部停止以及由此导致的呼吸脉搏等生命活动终止之时。"随着医学科学的发展和进步，尤其是器官移植和复苏术的广泛应用，传统的死亡标准即呼吸、心跳停止，已不再构成对人整体死亡的威胁。心肺功能停止的患者，可以借助药物、机器和器官移植来维持生命，只要大脑功能保持完整，一切生命活动都有可能恢复。因此，医学界人士提出新的比较客观的标准，即脑死亡标准。

脑死亡（brain death）即全脑死亡，包括大脑、中脑、小脑和脑干的不可逆死亡。不可逆的脑死亡是生命活动结束的象征。其诊断基本沿用 1968 年美国哈佛大学在世界第 22 次医学会上提出的脑死亡标准：

①对刺激无感受性及反应性（unreceptivity and unresponsiticity）。

②无运动、无呼吸（no movements or breathing）。

③无反射（no reflexes）。

④脑电波平坦（flat E. E. C）。

凡符合上述标准并在24h内反复复查无改变，并排除体温过低（低于32℃）及中枢神经系统抑制剂的影响，即可作出脑死亡的诊断。脑死亡诊断标准的确立具有非常重要的意义：①减少医疗资源的浪费；②为器官移植开辟广泛的前景；③减轻了患者家属等待无望的痛苦，让患者"死"得有尊严，能促使人们对生存质量的探寻；④死亡还是个法律概念，科学、准确地判断一个人的死亡时间，在司法工作中具有重要的意义。

## 三、死亡过程的分期

死亡并不是骤然发生的，而是一个连续进展的过程，是一个从量变到质变的过程。一般将死亡分为濒死期、临床死亡期和生物学死亡期三个时期。

### （一）濒死期

濒死期（agonal stage）又称临终状态。此期机体各系统的功能出现严重障碍，中枢神经系统脑干以上部位的功能丧失或深度抑制，患者表现出神志不清、循环衰竭、呼吸衰竭、代谢紊乱、各种反应迟钝、肌张力减弱或丧失等。濒死期持续时间的长短可因患者机体状况及死亡原因而异，年轻强壮者及慢性病患者较年老体弱者及急性病患者濒死期长；猝死、严重颅脑损伤者可不经此期直接进入临床死亡期。濒死期生命处于可逆阶段，若得到积极有效的救治，生命可复苏，反之，则进入临床死亡期。

### （二）临床死亡期

临床死亡期（clinical death stage）又称个体死亡或躯体死亡，此期中枢神经系统的抑制过程已由大脑皮质扩散到皮质下部分，延髓处于极度抑制状态，患者表现为心跳、呼吸完全停止，瞳孔散大，各种反射消失，但各种组织细胞仍有微弱而短暂的代谢活动。此期一般持续5~6分钟，超过这个时间，大脑将发生不可逆的变化。但在低温条件，尤其是头部降温脑细胞耗氧量降低时，临床死亡期可延长达1h或更久。临床上失血、窒息、触电等致死患者，及时采取积极有效的急救措施仍有复苏的可能，因为此期重要器官代谢过程尚未停止。

### （三）生物学死亡期

生物学死亡期（biological death stage）是死亡过程的最后阶段，又称全脑死亡、细胞死亡或分子死亡。从大脑皮质开始整个神经系统以及各器官的新陈代谢相继停止，无任何复苏希望。随着生物学死亡期的进展，相继出现尸冷、尸斑、尸僵和尸体腐败现象。

**1. 尸冷**（algor mortis）　是最先发生的尸体现象，死亡后机体内产热停止而散热仍然继续，尸体温度逐渐降低称尸冷。死亡后尸体温度的下降有一定的规律，一般死亡后10h内尸温下降速度约为每小时1℃，10h后为每小时0.5℃，大约24h左右，尸温降至与环境温度相同。测量尸温常以直肠温度为准，对估计死后的经过时间有一定参考价值。

**2. 尸斑**（livor mortis）　死亡后血液循环停止，由于地心引力的作用，血液向身体的最低部位坠积，透过皮肤呈现条纹或暗红色斑块称尸斑。尸斑的出现时间是死亡后2~4h，故若患者死亡时为侧卧或俯卧，则应将其转为仰卧位，尸体护理时，应注意头下置枕，以防面部淤血青紫。

**3. 尸僵（rigor mortis）** 尸体肌肉僵硬，并使关节固定称为尸僵。形成机制主要是死亡后肌肉中三磷酸腺苷（ATP）的分解而不能再合成，导致肌肉收缩、关节固定、尸体变硬。一般在死亡后1~3h先行小块肌肉开始，如先由咬肌、颈肌开始，向下至躯干、上肢和下肢。4~6h扩展到全身，12~16h发展至高峰，24h后尸僵开始减弱，肌肉逐渐变软，称为尸僵缓解。

**4. 尸体腐败（postmortem decomposition）** 是最常见的晚期尸体现象。死后机体组织的蛋白质、脂肪和碳水化合物在腐败细菌作用下分解的过程称为尸体腐败。一般在死亡24h后出现，并与环境温度有关，表现为尸臭、尸绿等。尸臭是肠道内有机物分解从口腔、鼻腔、肛门逸出的腐败气体。尸绿是尸体腐败时呈现的色斑，一般在死后24h先出现在右下腹、逐渐扩展至全腹，最后波及全身。

# 第二节 临终患者和家属的护理

## 一、临终患者的生理反应及护理

（一）护理评估

**1. 循环衰竭** 表现为皮肤苍白、湿冷，口唇、四肢发绀，大量出汗，脉搏快而弱、不规则甚至无法测出，血压逐渐下降或测不出，心尖搏动常为最后消失。

**2. 呼吸衰竭** 表现为呼吸频率由快变慢，呼吸深度由深变浅，出现点头样呼吸、潮式呼吸、张口呼吸等，最终呼吸停止。由于分泌物在支气管内潴留，出现痰鸣音和鼾声呼吸。

**3. 胃肠道功能紊乱** 表现为呃逆、腹胀、食欲不振、便秘或腹泻、脱水、口干等。

**4. 肌张力丧失** 患者肛门和膀胱括约肌松弛导致大小便失禁，喉部肌肉松弛导致吞咽困难，四肢肌肉张力丧失导致肢体软弱无力，不能进行自主躯体活动，无法维持良好舒适的功能体位，出现希氏面容（面肌消瘦、面部呈铅灰色、眼眶凹陷、双眼半睁半滞、下颌下垂、嘴微张）。

**5. 感知觉、意识改变** 病变未累及中枢神经系统，患者直至死亡神志尚可清醒；若病变在脑部，可表现为嗜睡、意识模糊、谵妄、昏睡或昏迷等。视觉逐渐减退且仅能看近物发展到只有光感，最后视力丧失。听觉常是人体最后消失的一种感觉。

**6. 疼痛** 表现为烦躁不安，血压及心率改变，呼吸变快或减慢，瞳孔放大，不寻常的姿势，疼痛面容（五官扭曲、眉头紧锁、眼睛睁大或紧闭、双眼无神、咬牙）。

**7. 临近死亡的特征** 各种反射逐渐消失，肌张力减退、丧失，脉搏快而弱，血压降低，呼吸急促、困难、出现潮式呼吸，皮肤湿冷。通常呼吸先停止，随后心跳停止。

（二）常见护理问题

**1.** 排便失禁　与肛门括约肌松弛有关。

**2.** 尿失禁　与膀胱括约肌张力降低有关。

**3.** 活动无耐力　与肌肉张力降低、体力丧失、疼痛有关。

**4.** 皮肤完整性受损　与大小便失禁、无法自行改变体位、循环不良、营养缺乏有关。

**5.** 营养失调（低于机体需要量）　与吞咽困难、食欲不振、肠蠕动缓慢有关。

**6.** 体液不足　与液体摄入量减少有关。

**7.** 清理呼吸道无效　与咳嗽无力、呼吸道分泌物增多有关。

**8.** 自理能力缺陷　与身体衰弱、体力下降有关。

**9.** 感知改变　与濒死过程有关。

**10.** 疼痛　与疾病性质有关。

**11.** 有误吸的危险　与意识障碍、吞咽困难、肌张力下降有关。

（三）护理目标

（1）患者临终期间生理需要基本得到满足。

（2）患者在临终期间症状得到控制，疼痛减轻，平静、安详、舒适的度过人生的最后阶段。

（四）护理措施

**1. 促进患者舒适**

（1）适当装饰病房：可以按照患者要求在房间内适当放置一些绿色植物和鲜花，摆放一些装饰物品，如装饰画、照片、慰问卡、宗教物件等，摆在患者能看见的地方，增加病房中的温馨气氛，减轻患者焦虑、绝望的心理。

（2）重视皮肤护理，严防压疮发生：大、小便失禁者，保持局部皮肤的干燥、清洁，必要时留置导尿，大量出汗者，应勤擦洗、勤更换衣裤，床单位应清洁、平整、干燥、无碎屑。

（3）加强口腔护理：晨起、餐后、睡前协助患者漱口，口唇干裂者可用湿棉签湿润或涂唇膏、石蜡油。有真菌、细菌感染者可酌情选用相应的漱口液漱口、上药。

（4）增进患者舒适：保持舒适、良好的体位，定时翻身，更换体位，促进血液循环。

**2. 增进食欲，加强营养**

（1）了解患者饮食习惯，最大限度的满足其饮食要求。同时给予恶心、呕吐等原因的解释，从而减轻焦虑，获得心理支持。食物应色、香、味俱全，增进食欲，少食多餐，以缓解恶心。

（2）给予热量足够、营养均衡的流质或半流质饮食，便于患者吞咽。必要时采用鼻饲法或完全胃肠外营养（TPN），保证患者营养供给。

（3）加强监测，观察患者电解质指标及营养状况。

**3. 改善血液循环**

（1）观察体温、脉搏、血压、四肢末梢血液循环情况以及皮肤色泽和温度等。

（2）患者四肢冰冷不适时，应加强保暖，必要时给予热水袋。并保持皮肤清洁、干燥。

**4. 改善呼吸功能**

（1）保持室内空气新鲜，温湿度适宜，定时通风换气。

（2）神志清醒者，采用半卧位，扩大胸腔容量，减轻回心血量，改善呼吸困难。

（3）昏迷者，头偏向一侧，防止呼吸道分泌物误入气管，引起肺部并发症或窒息。呼吸道分泌物较多或黏稠者，应给予患者翻身、拍背或雾化吸入等促进排痰。必要时给予吸痰保持呼吸道通畅。

（4）呼吸困难者，给予吸氧，从而改善缺氧状态。

**5. 减轻感、知觉改变的影响**

（1）及时用湿纱布拭去眼部分泌物，如患者眼睑不能闭合，可涂金霉素、红霉素眼膏或覆盖凡士林纱布，以保护角膜，防治角膜干燥发生溃疡或结膜炎。

（2）听力常是人体最后消失的感觉，护理中应避免在患者周围窃窃私语，以免增加患者的焦虑。

（3）可采用触摸患者的非语言交流方式，配合柔软温和的语调、清晰的语言进行交谈，使临终患者感到即使在生命的最后时刻，也同样受到人们的关爱，并不是孤独面对死亡。

**6. 减轻疼痛**

（1）晚期癌症患者常伴有疼痛，护理中应注意观察疼痛的性质、部位、程度及持续时间。协助患者选择减轻疼痛的最有效的方法。

（2）给予药物止痛后注意观察用药后的反应，把握好用药的阶段，选择恰当的剂量和给药方式，达到控制疼痛的目的。

（3）也可采用其他止痛方法，如松弛术、音乐疗法、外周神经阻断术、针灸疗法、生物反馈法。

（4）护理人员应同情、安慰、鼓励患者，多与患者交谈，稳定患者情绪，并适当引导分散患者注意力，从而减轻患者疼痛。

## 二、临终患者的心理反应及护理

（一）护理评估

患者接近死亡时，其心理反应是十分复杂的。美国精神病学家伊丽莎白·库勒·罗斯（Elisabeth Kubler Ross）观察400位临终患者，提出临终患者的心理反应可分为五期，即否认期、愤怒期、协议期、忧郁期、接受期。这五个心理反应期因人而异，有的可以重合，有的可以提前，有的可以推后，有的可以始终停留在否认期。

**1. 否认期（denial）** 当患者得知自己病重将面临死亡时，其心理反应是"不，这不会是我，那不是真的！"以此极力否认、拒绝接受事实，他们怀着侥幸的心理四处求医，希望是误诊，无法接受任何对病情的解释和说明。几乎所有患绝症的患者都会出现否认心理。这段时间的长短因人而异，大部分患者能很快停止否认，而有些人会持续到死亡。

**2. 愤怒期**（anger）　当否认无法再继续下去，患者常表现为生气与激怒，产生"为什么是我，这不公平"的心理，患者变得难以接近或不配合合作，往往将愤怒的情绪向身边的人发泄。患者会经常斥则医护人员和家属，或者对医院的制度、治疗等方面表示不满，以弥补内心的不平。

**3. 协议期**（bargaining）　愤怒的心理逐渐消失，接受临终的事实。此期患者为了尽量延长生命，言行举止都变得非常和善，甚至会做出许多承诺作为交换条件，希望对自己的病情有帮助，并且能很好的配合治疗。

**4. 忧郁期**（depression）　随着病情的日益加重，患者真真实实地感到自己正接近死亡，任何努力都无济于事，因此他不得不承认这一事实"好吧，那就是我"，表现出明显的忧郁、悲伤、退缩、情绪低落、沉默、哭泣等反应，要求与亲朋好友见面，希望有他喜爱的人陪伴照顾。

**5. 接受期**（acceptance）　这是临终的最后阶段，在一切的努力、挣扎之后，患者变得平静、安详，身心均极度疲劳衰弱，静静的等待死亡的来临，有的则进入嗜睡状态。

（二）常见护理问题

**1. 恐惧**　与疼痛、身体衰竭、死亡的威胁有关。

**2. 焦虑**　与预感到的死亡威胁及与亲人的永久离别有关。

**3. 绝望**　与无法控制的疼痛及身体状况衰竭和恶化有关。

**4. 无能为力**　与无法避免死亡及自主能力丧失有关。

（三）护理目标

（1）临终患者能识别不同心理反应阶段。

（2）临终患者能调节和适应不同阶段的心理反应。

（四）护理措施

**1. 否认期护理**　护理人员不要急于揭穿患者的心理防卫，让其有较多的时间调整自己来接受事实。根据患者对病情的认识情况，进行沟通，在交谈中因势利导，循循善诱，使其建立正确的生死观，并注意医护人员及家属对病情言语的一致性，言行举止要体现真诚、关爱、理解和尊重。

**2. 愤怒期护理**　护理人员应多理解、包容患者的言行，提供一定的时间和空间让患者进行情感的合理宣泄，对其健康也是有帮助的。当有破坏性行为时，护理人员应充分调动一切力量进行安抚和疏导或采取制止措施，防止意外事件的发生。

**3. 协议期护理**　此期的心理反应对患者有利，患者配合医疗活动，护理人员应加强对患者的沟通，满足患者提出的合理需求，鼓励患者参与治疗护理活动，从而减轻痛苦、控制症状。

**4. 忧郁期护理**　护理人员应多给予同情和照顾，经常陪伴患者，允许患者用不同方式宣泄情感，表达忧伤，尽量满足患者的合理需求，注意预防自杀。同时动员亲朋好友多探望患者，给予精神支持，让其感到自己依然被关爱，生活在温暖中，忘记孤独和烦恼，保持一种较好的心境，若患者因心情忧郁忽视个人卫生时，忽视应注意协助和鼓励患者保持身体的清洁和舒适。

**5. 接受期护理** 护理人员应继续尊重、关心、支持患者，不要强迫与其交谈。为其创造一个安静、清洁、舒适、明亮、单独的环境，减少外界干扰。尽量帮助患者了却未尽的心愿。加强生活护理，让其安详、平静地告别人世。

### 三、临终患者家属的护理

**（一）护理评估**

患者的临终过程也是其家属心理应激的过程。家属在感情上难以接受即将失去亲人的现实，在行动上四处求医以求得奇迹出现，延长亲人的生命。当看到亲人死亡不可避免时，他们的心情十分沉重、苦恼、烦躁不安。临终患者家庭可出现以下改变：

**1. 个人目标的改变** 一人生病，牵动全家，尤其是面对临终患者，更会造成经济条件的改变，平静生活的失衡，精神支柱的倒塌，他们不得不放弃或改变自己既定的人生目标。如升学、就业、结婚、出国等。

**2. 家庭角色的调整与适应** 临终患者在家庭中角色缺如，家庭必须重新调整有关成员的角色，如慈母兼严父、长姐如母、长兄如父，保持家庭的稳定。

**3. 压力增加，社会互动减少** 照料临终患者期间，家属因精神的哀伤，体力、财力的消耗，而感到心力交瘁、可能对患者产生欲其生，又欲其死的矛盾心理，这也常引起家属的内疚与罪恶感。由于东西方文化的差异，我们倾向于向患者隐瞒病情，因此家属不得不压抑自我的哀伤。家属长期照料患者，与亲友、同学、朋友间的社会互动减少，内心的苦恼无处宣泄。这些，都加重了家属的身心压力。

**（二）常见护理问题**

**1. 焦虑** 与亲人面临死亡的威胁有关。

**2. 家庭应对无效（妥协性）** 与面对濒死的亲人有关。

**（三）护理目标**

1. 家属能逐渐正确认识临终患者不同阶段的生理和心理反应，并能进行适当的调节和适应。

2. 家属对护理工作感到满意和精神宽慰。

**（四）护理措施**

**1. 满足家属照顾患者的需要** 1986 年，费尔斯特和霍克（Ferszt & Houck）提出临终患者家属的七大需要。①了解患者病情、照顾等相关问题的发展；②了解临终关怀医疗小组中哪些人会照顾患者；③参与患者的日常照顾；④知道患者受到临终关怀医疗小组良好照顾；⑤被关怀与支持；⑥了解患者死亡后相关事宜（处理后事）；⑦了解有关资源：经济补助、社会资源、义工团体等。

**2. 护理人员应教育、指导家属为患者多做一些力所能及的照护** 家属在照护亲人的过程中获得心理慰籍，也可减轻患者孤独无助感。在病情允许的情况下，安排家庭活动，以增进患者的心理调适能力，保持家庭完整性，能与亲人共享天伦之乐。

**3. 鼓励家属表达感情**　护理人员要积极与家属沟通，建立良好信任关系，鼓励其表达内心情感，理解、同情他们，耐心倾听他们内心感受，使他们的痛苦体验得到缓解与释放。

**4. 满足家属的身心需求**　多关心体贴家属，帮助其安排陪伴期间的生活，调动患者的支持系统，关心家属，尽量为他们解决实际困难。同时教会家属一些减轻心理压力的自我疏导方法，如松弛术、气功、音乐疗法等。

# 第三节　死亡后护理

死亡后护理包括死亡者的尸体护理和死者家属的护理。尸体护理（postmortem care）是对临终患者实施整体护理的最后步骤，也是临终关怀的重要内容之一。做好尸体护理是对死者生前良好护理的继续，不仅是对死者人格的尊重，而且是对家属心灵的安慰，体现人道主义精神和崇高的护理职业道德。尸体护理应在确认患者死亡，医生开出死亡诊断书后尽快进行，以防尸体僵硬，同时也避免死者对其他患者产生不良的影响。护理人员应以严肃认真的态度做好尸体护理工作，尊重患者的遗愿，满足家属的合理要求。同时护理人员对死者家属应给予情绪上的支持和心理疏导，缓解其身心痛苦，使其早日从悲痛中解脱出来。

## 一、尸体护理

【目的】

（1）保持尸体整洁，表情安详，姿势良好，易于辨别。

（2）避免体液外流及疾病的传播。

（3）安慰家属，减轻哀痛。

【评估】

**1. 核对医嘱**　医生确定患者死亡，开具医嘱或死亡诊断书。

**2. 死者评估**

（1）全身情况：死者生前的诊断、治疗、抢救过程、死亡原因及时间。

（2）局部情况：尸体清洁程度，有无伤口、引流管及医疗器械等。

**3. 家属评估**　家属的社会背景、心理状况及对死亡的态度。

【计划】

**1. 护士准备**　着装整齐，表情严肃，洗手、戴口罩、手套，熟练掌握尸体护理操作程序。

**2. 用物准备**

（1）治疗盘内备清洁衣服、尸单、血管钳、不脱脂棉球、剪刀、尸体识别卡 3 张（表 15 - 1）、梳子、松节油、绷带。

（2）擦洗用具、屏风。

（3）有伤口者备换药敷料，必要时备隔离衣。

3. **环境准备** 屏风遮挡，其他人员回避，保持安静、肃穆。

4. **死者及其家属准备** 撤离死者身上的治疗、护理用物。劝慰家属暂离开病房。

表 15 – 1 尸体识别卡

| | |
|---|---|
| 姓名＿＿＿＿ 住院号＿＿＿＿ 年龄＿＿＿＿ 性别＿＿＿＿ | |
| 病室＿＿＿＿ 床号＿＿＿＿ 籍贯＿＿＿＿ 诊断＿＿＿＿ | |
| 住址＿＿＿＿ | |
| 死亡时间＿＿＿＿ 年＿＿＿ 月＿＿＿ 日＿＿＿ 时＿＿＿ 分 | |
| | 护士签名＿＿＿＿ |
| | 医院 |

**【实施】**

1. **操作方法** 见表 15 – 2

表 15 – 2 尸体护理方法

| 操作流程 | 步骤说明 | 行为要求 |
|---|---|---|
| 1. 准备物品 | 洗手、戴口罩，填写尸体识别卡，备齐用物携至床边（减少多次进出病房引起家属的不安），必要时用屏风遮挡 | 态度严肃、认真，尊重死者 |
| 2. 劝慰家属 | 请家属暂离病房，如家属不在医院，应尽快通知死者亲属来医院探视遗体 | 态度和蔼 |
| 3. 撤除用物 | 撤去所有治疗用物（如治疗仪器、器械及各种导管） | |
| 4. 安置体位 | 将床放平，尸体仰卧，头下垫一枕头，防止面部淤血变色；双臂放于身体两侧，用大单遮盖尸体 | 操作规范、动作轻稳 |
| 5. 清洗脸部 | 洗脸，有义齿为其装上，闭合口眼。如眼睑不能闭合，可用毛巾湿敷或在上眼睑下垫少许棉花，使上眼睑下垂闭合。嘴不能闭者，轻托下颌或用绷带托住，梳理头发 | |
| 6. 填塞孔道 | 用血管钳将棉花填塞口、鼻、耳、阴道及肛门等孔道，防止体液外溢，但棉花勿外露 | |
| 7. 清洁身体 | 脱去衣裤，依次洗净上肢、胸、腹、背、臀、下肢。如有胶布痕迹用松节油擦净；有创口者应更换敷料；有引流管者应拔出后并缝合创口或用蝶形胶布封闭，再用纱布盖上包扎 | |
| 8. 更衣包裹 | 穿上尸体衣裤，系第一张尸体识别卡在死者的手腕部。用大单包裹尸体，用绷带在胸、腰、踝部固定，系第二张尸体识别卡于死者胸或腰前的尸单上 | |
| 9. 运送尸体 | 盖上大单，将尸体送至太平间，置于停尸屉内，置第三张识别卡于停尸屉外 | |
| 10. 终末处理 | 处理床单位及各种用物 | |

续表

| 操作流程 | 步骤说明 | 行为要求 |
|---|---|---|
| 11. 洗手记录 | 洗手，填写死亡通知单，完成各项记录，在体温单上记录死亡时间，注销各种执行单（治疗、药物、饮食卡等），整理病历、归档，办理结帐 | 记录规范、准确 |
| 12. 交接遗物 | 清点遗物交给家属 | |

**2. 注意事项**

（1）患者经过抢救无效，由医生开出死亡医嘱或死亡证明，方能进行尸体护理。

（2）态度要严肃认真，一丝不苟，注意用屏风遮挡，维护死者的隐私，避免影响其他患者。

（3）尸体识别卡放置正确，便于识别。

（4）协助家属清点遗物，若家属不在时，应由 2 名护士共同清点，将贵重物品列出清单，2 人签全名后交护士长保存，以便交还死者家属或工作单位。

（5）非传染病患者床单元按一般出院患者方法处理，传染病患者床单元按终末消毒方法处理。

[评价]

（1）尸体整洁，表情安详，姿势良好，易于辨别。

（2）对死者家属进行有效的劝慰，减轻家属的哀痛。

## 二、丧亲者的护理

丧亲者即死者家属，主要指失去父母、配偶、子女者（直系亲属）。死亡对患者来讲是痛苦的结束，对亲属来说是悲哀的延续，是一个重大的生活事件。在霍姆斯（Holmes）和拉赫（Rahe）编制的社会再适应评定量表（SRRS）中，按照生活改变单位（LCU）排列出重大生活事件，其中丧偶高达 100 LCU，是最强的应激事件，直接影响丧亲者的身心健康，因此护理人员应理解和帮助他们，尽力做好家属的护理工作。

（一）丧亲者的心理反应

美国社会学家帕克斯（M Parkes1972）提出，悲伤的过程可分成不同的阶段并且是循序进展的，而每个阶段的转换是逐渐推进的，中间并无明显界限。他将失去亲人的临终患者家属所产生的悲伤反应分成四阶段。

**1. 麻木震惊阶段**　丧失亲人的第一个反应是麻木和震惊，特别是突然或意料外的亲友死亡。产生这种反应的人可能会发呆几分钟、几小时或者几天，而不能发泄自己的悲伤。

**2. 渴望阶段**　麻木之后的反应是悲伤，渴望和思念已逝去的亲人，希望死去的人能够回来。反复回忆死者在世时的情形，检视自己以往对死者的过错。有时，临终患者家属会强烈感觉死者的存在，看到影子或听到声音，就以为死者已经回来。

**3. 颓丧阶段**　寻求死者复生的努力失败，临终患者家属开始接受这个永久的损失，痛苦的程度和次数随着时间渐渐削减，但人会变得颓丧，感到人生的空虚及平淡，对一切事物不感兴趣。

4. 复原阶段　随着时间的流逝，家属逐渐接受现实，悲痛渐渐地减弱，并且开始面对现实世界，意识到只有放弃不现实的希望，放弃原有的"自我"，重新建立起一种新的生活取向，才能有新的开始，才能恢复正常生活。

据帕克斯的观察临终患者家属经历上述四个阶段，大约需要一年左右的时间，有时候临终患者家属在许多年之后，会偶然触景生情，思念失去的亲人，这种思念会成为临终患者家属新生活的一个组成部分。

（二）影响丧亲者调适的因素

1. 对死者的依赖程度　家属对死者经济上、情感上、生活上依赖性越强，面对患者死亡后的调适越困难。常见于配偶关系。

2. 病程的长短　急性死亡病例，由于家人对突发事件毫无思想准备，易产生自责、内疚心理；慢性死亡病例，家人已有心理准备，则较能调适。

3. 死者的年龄　死者如为高龄年长死亡，一般会认为是自然规律，民间称之为"老喜丧"。对这样的死者，亲人悲痛时间较短，悲伤的程度也较轻。死者如为中年或青少年去世，"白发人送黑发人"历来是最悲哀的事情，那么死者的配偶、父母或其他亲友自然会悲痛欲绝。

4. 家属的支持系统　家属存在其他支持系统，且能提供支持援助，则较易度过哀伤期。

5. 失去亲人后的生活改变　失去亲人后的生活改变越大、越难调适，如中年丧夫、老年丧子。

（三）丧亲者的护理

1. 做好尸体护理　体现对生者的抚慰，对死者的尊重。

2. 陪伴鼓励家属　死亡是患者痛苦的结束，而对丧亲者则是悲哀的高峰，必将影响其身心健康和生存质量，护理人员适当陪伴家属、认真倾听的倾诉，诱导他们把痛苦的感情宣泄出来，再作出全面评估，针对不同心理反应制定护理措施。

3. 加强心理疏导　根据丧亲者的不同心理问题采取心理疏导，协助其表达内心痛苦、悲伤、愤怒、罪恶等各种情绪，疏导过程中尊重家属的宗教信仰及文化差异。护理人员可采用移情与解释相结合的方式使家属能正视现实，正确认识疾病及其他问题，从而平衡自己的心理状态。观察发现临终患者家属中的"坚强者"，鼓励他们互相安慰，使其尽快度过悲伤期。

4. 提供生活指导　护理人员深入了解家属的实际困难，根据具体情况和不同对象予以指导，如经济问题、家庭组合，取得社会支持系统的支持，使丧亲者感受人世间的情谊。

5. 追踪随访家属　对死者家属进行追踪式服务和照护，可通过信件、电话、访视形式开展随访工作。鼓励家属参加社会活动，建立新的生活方式。

（何秀萍）

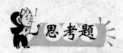 思考题

1. 结合自己的观点，论述开展临终关怀的最佳模式？

2. 试述脑死亡的判断标准？

3. 如何做好临终患者家属的护理？

4. 论述题：王某，男，65 岁，结肠癌术后第二次入院。入院时患者神志清楚，消瘦，呈恶病质状态，极度衰弱，生活不能自理，大小便失禁，咳嗽无力，有痰鸣音，疼痛不明显，骶尾部发红，面积 2cm×2cm，拒绝进食。患者情绪尚稳定，合作，并对护士的照顾表示感谢，但对周围事物不关心，不愿意与他人交谈。请问：

（1）患者的心理反应属于哪个阶段？

（2）请列举患者此阶段主要的护理诊断及护理措施。

# 第十六章 | 医疗和护理文件记录

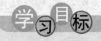

掌握：体温单的绘制方法；医嘱的处理方法；护理记录单、病室交班志的书写。
熟悉：出、入院病历的排列顺序；护理文件的书写要求；医嘱的内容与处理原则。
了解：医疗与护理文件的概念、记录的意义、原则与管理要求。

　　医疗和护理文件（medical and nursing notes）又称病历，是指医务人员在医疗护理活动过程中形成的文字、符号、图表、影像、切片等资料的总和，包括门（急）诊病历和住院病历。归入病案室的医疗与护理文件称病案，是患者住院期间的全部医疗、护理记录及各种检查报告单汇总而成的档案。医疗与护理文件作为医院和患者的重要档案资料，为临床、教学、科研、法律、评价等工作提供依据。因此，为了使医疗与护理文件的书写更严谨、完整、科学、真实和规范，医务人员必须以负责和实事求是的科学态度，按规定认真书写，并妥善保管。

## 第一节　概　述

### 一、医疗和护理文件记录的意义

#### （一）提供患者信息资料

　　医疗和护理文件记录是医务人员对患者疾病进行诊断、实施治疗和执行各项护理措施的原始资料，也是患者再次患病时诊断、治疗和护理的重要参考资料。通过查看、分析临床病案资料，方便医务人员及时了解患者疾病的发生、发展与转归的动态信息，从中汲取经验，不断提高医疗护理质量与技术水平。同时，也保证了诊疗、护理工作的连续性和完整性，加强了医护间的合作及协调。

#### （二）提供教学资料

　　医疗和护理文件记录是宝贵的教学资料，是最直接、最生动的教材。通过医疗与护理文件的书写、阅读和分析，将医学护理理论与医疗护理实践紧密结合，能不断巩固理论知识、开阔视野、积累临床实践经验，培养医务人员和医学生辩证分析、逻辑思维的能力和严谨的工作作风。

（三）提供科研资料

医疗和护理文件记录是临床科学研究的主要素材。通过对临床医疗和护理文件的总结、分析，寻求疾病发生、发展与转归的客观规律和内在联系，研究临床治疗、护理措施与疾病康复的关系，发现和筛选新的诊疗技术和药物，从而推动医学科学不断发展。

（四）提供法律依据

医疗和护理文件是记录患者就医过程的客观文书，可作为医疗纠纷、人身伤害、保险索赔、犯罪刑事案、遗嘱查验等诉讼案件的证明，因而具有法律依据的效力。

（五）提供评价依据

医疗和护理文件记录的资料可以较全面反映医院的医疗护理质量、管理水平和医务人员的业务素质，因此，可作为评价医院工作质量和管理水平的重要指标之一。

## 二、医疗和护理文件记录的原则

基本原则：应符合卫生部和国家中医药管理局制定的《医疗机构病历管理规定》、《病历书写基本规范》及其配套文件的要求，做到及时、准确、客观、真实、完整、规范。

（一）及时

医疗和护理记录必须及时，不能提前或推迟，更不能漏记，以保证记录的时效性。因手术和抢救危重患者，未能及时书写记录时，当班护士应在手术和抢救后 6h 内据实补记，并加以注明。

（二）准确

文件记录的内容和方法必须准确。对患者的主诉和行为应准确描述，记录时应使用中文和医学术语，通用的外文缩写和无正式中文译名的症状、体征、疾病名称等可以使用外文。护理记录应当使用蓝（黑）或碳素墨水笔书写，有特殊要求者除外，需复写的资料可用蓝或黑色油水的圆珠笔书写。文字工整、字迹清晰、表述准确、语句通顺、标点正确，不得涂改、剪贴或滥用简化字。书写过程中出现错字时，应当用双横线划在错字上，在上面用同色笔更正，注明修改时间并签全名，保留原记录清晰可辨，不得采用刮、粘、涂等方法掩盖或去除原来的字迹。使用阿拉伯数字书写日期（公历）和时间（北京时间），采用 24h 制记录，计量单位采用我国国家法定计量单位。

（三）客观

医疗和护理文件记录的内容是通过观察和测量得出的患者的客观信息，不是医护人员的主观看法和解释。资料记录时要反映事实，客观地记录护士的临床所见和患者的主诉，勿带有护士的主观判断和结论。如记录患者主观资料时，应记录其自诉内容，并用引号标明。

（四）真实

医疗和护理文件是记录患者就医过程的客观文书，可作为某些诉讼案件的证明材料，记录的内容、时间、签名必须真实，以规范管理，明确职责，做到谁执行，谁签字，谁负责，记录时间应为实际给药、治疗、护理的时间，而不是事先排定的时间，预防医疗护理差错事故及纠纷的发生。

（五）完整

病案应保持清洁、完整，防止污染、撕毁、拆散和遗失。医疗护理记录应记录患者的所有信息，眉栏、页码齐全，表格按要求逐项填写，避免遗漏。记录应连续，不留空白，每项记录后均应签全名。上级医务人员有审查、修改下级医务人员书写的医疗和护理文件的责任，修改时，应当注明修改日期，修改人员签全名，并保持原记录清晰、可辨。如患者出现病情变化、合并症先兆、拒绝接受治疗和护理或有自杀倾向、情绪特别不稳定、过度沮丧、意外、请假外出等特殊情况，应详细记录并及时汇报、交接班。

（六）规范

医疗和护理文件应按规定的内容书写。护理文书由注册护士书写，也可由实习护士和试用期护士书写，但应由本科室注册护士审阅并签名；进修护士经医疗机构确认其具备胜任本科室工作实际能力后可书写护理记录。电子病历应按规定的内容录入并及时打印，手写签名，打印的记录应符合病历保存的要求。目前，国家卫生部规定，从 2010 年 3 月 1 日起按照修订完善后的《病历书写基本规范》书写。

## 三、医疗和护理文件的保管

经整理后归档的医疗与护理记录，是医院重要的档案资料，对医疗、护理、教学、科研、法律等方面至关重要。因此，医疗与护理文件无论是在患者住院期间还是出院后均应妥善管理，以使病案资料信息得以充分利用。

（一）病案保管

**1. 门（急）诊病历**　医疗机构建立有门（急）诊病历档案，则由医疗机构负责保管。医疗机构未建立门（急）诊病历档案，则由患者负责保管。

**2. 住院期间病历**

（1）定位存放，置于医护办公室病历柜中，由所在病区负责集中统一管理，病历柜及时落锁，班班交接钥匙。

（2）记录或使用后必须放回原处，未经同意不得翻阅及擅自携出病区。

（3）病案应保持整洁，各种记录单应按住院病历排列顺序排列，不得撕毁、拆散、涂改或遗失。

（4）严禁任何人伪造、隐匿、销毁、抢夺、窃取病历。

（5）除涉及对患者实施医疗活动的医务人员及医疗服务监控人员外，其他任何机构和个人不得擅自查阅该患者的病历。

（6）因科研教学需要查阅病历的，需经患者就诊的医疗机构有关部门同意后查阅，阅后立即归还，不得泄露患者隐私。

（7）印有医疗机构标志的护理文书表格，只限于本医疗机构使用，不得转卖、转让和出售，其他医疗机构不得冒用。

3. 出院后病历　患者出院或死亡后的病历，经整理后一律交病案室长期统一保管，按卫生行政部门规定的要求排序，分类存贮，妥善保管，不得丢失和破损。病案保存期限，按其作用和价值分为永久保存和定期保存。根据国家卫生部颁发的《全国医院工作条例》中规定，住院病案原则上永久保存。门（急）诊病案自患者最后一次就诊之日起不少于 15 年。国际上对病案的保存期限没有统一规定，一些国家规定住院病案（纸质病案）保留 30～50 年，亦可筛选淘汰销毁，缩微胶片保存法已立法可以保存 50～100 年以上。

（二）病案复印

住院病历因医疗活动、复印或复制等需要带出病区或医院时，应由有关工作人员传递，勿让患者或其陪护人员携带。复印或复制病历时，工作人员应根据复印证到指定地点，并在申请人在场的情况下，按有关规定复印或复制相关内容，其他任何机构和个人不得擅自查阅、复印和复制病历。医疗机构可以为申请人复印或复制的病历资料包括：①门（急）诊病历；②住院病历，包括：住院志（入院记录）、体温单、医嘱单、化验单（检验报告）、医学影像检查资料、特殊检查（治疗）同意书、手术同意书、手术及麻醉记录单、病理报告、护理记录、出院记录。

## 四、病案的排列顺序

病案应按规定建立和排列，使其规范化、标准化，便于管理和查阅。

（一）门（急）诊病历的排列顺序

门（急）诊病历是患者在医院门（急）诊就诊期间的全部诊疗护理资料。其排列顺序为：

①病历首页。

②病历副页（续页）。

③各科检查报告。

④各科治疗记录单。

（二）住院病历的排列顺序

住院病历是患者在医院住院期间的全部诊疗护理资料。其排列顺序为：

①体温单（按时间先后倒排）。

②医嘱单（包括长期医嘱单和临时医嘱单，按时间先后倒排）。

③入院记录或再入院记录、接收记录。

④诊疗计划。

⑤完整入院记录。

⑥病程记录含转科记录、术后病志（按日期先后顺序）。

⑦手术患者记录　按下列顺序：手术同意书、输血同意书、麻醉同意书、术前讨论记录、麻醉前访视记录、麻醉记录、手术安全核查记录、手术用物清点记录、手术记录、产时和产后记录、麻醉术后访视记录。

⑧教授查房记录、大会诊和疑难病例讨论记录。

⑨会诊单。

⑩三大常规报告单。

⑪血液生化报告粘贴单（按先后顺序排列呈叠瓦式粘帖）。

⑫各种特殊检查及报告单（X线、B超、CT、ECG、内镜等）。

⑬各种告知书、各类申请书、同意书等。

⑭护理记录单。

⑮住院病案首页。

⑯上次住院病历及外院病历。

⑰住院证及门诊病历。

**（三）出院病历的排列顺序**

①住院病案首页。

②出院记录（或死亡记录及死亡病例讨论记录单）。

③入院记录或再入院记录、接收记录。

④诊疗计划。

⑤完整入院记录。

⑥病程记录含转科记录、术后病志（按日期先后顺序）。

⑦手术患者记录　按下列顺序：手术同意书、输血同意书、麻醉同意书、术前讨论记录、麻醉前访视记录、麻醉记录、手术安全核查记录、手术用物清点记录、手术记录、产时和产后记录、麻醉术后访视记录。

⑧教授查房记录、大会诊和疑难病例讨论记录。

⑨会诊单。

⑩三大常规报告单。

⑪血液生化报告粘贴单（按先后顺序排列呈叠瓦式粘帖）。

⑫各种特殊检查及报告单（X线、B超、CT、ECG、内镜等）。

⑬各种告知书、各类申请书、同意书等。

⑭护理记录单。

⑮医嘱单（包括长期医嘱单和临时医嘱单，按时间先后顺排）。

⑯体温单（按时间先后顺排）。

⑰上次住院病历。

⑱死亡患者门诊病历。

# 第二节　体温单

体温单（vital signs charts）记录患者的生命体征和其他重要情况，通过阅读可以了解疾病的变化与转归。体温单（表16-1）为表格式，按照体温单项目分为眉栏、生命体征绘制栏、底栏。内容包括：患者姓名、科室、床号、入院日期、住院病历号（或病案号）；住院日期、住院日数、术后日数；入出院、手术、分娩、转科或死亡时间；体温、脉搏、呼吸、血压；大小便次数或量、出入液量、体重、身高、药物过敏及其他情况等。

书写体温单应做到内容真实，书写正确，描绘清晰，点圆线直，点线分明，大小粗细、颜色深浅一致，点线密接，保持整洁。

## 一、眉栏记录要求

眉栏一律用蓝（黑）或碳素墨水笔填写。数字除特殊说明外，均使用阿拉伯数字表述，包括以下内容：

### （一）一般资料

患者姓名、年龄、性别、科别、床号、入院日期、住院病历号，均使用正楷字体书写。入院日期格式为"年 – 月 – 日"。

### （二）住院日期栏

住院日期首页第1日及跨年度第1日需填写年 – 月 – 日（如：2011 – 03 – 26）；每页体温单的第1日及跨月的第1日需填写月 – 日（如03 – 26），其余六天只填写日期。

### （三）住院日数栏

入院当天为第一日，按顺序连续写至出院日。

### （四）术后日数栏

手术当日用红笔在42℃ ~40℃相应时间栏内填写手术（不写时间），手术次日为术后第一日，依次填写至第十四天。如在十四天内患者行第二次手术，术后天数记录则用分数式表示，第一次手术后日数为分母，第二次手术后日数为分子填写。

## 二、42℃ ~40℃横栏之间记录的内容及方法

一律使用专用印章或红墨水笔在42℃ ~40℃相应时间栏内纵向顶格填写入院、出院、转科、转院、手术、分娩和死亡等（电子病历例外），除手术不写时间外，其余均按24h制，精确到分钟，用汉字书写相应时间，如"入院九时三十分"。其中：手术不写具体手术名称，转入时间由转入科室填写，死亡时间以"死亡于×时×分"的方式表述，请假外出者不写时间，自外出之日起，每天在15：00的时间栏内纵向顶格用红墨水笔填写"外出"。在护理记录单上记录外出原因和时间。

## 三、体温、脉搏、呼吸的记录方法

### （一）体温绘制

1. 符号：口温为蓝点"●"，腋温为蓝叉"×"，肛温为蓝"○"，相邻两次的体温之间用蓝线相连。体温栏每一小格为0.1℃，用蓝笔绘画在体温单35℃ ~42℃之间。

2. 物理或药物降温后30 min 所测体温，应以红圈"○"表示，绘在物理降温前同一纵格内，并用红虚线与降温前体温相连；下次所测体温与降温前体温符号用蓝线相连；如患者高热经多次采用降温措施后仍持续不降，受体温单记录空间的限制，需将

体温变化的情况记录于护理记录单上。

3. 如患者体温在35℃（含35℃）以下者，则在35℃线以下用蓝笔纵向顶格填写
"↓"，"↓"占2~3小格，不与上下两次体温符号相连。或者将"不升"二字写在
35℃线以下。

4. 新入院患者每日测体温2次，连续测量3日；体温在37.5℃以上者，每日测4
次；体温达39℃以上者，每4 h测1次，待体温恢复正常3日后，改为每日1~2次；
手术患者，术前晚20：00测量体温，术后每日测量4次，连续测量3日，体温恢复正
常改为每日测量1~2次。

5. 患者因做特殊检查或其他原因而未测试者，回病房后应补测并记录于相应时间
栏内；因特殊情况必须外出者，其外出时间不测试及绘制体温、脉搏、呼吸，返院后
的体温、脉搏与外出前不相连，并在护理记录单上记录外出原因和时间。

（二）脉搏绘制

1. 符号：脉率符号为红点"●"，心率符号为红圈"○"，相邻的脉搏或心率用红
线相连。脉搏栏每一小格为2次。

2. 脉搏与体温相重叠时，在口温"●"或腋温"×"外以红圈"○"表示脉搏，
在肛温"○"内画红点"●"表示脉搏。

3. 脉搏短绌时，脉率用红点"●"表示，心率用红圈"○"表示，相邻时间脉率
用红直线相连，相邻时间心率用红直线相连，两曲线之间用红色纵向平行线填满。

4. 安置心脏起搏器的患者，以记录脉搏次数为准。

（三）呼吸记录

记录患者自主呼吸的次数，用蓝笔以阿拉伯数字记录在相应的时间栏内，先上后
下交错填写。使用呼吸机患者的呼吸以"®"表示，在体温单呼吸栏内的对应时间内
顶格用黑笔画"®"。

体温、脉搏、呼吸应同步测量并记录，若患者擅自外出或拒绝测量体温、脉搏、
呼吸者，体温单上不绘制，相邻两次记录不连线。7岁以下的患儿在一般情况下可只记
录体温。计算机绘制和打印时，体温、脉搏可以用黑色打印。

## 四、底栏记录的内容及方法

底栏各项包括页码均用蓝（黑）或碳素墨水笔填写，用阿拉伯数字记录，底栏已
注明计量单位名称，填写时只写数字，不写计量单位。

（一）入量和出量

出入液量应当按医嘱记录前一日24h总入量和总出量，填写在相应日期栏内，每
隔24h填写1次，单位为ml。医嘱当日未满24h按实际时间计出入量，须标明实际计
量时间，如1200/15 h。

（二）大便

将前一日24h大便次数记录在相应日期栏内，每隔24h填写1次。如未解大便记
"0"；大便失禁、肠瘘记"※"；人工肛门用"☆"表示；清洁灌肠符号以"E"表示；

1/E 表示灌肠后排便一次，0/E 表示灌肠后未排便，1，1/E 表示灌肠前自行排便一次，灌肠后又排便一次，※/E 表示灌肠后排便多次。

（三）小便

已解小便记"＋"；小便失禁以"※"表示；未解小便记"0"；肾造瘘、膀胱造瘘、导尿等引流出尿液也用"＋"表示。若需记录小便量时，记录前一日 24h 的排尿总量，计量单位为 ml。

（四）血压

新入院患者当日要有血压记录，入院后血压应按医嘱或护理常规测量并记录，填写在相应日期栏内，记录方式为收缩压/舒张压（130/80），单位为 mmHg。住院患者每周至少记录血压 1 次。如为下肢血压应标注，7 岁以下患儿不测量血压。

（五）体重

单位为千克（kg），新入院患者当日要有体重记录，入院后体重应按医嘱或护理常规测量并记录，入院时或住院期间因病情或特殊原因不能测量体重时，分别用"平车"或"卧床"表示。住院患者每周要有体重记录，每周至少记录 1 次。

（六）身高

新入院患者入院当日视病情测量身高并记录，单位为厘米（cm）。

（七）药物过敏

患者如有药物过敏史，应在体温单首页相应栏内用红笔填写过敏药物的名称，多种药物过敏时可依次填写。入院后药物过敏（含皮内过敏试验阳性）时在相应日期栏内用红笔填写药名。

（八）空格栏

可作为需增加的观察内容和项目，如记录导管情况。使用 HIS 系统（Hospital Information System，医院信息系统）等的医院，可在系统中建立可供选择项，在相应空格栏中予以体现。

# 第三节　医嘱单

医嘱（physician's order）是医师根据患者病情拟定的治疗、检查等计划的书面嘱咐，由医护人员共同执行。医嘱也是护士执行医嘱，完成治疗前后查对的依据。医嘱单是医生开写医嘱的记录单，分为长期医嘱单和临时医嘱单。

目前，各医院书写医嘱的方法不尽一致，有的医院是医生将医嘱直接写在医嘱单上，有的医院是医生将医嘱直接输入计算机，实行微机处理。由于各地医院使用处理医嘱的软件及版本不同，在操作方法上有所差异，但处理和执行医嘱的原则是基本相同的。

## 一、医嘱的内容

依据 2010 年 3 月 1 日施行的《病历书写基本规范》第二十八条规定，医嘱内容如下：

**1. 长期医嘱单** 长期医嘱单（表 16 - 2）的内容包括患者姓名、科别、床号、住院病历号或病案号、页码、起始日期和时间、长期医嘱内容、停止日期和时间、医师签名、执行时间和执行护士签名等。

**2. 临时医嘱单** 临时医嘱单（表 16 - 3）的内容包括姓名、科别、床号、住院号或病案号、页码、医嘱日期和时间、临时医嘱内容、医师签名、执行时间和执行护士签名等。

## 二、医嘱的种类

按医嘱的有效时间和执行方法，分为长期医嘱、临时医嘱和备用医嘱三大类。

**1. 长期医嘱** 从医生开写医嘱时起，有效时间在 24h 以上，当医生注明停止时间后医嘱失效。医嘱的内容包括护理常规、护理级别、病危、病重、饮食、体位、药物（名称、剂量、用法和时间）、各种治疗等。如一级护理、低脂饮食、头孢立新 0.25 mg qid 等。

**2. 临时医嘱** 从医生开写医嘱时起，有效时间在 24h 以内，应在短时间内执行，一般仅执行一次。医嘱的内容包括各种临时用药、术前准备、各种检查、治疗等。有：

（1）立即执行的临时医嘱，如哌替啶 50mg im st。

（2）限定执行时间的临时医嘱，如手术、会诊、检查、检验等。

（3）出院、转科、死亡等也列入临时医嘱。

**3. 备用医嘱** 医生根据患者的病情需要开写的必要时可应用的医嘱称备用医嘱。根据其有效期不同，分为长期备用医嘱和临时备用医嘱。

（1）长期备用医嘱（prn）：从医生开出医嘱后，有效时间在 24h 以上，病情需要时执行，但两次执行之间有间隔时间，当医生注明停止时间后医嘱失效。如哌替啶 50 mg im q6h prn。

（2）临时备用医嘱（sos）：从医生开出医嘱后 12h 内有效，病情需要时执行，只执行一次，过时未执行则失效。如哌替啶 50mg im sos。

## 三、医嘱的处理

### （一）医嘱处理方法

**1. 长期医嘱** 由医生开写在长期医嘱单上，注明日期和时间，并签全名。护士将长期医嘱分别转抄或打印在各长期执行单（卡）上，如服药单（卡）、注射单（卡）、治疗单（卡）、输液单（卡）、饮食单（卡）等，核对后在长期医嘱单上护士签名栏内签名。护士每次执行后均应在长期医嘱执行单上记录执行时间，并签全名。

长期医嘱执行单是护士执行长期医嘱后的记录，分表格式和粘贴式。表格式长期医嘱执行单用于护士执行长期医嘱后直接书写执行时间和签名；粘贴式长期医嘱执行单用于粘贴执行卡等原始记录。长期医嘱执行单的格式，各地医院可以根据具体情况自行设计。

356

**2. 临时医嘱** 由医生开写在临时医嘱单上，注明日期和时间，并签全名。护士执行后，必须在临时医嘱单上记录执行时间并签全名。需要将医嘱转抄至执行卡时，在临时医嘱单内可增设"核对签名"栏。需立即执行的临时医嘱，应安排在15min内执行。有限定执行时间的临时医嘱，护士应转抄到临时治疗本或交班记录本上，并做好交班。会诊、各种检查、检验申请单应及时转送到有关科室。同时应注意：

（1）输血及血液制品需两人核对后方可执行，核对人均应在"执行签名栏"内签名。

（2）医嘱取消时，医师在需要取消的医嘱上用红墨水笔写"取消"，并在该医嘱的右下角用红墨水笔签全名。

（3）因故（如缺药、拒绝执行等）未执行的医嘱，应在执行时间栏内用红墨水笔标明"未执行"，并用蓝（黑）或碳素墨水笔在签名栏内签名，其原因应在护理记录单中注明。

（4）今晚、明晨禁食等医嘱的执行签名为负责通知患者的护士签名，执行时间为通知患者的时间。

（5）药物过敏试验医嘱：各种药物过敏试验，由2名护士判定结果后，执行护士应将试验结果记录在临时医嘱单上的原医嘱后面，阳性结果用红墨水笔记录为"（＋）"，阴性结果用蓝（黑）或碳素墨水笔记录为"（－）"，并注明执行时间及签全名。执行时间栏内记录做皮试的时间。

**3. 备用医嘱**

（1）长期备用医嘱（prn）：由医生开写在长期医嘱单上，注明日期和时间，并签全名。护士按长期医嘱处理，在长期执行单上须注明"prn"，每次执行后，应在临时医嘱单上记录，并注明执行时间和签全名，供下一次使用时参考。

（2）临时备用医嘱（sos）：由医生开写在临时医嘱单上，注明日期和时间，并签全名。护士按临时医嘱处理，待患者需要时执行，执行后，必须在临时医嘱单上记录执行时间并签全名；过期未执行，护士则用红墨水笔在该项医嘱执行时间栏内注明"未执行"，并在签名栏内签全名。

**4. 停止医嘱** 医生在长期医嘱单原项医嘱内容的停止栏内注明日期、时间和签名。护士先将该项医嘱在相应的执行单（卡）上注销，然后在长期医嘱单停止时间栏后签全名和时间。

**5. 重整医嘱** 长期医嘱单写满或医嘱调整项目较多时，应重整医嘱。护士重整医嘱时，在最后一行医嘱下面用红笔划一横线（上下均不得有空行），在红线下面用红笔写上"重整医嘱"，再将需继续执行的长期医嘱按原来日期、时间顺序，抄录在医嘱单重整医嘱下，抄录完毕，经两人核对无误后，重整者和核对者签全名，并填写重整医嘱的日期及时间。

**6. 分娩、手术、转科医嘱** 分娩、手术和转科时也要重整医嘱，即在最后一行医嘱下面用红笔划一横线，在红线下面用红笔写上"转入医嘱"或"术后医嘱"或"分娩后医嘱"，以前医嘱自行停止，然后由医生重新开写医嘱，护士处理该医嘱时，应先将各执行单（卡）上的原有医嘱注销，再处理新开医嘱。

**（二）应用计算机处理医嘱**

随着科技的进步，许多大中型医院建立了医嘱信息库，在计算机辅助下完成医嘱的录入、查对和执行过程，改变了护士转抄、查对医嘱的方式，节省了时间，提高了医务人员的工作效率。

**1. 录入医嘱**　医生将医嘱开写在长期和临时医嘱单上，护士将其录入电脑，在同一屏幕下完成医嘱的录入、停止、更改、长期医嘱和临时医嘱的转换及打印等工作。

**2. 查对医嘱**　医嘱的查对遵循"每班查对、每日核对、每周总查对"的原则。设置有医嘱校对、医嘱汇总和医嘱总查3个菜单。医嘱录入后由一名护士将已录入医嘱与原始医嘱进行校对后汇总，然后认可生成。生成后的医嘱，科室护士不能删除。总查对时，计算机将自动整理医嘱，将未停止医嘱按时间顺序列出，由两名护士完成医嘱的总查对工作。

**3. 执行医嘱**　医嘱汇总生成后，中心药房根据网络信息摆药、分发针剂等。护士在各自的终端机上打印出医嘱单、口服单、注射单、输液单等并执行。

**（三）注意事项**

**1. 医嘱书写**　医嘱应当由具备执业资格的医师开写。无执业资格的医师开写的医嘱，必须经本医疗机构合法执业的医师审阅、签名后方有效。一般情况下，医师不得下达口头医嘱。因抢救急危患者或手术过程中需要下达口头医嘱时，护士必须复诵一遍，双方确认无误后方可执行。抢救、手术结束后，医师应当即刻据实补记医嘱，护士填执行时间，并签名。

**2. 医嘱处理**

（1）处理医嘱时，应认真、细致、准确、及时。字迹清楚，不得任意涂改。

（2）需下一班执行的医嘱要交班，并于护理交班记录上注明。

（3）不能机械地处理和执行医嘱，发现疑问，必须核查清楚后方能执行。

（4）医嘱须每班、每日核对，每周总查对，查对后签全名。

# 第四节　护理记录单

护理记录单（nursing record）（表16-4）常用于医嘱下达病危、病重的患者；医嘱有具体监测项目（血压、出入水量、血糖等）的患者；病情发生变化、需要进行监护的患者的相关病情记录。方便医护人员及时了解和全面掌握患者情况，观察治疗或抢救后的效果，减少护理记录量。临床科室可根据专科特点设定专科护理记录单，专科护理记录单在护理记录单前加前缀。

## 一、记录的内容和要求

**（一）记录的内容**

包括眉栏、记录日期和时间、生命体征、意识、瞳孔、出入液量、病情观察、护理措施和效果以及需要说明的特殊情况、护士签名等。用蓝（黑）或碳素墨水笔填写。

（二）记录的要求

**1. 眉栏内容**　包括姓名、科别、床号、住院病历号或病案号、页码等。应填写齐全、清楚。记录时间应当具体到分钟。

**2. 病情**　根据患者实际情况和医嘱填写"危"或"重"。

**3. 意识**　根据患者意识状态选择填写清醒、嗜睡、模糊、昏睡、浅昏迷、深昏迷、谵妄状态，如患者使用镇静剂无法判断意识状态，可在意识栏内记录"镇静状态"。

**4. 瞳孔**　观察大小和对光反射。记录以患者解剖学位置的方向为准，大小用数字记录，单位为"mm"，记录于瞳孔标识的正下方。对光反射存在用"＋"，对光反射迟钝用"±"，对光反射消失用"－"表示，记录于瞳孔标识的正上方。两侧瞳孔等大时，在瞳孔标识之间用"＝"表示；两侧瞳孔不等大时，在瞳孔标识之间用"＞"或"＜"表示，如"○＞○"表示右侧瞳孔大于左侧瞳孔。一侧眼球摘除（如左侧摘除）以"○＞⊗"表示。

**5. 生命体征**　在体温、脉搏、呼吸和血压记录栏内填写具体数值，不写数据单位。

**6. 出入液量**

（1）摄入量：包括每天的饮水量、食物含水量、输液量、输血量等。患者饮水或进食时，应使用量杯或固定使用已测量过容量的容器，以便准确记录。凡固体食物除需记录其单位数量或重量（如馒头两个，饼干4块）外，还需换算出食物或水果的含水量。

（2）排出量：主要为尿量，其次包括大便量、呕吐量、咯血量、痰量、胃肠减压量、胸、腹腔抽出液量、各种引流量及伤口渗出量等。为使数据准确，使用有刻度的固定容器较为方便。对昏迷或尿失禁患者，应给予接尿措施或留置导尿管；对婴幼儿则先测定干尿布的重量，再测量湿尿布的重量，两者的差值即为尿量。

记录时填写量，不写数据单位，还应将排出物的颜色及性状记录于病情栏内。出入液量应每班小结，24h出入水量（7：00～次日7：00）于次晨7：00总结，用红双线标识，并记录于体温单相应栏内。

**7. 血氧饱和度**　根据实际填写数值。

**8. 吸氧**　根据实际情况在相应栏内填入数值，不需要填写数据单位，在病情记录栏内记录吸氧方式，如鼻导管、面罩等。

**9. 皮肤情况**　根据患者皮肤的异常情况选择填写，如压疮、出血点、破溃、水肿等。在病情观察栏内描述皮肤破损面积、深度等。

**10. 管路情况**　根据患者置管情况填写，如静脉置管、导尿管、引流管等。观察无异常用"－"表示，有异常用"＋"表示，并在病情观察栏内写明具体情况、护理措施及效果。

**11. 病情观察、护理措施和效果**

（1）每次记录首行空两个字，第二行起顶格书写。

（2）应详细客观记录病人自觉症状、病情变化、生理和心理需求、特殊检查、治疗及用药、疗效、护理措施、效果评价等，提示下一班观察重点。

（3）手术后病人：重点记录麻醉方式、手术名称、病人返回病室时间、麻醉清醒状态、生命体征、伤口情况、术后体位、引流情况、术后医嘱执行情况等，动态观察和记录术后病情，如排尿时间、禁食、进食时间、拔引流管时间等，病人思想、情绪变化和对护理需求等。

（4）死亡病人：病人死亡时，写死亡记录，应重点叙述抢救经过、抢救时间、死亡时间，时间必须与医生的记录一致，具体到分钟，记录当班完成。

（5）出院病人应写出院小结。

## 二、注意事项

（1）护理记录以规范、简化、实用、客观、真实、及时、准确为原则。

（2）患者护理记录的频次遵医嘱或视病情需要决定，病危患者至少每班记录1次，病重患者至少每日记录1次，抢救病人应随时记录病情变化，未能及时记录，应在6h内据实补记，所有患者病情发生变化或意外情况应随时记录。

（3）每次记录结束均须签全名。

# 第五节　病室护理交班志

病室护理交班志是值班护士对病区患者的动态、需要交代的事宜及患者病情交班的索引（表16-5）。分别由白班、晚班、夜班值班护士书写。交班志上病危、病重患者及病情发生明显变化患者的相关情况应在护理记录单上记录。

## 一、目的

使接班护士能简要地了解患者情况、需要注意和应该准备的事项，以便进行工作。

## 二、记录的内容和要求

### （一）记录的内容
病室护理交班志填写内容包括眉栏和底栏项目、患者动态、特殊交班等。

**1. 病区动态**　填写日期、患者总数、入院、出院、转出、转入、手术、分娩、病危、病重、特护、一级护理、死亡患者人数。发热栏应写发热患者床号、温度及测温时间；心理行为障碍、跌倒高危、压疮高危栏填写相应的床号。

**2. 患者动态栏**

（1）出院、转出、死亡、入院、转入、手术、分娩等患者的床号、姓名、诊断及时间。

（2）病危、病重患者的床号、姓名、诊断。

（3）特殊检查、治疗、异常患者的床号、诊断及简要情况。

（二）记录的要求

（1）交班志书写时间应在各班（白、晚、夜）下班前完成，实行 APN 排班时则分别在 A、P、N 班下班前完成。

（2）一律用蓝（黑）或碳素墨水笔书写，不得涂改，书写者签全名。

（3）准确书写交班日期、本班患者动态，对特殊情况进行口头交班。

（4）续写交班志时，应在前页的右下方注明"转下页"，并在续页上填写日期。

（5）交班项目顺序　为出院、转出、死亡、入院、转入、手术、分娩、病危、病重、特殊情况、明日手术或检查等。

若同一患者在本班内有 2 项或 2 项以上的项目需要书写时，可在同一项目栏内书写。

（刘清南）

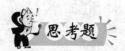

思考题

1. 医疗与护理文件记录有哪些意义？其记录的原则有哪些？

2. 医嘱的种类有哪几种？请举例说明。

3. 护理记录单应记录哪些内容？

4. 病室护理交班志记录的要求有哪些？

5. 李女士，48 岁，行子宫全切术，患者于 16：25 返回病房。病情稳定，18：40 主诉伤口疼痛难忍，值班医生医嘱：哌替啶 50mg im q6h prn。23：40 患者又主诉伤口疼痛，难以入睡。请问：

（1）此医嘱属何种医嘱？

（2）你作为值班护士，该如何处理？

表 16-1 体温单

姓名 李好　　科室 普外科　　床号 18　　入院日期 2009-12-29　　住院病历号 20091156

| 日　期 | 2009-12-29 | 30 | 31 | 2010-01-01 | 2 | 3 | 4 |
|---|---|---|---|---|---|---|---|
| 住院天数 | 1 | 2 | 3 | 4 | 5 | 6 | 7 |
| 术后天数 | | | 1 | 1/2 | 2/3 | 3/4 | 4/5 |
| 时　间 | 3 7 11 15 19 23 | 3 7 11 15 19 23 | 3 7 11 15 19 23 | 3 7 11 15 19 23 | 3 7 11 15 19 23 | 3 7 11 15 19 23 | 3 7 11 15 19 23 |

脉搏(次/min)　体温(℃)

| 呼吸(次/分) | 20　18 | 20 20 22 | 18 22 20 22 24 | Ⓡ Ⓡ Ⓡ Ⓡ 24 22 | 20 20 18 | | 18 20 |
| 小便（min） | 1 | ※ | 1,1/E | 0 | 1 | | |
| 小便 | + | 1980 | 1800 | 1500 | 2000 | | |
| 体重（kg） | 平车 | | | | | | |
| 身高（cm） | | | | | | | |
| 血压（mmHg） | 130/80 | | | | | | |
| 入量（mL） | | 2380 | 2690 | 2260 | | | |
| 出量（mL） | | 2460 | 2880 | 2200 | | | |
| 药物过敏 | 氨苄西林 | 细胞色素C | | | | | |

## 表 16 –2  长期医嘱单

姓名 <u>方园</u>    科室 <u>12</u>    床号 <u>16</u>    住院病历号 <u>5638920</u>  第 1 页

| 开始 | | | 停止 | | | | | |
|---|---|---|---|---|---|---|---|---|
| 日期 | 时间 | 医嘱 | 医师签名 | 护士签名 | 核对签名 | 日期 | 时间 | 医师签名 | 护士签名 | 核对签名 |
| 2–19 | 9：15 | 内科护理常规 | | | | | | | | |
| | | 一级护理 | | | | | | | | |
| | | 低盐低脂饮食 | | | | | | | | |
| | | ATP        20mg        im        Qd | | | | | | | | |
| | | 辅酶        A 100U        im        Qd | | | | | | | | |
| | | 10% 葡萄糖 500ml        iv drip | | | | | | | | |
| | | 维生素 C 2.0        30 滴/min    Qd | 马林 | 张红 | 刘英 | 2–26 | 9：10 | 马林 | 张红 | 王玉 |
| 2–20 | 9：10 | 硝苯地        10mg        Tid | | | | | | | | |
| | | 小檗碱        0.2        Qd | 马林 | 张红 | 刘英 | 2–26 | 9：10 | 马林 | 张红 | 王玉 |

## 表16-3 临时医嘱单

姓名 <u>方园</u>　科室 <u>12</u>　床号 <u>16</u>　住院病历号 <u>5638920</u>　第1页

| 日期 | 时间 | 医嘱内容 | | 医师签名 | 护士签名 | 执行 | | 核对签名 |
|---|---|---|---|---|---|---|---|---|
| | | | | | | 时间 | 签名 | |
| 2-19 | 9:15 | 50%葡萄糖　40ml | iv st | | | 9:40 | 张红 | 陈小 |
| | | 氨茶碱　0.25 | 慢! | 马林 | 刘兰 | | | |
| 2-24 | 9:30 | 氨苄西林　皮试（-） | | | | 9:30 | 张红 | |
| | | 细胞色素C　皮试（+） | | 马林 | 刘兰 | 9:45 | 张红 | 林园 |
| | 20:00 | 明晨抽血查肝功能 | | 胡丁 | 江华 | 6:30 | 刘英 | 林园 |
| 3-4 | 9:10 | 明天8:30在全身麻醉下行肺叶切除术 | | | | | | |
| | | 今晚清洁灌肠 | | | | 21:00 | 刘芳 | |
| | | 明晨清洁灌肠 | | | | 6:30 | 刘兰 | |
| | | 今22:00~明8:30禁食 | | | | 16:00 | 刘兰 | |
| | | 地西泮 5mg H.s | | | | 21:00 | 刘芳 | |
| | | 苯巴比妥钠 0.1 im 术前30min | | | | 8:00 | 陈芳 | |
| | | 阿托品 0.5mg im 术前30min | | 胡丁 | 刘兰 | 8:00 | 刘兰 | 刘云 |
| | 15:10 | 青霉素　皮试（-） | | | | 15:15 | 刘芳 | |
| | | 输同型血 300ml iv drip | | | | 15:40 | 杨帆刘芳 | |
| | | 0.9%生理盐水 100ml 输血用 | | 胡丁 | 刘兰 | 15:40 | 刘芳 | 刘云 |
| | 19:10 | 地西泮　100mg im sos | | | | 21:15 | 江华 | |
| | | 哌替啶　50mg im sos | | | | 未执行 | 江华 | |
| | | 5%葡萄糖　500ml | iv drip | | | | | |
| | | 10%氯化钾　10ml | 30滴/min st | | | 19:20 | 江华 | |
| | | 10%葡萄糖　500ml | iv drip | | | | | |
| | | 维生素C　2.0 | 接上 | 胡丁 | 江华 | 23:20 | 江华 | 杨帆 |
| 3-5 | 8:00 | 取10%葡萄糖　500ml | iv drip | | | | | |
| | | 维生素C　2.0 消 胡丁 | | 胡丁 | 江华 | | | 杨帆 |

**表 16 - 4 护理记录单**

科别: 姓名: 性别: 年龄: 床号: 住院病历号: 入院日期: 诊断:

| 日期 | 时间 | 病情 | 体温 ℃ | 脉搏 次/min | 呼吸 次/min | 血压 mmHg | 血氧饱和度 % | 吸氧 L/min | 意识 | 瞳孔 | 入量 名称 | 入量 ml | 出量 名称 | 出量 ml | 出量 颜色 性状 | 肤情况 | 管道情况 名称 | 病情观察、护理措施和效果 | 护士签名 |
|---|---|---|---|---|---|---|---|---|---|---|---|---|---|---|---|---|---|---|---|
|  |  |  |  |  |  |  |  |  |  |  |  |  |  |  |  |  |  |  |  |
|  |  |  |  |  |  |  |  |  |  |  |  |  |  |  |  |  |  |  |  |
|  |  |  |  |  |  |  |  |  |  |  |  |  |  |  |  |  |  |  |  |
|  |  |  |  |  |  |  |  |  |  |  |  |  |  |  |  |  |  |  |  |
|  |  |  |  |  |  |  |  |  |  |  |  |  |  |  |  |  |  |  |  |
|  |  |  |  |  |  |  |  |  |  |  |  |  |  |  |  |  |  |  |  |

**表 16－5　病室护理交班志**

2011 年 12 月 12 日

| 班次 | 原有 | 现有 | 出院 | 转出 | 死亡 | 入院 | 转入 | 手术 | 分娩 | 病危 | 病重 | 特护 | 一级护理 | 发热 | 心理行为障碍 |
|---|---|---|---|---|---|---|---|---|---|---|---|---|---|---|---|
| 白班 | 34 | 33 | 1 | 1 | | 1 | | 1 | | 1 | | 1 | 12 | 15：00：02 － 38.8℃，05 － 38.7℃，11 － 39.8℃ | 跌倒高危 |
| 晚班 | 33 | 33 | | | | | | | | 1 | | 1 | 12 | 19：00：02 － 37.8℃，07 － 37.9℃，11 － 39.2℃，13 － 38.2℃ | 压疮高危 |
| 夜班 | 33 | 33 | | | | | | | | 1 | | 1 | 12 | 23：00：11 － 38.8℃ | |

| 项目 | 床号 | 姓名 | 诊断 | 白（A）班 | 晚（P）班 | 夜（N）班 |
|---|---|---|---|---|---|---|
| 出院 | 01 | 刘月 | 胃癌 | 10：00 自动出院 | | |
| 转出 | 31 | 李红 | 甲亢 | 10：00 转 1w | | |
| 入院 | 05 | 张伍 | 甲亢 | 9：00 步行入院 | 病情稳定 | 病情稳定 |
| 手术、病危 | 20 | 胡松 | 胆石症 | 13：00 术毕回病房，病危患者，详情见护理记录单 | 病危患者，详情见护理记录单 | 病危患者，详情见护理记录单 |
| 检查 | 26 | 王林 | 直肠癌 | 行肠镜检查，15：00 回病房 | 无特殊 | 无特殊 |
| | 11 | 袁学 | 甲亢 | 高热，17：30 体温 39.5℃，正在降温处理 | 体温逐步下降，22：00 体温 38.9℃ | 体温逐渐下降至正常范围，7：30 体温 37.2℃ |
| | 15 | 武文 | 胃癌 | 明日 8：00 手术 | 本班术前准备已完成 | 7：00 入手术室 |
| | | | | | | |
| | | | | | | |

护士长：刘梅　　　　　　签名：张莲　　　　　签名：王红　　　　　签名：李丽

注：参考湖南地区统一用表

# 参考文献

[1] 李小萍. 护理学基础. 北京：人民卫生出版社，2008.

[2] 李小寒，尚少梅. 基础护理学. 北京：人民卫生出版社，2008.

[3] 冯先琼. 护理学导论. 北京：人民卫生出版社，2007.

[4] 姜安丽. 护理学基础. 北京：人民卫生出版社，2006.

[5] 殷磊. 护理学基础. 北京：人民卫生出版社，2004.

[6] 李晓松. 护理学基础. 北京：人民卫生出版社，2008.

[7] 邢爱红. 基础护理学. 北京：中国科技医药出版社，2009.

[8] 陶莉. 护理学基础. 北京：北京大学医学出版社，2011.

[9] 李小寒，尚少梅. 基础护理学. 北京：人民卫生出版社，2006.

[10] 周春美. 护理学基础. 上海：上海科学出版社，2005.

[11] 邓翠珍. 护理学基础. 郑州大学出版社，2007.

[12] 尚少梅，代亚丽. 基础护理学. 北京：北京大学医学出版社，2008.

[13] 李枝国，刘世华. 静脉输液质量与风险处理预案. 长沙：湖南科学技术出版社，2008.

[14] 阳爱云，方立珍. 常用护理技术操作程序与考核评分标准. 长沙：湖南科学技术出版社，2002.

[15] 任爱玲，高君. 静脉输血的护理进展. 护理研究. 2004，18（12）：2163–2164.

[16] 张少羽. 基础护理技术. 北京：人民卫生出版社，2010.

[17] 崔焱. 护理学基础. 北京：人民卫生出版社，2001.

[18] 尚少梅. 护理学基础. 北京：中国协和医科大学出版社，2011.

[19] 陈月琴，刘淑霞. 临床护理实践技能. 北京：北京大学医学出版社，2009.

[20] 孙燕，顾卫萍. 癌症三阶梯止痛原则. 北京：北京医科大学、中国协和医科大学联合出版社，2002.

[21] 毛春燕. 护理学基础. 西安：第四军医大学出版社，2009.

[22] 孟宪武. 临终关怀. 天津：天津科学技术出版社，2004.

[23] 陈蕾，李伟长. 临终关怀与安乐死曙光. 北京：人民卫生出版社，2001.

[24] 湖南省卫生厅. 湖南省医院护理工作规范. 长沙：湖南科学技术出版社，2011.

[25] 湖南省卫生厅. 护理文书书写规范及管理规定. 长沙：湖南科学技术出版社，2004.

[26] 全国护士执业资格考试用书编写专家委员会. 2012全国护士执业资格考试指导. 北京：人民卫生出版社，2011.

[27] 中国营养学会. 中国居民膳食指南. 拉萨：西藏人民出版社，2008.

［28］卫生部关于印发《病历书写基本规范》的通知（卫医政发［2010］11 号文件.

［29］中华人民共和国卫生部发布中华人民共和国卫生行业标准. WSIT 311 − 2009.

（1）医院感染暴发报告及处置管理规范

（2）医院消毒供应中心清洗消毒及灭菌技术操作规范

（3）医院消毒供应中心清洗消毒及灭菌效果监测标准

（4）医务人员手卫生规范

（5）医院隔离技术规范

（6）医院感染监测规范

（7）住院患者基础护理服务项目

（8）常用临床护理技术服务规范

（9）护理核心制度

［30］中华人民共和国卫生部. 临床护理实践指南（2011 版）.

［31］石慧. 最新护理教育培训模式方法与课程体系他创新及质量评估全书. 北京：中国知识出版社，2009.